全国高职高专院校护理类专业核心教材

护理学基础

（供护理、助产等专业用）

主　编　左凤林　何凤云
副主编　何秀萍　曾旭婧　朱春风　马利文
编　者　（以姓氏笔画为序）
　　　　马利文（泰山护理职业学院）
　　　　王　聪（邢台医学高等专科学校）
　　　　王芳华（长春医学高等专科学校）
　　　　左凤林（重庆三峡医药高等专科学校）
　　　　朱　蓓（江苏医药职业学院）
　　　　朱春风（山东中医药高等专科学校）
　　　　何凤云（长春医学高等专科学校）
　　　　何秀萍（楚雄医药高等专科学校）
　　　　张　敏（重庆医药高等专科学校）
　　　　张　晶（重庆三峡医药高等专科学校）
　　　　陈晓莉（重庆大学附属三峡医院）
　　　　钟　瑜（广东食品药品职业学院）
　　　　姜　蕾（山东省青岛第二卫生学校）
　　　　曾旭婧（福建卫生职业技术学院）
　　　　雷鹏琼（天津医学高等专科学校）

中国健康传媒集团
中国医药科技出版社

内容提要

本教材是"全国高职高专院校护理类专业核心教材"之一，以立德树人为根本任务，以岗位需求为导向，以职业能力培养为根本，根据护理学基础教学大纲的基本要求和课程特点编写而成。内容涵盖医院及门急诊护理、护理安全与职业防护、入院护理、卧位安置及保护具应用护理、舒适护理、医院感染的预防与控制、生命体征的观察与护理、休息与活动护理、清洁护理、饮食护理、排泄护理、冷热疗护理、药物疗法、药物过敏试验法、静脉输液输血、标本采集、危重患者的一般急救护理、临终患者的关怀护理、医疗与护理文件的记录与病案保管、出院护理，共二十章内容。本书结合护理实际岗位需求，体现理实一体、德技并修、书网融合等特色。

本书适合作为高职高专护理及助产专业教学用书，也可作为护理人员的参考用书。

图书在版编目（CIP）数据

护理学基础/左凤林，何凤云主编 . — 北京：中国医药科技出版社，2022.2
全国高职高专院校护理类专业核心教材
ISBN 978 – 7 – 5214 – 2921 – 3

Ⅰ.①护… Ⅱ.①左… ②何… Ⅲ.①护理学 – 高等职业教育 – 教材 Ⅳ.①R47

中国版本图书馆 CIP 数据核字（2021）第 260369 号

美术编辑　陈君杞
版式设计　友全图文

出版　**中国健康传媒集团** | 中国医药科技出版社
地址　北京市海淀区文慧园北路甲 22 号
邮编　100082
电话　发行：010 – 62227427　邮购：010 – 62236938
网址　www.cmstp.com
规格　889mm×1194mm $^1/_{16}$
印张　24 $^3/_4$
字数　784 千字
版次　2022 年 2 月第 1 版
印次　2024 年 6 月第 3 次印刷
印刷　北京侨友印刷有限公司
经销　全国各地新华书店
书号　ISBN 978 – 7 – 5214 – 2921 – 3
定价　**69.00 元**

获取新书信息、投稿、为图书纠错，请扫码联系我们。

党的二十大报告指出，要办好人民满意的教育，全面贯彻党的教育方针，落实立德树人根本任务，培养德智体美劳全面发展的社会主义建设者和接班人。教材是教学的载体，高质量教材在传播知识和技能的同时，对于践行社会主义核心价值观，深化爱国主义、集体主义、社会主义教育，着力培养担当民族复兴大任的时代新人发挥巨大作用。

为了贯彻党的二十大精神，落实国务院《国家职业教育改革实施方案》文件精神，将"落实立德树人根本任务，发展素质教育"的战略部署要求贯穿教材编写全过程，充分体现教材育人功能，深入推动教学教材改革，中国医药科技出版社在院校调研的基础上，于2020年启动"全国高职高专院校护理类、药学类专业核心教材"的编写工作。在教育部、国家药品监督管理局的领导和指导下，在本套教材建设指导委员会和评审委员会等专家的指导和顶层设计下，根据教育部《职业教育专业目录（2021年）》要求，中国医药科技出版社组织全国高职高专院校及其附属机构历时1年精心编撰，现该套教材即将付梓出版。

本套教材包括护理类专业教材共计32门，主要供全国高职高专院校护理、助产专业教学使用；药学类专业教材33门，主要供药学类、中药学类、药品与医疗器械类专业师生教学使用。其中，为适应教学改革需要，部分教材建设为活页式教材。本套教材定位清晰、特色鲜明，主要体现在以下几个方面。

1. 体现职业核心能力培养，落实立德树人

教材应将价值塑造、知识传授和能力培养三者融为一体，融入思想道德教育、文化知识教育、社会实践教育，落实思想政治工作贯穿教育教学全过程。通过优化模块，精选内容，着力培养学生职业核心能力，同时融入企业忠诚度、责任心、执行力、积极适应、主动学习、创新能力、沟通交流、团队合作能力等方面的理念，培养具有职业核心能力的高素质技能型人才。

2. 体现高职教育核心特点，明确教材定位

坚持"以就业为导向，以全面素质为基础，以能力为本位"的现代职业教育教学改革方向，体现高职教育的核心特点，根据《高等职业学校专业教学标准》要求，培养满足岗位需求、教学需求和社会需求的高素质技术技能型人才，同时做到有序衔接中职、高职、高职本科，对接产业体系，服务产业基础高级化、产业链现代化。

3. 体现核心课程核心内容，突出必需够用

教材编写应能促进职业教育教学的科学化、标准化、规范化，以满足经济社会发展、产业升级对职业人才培养的需求，做到科学规划教材标准体系、准确定位教材核心内容，精炼基础理论知识，内容适度；突出技术应用能力，体现岗位需求；紧密结合各类职业资格认证要求。

4. 体现数字资源核心价值，丰富教学资源

提倡校企"双元"合作开发教材，积极吸纳企业、行业人员加入编写团队，引入一些岗位微课或者视频，实现岗位情景再现；提升知识性内容数字资源的含金量，激发学生学习兴趣。免费配套的"医药大学堂"数字平台，可展现数字教材、教学课件、视频、动画及习题库等丰富多样、立体化的教学资源，帮助老师提升教学手段，促进师生互动，满足教学管理需要，为提高教育教学水平和质量提供支撑。

编写出版本套高质量教材，得到了全国知名专家的精心指导和各有关院校领导与编者的大力支持，在此一并表示衷心感谢。出版发行本套教材，希望得到广大师生的欢迎，对促进我国高等职业教育护理类和药学类相关专业教学改革和人才培养做出积极贡献。希望广大师生在教学中积极使用本套教材并提出宝贵意见，以便修订完善，共同打造精品教材。

数字化教材编委会

主　编　左凤林　何凤云
副主编　何秀萍　曾旭婧　朱春风　马利文
编　者　（以姓氏笔画为序）
　　　　马利文（泰山护理职业学院）
　　　　王　聪（邢台医学高等专科学校）
　　　　王芳华（长春医学高等专科学校）
　　　　左凤林（重庆三峡医药高等专科学校）
　　　　龙　铃（重庆大学附属三峡医院平湖院区）
　　　　朱　蓓（江苏医药职业学院）
　　　　朱春风（山东中医药高等专科学校）
　　　　何凤云（长春医学高等专科学校）
　　　　何秀萍（楚雄医药高等专科学校）
　　　　张　敏（重庆医药高等专科学校）
　　　　张　晶（重庆三峡医药高等专科学校）
　　　　陈晓莉（重庆大学附属三峡医院）
　　　　钟　瑜（广东食品药品职业学院）
　　　　姜　蕾（山东省青岛第二卫生学校）
　　　　曾旭婧（福建卫生职业技术学院）
　　　　雷鹏琼（天津医学高等专科学校）

护理学基础是护理专业的专业基础课程，是学生胜任护理岗位必学、护士执业资格考试必考、高职高专护理专业必修的核心课程。作为护理专业基础课程，本课程起着承前启后的重要作用，是专业知识充分发挥的桥梁。

《护理学基础》是"全国高职高专院校护理类专业核心教材"之一。本教材是根据高等职业教育新特点以及护理岗位新要求，以护理真实工作任务及工作过程为依据，并参照《全国护士执业资格考试大纲》编写而成。

教材编写遵循了"三基、五性"的基本规律，充分体现专业课程的核心内容，精炼基础理论知识，内容适度够用，并突出职业技能，体现岗位需求。全书具有以下特点。

1. 对接行业标准　参考中华人民共和国卫生行业标准"分级护理""静脉治疗规范""静脉采血指南""压疮护理指南"，《医疗机构病历管理规定》《基层医疗机构医院感染管理基本要求》《中华人民共和国突发事件应对法》等最新相关规定和规范要求及行业标准。

2. 有效接轨临床　知识内容贴近临床，如标本采集、电子体温单的录入、电子医嘱的处理等内容，有利于学生养成护理思维。

3. 教材形式丰富　本教材为书网融合教材，即纸质资源和数字化资源融合，纸质资源包括"想一想""练一练""重点回顾"等模块，数字化资源包括微课、PPT、习题等内容，使教学资源更加多样化、立体化。

本教材由来自全国医学院校和临床三甲医院中具有丰富教学及临床经验的 15 名护理教师组成编写团队，在编写过程中得到了各参编院校领导的大力支持，在此一并致以诚挚的谢意！

由于编者水平所限，书中疏漏之处在所难免，敬请各位同仁与师生批评指正。

编　者

2021 年 12 月

目 录

第一章　医院及门急诊护理

PPT

<table>
<tr><td rowspan="1">学习目标</td><td>

知识目标：

1. 掌握　医院的种类和任务。

2. 熟悉　门诊、急诊护理工作的具体要求。

3. 了解　医院门诊、急诊的布局与设施。

技能目标：

能够指导、安排患者就诊；初步具有配合医生进行危重患者抢救的能力。

素质目标：

热情接待门诊患者，以救死扶伤的精神抢救危重患者；仪表端庄整洁，沟通有效。

</td></tr>
</table>

📖 **导学情景**

情景描述： 患者，男，75 岁，患高血压 20 年，心前区压榨样疼痛半小时，患者极度恐惧，于晚上 11 点来医院急诊科就诊。

情景分析： 结合患者的临床表现，初步判定患者可能为心绞痛或心肌梗死，急诊护士应安排好候诊与就诊，协助患者检查，根据医嘱尽快做好急救准备工作。

讨论： 1. 急诊科护士应对患者采取哪些护理措施？

　　　2. 急救物品的保管要求有哪些？

学前导语： 急诊科（室）或急诊医学中心是医院中重症患者最集中、病种最多、抢救和管理任务最重的科室，是所有急诊患者必经的地方。

医院是向人群或特定人群提供医疗护理服务的场所，服务对象不仅包括患病的人，还包括健康的人。服务内容涉及人生命周期的各个阶段以及人的生理、心理、社会文化等多个层面。

第一节　医　院

医院具有一定数量的病床设施、相应的医务人员和必要的设备，通过医务人员的集体协作，对急诊、门诊或住院患者实施科学和正确的诊疗、护理的医疗卫生机构。

一、医院的性质和任务

（一）医院的性质

医院是治病防病、保障人民健康的社会主义卫生事业单位，必须贯彻国家的卫生工作方针政策，遵守政府法令，为社会主义现代化建设服务。

（二）医院的任务

《全国医院工作条例》指出："医院必须以医疗工作为中心，在提高医疗质量的基础上，保证教学和科研任务的完成，并不断提高教学质量和科研水平。同时做好扩大预防、指导基层和计划生育的技术工作。"

1. 医疗工作　是医院的主要任务，是以诊治和护理两大业务为主体，并与医技部门密切配合形成的医疗团体，为患者提供优质的医疗与护理服务。门诊、急诊是医疗工作的前哨；住院医疗是针对疑难、复杂、危重患者进行的诊治；康复医疗是运用物理、心理等方法，纠正因疾病引起的功能障碍或心理失衡，达到预期效果。

2. 教育教学　医学教育的特点是对于不同专业、不同层次的专业人员、技术员的培养，都必须经过学校教育和临床实践，达到理论联系实际的目的。在职人员需要接受医学继续教育，更新知识和加强临床技能训练，才能适应医学科学发展的需要，不断提高服务理念和技术水平。

3. 科学研究　医院通过开展科研工作，不仅可以解决临床上的疑难问题，推动医学事业发展；其科研成果还可以促进医疗和教学的发展。

4. 预防保健和社区卫生服务　医院在完成上述各项任务的同时，还承担着预防保健和社区卫生服务工作。如进行健康教育、健康咨询及疾病普查等，提倡健康的生活方式，加强自我保健意识，提高广大人民群众的生活质量。

二、医院的分类

（一）按收治范围划分

1. 综合性医院　是指设有一定数量的病床，具有相应的人员编制、健全的医疗护理设备，对患者有综合诊治能力的医院，分设内科、外科、妇产科、儿科、眼科、耳鼻喉科、口腔科、皮肤科、中医科、肿瘤科等医疗部门和药剂、检验、影像等医技部门。

2. 专科医院　为诊治专科疾病而设置的医院，如肿瘤医院、传染病医院、精神卫生中心、胸科医院、妇产科医院、儿童医院、口腔医院等。设立专科医院有利于集中人力、物力，发挥技术设备优势，开展专科疾病的诊治和预防。

（二）按所有制划分

按所有权不同分为全民所有制医院、集体所有制医院、个体所有制医院和中外合资医院等。

（三）按经营目的分类

分为营利性和非营利性医院。《国务院办公厅关于推动公立医院高质量发展的意见》中指出，公立医院是我国医疗服务体系的主体，坚持以人民健康为中心，加强公立医院主体地位，坚持政府主导、公益性主导、公立医院主导，坚持医防融合、平急结合、中西医并重，以建立健全现代医院管理制度为目标，强化体系创新、技术创新、模式创新、管理创新，加快优质医疗资源扩容和区域均衡布局，力争通过 5 年努力，公立医院发展方式从规模扩张转向提质增效，运行模式从粗放管理转向精细化管理，资源配置从注重物质要素转向更加注重人才技术要素，为更好提供优质高效医疗卫生服务、防范化解重大疫情和突发公共卫生风险、建设健康中国提供有力支撑。

（四）按特定任务和服务对象划分

分为军队医院、企业医院、医学院校附属医院等，有其特定任务及特定服务对象。

（五）按医院分级管理办法划分

按医院不同的任务与功能，不同的设施条件、管理水平和技术水平，将医院划分为三级（一、二、三级）十等（每级医院分甲、乙、丙等和三级医院增设特等）。

1. 一级医院　是提供初级卫生保健的主要机构，是我国三级医疗网络的基础。是直接向有一定人口的社区提供预防、医疗、保健、康复服务的基层医疗卫生机构。主要指农村乡、镇卫生院和城市街道医院、某些企事业单位的职工医院。

2. 二级医院 主要指一般市、县医院及省辖市的区级医院以及相当规模的工矿、企事业单位的职工医院。二级医院是指向多个社区提供全面的医疗、护理、预防保健的卫生机构，并承担一定的教学科研任务及指导基层卫生机构开展工作的地区性医院。

3. 三级医院 指国家高层次的卫生服务机构，是省、自治区、直辖市或全国的医疗、预防、教学和科研相结合的技术中心，直接提供全面的医疗护理、预防保健和高水平的专科服务，同时指导一、二级医院的医疗工作和相互合作。主要有全国、省、市直属的市级大医院及医学院校的附属医院。

三、医院的组织结构

根据医院的性质和任务、服务地域范围、隶属关系、医疗设施规模及技术力量，分为不同级别医院，各医院所承担的社会职能和服务功能有所不同，但医院的机构设置基本类同。当前医院的组织结构按我国的现状大致分为三大系统，即诊疗部门、辅助诊疗部门和行政后勤部门（图1-1）。

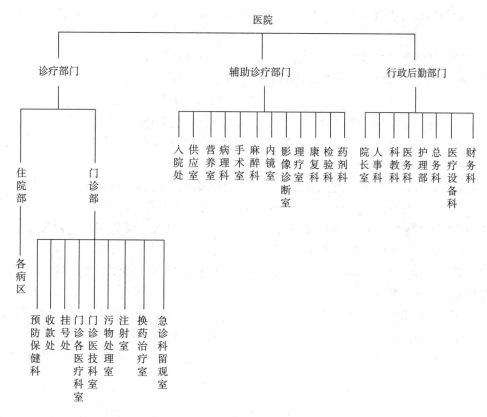

图1-1 医院的组织结构

第二节 门诊部

门诊是医院面向社会的窗口，是医疗工作的第一线，是直接对人民群众进行诊断、治疗、预防保健、科研、教学、心理咨询、卫生宣教、计划免疫及行政管理于一体的场所，医护人员要提供优质的服务，使患者及时得到诊断和治疗。

一、门诊护理

（一）门诊的设置和布局

门诊具有来往人员多、病种杂、季节随机性强、工作人员流动性大、交叉感染的可能性大等特点。门诊的候诊、就诊环境，应以方便患者为目的，突出公共卫生为原则，做到美化、绿化、安静、整洁、布局合理，需有醒目的标志和路牌，要使患者感到亲切、宽松，对医院有信任感和安全感。

门诊设有挂号处、收费处、化验室、药房、综合治疗室与分科诊察室等。诊察室内应备有诊察床，床前有遮隔设备；室内要有流动水洗手设备或备有手消毒设施；桌面整洁，各种检查用具及化验单、检查申请单摆放有序。治疗室内备有必要的急救设备，如氧气、电动吸引器、急救药品等。

（二）门诊的护理工作

1. 预检分诊　是门诊的首要护理工作，需由实践经验丰富的护士担任，应主动、热情接待来医院就诊的患者，扼要询问病史，观察病情后作出初步判断，给予合理的分诊指导和传染病管理。做到先预检分诊，后挂号诊疗。

2. 安排候诊与就诊　患者挂号后，分别到各科候诊室依次就诊。护士应做好候诊、就诊患者的护理工作。

（1）开诊前准备好各种检查器械和用物，检查诊疗环境和候诊环境。

（2）分理初诊和复诊病案，收集整理化验单、检查报告单等。

（3）根据病情测量体温、脉搏、呼吸等，并记录于门诊病案上。

（4）按先后次序叫号就诊。必要时护士应协助医生进行诊查工作。

（5）指导就诊患者正确留取标本，耐心解答患者及家属提出的问题，认真听取患者及家属的意见，不断改进护理工作。

（6）随时观察候诊患者病情。遇到高热、剧痛、呼吸困难、出血、休克等急危重患者，应立即安排提前就诊或送急诊室处理；对病情较重或年老体弱者，可适当调整就诊顺序。

3. 健康教育　利用候诊时间开展健康教育，可采用口头、图片、黑板报、电视录像、赠送宣传小册子等不同形式。对患者提出的询问应耐心、热情给予解答。

4. 治疗　需在门诊部进行的治疗，如注射、换药、灌肠、导尿、穿刺、手术等，必须严格执行操作规程，确保治疗安全、有效。

5. 消毒隔离　门诊人群流量大、患者集中、病种复杂，易发生交叉感染，因此护士要认真做好消毒隔离工作，对传染病或疑似传染病患者应分诊到隔离门诊就诊，并做好疫情报告。

6. 门诊保健　经过培训的护士可直接参与健康体检、疾病普查、预防接种等各类保健工作。

? 想一想

医院的任务有哪些？中心任务是什么？

答案解析

二、急诊护理

急诊科是医院诊治急重症患者的场所，是抢救患者生命的第一线。对危及生命及意外灾害事件，应立即组织人力、物力，按照急救程序进行抢救。急诊科护士要求责任心强，有良好的素质，具备一定的各种急诊抢救知识和经验，技术熟练、动作敏捷。急诊科护理的组织管理和技术管理应最优化，达到标准化、程序化、制度化。

（一）急诊科的设置和布局

急诊科是医院相对独立的部分，能较独立地完成各项救治工作。一般设有预检处、诊疗室、治疗室、抢救室、监护室、留观室、清创室、处置室等。此外，还配有药房、化验室、X线室、心电图室、挂号室及收费处等，形成一个相对独立的工作单元。

急诊科环境应宽敞，光线明亮，空气清新、流通，安静整洁；要有专用通道和宽敞的出入口，标志和路标醒目，夜间有明显的灯光；要以方便急诊患者就诊为目的和最大限度地缩短就诊前的时间为原则，以争取抢救时机。

（二）急诊护理工作

1. 预检分诊　患者送到急诊科，应有专人负责出迎。预检护士要掌握急诊就诊标准，做到一问、二看、三检查、四分诊。遇有危重患者立即通知值班医生及抢救室护士；遇意外灾害突发事件应立即通知护士长和有关科室；遇有法律纠纷、刑事案件、交通事故等事件，应迅速向医院保卫部门报告或与公安部门取得联系，并请家属或陪送者留下。

2. 抢救工作

（1）物品准备　①一般诊疗及护理物品：血压计、听诊器、手电筒、止血带、输液架等。②无菌物品及无菌急救包：张口器、压舌板、舌钳、输氧导管、吸痰管、胃管、各种注射器、各种型号的针头、输液器、输血器、静脉切开包、气管插管包、气管切开包、开胸包、导尿包、各种穿刺包、无菌手套、无菌敷料等。③抢救器械：中心供氧系统或氧气筒、中心负压吸引装置或电动吸引器、心电监护仪、除颤器、心脏起搏器、呼吸机、超声诊断仪、洗胃机等，有条件可备X光机、手术床、多功能急救床。④抢救药品：各种中枢神经兴奋剂、镇静剂、镇痛药、抗休克药、抗心力衰竭药、抗心律失常药、抗过敏药及各种止血药；急救用激素、解毒药、平喘药；纠正水、电解质紊乱及酸碱失衡类药物，各种液体；局部麻醉药及抗生素等，并有简明扼要的说明卡片。⑤通讯设备：设有自动传呼系统、电话、对讲机等。

一切抢救物品应做到"五定"，即定数量品种、定点放置、定人保管、定期消毒灭菌及定期检查维修。护士需熟悉抢救物品性能及使用方法，并能排除一般性故障，保证急救物品完好率达100%。

（2）配合抢救　①严格按抢救程序、操作规程实施抢救措施，做到分秒必争。在医生未到之前，护士应根据病情作出判断，给予紧急处理，如测血压、给氧、吸痰、止血、配血、建立静脉输液通路、进行人工呼吸、胸外按压等；医生到达后，立即汇报处理情况，积极配合抢救，正确执行医嘱，密切观察病情动态变化，为医生提供有关资料。②做好抢救记录和查对工作，记录要求字迹清晰、及时、准确。必须注明时间，包括患者和医生到达时间、抢救措施落实时间（如用药、吸氧、人工呼吸执行时间和停止时间）。记录执行医嘱的内容及病情的动态变化。在抢救过程中，凡口头医嘱必须向医生复述一遍，双方确认无误后再执行。抢救完毕后，请医生及时补写医嘱和处方（6小时内据实补记）。③认真执行查对制度，各种急救药品的空安瓿需经两人核对后方可弃去；输液空瓶、输血空袋等均应集中放置，以便统计查对，核实与医嘱是否相符。

练一练

抢救物品的"五定"要求是什么？

答案解析

---

3. 病情观察　急诊科设有一定数量的观察床，置于急诊观察室，收治已明确诊断或暂不能确诊者，

或病情危重暂时住院困难者。留观时间一般为 3~7 天。对留观患者的护理工作具体如下。

（1）对观察室的患者进行登记、建立病案，认真填写各项记录，书写留观室病情报告。

（2）对留观患者要主动巡视，加强观察，及时完成医嘱，做好晨晚间护理，加强心理护理。

（3）做好出入观察室患者及家属的管理工作，保持留观室良好的秩序和环境。

❤ 护爱生命

　　如果说医院是一个生与死较量的战场，那么急诊室医生和护士们就是这场战争的先头部队。在疫情防控特殊时期，急诊科处在医院疫情防控的第一线。护士们顶着重重困难，牢牢守住医院的第一道关卡，他们不仅要冲锋在前，还要做好"心理辅导"；他们直面风险，白天黑夜，丝毫不敢懈怠。正是因为他们的忙和累，他们的无私奉献和同心协力，才能守住疫情防控的第一道防线，让战疫有举措，也更有温度。作为急诊科护士，肩负着重大责任，不仅要有娴熟的技术和准确的判断力，还要有勇于担当的奉献精神、一双温暖的手和一颗热忱的心。

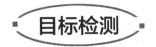

答案解析

[A1 型题]

1. 对前来门诊的患者，护士首先应该进行（　　）。

　　A. 健康教育　　　　　　　　　　　　B. 预检分诊

　　C. 查阅病案　　　　　　　　　　　　D. 心理安慰

　　E. 配合医生进行检查

2. 属于按收治范围划分的医院是（　　）。

　　A. 综合医院　　　　　　　　　　　　B. 全民所有制医院

　　C. 军队医院　　　　　　　　　　　　D. 企业医院

　　E. 三级医院

3. 急诊护士在抢救过程中，正确的是（　　）。

　　A. 不执行口头医嘱

　　B. 口头医嘱向医生复述一遍，经双方确认无误后方可执行

　　C. 抢救完毕，请医生第二天补写医嘱与处方

　　D. 急救药品的空安瓿经患者检查后方可丢弃

　　E. 输液瓶、输血袋用后及时丢弃

[A2 型题]

4. 患者，男，80 岁，因呼吸困难，不能平卧，家属给患者吸氧后前来就诊。门诊护士应（　　）。

　　A. 安排患者到隔离门诊就诊　　　　　　B. 安排患者提前就诊

　　C. 做好心理护理　　　　　　　　　　　D. 让患者按挂号顺序就诊

　　E. 做好卫生宣教

5. 患儿，5 岁，因溺水后心跳、呼吸骤停，送急诊室，护士不需要实施的措施是（　　）。

　　A. 开放气道　　　　　　　　　　　　B. 人工呼吸

　　C. 配血　　　　　　　　　　　　　　D. 做好抢救记录

　　E. 胸外心脏按压

[A3 型题]

(6~7 题共用备选答案)

A. 按挂号顺序就诊
B. 立即送抢救室抢救
C. 送就诊室抢救
D. 安排到隔离门诊就诊
E. 做疫情检查

6. 患者，女，76 岁，因心前区疼痛前来就诊。门诊护士在巡视候诊患者时发现其皮肤苍白、四肢湿冷、发绀，前去询问无应答，对该患者应采取的措施为（　　）。

7. 患儿，男，6 岁，因发热、皮疹前来就诊，皮疹呈向心性分布，该护士应采取的措施为（　　）。

（左凤林）

书网融合……

重点回顾　习题

第二章　护理安全与职业防护

PPT

学习目标

知识目标：

1. 掌握　安全环境、职业暴露、护理职业暴露、职业防护、护理职业防护、标准预防及护理职业风险等概念。

2. 熟悉　护理安全的影响因素和护理安全防范措施，常见职业损伤及预防措施。

3. 了解　护理职业防护的意义、职业损伤的危险因素。

技能目标：

1. 能根据患者年龄、病情，为患者创设安全的诊疗环境。

2. 能根据锐器伤情况，正确处理锐器伤，并采取有针对性的预防措施。

3. 能正确评估化疗药物暴露情况，采取有效的护理防护措施根据要求配制化疗药物，化疗药物暴露后能采取正确的处理措施。

4. 能根据汞泄漏情况，正确处理汞泄漏事件。

素质目标：

1. 具有严谨、踏实的工作态度，关心、关爱患者。

2. 在为患者实施关节活动时，能做到仪表端庄整洁、沟通有效、态度认真、操作规范、动作轻柔、患者舒适。

导学情景

情景描述：患者，男，48 岁，肝炎病史多年，因病情突然加重入院，医生诊断为"肝性脑病"住院治疗。T 36.5℃，P 96 次/分，R 18 次/分，BP 148/88mmHg，期间由于护士操作后未放下床挡，患者于凌晨 3 时坠床，头部着地摔伤。

情景分析：结合患者目前疾病情况和临床表现，分析患者目前存在安全风险因素。患者肝性脑病，可能意识不清，自身保护能力下降，护士在护理该患者时，应随时观察患者表现，加强防范措施。

讨论：1. 请问护理安全的影响因素有哪些？

2. 护理安全防范包括哪些方面？

3. 针对该患者情况，如何防范安全风险？

学前导语：护理安全和职业防护是医院管理中最重要的组成部分，有效识别护理安全影响因素和职业损害危险因素并加以防范，加强护理人员的安全护理教育，有助于为患者提供安全、满意的护理服务。

安全是人类的基本需要，护理安全管理是提高护理质量的重要保证。保障患者安全是评价医院的核心标准之一，是医疗卫生行业关注的焦点问题。患者的安全与护士的职业安全共同构成护理安全。护理人员在确保患者安全的同时，也应做好职业防护，保障自身职业安全。

第一节　护理安全防范

患者安全一般包括生理安全和心理安全。马斯洛在需要层次理论中指出，安全需要是人类紧次于生理需要的基本需要，对患者尤为重要。患者住院后陌生的环境、疾病的痛苦导致患者安全感下降，护理人员应该及时识别安全隐患，为患者提供安全健康教育知识，增强患者自我保护意识、能力、自信心和安全感。

一、概述

安全环境（safety environment）是指平安而无危险、无伤害的环境。患者的安全是以患者为中心，从思想认识、管理制度、工作流程、医疗护理行为以及医院环境、设施、医疗仪器设备等方面考虑是否存在安全隐患，采取必要措施，防范患者在医疗护理全过程中发生意外伤害。因此护士应认识安全护理的重要性，能够评估影响个体及环境安全因素，为患者提供安全的治疗和休养环境，满足患者的安全需要。

二、护理安全的影响因素

（一）患者因素

1. 感觉功能　良好的感觉功能是帮助人们了解周围环境、识别和判断自身行动安全性的必要条件。患者出现任何感觉障碍都会妨碍患者辨别周围环境中存在或潜在的危险因素而使其受到伤害。如长期卧床患者下床行走或站立可出现直立性低血压，白内障患者因视物模糊而易发生撞伤、跌倒等意外。

2. 年龄　会影响个体对周围环境的感知和理解能力，因而也影响个体采取相应的自我保护行为。如新生儿与婴幼儿均需依赖他人的保护；儿童正处于生长期，好奇心强，喜欢探索新事物，容易发生意外事件；老年人的各器官功能逐渐衰退，感知能力下降，也容易受到伤害。

3. 目前的健康状况　健康状况不佳，容易使人发生意外和受到伤害。如患者身体虚弱、行动受限容易发生跌伤，免疫功能低下患者易发生感染。

4. 不遵医行为　护理是一项护患双方共同参与的活动，护理活动的正常开展有赖于患者的密切配合及支持。个别患者的不遵医行为、不规范用药或住院期间私自外出，是造成安全事件的因素之一。

（二）护理人员因素

1. 护理人员自身因素　护士是护理措施的主要执行者，护士整体素质的高低是否符合标准要求直接影响患者安全，当护士专业素质未达到护理职业要求时，就可能因行为不当或过失，造成患者身心伤害。目前在临床一线工作的年轻护士较多，资历较浅，临床经验不足，容易导致操作失误而发生风险；护士责任心不强，执行规章制度操作规程不严，工作中不认真执行交接班制度、查对制度也可能导致严重后果；护士沟通能力不足，态度恶劣，也可能导致护患冲突从而影响患者身心健康。

2. 护理人员数量不足、医院对护理工作重视不够　护理人员配备充足有利于满足患者的基本需求和病情监测，个别医院护理队伍处于缺编状态，导致护理工作疲于应对；由于社会对护理工作的偏见及受到环境的影响，部分医院不重视护理投入，护士参加继续教育的机会偏少，知识不能及时更新，导致护理队伍能力不足。

（三）医院环境因素

医院的基础设施、设备性能及物品配置是否完善规范，质量是否过关，也是影响患者安全的因素。

如环境污染导致院内交叉感染、地面过滑导致患者跌伤、床旁无护栏造成坠床、热水袋使用不当导致烫伤等。此外，熟悉的环境能使人较好地与他人进行交流和沟通，从而获得各种信息与帮助，增加安全感；反之，陌生的环境易使人产生焦虑、害怕、恐惧等心理反应，因而缺乏安全感。

（四）诊疗方面因素

针对患者病情而采取的一系列检查与治疗是帮助患者康复的医疗手段。但有些特殊的诊疗手段，在发挥协助诊断、治疗疾病及促进康复作用的同时，也可能会给患者带来一些安全风险，如各种侵入性的诊断检查与治疗、外科手术等均可能造成皮肤的损伤及潜在的感染等。

❤ **护爱生命** ——————————————————————————————

患者十大安全目标（2020）

1. 正确识别患者身份。
2. 强化手术安全核查。
3. 确保用药安全。
4. 减少医院相关性感染。
5. 落实临床"危急值"管理制度。
6. 加强医务人员有效沟通。
7. 防范与减少意外伤害。
8. 鼓励患者参与患者安全。
9. 主动报告患者安全事件。
10. 加强医学装备及信息系统安全管理。

三、护理安全的防范

（一）物理性损伤及防范

物理性损伤包括机械性损伤、温度性损伤、压力性损伤及放射性损伤等。

1. 机械性损伤 常见跌伤、坠床、撞伤等损伤。跌倒和坠床是医院最常见的机械性损伤，其防范措施如下。

（1）昏迷、意识不清、躁动不安、瘫痪及婴幼儿患者易发生坠床等意外，应根据患者情况予以床挡防护或其他保护具加以保护。

（2）老年人跌倒造成骨折的发生率随着年龄的增加而增高，并随着年龄增长呈直线上升趋势，年老体弱、视力减退、步态不稳、行动不便的患者行动时应给予搀扶或其他协助。常用物品应放于容易获取处，以防取放物品时失去平衡而跌倒。

（3）病区地面应保持清洁、干燥；采用防滑地板；室内物品应放置稳固，减少障碍物，移开暂时不需要的器械；通道和楼梯等进出口处应避免堆放杂物，防止磕碰、撞伤及跌伤。

（4）病区走廊、浴室及卫生间等患者所及处均应设置扶手，供患者步态不稳或身体不适时扶持。浴室和卫生间应设置呼叫系统，以便患者在需要时寻求援助，必要时使用防滑垫。

（5）应用各种导管、器械进行操作时，应动作轻柔，防止损伤患者皮肤黏膜；妥善固定导管，注意保持引流通畅。

（6）对精神障碍患者，应注意将剪刀等锐利器械妥善放置，避免患者接触发生危险。

2. 温度性损伤 常见有热水袋、热水瓶等所致的烫伤；冰袋、制冷袋等所致的冻伤；各种电器如烤灯、高频电刀等所致的灼伤；易燃易爆品如氧气、乙醚及其他液化气体所致的各种烧伤等。其防范措施如下。

（1）护士在应用冷、热疗法时，应严格遵守操作规程，注意倾听患者主诉并观察局部皮肤变化情况，做好交接班，如患者不适应及时处理。

（2）护士应对易燃易爆品应强化管理，并对患者及家属加强防火教育，制定防火措施，护士应熟练掌握各类灭火器的使用方法。

（3）使用烤灯等高温治疗时，注意规范设定距离、时间和部位，如患者出现异常情况及时处理。

3. 压力性损伤　常见有因长期受压所致的压疮；因高压氧舱调压不适当所致的气压伤；躁动患者因肢体约束方法不正确或因石膏和夹板固定过紧形成的局部压疮等。防范措施如下。

（1）长期卧床的患者应勤翻身、勤按摩、勤检查、勤整理、勤擦洗、勤更换，防止同一部位持续受压。

（2）使用高压氧舱患者应注意观察患者状态，在做高压氧升压和减压的过程中，配合医务人员进行调压动作，当患者出现严重不适及时处理。

（3）使用约束带或石膏、夹板固定时，应注意倾听患者主诉，严密观察患者肢体末端情况。

4. 放射性损伤　主要由放射性诊断或治疗过程中操作不当所致，常见的有放射性皮炎，皮肤溃疡、坏死等，严重者可致死亡。防范措施如下。

（1）在使用X线或其他放射性物质进行诊断或治疗时，正确、规范使用防护设备。

（2）尽量减少患者不必要的身体暴露，保证照射区域标记准确。严格掌握放射治疗的剂量和时间。

（3）保持接受放射治疗部位皮肤清洁干燥，防止皮肤破损，避免一切物理性刺激，如用力擦拭、搔抓、摩擦、暴晒及紫外线照射等，同时避免化学性刺激，如外用刺激性药物、肥皂擦洗等。

（二）化学性损伤及防范

化学性损伤一般在使用药物时发生，通常是由于药物使用不当（如剂量过大、次数过多）、药物配伍禁忌或者用错药物引起。防范措施如下。

（1）护士应严格执行药物管理制度和给药原则，熟悉各种药物应用知识。

（2）给药时，严格执行"三查七对"，注意药物之间的配伍禁忌，及时观察患者用药后反应。

（3）向患者及家属讲解安全用药的有关知识，做好健康教育。

（三）生物性损伤及防范

生物性损伤包括微生物和昆虫对人体的伤害。病原微生物侵入人体后会诱发各种疾病，直接威胁患者安全。昆虫叮咬不仅严重影响患者的休息，还可致过敏性损伤，甚至传播疾病。防范措施如下。

（1）严格遵守无菌技术操作原则，严格执行消毒隔离制度。

（2）加强昆虫消杀措施，保护患者避免昆虫叮咬。

（四）心理性损伤及防范

心理性损伤是患者由于各种原因所致的情绪不稳、精神受到打击而引起。如患者对疾病的认识和态度、患者与周围人群的情感交流、医务人员对患者的行为和态度等均可影响患者的心理状态，甚至导致患者心理性损伤的发生。防范措施如下。

（1）建立良好的护患关系，帮助患者与其他患者、家属等周围人群建立和睦的人际关系。

（2）提高护理质量，以高质量的护理行为取得患者信任，提高其治疗信心。

（3）加强健康教育，并引导患者采取积极乐观的态度对待疾病。

（五）医源性损伤及防范

医源性损伤是指由于医务人员言谈及行为上的不慎而造成患者生理或心理上的损伤。如个别医护人员在语言或行为上不尊重患者、缺乏耐心，导致患者对疾病和治疗手段产生误解，增加心理负担，加重病情。有的医护人员专业知识差、责任心差、技术不熟练、工作疏忽，导致医疗、护理事故和院内感染的发生，给患者生理和心理上带来巨大痛苦，甚至致残和死亡。防范措施如下。

（1）医院应加强对医务人员的思想道德教育、专业培训、技术考核、制度管理，提高医护人员素质，为广大群众提供良好的医疗环境。

（2）规范自身行为举止，避免传递不良信息，造成患者对疾病治疗和康复等方面的误解而引起情绪波动。

第二节　护理职业防护

医院是患者集中、病原体聚集的地方，护理人员在为患者提供各项检查、治疗和护理工作过程中，可能面临各种各样的职业性损伤因素，对护士的身心健康造成不同程度的直接或间接影响。因此，护理人员应能够识别职业性损伤因素，采取积极、科学的防范措施，自觉做好职业防护，从而减少职业损伤，保护自身身心健康安全。

一、概述

（一）职业防护的相关概念

1. 职业暴露（occupational exposure）　　是指从业人员由于职业关系而暴露在有害因素中，从而出现可能损害健康甚至危及生命的一种状态。

护理职业暴露（occupational exposure of nursing）是指护士在从事诊疗、护理活动过程中，接触有毒、有害物质或病原微生物，以及受到心理社会等因素的影响而损害健康甚至危及生命的职业暴露。

2. 护理职业风险（nursing occupational risk）　　是指在诊疗、护理活动过程中可能发生的一切不安全事件。

3. 职业防护（occupational protection）　　是针对可能造成机体损伤的名种职业性损伤因素，采取有效措施，避免职业性损伤发生，或将危害降低到最低程度。

护理职业防护（occupational protection of nursing）是指在护理工作中针对各种职业性损伤因素采取多种积极有效措施，保护护士免受职业性损伤因素侵袭，或将危害降至最低程度。

4. 标准预防　假定患者的血液、体液、分泌物均具有传染性，须进行隔离，不论是否有明显的血迹污染或是否接触非完整的皮肤与黏膜，接触上述物质者，必须采取防护措施。

（二）护理职业防护的意义

1. 提高护士职业生命质量　护理职业防护不仅可以避免或降低职业性损伤因素对护士的伤害，还可以控制由环境和行为不当引发的不安全因素。通过职业防护可以维护护士的身体健康，减轻心理压力，从而提高护士的职业生命质量。

2. 规避护理职业风险　组织学习职业防护知识及技能，提高护士对职业性损伤的防范意识，规范履行职业要求，有效控制职业性损伤因素，科学、有效规避护理职业风险。

3. 营造和谐的工作氛围　营造良好安全、友爱的护理工作环境，不仅可使护士心情愉悦，而且可以增加其职业满意度、安全感及成就感。和谐的工作氛围也可以缓解护士的心理压力，提高其职业适应能力。

二、职业损伤危险因素

（一）生物性因素

生物性因素是影响护理职业安全最常见的职业损伤因素，主要是指医务人员在从事诊断、治疗、护理及检验等工作过程中，意外接触、吸入或食入病原微生物或含有病原微生物的污染物。护理工作环境中主要的生物性因素为细菌和病毒。

1. 细菌　护理工作环境中常见的致病菌有很多，广泛存在于患者各种分泌物、排泄物及用过的衣物和器具中，包括葡萄球菌、链球菌、肺炎球菌及大肠埃希菌等，通过呼吸道、消化道、血液及皮肤等途径感染护士。细菌的致病作用取决于其侵袭力、毒素类型、侵入机体的数量及侵入途径。

2. 病毒　护理工作环境中常见的病毒有乙型肝炎病毒（HBV）、丙型肝炎病毒（HCV）、人类免疫缺陷病毒（HIV）及冠状病毒等，护士因病毒感染的疾病中，最常见、最危险的为乙型肝炎、丙型肝炎及艾滋病等，传播途径以血液和呼吸道传播较为常见。

（二）物理性因素

在日常护理工作中，常见的物理性损伤因素包括机械性损伤、锐器伤、放射性损伤及温度性损伤等。

1. 机械性损伤　常见跌倒、扭伤、摔伤等，尤其是负重伤对护士造成的危害不容忽视。护士在护理工作中常常会搬动患者或较重物品，如身体负重过大或用力不合理，易导致不同程度的身体损伤。负重伤比较常见的是腰椎间盘突出症，主要原因如下。①工作负荷过大：临床护士长期处于工作压力大、精神高度紧张的状态中，身体承受力下降；在搬运患者或协助患者翻身时，腰部负荷过大，如用力不均衡或弯腰姿势不当，很容易造成腰部损伤。②长期积累损伤：临床护士在执行护理操作过程中，弯腰、扭转的动作较多，长期积累可使腰部负荷过重，更易发生腰部损伤。

2. 锐器伤　是最常见的职业性损伤因素之一，而感染的针刺伤是导致血源性传播疾病的主要因素，其中最常见、危害最大的是乙型肝炎、丙型肝炎和艾滋病。同时，针刺伤也会对护士造成极大的心理伤害，产生焦虑和恐惧，甚至影响整个护理职业生涯。

3. 放射性损伤　护士经常接触紫外线、激光、X线等放射性物质，如果防护不当，可导致不同程度的皮肤、眼睛损伤，在为患者进行放射性诊断和治疗中，护士如果自我防护不当，也可能造成机体免疫功能障碍，严重者可导致造血系统功能障碍甚至致癌、致畸。

4. 温度性损伤　常见的温度性损伤有热水瓶、热水袋等使用不当所致的烫伤；易燃易爆物品如氧气、乙醇等所致的烧伤；各种电器如红外线烤灯、频谱仪及高频电刀等所致的灼伤等。

（三）化学性因素

化学性因素是指医务人员在从事诊断、治疗、护理及检验等工作过程中，通过多种途径接触到的化学物质。在临床工作中，护士长期接触化疗药物、汞、多种消毒剂及麻醉废气等，可对身体造成不同程度的伤害。

1. 化疗药物　长期接触化疗药物，如果防护不当，药物即可通过皮肤接触、吸入或食入等途径给护士带来潜在危害。如常用细胞毒类药物环磷酰胺、铂类药物、多柔比星（阿霉素）、氨尿嘧啶、紫杉类等，长期小剂量接触可因蓄积作用而产生远期影响，可引起白细胞计数下降、自然流产率增高，甚至导致致癌、致畸、致突变及脏器损伤等危险。

2. 汞　临床常用护理操作中用到的汞式血压计、汞式体温计及水温计等都含有汞，是医院常见而又容易忽略的有毒因素，如果对汞泄漏处理不当，可对人体造成神经毒性和肾毒性作用。

3. 消毒剂 化学消毒剂中常用醛类（如甲醛、戊二醛）、过氧化物类（如过氧乙酸及含氯消毒剂等），可刺激皮肤、眼及呼吸道，引起皮肤过敏、流泪、恶心、呕吐及气喘等症状。经常接触还可能引起结膜灼伤、上呼吸道感染、喉头水肿和痉挛、化学性气管炎或肺炎等。长期接触此类消毒剂可以造成肝脏损害和肺纤维化，甚至还可造成中枢神经系统损害，表现为头痛及记忆力减退等。

4. 麻醉废气 短时吸入麻醉废气可能引起头痛、注意力不集中、应变能力差及烦躁等症状；长时间吸入麻醉废气，会导致废气在体内蓄积，产生慢性氟化物中毒症状，包括致畸、致癌、致突变及影响生育功能等。

（四）其他因素

护士数量不足，护士常处在超负荷工作状态；某些患者及其家属对护理工作存在偏见，致使护患关系紧张，护士在处理护患冲突时，会造成很大压力。长期超负荷工作以及高压的工作氛围，使护士容易发生机体疲劳性疾病，并容易产生心理疲惫，引发一系列身心健康问题。

三、常见护理职业损伤及防护 🅴微课

护理人员在护理工作中可能接触各种各样的有毒有害危险因素，护士应该了解职业损伤原因及保护措施，以便更好地进行职业防护。

（一）血源性病原体职业暴露

血源性病原体（blood born pathogen）是指存在于血液或某些体液中能引起疾病的病原微生物，例如 HBV、HCV 和 HIV 等。血液、伤口分泌物、精液、阴道分泌物、羊水等中都可能含有血源性病原体，其中血液中浓度最高，4μl 带有 HBV 的血液足以使受伤者感染 HBV，因此必须通过采取必要防护措施，减少护士感染 HBV、HCV 或 HIV 等病毒的机会。

1. 血源性病原体职业暴露的原因

（1）接触血液与体液等的操作 ①护士接触血液、体液操作时未戴手套；②手部皮肤发生破损，在接触患者血液或体液时，未戴双层手套；工作时出现意外情况，如患者的血液、分泌物溅入护士眼睛、鼻腔或口腔中；③进行心肺复苏时，徒手清理口腔内的分泌物及血液、口对口人工呼吸。

（2）可能发生针刺伤的操作 护士感染血源性传播疾病的主要原因是被污染的针头刺伤或其他锐器伤，针刺伤最容易发生在针头使用后的丢弃环节。

2. 预防措施

（1）洗手 是最基本的预防措施，护士在接触患者前后，特别是接触血液、排泄物、分泌物及污染物品前后，无论是否戴手套都要洗手。

（2）做好个人防护 护士在可能发生血源性病原体职业暴露的主要科室，如手术室、妇产科病房、产房、口腔科、骨科、供应室等科室工作或进行普通病房的外科操作时，应常规实施职业防护，防止皮肤、黏膜与患者血液、体液接触。常用的防护措施包括戴手套、口罩、护目镜及穿隔离衣等。

1）戴手套 护士接触患者血液或体液、有创伤的皮肤黏膜、进行体腔及血管的侵入性操作或在接触和处理被患者体液污染的物品和锐器时，均应戴手套操作，护士手上有伤口时应戴双层手套。操作完成后脱去手套，应按照规定程序与方法洗手。

2）戴口罩或护目镜 护士在处理患者的血液、分泌物及体液等时可能溅出，特别是在行气管内插管、支气管镜及内镜等检查时，应戴口罩和护目镜，以保护眼睛和面部。

3）穿隔离衣 护士在身体可能被血液、体液、分泌物和排泄物污染或进行特殊操作时，应穿隔离衣以免产生暴露风险。

（3）安全注射（safe injection） 是指注射时不伤及患者和护士，并且能够保障注射产生的废物不

对社会造成危害。因此要确保提供安全注射所需要的条件，并遵守安全操作规程。

（4）医疗废物的处理　使用过的一次性医疗用品和其他固体废弃物，均应放入双层防水污物袋内，密封并贴上特殊标记，送到指定地点，由专人焚烧处理。

（二）锐器伤

锐器伤是一种常见的职业危害，是由医疗锐器，如注射器针头、缝针、各种穿刺针、手术刀、剪刀、碎玻璃及安瓿等造成的意外伤害。污染锐器伤害是导致护士发生血源性传播疾病最主要的职业性因素。

1. 锐器伤的原因

（1）医院管理因素　①教育培训不够，医院未开展职业安全防护教育，新入职护士未进行相关培训；②防护用品不足，如有些医院科室考虑医疗用品成本而限制手套使用，因为被血液污染的针头刺破一层乳胶手套或聚乙烯（PVC）手套后，医务人员接触的血液量比未戴手套时可减少50%以上。医院为了节省开支未引进具有安全防护功能的一次性医疗用品，如安全型留置针和无针静脉注射系统等。

（2）护士因素　①自我防护意识淡薄，对锐器伤危害性认识不足、缺乏防护知识，是发生锐器伤不可忽视的重要原因。②技术不熟练或操作不规范：如有的护士徒手掰安瓿；随便丢弃一次性注射器针头或留置针芯；直接用手接触锐器；器械传递不规范等。③身心疲劳：如护士工作量及压力过大，易出现身心疲乏状况，在护理操作时精力不集中可能导致误伤。

（3）患者因素　护士在工作中遇到极度不配合的患者，如酗酒、精神病患者等，易产生紧张情绪，导致操作失误而发生锐器伤。另外，在操作过程中患者突然躁动也极易使针头或刀片位置偏移伤及护士。

2. 锐器伤的预防措施

（1）加强培训，提高安全意识　医院和科室应定期对护士进行锐器伤防护培训，尤其是新入职护士和实习护士，提高防护意识，预防锐器伤发生。

（2）配备足量的具有安全装置的防护用品　如手套、安全注射用具（真空采血系统、无菌正压接头及无针输液系统、可自动毁形的安全注射器、回缩或自钝注射器及安全型静脉留置针）等。

（3）建立锐器伤防护制度，规范个人行为　严格执行护理操作常规和消毒隔离制度，执行标准预防措施，规范操作行为。

（4）规范锐器使用时的防护　①抽吸药液时应该严格遵循无菌操作原则；②静脉用药时最好采用三通给药；③使用安瓿制剂时，应先用砂轮做划痕后再掰开安瓿，掰安瓿时应垫以棉球或纱布保护手；④制定完善的手术器械（刀、剪、针等）摆放及传递规定，规范器械护士的基本操作；⑤手术前充分了解高危患者情况，并重点做好其围手术期和手术期的安全防护工作。

（5）纠正易引起锐器伤的危险行为　①禁止用手分离污染的注射器和针头；②禁止用手直接接触使用后的针头、刀片等锐器；③禁止用手折弯或弄直被污染针头；④禁止将使用后的针头回套针帽；⑤禁止用手直接传递锐器；⑥禁止直接接触医疗废物。

（6）正确处理使用后的锐器　使用后的锐器应直接放入符合国际标准的锐器盒，封存好的锐器盒要有清晰的标志，以便于监督执行。严格执行医疗废物分类标准，锐器不应与其他医疗废物混放。

（7）与患者沟通　在护理过程中，应积极与患者沟通以取得患者及家属的信任，应体谅和宽容不合作的患者，从而达到治疗与护理的目的。护理特别不合作患者或意识不清患者时，必要时请他人协助，尽量减少锐器伤。

（8）加强护士的健康管理　①建立护士健康档案，定期为护士体检，接种相应疫苗；②建立损伤后登记上报制度；③建立锐器伤处理流程；④建立受伤护士的监控体系，追踪护士的健康情况；⑤降低护士工作强度和心理压力，实行弹性排班制，加强治疗高峰期的人力配备，以减轻护士工作压力，提高工作效率和质量，减少锐器伤的发生。积极关心受伤护士，做好心理疏导，及时采取有效措施予以补救。

3. 锐器伤的应急处理流程

（1）保持镇静　受伤后护士要保持镇静，戴手套者按规范迅速脱去手套。

（2）处理伤口　①立即用手在伤口旁从近心端向远心端轻轻挤压，尽可能挤出伤口血液，但禁止在伤口局部挤压按揉，以免产生虹吸现象，使污染血液进入血管，增加感染机会。②用肥皂水清洗伤口，并在流动水下反复冲洗。暴露的黏膜用生理盐水反复冲洗干净。③用75%乙醇或0.5%聚维酮碘（碘伏）消毒伤口，并进行包扎。

？想一想

护士小李在掰开安瓿瓶时不小心划伤手指，应如何处理伤口？

答案解析

（3）评估源患者（source individual）和受伤护士　根据患者血液中含有病原微生物（如病毒、细菌）的多少和伤者伤口的深度、范围及暴露时间进行评估，并做相应处理。

（4）进行血清学检测　锐器伤后进行血清学检测结果并采取相应措施（表2-1）。

（5）及时上报　及时填写锐器伤登记表，并尽早报告部门负责人、预防保健科及医院感染管理科。

表2-1　锐器伤后的血清学检测结果与处理措施

检测结果	处理措施
患者HBsAg阳性，受伤护士HBsAg阳性或抗-HBs阳性或抗-HBc阳性者	无需注射疫苗或乙肝免疫球蛋白（HBIG）
受伤护士HBsAg阴性或抗-HBs阴性且未注射疫苗者	24小时内注射HBIG并注射疫苗。于受伤当天、第3个月、6个月、12个月随访和监测
患者抗-HCV阳性，受伤护士抗-HCV阴性者	于受伤当天、第3周、3个月、6个月随访和监测
患者HIV阳性，受伤护士HIV抗体阴性	①经过专家评估后可立即预防性用药，并进行医学观察1年 ②于受伤后4周、8周、12周、6个月时检查HIV抗体 ③预防性用药的原则：若被HIV污染的针头刺伤，应在4小时内，最迟不超过24小时进行预防用药。即使超过24小时，也应实施预防性用药

（三）化疗药物职业暴露

化学药物治疗（简称化疗）是指对病原微生物和寄生虫所引起的感染性疾病以及肿瘤采用的治疗方法。从狭义上讲，化疗多指对恶性肿瘤的化学治疗。研究证明，化疗药物在杀伤肿瘤细胞、延长肿瘤患者生存时间的同时，也可通过直接接触、呼吸道吸入及消化道摄入等途径，给经常接触它的护士带来一定的潜在危害。这些潜在的危害与其接触剂量有关，大量接触化疗药物可对人体造成毒性反应以及某些远期的潜在危险。

1. 化疗药物职业暴露的原因

（1）准备化疗药物过程中可能发生药物接触，常发生在药物稀释时的振荡过程中。由于瓶内压力过大，排气时出现药物的喷洒或针剂药瓶出现破碎而漏出药物。

（2）注射操作过程中可能发生药物接触，静脉注射药物前排气或注射时针头连接不紧密，导致药液外溢。

（3）处理化疗药物使用后可能发生药物接触，使用过的化疗药物空瓶或剩余药物处理不当，可污染工作环境或仪器设备。

（4）直接接触化疗患者的排泄物、分泌物或其他污染物，如患者的粪便、尿液、呕吐物、唾液及汗液中均含有低浓度的化疗药物，当其污染被服后，如果处理不当，也可使护士接触到化疗药物。

2. 化疗药物职业暴露的预防措施 化疗药物防护应遵循两个基本原则：①减少与化疗药物的接触；②降低化疗药物污染环境。具体防护措施如下。

（1）配制化疗药物的环境要求 化疗药物配药间应专设专用，并配备空气净化装置，有条件的医院应设置静脉药物配制中心。根据我国静脉治疗护理技术操作规范（WS/T 433 - 2013）的规定，化疗药物配制室应配置符合要求的Ⅱ级或Ⅲ级垂直层流生物安全柜，以防止含有药物微粒的气溶胶或气雾对护士产生伤害，使之达到安全处理化疗药物的防护要求。并配备溢出包，内含防水隔离衣、一次性口罩、护目镜、面罩、乳胶手套、鞋套、吸水垫及垃圾袋等。其操作台面应覆以一次性防渗透性防护垫，以吸附溅出的药液，减少药液污染台面，污染或操作结束后及时更换。

（2）专业人员的配备 化疗药物配制室内护士应经过药学基础、化疗药物操作规程及废弃物处理等专门培训，并通过专业理论和技术操作考核。化疗护士应定期检查肝肾功能、血常规等，妊娠期及哺乳期护士避免直接接触化疗药物。

（3）化疗药物配制时的防护 化疗药物配制时的防护措施与要求见表2-2。

表2-2 化疗药物配制时的防护措施与要求

措施	要求
操作前准备	配药时穿防水、无絮状物材料制成、前部完全封闭的隔离衣，戴帽子、口罩、护目镜、双层手套（内层为PVC手套，外层为乳胶手套）
正确打开安瓿	打开安瓿前应轻弹其颈部，使附着的药粉降至瓶底。掰开安瓿时应垫纱布，避免药粉、药液外溢，或玻璃碎片四处飞溅，并防止划破手套
防止药物溢出	溶解药物时，溶媒应沿瓶壁缓慢注入瓶底，待药粉浸透后再晃动，以防药粉溢出
规范地稀释和抽取药物	①稀释瓶装药及抽取药液时，应插入双头针，以排除瓶内压力，防止针栓脱出造成污染
	②抽取药液后，在药瓶内进行排气和排液后再拔针，不要将药物排于空气中
	③抽取药液时用一次性注射器和针腔较大的针头，所抽药液以不超过注射器容量3/4为宜
	④抽出药液后放入垫有PVC薄膜的无菌盘内备用
操作后的处理	操作结束后，用水冲洗和擦洗操作台。脱去手套后彻底冲洗双手并行沐浴，以减轻药物的不良反应

（4）化疗药物给药时的防护 给药时应戴一次性口罩、双层手套，静脉给药时宜采用全密闭式输注系统。

（5）化疗药物外溢的处理 如果化疗药物外溅，应穿戴防护用品如一次性口罩、面罩、防水隔离衣、双层手套、鞋套等，立即标明污染范围，避免他人接触。如果水剂药物溢出，应使用吸水纱布垫吸附。若为粉剂药物外溢则用湿纱布垫擦拭，污染表面用清水清洗。记录外溢药物的名称、时间、溢出量、处理过程及受污染人员。

（6）化疗药物污染物品的集中处理 在存储、配制和应用化疗药物的所有区域都应配备专用的废弃物收集容器，所有在接收、存储和应用过程中有可能接触化疗药物的一次性物品包括防护用品，都应视为化疗药物废弃物。如一次性注射器、输液器、针头、废弃安瓿及药瓶等，使用后必须放置在有毒性药物标识的专用容器中。

👁 **看一看**

化疗药物配制专用生物安全柜

随着肿瘤患者不断增多，化疗药物配制在临床的应用日趋广泛。化疗药物可通过皮肤接触、直接吸入等导致染色体畸变，从而致癌、致畸及造成脏器损害等，给医护人员配药工作带来很大难度。

化疗药物配药设备——生物安全柜能有效减少气溶胶和气雾对医院环境的污染，对医护人员起到保护作用。生物安全柜是通过精确的气流控制能力、良好的过滤效率、柜体的污染控制性能等诸多物理测试和验证而设计的安全防护设备，对于直径 $0.3\mu m$ 的颗粒，HEPA 过滤器的过滤效率可达 99.97% 。使用生物安全柜可以减少化疗药物在室内空气中挥发，避免被医护人员吸入呼吸道，防止药物与医护人员发生皮肤接触，保护环境。

3. 化疗药物暴露后的处理流程　在配制、使用和处理污染物的过程中，如果防护用品不慎被污染或眼睛、皮肤直接接触到化学药物时，可采取下列处理流程：①迅速脱去手套或隔离衣；②立即用肥皂和清水清洗污染部位的皮肤；③眼睛被污染时，应迅速用清水或等渗洁眼液冲洗眼睛；④记录接触情况，必要时就医治疗。

练一练

关于化疗药物的配制不正确的操作是（　　）。

A. 抽取药液后，不要将药液排于空气中

B. 加药时速度不宜过快，以防药液溢出

C. 溶解药物时，溶媒应沿瓶壁缓慢注入瓶底后，快速晃动加速溶解

D. 配制前戴帽子、口罩、护目镜

E. 稀释密封瓶内化疗药物时注意瓶内压力变化，以防药液从针眼处溢出

答案解析

（四）汞泄漏职业暴露

汞是一种严重威胁人体健康并且对环境污染持久的有毒物质，临床护理工作中会接触到含有汞的血压计、体温计、水温计等，一支体温计含汞 1g，一台血压计约含汞 50g。如果体温计被打碎，会造成汞外漏并全部蒸发，可使 $15m^2$ 房间的空气汞浓度达 $22.2mg/m^3$，国家标准规定室内空气汞的最大允许浓度为 $0.01mg/m^3$，如果空气中汞含量大于 $10 \sim 16mg/m^3$，可能危及人体健康。

1. 汞泄漏的原因

（1）血压计使用不规范　①给血压计加压时，打气过快、过猛，压力过大，导致汞从玻璃管中喷出；②使用完毕忘记关闭汞槽的开关，在合上血压计时，玻璃管中的汞就会泄漏；③血压计使用完毕后关闭汞槽开关不正确，未倾斜血压计，使部分汞未回到零位刻线以下；④再次测量血压时，玻璃管上端的残余汞还没有回到零位刻线以下，就开始加压，导致玻璃管上端的汞从顶端喷出；⑤血压计损坏或出现故障，常见开关轴心和汞槽吻合不好，加压时导致汞泄漏。

（2）体温计使用不规范　①护士原因：使用体温计容器不规范；未给患者详细讲解体温计的使用方法；未按时收回体温计或收回时未按规范放入容器内；甩体温计方法不正确等都可使体温计破碎导致汞泄漏。②患者原因：患者不慎摔破或折断体温计导致汞泄漏。

2. 汞泄漏的预防措施

（1）加强管理，完善汞泄漏应对体系　建立汞泄漏污染应急预案，规范汞泄漏的处理流程，配备汞泄漏处置包（内有硫磺粉、三氯化铁、小毛笔及收集汞专用的密闭容器等）。有条件者可使用电子体温计和电子血压计。

（2）提高护士对汞泄漏危害的认识　临床工作中，护理人员偶尔有打碎体温计和血压计导致汞泄漏的经历，因此，应加强对护士的专题培训，使护理人员都能了解汞的致毒途径和危害，能正确处理体温计、血压计泄漏的汞。

（3）规范血压计和体温计的使用

1）规范血压计的使用 ①使用汞柱血压计前，需要检查汞槽开关是否关闭，有无松动，玻璃管有无裂缝、破损，轻轻拍击盒盖顶端以确保汞液归至零位线以下；②在使用时程中，应平稳放置，切勿倒置，充气不可过猛、过高，测量完毕，应将血压计右倾45°，使汞全部进入汞槽后再关闭开关；③血压计要定期检查，每半年检测一次，有故障及时送修。

2）规范体温计的使用 ①盛放体温计的容器位置应固定，容器表面光滑、无缝隙；②体温计禁止放在热水中清洗或放沸水中煮，以免引起爆炸，使用前应检查体温计有无裂缝、破损；③使用体温计的过程中要防止损坏，甩体温计时避开硬物，测量体温时应详细告知患者使用体温计的注意事项和汞泄漏的危害，使用后及时收回；④测口温和肛温时不要使用水银体温计；⑤婴幼儿和神志不清患者禁止测量口温，测量时护士在床旁监护并及时收回体温计。

3. 汞泄漏的应急处理

（1）暴露人员管理 一旦发生汞泄漏，室内人员应立即转移到室外，如果有皮肤接触到汞，立即用水清洗。打开门窗通风，关闭室内所有热源减少蒸发。

（2）收集汞滴 医务人员做好自身防护，穿戴防护用品如戴防护口罩、乳胶手套、防护围裙或防护服、鞋套，可以用一次性注射器抽吸泄漏的汞滴，也可用纸卷成筒回收汞滴，放入盛有少量水的容器内，密封好并注明"废弃汞"字样，送交医院专职管理部门处理。

（3）处理散落的汞滴 对散落在地缝内的汞滴，取适量硫磺粉覆盖，保留3小时，硫和汞能生成不易溶于水的硫化汞。或者用20%三氯化铁5~6g加水10ml，使其呈饱和状态，然后用毛笔蘸其溶液在汞残留处涂刷，生成汞和铁的合金，消除汞的危害。

（4）处理汞污染的房间 关闭门窗，用碘 $1g/m^3$ 加乙醇点燃熏蒸或用碘 $0.1g/m^3$ 撒在地面 8~12 小时，挥发的碘与空气中的汞生成不易挥发的碘化汞，可以降低空气中汞蒸气的浓度，结束后开窗通风。

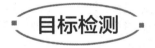

答案解析

[A1 型题]

1. 关于注射器使用正确的是（ ）。

　　A. 抽吸好药液的无菌针头立即双手套上针帽

　　B. 注射完毕的污染针头立即单手套上保护套

　　C. 勿将针尖对他人以免刺伤他人

　　D. 使用后的针头可以与其他医疗垃圾混放

　　E. 必要时可以用手折弯或弄直针头

2. 护士发生锐器伤后容易引起血源性传播疾病，其中最为常见、危害最大的是（ ）。

　　A. 结核病　　　　　　　　　　　　B. 艾滋病及肝炎

　　C. 梅毒　　　　　　　　　　　　　D. 疟疾

　　E. 弓形虫病

3. 护士在给患者进行肌内注射时不慎将自己刺伤，此时首要的处理措施是（ ）。

　　A. 查看患者病例

　　B. 用 0.5% 碘伏或 75% 乙醇消毒伤口

C. 肥皂水彻底清洗伤口

D. 立即用手从伤口的近心端向远心端挤压

E. 进行伤口局部挤压

4. 护理人员在临床工作中感染血源性传播疾病最常见的原因是（　　）。

  A. 针刺伤   B. 侵袭性操作

  C. 为患者进行口腔护理   D. 为患者进行伤口换药

  E. 接触患者的体液

5. 对经血液传播的疾病，必要的防护措施不包括（　　）。

  A. 需要接触血液、血制品和体液时，应戴手套

  B. 存在血液、体液飞溅可能时，应戴防护眼罩和口罩或面罩，穿隔离衣

  C. 为患者操作时，应预防锐器伤

  D. 对患者生活的环境，应进行空气消毒

  E. 不与患者直接接触时，亦应坚持穿戴防护用具

6. 戴手套时应注意（　　）。

  A. 诊疗护理不同的患者之间可不更换手套

  B. 操作完成后脱去手套，应按照规定程序与方法洗手

  C. 戴手套能替代洗手

  D. 操作时发现手套破损时，再戴上一副手套

  E. 做任何操作都要戴上手套

7. 为防止患者的血液、体液等具有感染性物质溅入眼部，应戴上（　　）。

  A. 护目镜   B. 防护面罩

  C. 全面型防护面具   D. 一次性口罩

  E. 普通眼罩

[A2 型题]

8. 张某，肝癌患者，护士小王在为患者配制化疗药物时，不慎将药物洒落于台面，处理方法不妥的是（　　）。

  A. 立即标明污染范围   B. 若为药粉立即用湿纱布轻轻抹擦

  C. 若为药液立即用吸水毛巾吸附   D. 立即脱掉手套用清水冲洗台面

  E. 告知他人避免接触

9. 患者，女，4 岁，在住院期间用热水袋进行热疗时发生烫伤，该损伤属于（　　）。

  A. 温度性损伤   B. 压力性损伤   C. 化学性损伤   D. 生物性损伤   E. 机械性损伤

10. 患者，男，56 岁，由于长期卧床，康复后初次下床活动时，一不小心摔倒，该损伤属于（　　）。

  A. 温度性损伤   B. 压力性损伤   C. 化学性损伤   D. 生物性损伤   E. 机械性损伤

11. 由于护士小王在用药前没有进行严格的"三查七对"，错用药物，该损伤属于（　　）。

  A. 温度性损伤   B. 压力性损伤   C. 化学性损伤   D. 生物性损伤   E. 机械性损伤

[A3 型题]

(12～13 题共用题干)

刘某，艾滋病患者，护士小李为患者采血化验。

12. 小李不慎被针头划破其左手，其处理措施不妥的是（　　）。

A. 用肥皂水、流动自来水反复冲洗伤口

B. 由近心端向远心端挤出损伤处的血液

C. 0.5%碘伏消毒伤口

D. 立即抽血做相关病毒血清学检查

E. 立即按揉伤口，减少出血

13. 小李护士处理注射后针头，最合适的方法是（　　）。

A. 毁形　　　　　　　　　　　　　　B. 分离针头

C. 回套针帽　　　　　　　　　　　　D. 直接丢弃入病区垃圾桶

E. 置入锐器盒

（何凤云　王芳华）

书网融合……

重点回顾　　　　　　　微课　　　　　　　习题

第三章　入院护理

学习目标

知识目标：

1. 掌握　分级护理的内容及适用对象，病区的环境管理，各种铺床法的目的、操作流程和注意事项。

2. 熟悉　患者入院护理；病区的设置和布局。

3. 了解　入院护理的意义，病床单位及设备。

技能目标：

能正确、规范实施一人、二人、三人和四人搬运法，平车、轮椅和担架运送法，各项铺床操作。

素质目标：

具备严谨、认真的工作态度，关心、关爱患者；具备较强的责任心和安全意识。

导学情景

情景描述： 患者，男，65 岁，晨起跑步中途突然出现胸骨后疼痛，伴呕吐、冷汗和濒死感，持续 1 小时不缓解而急诊入院。查体：T 37.6℃，脉搏 40 次/分，呼吸 16 次/分，血压 91/60mmHg。大汗淋漓，面色苍白，口唇轻度发绀，痛苦表情。辅助检查：血白细胞 $10.0 \times 10^9/L$，中性 67%，淋巴 23%。ECG 示 Ⅱ、Ⅲ、aVF 导联 ST 段弓背向上抬高，并有深而宽的 Q 波，Ⅰ、aVL 导联 ST 段压低，偶见室性期前收缩。

情景分析： 结合患者的临床表现、生命体征、血常规、心电图表现判断患者病情，快速护送患者入病区，安排抢救室，通知医生、配合抢救、询问病史，缓解患者不适，有效保障患者生命安全。

讨论： 1. 请问患者现在首优的护理问题是什么？

2. 如何护送患者入病区，危重患者入病区后的护理工作内容？

3. 如患者的护理级别为特级护理，护理内容包括那些？

学前导语： 入院护理是常见的临床护理工作内容，做好入院护理，有助于患者快速适应医院环境，有效配合医疗护理工作，挽救患者生命，促进疾病的恢复。

入院护理是运用护理程序，满足患者身心需要的重要工作内容，护理人员应掌握入院护理的一般程序，按整体护理的要求，对患者进行评估，了解患者的需求，并给予有针对性的护理措施，使其尽快地适应医院环境，遵守医院规章制度，很好地配合护理活动，促进患者疾病的恢复。

PPT

第一节　病　区

病区是住院患者接受诊断、治疗、护理和休养的场所，也是医护人员开展医疗、预防、教学、科研活动的重要基地。创造一个安静、整洁、安全和舒适的环境，能更好地满足患者的需求，并促进其疾病的康复和各项护理活动的开展。

一、病区的设置和布局

（一）设置

病区设有病室、危重病室、抢救室、治疗室、护士办公室、医生办公室、配餐室、盥洗室、浴室、库房、厕所、处置室、医护值班室和示教室等。儿科病房可设置活动室、学习室以及游戏室等。

（二）布局

病区的布局应科学合理，以方便治疗和护理工作。如护士办公室（或护士站）应设在病区的中心位置，与抢救室、危重病室及治疗室邻近，以便观察病情、抢救患者和准备物品。每个病区设30～60张病床、每间病室设2～4张病床为宜，病床之间的距离不少于1m，床与床之间应设有遮隔设备，以保护患者的隐私。有条件的医院可配备电视、电话、卫生间等，或设立单人病室，病室布置温馨，充分体现医院的人性化服务理念。

二、病区的环境管理

（一）物理环境

病区的物理环境是患者身心是否舒适的重要因素，环境的优劣决定患者的心理状态，同时关系着治疗效果及疾病的康复。南丁格尔说过："症状和痛苦一般认为是不可避免的，并且发生疾病常常不是疾病本身的症状，而是其他症状——全部或部分需要空气、光线、温暖、安静、清洁、合适的饮食等"，护士应对病室环境进行适当的调控，为护理对象提供一个整洁、安静、舒适、安全的治疗和护理环境，满足患者休养、生活、治疗需要，促进患者疾病的痊愈和健康的恢复。

1. 整洁 主要指病区病床单元、患者和医疗护理操作环境应整洁。保持病区环境整洁的措施如下。

（1）病床单元设备，规格统一、布局合理、摆放整齐、方便取用。

（2）患者被服、衣裤要定时更换，做好患者的日常生活护理。

（3）及时清除治疗护理后的废弃物及患者的排泄物，保持病室整洁。

2. 安静 病室内应避免噪音，保持安静。安静的病室环境可使人减轻焦虑，得到充分的休息，促进患者早日康复。凡是不悦耳、不想听的声音，或足以引起人们心理上或生理上不愉快的声音都称为噪声。根据WHO规定的噪音标准，白天病区的噪音强度应控制在35～45分贝（dB）。具体措施如下。

（1）病区的桌椅脚应钉上橡胶垫，推车、治疗车的轮轴、门窗合页应定期注油润滑。

（2）医护人员应做到"四轻"，即走路轻、说话轻、操作轻、关门轻。

（3）加强对患者及家属的宣传工作，共同保持病室安静。

👁 **看一看** ———————————————————————————————

我国保证健康安宁的环境噪音试用标准（dB）

场所	理想值	极限值
睡眠	35	50
交谈、思考	50	75
听力保护	75	90
特别安静区（医院、疗养院）	35	45
一般住宅	45	50
工业区	50	55～60

3. 舒适 主要是指病室的温度、湿度、通风、采光、色彩和绿化等方面对患者的影响及调节。

（1）温度　适宜的温度有利于患者的休息、治疗及护理工作的进行。一般病室适宜的温度为 18 ～ 22℃，手术室、产房、新生儿及老年患者室温以保持在 22 ～ 24℃ 为宜。室温过高会使神经系统受到抑制，干扰消化及呼吸功能，不利于散热，会使患者感到烦躁；室温过低则因冷的刺激，使人畏缩，缺乏动力，肌肉紧张，患者在接受诊疗时容易受凉。因此，病室应有室温计，随时观察室温并给予调节，可根据季节和条件采用不同的措施，如夏天可用风扇使室内空气流通，或使用空调设备调节；冬天可采用暖气或空调设备保持室温。此外，在执行护理活动时，应尽量避免不必要的暴露，防止患者受凉。

（2）湿度　病室的相对湿度以 50% ～60% 为宜。相对湿度是指在单位体积空气中，一定温度的条件下，所含水蒸气的量与其达到饱和时含量的百分比。即

$$相对湿度量 = \frac{现在水蒸气量}{该气温饱和水蒸气量} \times 100\%$$

湿度会影响皮肤蒸发散热的速度，从而影响患者的舒适感。湿度过高，蒸发作用减慢，可抑制出汗，患者感到潮湿、闷热不适，尿液排出量增加、加重肾脏负担；湿度过低，空气干燥，人体蒸发大量水分，患者感到呼吸道黏膜干燥、口干、咽痛，对气管切开或呼吸道感染的患者尤为不利。因此，病室应备有湿度计，以便对湿度进行观察和调节，可根据不同季节采取开窗通风、地面洒水、暖气上放置湿毛巾、使用加湿器或利用空调设备等措施调节室内湿度。

（3）通风　通风换气不仅可以调节室内的湿度和温度，还可以增加空气中的含氧量，降低二氧化碳浓度和微生物的密度，使患者感到舒适，有利于患者康复。呼吸道疾病的传播多与空气不洁有关，所以通风是避免室内空气污染的有效措施。一般每次通风时间为 30 分钟左右。通风时应保护患者，避免吹对流风，防止受凉，冬季时还应注意保暖。

（4）光线　病室光线有自然光源和人工光源两种。

日光是维持人类健康的要素之一。日光包括可见光、红外线、紫外线，各种射线都有很强的生物学作用。如紫外线有强大的杀菌作用，能直接杀死细菌和病毒，净化室内空气；红外线能使照射部位温度升高，血管扩张，血流增快，改善皮肤和组织的营养状况，使人食欲增加，舒适愉快。适当的日光照射可以使患者心情舒畅，减少隔离感，但注意日光不宜直射眼睛，以免引起目眩。

人工光源可以保证夜间照明及特殊检查和治疗护理的需要。根据作用可以调节光源的强度，楼梯、药柜、抢救室、监护室内的光线要强，患者休息、睡眠时光线应较弱，午睡时可用窗帘遮挡光线，夜间睡眠时，应开地灯或壁灯，既可以使患者入睡，又可以保证护士夜间巡视患者。

（5）色彩　会影响人的情绪、行为和健康。粉红色给人温暖亲切的感觉；绿色给人安静舒适的感觉；浅蓝色使人心胸开阔；黄色有兴奋刺激的作用；白色刺眼、单调、反光强，容易使人产生疲劳感。医院环境的颜色如搭配得当，不仅可促使患者身心舒适，还可以产生医疗效果。

（6）绿化　绿色植物及鲜花可使人赏心悦目，并增添生机。可在病室内外及走廊上摆设鲜花和绿色盆景植物，在病室周围建设花坛、草坪，种植树木等，优化住院环境。过敏性疾病病室除外。

（7）装饰　优美的环境容易让人感觉舒适愉快。病室布局应整洁、美观，装饰应优美悦目，高雅脱俗，使患者心情舒畅，有助于疾病的康复。病床、桌、椅、窗帘、被套、床单等也趋向家居化，以满足患者的需要。

👁 **看一看**

色彩与联想、情绪的关系

色彩	联想	情绪
红色	血液	热情、活泼
红黄色	蜜橘	快活、爽朗
黄色	太阳	希望、光明
绿色	绿叶	安息、和平
蓝色	海洋	恬静、冷淡
紫色	葡萄	优美、温厚

4. 安全 安全需要是人的基本需要。护理对象在住院期间，由于疾病的影响，日常活动能力的降低，医院环境的复杂等易发生意外。因此，护士应为患者提供一个安全的治疗、护理环境。

（1）医院不安全的因素

1）物理性因素 ①跌倒和坠床：即肢体功能障碍者、视力减退者、服用镇静药和麻醉药者、年老体弱及婴幼儿等均易发生跌倒和坠床意外。②温度性损伤：即治疗性用热、用冷时，操作不慎可致烫伤、冻伤；医院内存放的易燃易爆物品（乙醇、乙醚、氧气、布类、纸张）较多，若处置不当易造成火灾。③其他：即触电、微波、X线及放射线物质等易发生灼伤。

2）化学性因素 毒麻或精神类药物使用不当或错用、化学消毒剂使用不当、吸入有害气体等易对身体造成化学性损伤。

3）生物学因素 包括微生物及昆虫等伤害。微生物可致医院感染的发生，给患者带来不应有的痛苦甚至造成严重后果；昆虫的叮咬、爬、飞，不仅影响患者休息，干扰睡眠，还可导致过敏性伤害，更严重的是传播疾病，直接威胁患者生命。

4）医源性损伤 是指由于医务人员语言、行为上的不慎或操作不当、失误造成患者心理或生理上的损害。如有些医务人员对患者不够尊重、缺乏耐心、语言欠妥当，使患者心理上难以承受而造成痛苦。还有个别医务人员责任心不强、工作态度不严谨，导致医疗差错、事故的发生，轻者加重病情，重者危及生命。

（2）预防和消除不安全因素的措施

1）避免各种原因导致的躯体损伤 如浴室、厕所地面应有防滑设备；昏迷患者应加床挡或使用约束带；小儿或意识障碍者热疗时应注意温度控制及保护皮肤，防止烫伤；护士应掌握药物的保管原则及药疗原则；注意易燃易爆、消毒剂的安全使用和保管；有完好的防火设施；有消灭蚊、蝇等措施。

2）避免医源性损伤 医院需重视医务人员的职业道德教育，加强素质教育，并严格遵循操作规程和查对制度，防止差错事故的发生；加强工作责任心的培养，使其语言、行为符合职业规范，以免造成患者生理和心理上的损伤，确保患者安全。

（二）社会环境

病区是一个特殊的社会组织，既是患者休养、生活、治疗场所，又是特定的交往与沟通的社会区域。患者生病时往往会有一些情绪和行为上的变化，为了保证患者能获得安全、舒适的治疗性环境，得到恰当的健康照护，必须为患者创造一个良好的医院社会环境，兼顾患者生理、心理、社会等多方面的需求。

1. 建立良好的护患关系 患者来到医院这样一个陌生的环境，与护士接触最多，护士要让患者感受到被关心和关爱，要维护患者自尊，做到一视同仁，并根据患者具体情况，给予恰当的身心照护。护士端庄的仪表、得体的言谈、和蔼的态度、娴熟的技术、丰富的专业知识、良好的医德医风都会给患者带来心理上的安慰，从而产生安全感和信赖感。护士应充分发挥患者的主观能动性，一切治疗护理活动均应取得患者及家属的理解。建立良好的护患关系，有助于各项护理活动的开展，并最终促进患者疾病的康复。

2. 建立良好的群体关系 同一病室的患者构成了一个特殊的群体，护士是这个群体的协调者，有责任引导患者相互关心、帮助和鼓励，共同遵守医院各项规章制度，积极配合治疗和护理。良好的群体关系可使病友间呈现愉快、和谐的气氛，有利于身心健康。但对病情轻重不同的患者，应尽量分别安置，避免相互间干扰和影响，同时注意根据不同性别安排病室，以免特殊治疗时尴尬。

3. 协调与患者家属的关系 家属是患者重要的支持系统，家属的关心和支持可增强患者战胜疾病的信心和勇气，解除患者的后顾之忧。因此，护士应加强与患者家属的沟通，相互配合，共同做好患者的身心护理。

4. 医院规则 每家医院都会设立规章制度，如探视、陪护制度。医院规则既是对患者的保护，也是对患者的约束，容易使患者产生压抑、不满的情绪，从而影响病情进展。因此，医院规则应尽量考虑患者的实际情况，做到人性化服务。

第二节 床单位准备

PPT

一、病床单位及设施

（一）病床单位

病床单位是医疗机构提供给患者使用的家具和设备。它是患者住院期间用以休息、睡眠、饮食、排泄、活动和治疗的最基本的生活单位。

（二）病床单位的设备

每个病床单位应配备固定的设施，包括床、床垫、床褥、棉胎或毛毯、大单、被套、枕芯、枕套、中单、床旁桌、床旁椅、床上桌、护栏、围帘、床头墙壁上有照明灯、呼叫装置、供氧和负压吸引管道等（图3-1）。

1. 病床 患者睡眠和休息的用具，是病室中的主要设备。卧床患者的饮食、活动、娱乐都在床上，所以病床一定要符合实用、耐用、舒适、安全的原则。普通病床一般长2m，宽0.9m，高0.6m。病床有床头、床尾可手摇式抬高的普通病床，也有多功能床，可根据患者需要，改变床的高低、变换患者姿势，有活动床挡，床脚

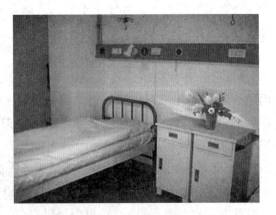

图3-1 病床单位

有脚轮，便于病床移动，同时脚轮装有固定器，可以防止病床移动（图3-2）。

2. 床上用品 根据患者需要放置床垫、床褥、大单、中单、被套、棉胎、枕套、枕芯等。

（1）床垫 长宽与床规格相同，厚9~10cm，用棕丝、棉花或海绵做垫芯，包布选用牢固的布料制作。

（2）床褥　长宽与床垫规格相同，用棉花做褥芯，棉布做褥面，可防止床单滑动。

（3）大单　长宽与床垫相同，四角有缩紧。

（4）中单　长170cm，宽85cm，大多数医院由一次性材料提供。

（5）被套　长230cm，宽170cm，用棉布制作，尾端开口处钉有系带2~3对。

（6）棉胎　长210cm，宽160cm，多用棉花胎，也可用人造棉或羽绒填充。

（7）枕套　长75cm，宽45cm，用棉布制作。

（8）枕芯　长60cm，宽40cm，内装羽绒、木棉或人造棉等，用棉布做枕面。

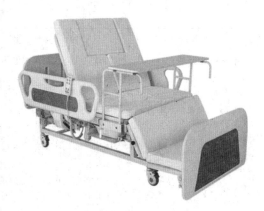

图3-2　多功能病床

（三）床旁用品

（1）床旁桌　放于病床床头一侧，用于放置日常用品。

（2）床旁椅　宽大、有靠背，一般放于病床床尾一侧，供患者或探视者坐用。现在大多数医院的床旁椅可以变成陪伴床，这样可以节省病房空间。

（3）床上桌　可移动，高度可调节，供患者在床上进食、写字、阅读等活动使用。

二、各种铺床法

患者的生活、休息、治疗等都需借助病床来完成，因而病床要保持整洁，床上用品要定期更换。临床常铺的床有备用床、暂空床和麻醉床等。

（一）铺备用床 📱微课

【目的】

（1）保持病室整洁、舒适和美观。

（2）准备接收新患者（图3-3）。

【评估】

（1）检查床单位设施是否齐全，功能是否完好。

（2）检查床上用品是否符合病床规格要求、适应季节需要。

（3）观察床单位周围环境，是否适合进行铺床操作。

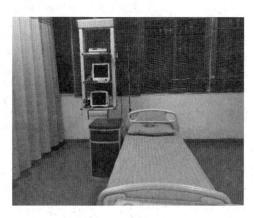

图3-3　备用床

【计划】

1. 护士准备　衣帽整洁、洗手、戴口罩。

2. 用物准备　床、床垫、床褥、棉胎、枕芯、大单或床罩、被套、枕套、床旁桌、床旁椅。

3. 环境准备　病室清洁、通风，患者未进行治疗或进餐。

【实施】

1. 操作步骤　见表3-1。

表 3-1　铺备用床

操作程序	操作步骤	要点说明
1. 准备物品	洗手、戴口罩，备齐用物，按取用顺序放于治疗车上，推车至床旁	物品一次性备齐，提高工作效率
2. 移开桌椅	移开床旁桌，距床头约20cm，移开床旁椅至床尾正中，距床尾约15cm	留出足够的操作空间
3. 翻转床垫	检查床垫，根据需要翻转床垫	避免床垫长期受压而发生塌陷
4. 铺平床褥	将床褥齐床头平放于床垫上，下拉至床尾，铺平床褥	床褥中线与床面中线对齐
▲铺大单法	取大单放于床褥上，中线与床中线平齐，上端与床头平齐，从床头向床尾展开，再向两侧展开。先铺近侧床头，一手托起床垫一角，另一手过床头中线将大单平整的塞入床垫下 包角法：在距离床头约30cm处向上提起，使大单呈等腰或等边三角形，以床沿为界，将三角形分为上下两个部份，将上半部分放于床上，下半部分平整地塞于床垫的下方，再将上半部分塞于床垫下方（图3-4A~图3-4G） 同法铺好床尾 双手同时用力将近侧大单中部拉平、拉紧，平整地塞入床垫下转至对侧，同法铺对侧大单	顺序：先铺床头、再铺床尾，先近侧、再远侧 两腿前后或左右分开以确保身体平衡，使用肘部力量，动作平稳、有节律、连续进行，避免多余动作
▲铺床罩法	取床罩放于床褥上，中线与床中线平齐，上端与床头平齐，从床头向床尾展开 按照先近侧、后对侧，先床头、后床尾的方法将床褥罩在床褥及床垫上	
5. 套被套法		
▲"S"形套被套	将折叠后的被套与床头、床的中线对齐，分别向床尾和两侧打开，开口向床尾，被套中线与床中线对齐，将被套尾端开口处向上打开至1/3处，将折好的"S"形棉胎放于开口处（图3-5A，图3-5B） 将棉胎上缘向上拉至被头中部，展开对侧棉胎上半部分，充实对侧被套顶角，再展开近侧棉胎上半部份，充实近侧被套顶角，展开棉胎对侧和近侧下半部分，逐层拉平被套底层、棉胎和被套上层，系好被套开口处系带（图3-5C，图3-5D）	棉胎与被套吻合，避免头端空虚，避免棉胎下端滑出被套，棉胎与被套紧贴，平整、舒适
▲卷筒式套被套	被套反面在外，被套折叠后与床头、床的中线对齐，分别向床尾、两侧展开，被套中线与床的中线对齐。将棉胎铺于被套上，上缘齐床头将被套与棉胎一并自床头卷向床尾，再将被套开口端翻转至床头，充实顶角，系好系带	
6. 折叠被套	将被套左右两端边缘向内折叠，与床沿平齐，将被套尾端向内折叠，与床尾平齐	盖被整齐，中线对齐，两端平齐
7. 套好枕套	套好枕套，并将其放于床头	枕头平整，四角充实，整齐
8. 移回桌椅	将床旁桌椅移回原处	统一放置，保持病室整洁美观
9. 整理用物		
10. 洗手	避免交叉感染	

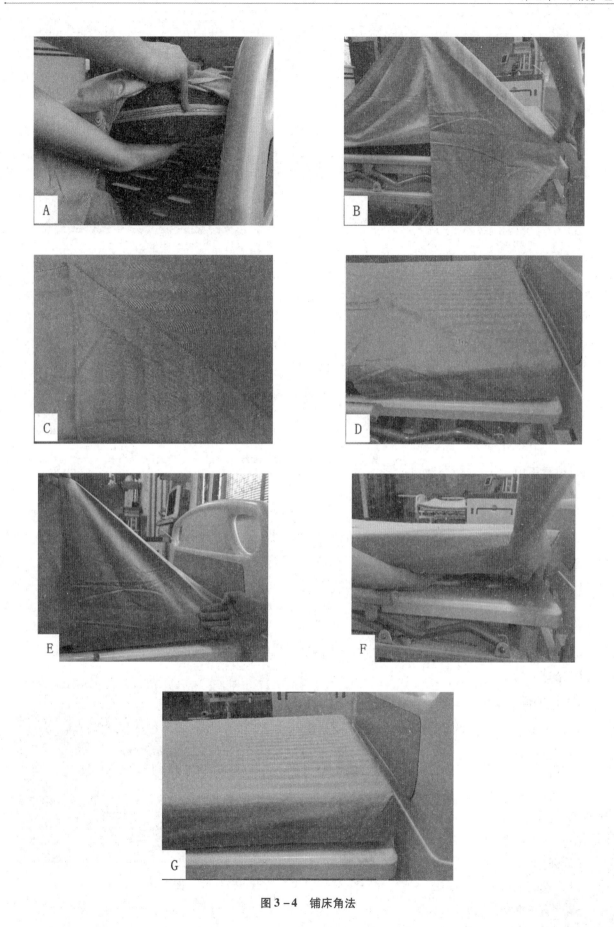

图 3-4 铺床角法

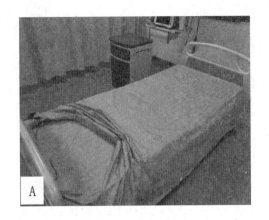
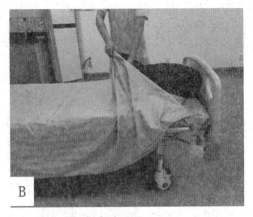
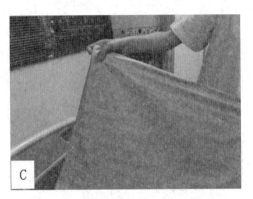
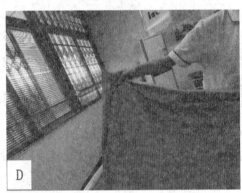

图 3 – 5 "S" 形套被套法

2. 注意事项

（1）患者进餐或治疗时应暂停铺备用床。

（2）应用省时、节力原则　①能升降的床，应将床升至适当高度，以免腰部过度弯曲。②铺床时身体应靠近床边，上身保持直立，两脚前后或左右分开与肩同宽，扩大支撑面，降低重心，增加身体的稳定性。③应用肘部力量，动作平稳协调，有节律地连续进行，避免多余动作，减少走动次数。

【评价】

（1）病床平、紧、无皱褶，符合方便、实用、耐用、舒适、安全的原则。

（2）病室及床单位环境整洁、美观。

（3）手法正确，动作轻稳，符合省时节力原则，工作效率高。

【目的】

（二）铺暂空床

（1）供新入院患者或暂时离床活动的患者使用。

（2）保持病室整洁、美观（图 3 – 6）。

【评估】

（1）根据新入院患者的病情需要准备用物，了解患者的病情和诊断。

（2）住院患者的病情是否可以暂时离床活动。

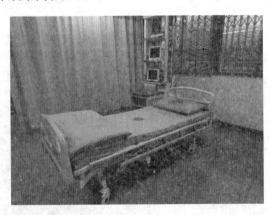

图 3 – 6　暂空床

【计划】

（1）护士准备　同备用床。

（2）用物准备　同备用床。

（3）环境准备　病室清洁、通风、无患者进行治疗。

【实施】

1. 操作步骤　见表3－2。

表3－2　铺暂空床

操作程序	操作步骤	要点说明
1. 用物准备	同备用床	
2. 移开桌椅	同备用床	
3. 翻转床垫	同备用床	
4. 铺平床褥	同备用床	
5. 铺大单	同备用床	
6. 套被套	同备用床	
7. 折叠被套	将备用床的盖被上端向内折叠，然后扇形三折于床尾，使之与床尾平齐	方便患者上下床活动，保持病室整洁、美观
8. 移回桌椅		
9. 整理用物		
10. 洗手		

2. 注意事项

（1）患者进餐或治疗时应暂停铺备用床。

（2）应用省时、节力原则。

【评价】

（1）同备用床铺床法。

（2）用物准备符合患者需要。

（3）患者上下床方便，躺卧时感觉舒适。

（三）铺麻醉床

【目的】

（1）便于接受和护理麻醉手术后的患者，使患者安全、舒适，预防并发症。

（2）保护被褥不被伤口渗液、呕吐物、排泄物等污染，保持床单位清洁（图3－7）。

【评估】

（1）患者的诊断、病情。

（2）患者手术部位和麻醉方式。

（3）术后需要抢救和治疗的器械是否完好，物品是否齐全。

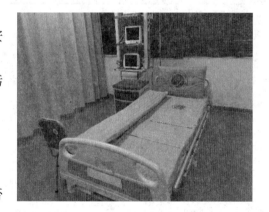

图3－7　麻醉床

【计划】

1. 护士准备　了解患者的病情、手术部位、麻醉方式。

2. 用物准备　同备用床，另备橡胶中单和中单各两条。麻醉护理盘（无菌巾内：压舌板、张口器、舌钳、牙垫、治疗碗、镊子、通气导管、吸氧管、吸痰管和纱布数块。无菌巾外：血压计、听诊器、护理记录单和笔、弯盘、棉签、胶布、手电筒）、输液架，必要时备负压吸引器、氧气、胃肠减压器、热水袋、毛毯。

3. 环境准备 病室无患者进餐、治疗、实施护理操作。

【实施】

1. 操作流程 见表3-3。

表3-3 铺麻醉床

操作程序	操作步骤	要点说明
1. 撤床消毒	拆除原有枕套、被套、大单等用物，放于污物袋内	减少术后感染的机会
2. 用物准备	按顺序将物品放置于治疗车上	
3. 移开桌椅	同备用床	
4. 翻转床垫	同备用床	
5. 铺平床褥	同备用床	
6. 铺大单	同备用床	
7. 铺橡胶单及中单	根据患者麻醉方式和手术部位铺橡胶单和中单，橡胶中单和中单边缘下垂部分一并塞于床垫下，转至对侧，分层铺好对侧大单、橡胶中单和中单	颈、胸部手术或全麻手术后铺于床头，下肢手术铺于床尾，非麻醉时只铺手术部位即可
8. 套被套	同备用床S形套被套	
9. 折叠被筒	同备用床，被套两侧边缘向内折叠与床沿平齐，尾端向内折叠与床尾齐，将盖被三折叠于一侧床边，开口处向门	盖被三折上下对齐，外侧平齐床沿，内侧便于患者移回床上
10. 套上枕套	套好枕套，横立于床头	枕头开口背门，使病室整洁美观，横立于床头，防止头部撞伤
11. 移回桌椅	床旁桌移回原处，床旁椅移至盖被折叠侧	避免床旁桌椅妨碍患者移回病床上
12. 置麻醉盘	将麻醉护理盘置于床旁桌上，其余用物按需放置	便于取用
13. 整理用物		
14. 洗手		避免交叉感染

2. 注意事项

（1）同备用床法各项注意事项。

（2）应换上清洁被单、中单按患者需要放置，保证术后患者舒适。

（3）实施抢救和护理所需用物应齐全。

【评价】

（1）同铺备用床。

（2）适合术后患者使用，患者感觉舒适、安全。

（3）护理术后患者用物准备齐全，患者能及时得到抢救和护理。

三、卧有患者床更换床单法

卧有患者床更换床单法主要适用于昏迷、瘫痪、高热、大手术后或年老体弱等病情较重、活动受限、生活不能自理的患者。

【目的】

（1）保持病床整洁、美观、舒适。

（2）预防压疮等并发症（图3-8）。

【评估】

（1）患者病情、自理能力、意识状态、心理状态和合作程度。

（2）患者身上有无导管、伤口、肢体活动度。

（3）床单位清洁程度。

【计划】

（1）患者准备　明确操作目的，了解操作过程。

（2）护士准备　着装整洁、洗手、戴口罩。

（3）用物准备　护理车、大单、中单、橡胶单、被套、枕套、床刷及刷套（微湿）、污物袋、手消毒液，必要时备清洁衣裤。

（4）环境准备　病室无患者进餐或治疗，调节好室温。

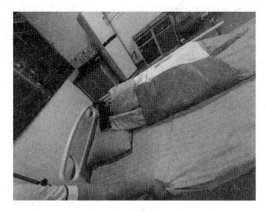

图3-8　卧有患者床更换床单

【实施】

1. 操作流程　见表3-4。

表3-4　卧有患者床更换床单法（侧卧）

操作程序	操作步骤	要点说明
1. 核对解释	携用物至床旁，核对解释	酌情关门窗，询问有何需要
2. 移开桌椅	移桌距床约20cm，移椅至床尾，将用物放在椅子上	如病情许可，放平床头及床尾支架
3. 松被翻身	松开床尾盖被，移枕至对侧，协助患者卧于床的对侧，背向护士，观察皮肤	注意防止坠床，必要时拉起对侧床挡，不宜过多翻身和暴露患者，以免疲劳、受凉
4. 松单扫床	松开近侧各层床单，将中单向上卷入患者身下，扫净橡胶中单，搭于患者身上 将污染大单向上翻卷塞入患者身下，扫净床褥	从床头至床尾扫净渣屑，注意扫净患者身下的渣屑，使污染面向内 塞于患者身下的大单正面向内
5. 铺近侧单	先铺清洁大单，展开大单，将铺于对侧的一半大单向下翻转塞于患者身下，再按铺床法铺近侧大单，放平橡胶中单 铺清洁中单于橡胶中单上，将对侧一半中单塞于患者身下，近侧中单、橡胶单一起平整塞入床垫下方 协助患者平卧，拉起近侧床挡，护士转向对侧	橡胶中单有破损重新更换 拉起床挡，防止坠床
6. 移枕翻身	移枕并协助患者侧卧于铺好的一边	观察、询问患者有无不适
7. 铺对侧单	松开各层床单，取出污中单放在床尾 扫净橡胶中单搭于患者身上 将污大单从床头卷至床尾（包污中单）放于污衣袋内 扫净床褥上的渣屑，取下床刷套放于垃圾桶内 同法铺好各层床单 协助患者平卧	污单勿丢在地上 各单要展平
8. 更换被套	松开被筒，解开床尾系带，将清洁被套正面朝外铺于原盖被上，并打开被尾1/3 将污被套内的棉胎"S"形折叠拉出 取出的棉胎马上放入清洁的被套内，充实被头的两角，可让患者抓住被套上端或将被头两角压于患者肩下，铺平棉胎，系好系带 床头至床尾撤出污被套，放于污衣袋内 盖被两侧折叠成被筒，被尾内折于床尾平齐	床尾多余盖被向内折叠，便于患者足部活动，防止足部受压使患者感觉舒适
9. 更换枕套	一手托颈，一手取出枕头，更换清洁枕套并拍松，开口背门放于患者头下	
10. 整理用物	协助患者取舒适卧位 移回桌椅，污被单送洗	按需支起床头、床尾支架或床挡
11. 洗手		避免交叉感染

2. 注意事项

（1）不宜过多翻动和暴露患者，保证患者安全、舒适，防止患者坠床或各种导管脱落。

（2）随时观察患者病情变化，一旦出现异常，立即停止操作，及时处理。

（3）病床使用湿式扫床，一床、一巾、一消毒，禁止在病区走廊地面上堆放更换下来的衣服。

（4）及时更换床单、被套，一般每周更换 1~2 次，如被血液或体液污染，应及时更换。

（5）操作时动作轻稳，注意节力，若两人配合应动作协调。

【评价】

（1）患者感到安全、舒适。

（2）护士操作时动作轻稳、节力。

（3）护患沟通有效，患者满意。

PPT

第三节　入院护理

入院护理是指患者经门诊或急诊医生诊查后，因病情需要住院进一步观察、检查和治疗，经医生签发住院证，由护理人员给患者提供的一系列护理工作。入院护理可使患者与家属感到被关心和关爱，促使患者尽快适应医院环境，同时护理人员通过观察与评估患者的情况，拟定护理计划，实施整体护理，维护患者的身心安全与舒适。入院护理的目的如下。

（1）使患者了解和熟悉医院环境，尽快熟悉与适应医院生活，消除紧张、焦虑的不良情绪。

（2）做好健康教育，满足患者对疾病知识的需求。

（3）观察评估患者的情况，拟定护理计划。

（4）使患者得到及时的治疗与护理。

一、入院程序

（一）办理入院手续

经初步诊断、确定需住院的患者由医生签发住院证，患者或家属持医生签发的住院证到住院处办理手续。详细填写有关登记表格，缴纳住院保证金，办理入院手续，由住院处、门诊或急诊科的护理人员电话通知病房，病区值班护士根据病情做好迎接新患者的准备。对于急诊手术的患者，可以先手术，后补办入院手续。

（二）进行卫生处置

护理人员根据入院患者的病情及身体状况，在卫生处置室进行卫生处理，如给患者理发、沐浴、更衣、修剪指甲等。急危重症者和即将分娩的患者可酌情免浴。对有虱虮者，应先灭虱，再进行卫生处置。对于传染病患者或疑似传染病患者应送隔离处置室。患者换下的衣服或不需要的物品（包括贵重物品）可由家属带回或按手续暂存于入院处。

（三）护送患者进入病区

由住院处或门诊、急诊的护理人员携病历护送患者入病区。根据患者的病情可选用步行、轮椅或者平车推送。护送患者途中注意患者的安全和保暖，随时观察患者的病情变化，不应停止必要的治疗，如吸氧、输液等。外伤的患者应注意其卧位。护送患者入病区后，与病区护理人员就患者病情、治疗、护理措施、卫生情况及物品等进行交接。

二、患者入院后的初步护理

（一）一般患者入院后的初步护理

1. 准备床单位 病区值班护士接到通知后，根据患者病情准备床单位，备齐所需用物（如脸盆、便盆、面盆等），将备用床改为暂空床。

2. 迎接新患者 护理人员应检查患者的入院手续，根据需要为患者佩戴标识腕带，以诚恳热情的态度、亲切的话语迎接新患者至指定床位，护理人员主动进行自我介绍，说明将为患者提供的服务及其工作职责，为患者介绍同室病友、协助患者上床休息。耐心解答患者提出的问题，用自己的实际行动和语言消除患者的不安情绪，增强患者的安全感以及对护理人员的信任。

3. 通知主管医师 通知主管医生诊治患者，必要时协助医生为患者实施初步的体检、治疗。

4. 入院护理评估 对患者的健康状况、自理能力和风险因素进行评估，对存在高风险的患者及时通知主管医生，并向患者和家属履行告知义务，如跌倒、坠床、压疮、管路脱落等风险，了解患者基本信息、身心需要和存在的护理问题，填写入院护理评估单，为拟定护理计划提供依据。

5. 填写住院病历和护理表格

（1）用蓝色或蓝黑色笔逐页填写住院病历及各种表格的眉栏。

（2）用红色墨水笔在体温单40~42℃横线之间纵向填写入院时间，蓝色或蓝黑色笔记录生命体征、身高和体重。

（3）填写入院登记本、诊断小卡（插在患者住院一览表上）、床头或床尾卡（插在床头或床尾牌内）。

6. 病区宣教 向患者及家属介绍病区环境、作息时间、规章制度、床单位及设施设备的使用方法。指导患者及家属常规标本留取的方法、时间和注意事项。告知患者住院期间勿私自外出，禁止吸烟，注意维持病室和走廊卫生，禁止使用大功率电器，不可生火取暖，防止火灾，注意爱护病室设施设备。住院期间如有困难及时向责任护士、护士长、科主任反应。

7. 拟定护理计划 根据收集的资料拟定个体化的护理计划，执行各项治疗和护理措施。

（二）急、危重症患者入院后的初步护理

1. 准备床单位 危重患者安置于监护室或抢救室，将备用床改为暂空床，并在床上加铺橡胶单和中单，急诊手术的患者准备麻醉床。

2. 通知医生，做好抢救准备 备齐急救器材和药品，如氧气、吸引器、输液器具、急救车、呼吸机、吸痰机等。

3. 配合抢救 密切观察患者的病情变化，积极配合医生进行抢救，并做好护理记录。

4. 询问病史 对不能正确叙述病情和需求的患者（如语言障碍、听力障碍）、昏迷患者或婴幼儿，暂留陪送人员，以便询问病史。

（三）传染病患者入病区后的护理

（1）安排在隔离病房，按隔离原则处理。

（2）向患者讲解隔离的意义，消除患者的顾虑，接诊护理严格执行隔离技术，防止交叉感染，按隔离原则护送患者至指定病室。

？ 想一想

患者，男，48岁。车祸外伤，意识不清，怀疑腰椎损伤，到达急诊室后，查体：血压76/48mmHg，心率124次/分，脉搏细弱，表情淡漠，出冷汗，躁动不安。在医生到达前，值班护士首先应做什么？

答案解析

三、分级护理

分级护理是指患者住院期间，根据患者病情的轻、重、缓、急以及自理能力的评估结果，给予不同级别的护理。通常将护理级别分为四个等级，即特级护理、一级护理、二级护理及三级护理。各级护理级别的适用对象及相应的护理内容见表3-5。

表3-5 各级护理级别适用的对象及护理内容

护理级别	适用对象	护理内容
特级护理	病情危重，需随时观察以便进行抢救的患者。如严重创伤、复杂疑难大手术后、器官移植、大面积烧伤以及心、肝、肺、肾衰竭的患者等	①安排专人24小时护理，严密观察患者病情及生命体征变化 ②制订护理计划，严格执行各项诊疗及护理措施，及时、准确填写特别护理记录 ③备好急救所需药品和用物，以便随时使用 ④认真做好基础护理和专科护理，严防并发症，确保患者安全
一级护理	病情危重，需绝对卧床休息的患者。如各种大手术后、休克、出血、昏迷、瘫痪、高热、出血、肝肾功能衰竭和早产儿	①每1小时巡视患者一次，观察病情变化及生命体征 ②制订护理计划，严格执行各项诊疗及护理措施 ③提供护理相关健康指导 ④做好基础护理，严防并发症，满足患者身心需要
二级护理	病情较重，生活不能自理的患者。如大手术后病情稳定者、年老体弱、慢性病不宜多活动的患者以及幼儿	①每2小时巡视患者一次，观察病情 ②按护理常规护理 ③生活上给予必要的协助，掌握患者的病情和心理变化，满足其身心需要，提供护理相关健康指导
三级护理	病情较轻，生活基本自理的患者。如一般慢性病、疾病恢复期和手术前准备阶段的患者	①每3小时巡视患者一次，观察病情变化，监测生命体征 ②根据医嘱正确实施治疗、给药措施 ③提供护理相关健康指导

临床护理工作中，为更直观地了解患者的护理级别，及时、准确地观察患者病情变化，做好基础护理，满足患者的身心需求，通常需在护士站患者一览表的诊断卡和患者床头（尾）卡上采用不同颜色的标志来表示患者的护理级别。一般特级护理和一级护理采用红色标志，二级护理采用黄色标志，三级护理采用绿色标志。

练一练

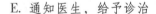

患者，女，68岁，因哮喘急性发作入院。护士在入院初步护理中，下列不妥的是（ ）。

A. 护士自我介绍，消除陌生感　　　　B. 立即给患者吸入氧气

C. 安慰患者，减轻焦虑　　　　　　　D. 详细介绍环境及规章制度

E. 通知医生，给予诊治

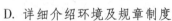

答案解析

第四节　搬运患者

PPT

患者入院、治疗、出院时，凡不能自行移动者均需护理人员根据病情选用不同的运送工具，包括平车、轮椅、担架。

一、轮椅运送法

【目的】

（1）护送不能行走但能坐起的患者入院、出院、检查、治疗或室外活动。

（2）帮助患者活动，促进血液循环和体力恢复。

【评估】

（1）患者的体重、意识状态、病情与躯体活动能力。

（2）患者损伤的部位和合作程度。

（3）轮椅各部件的性能是否完好。

【计划】

（1）护士准备　衣帽整齐，洗手，戴口罩，熟悉轮椅运送的护理操作程序，具备与患者沟通的技巧。

（2）用物准备　轮椅，根据季节备毛毯、别针、软枕。

（3）患者准备　患者了解轮椅运送的方法和目的，能够主动配合操作。

（4）环境准备　移开障碍物，保证环境宽敞。

【实施】

1. 操作步骤　见表 3 - 6。

表 3 - 6　轮椅运送法

操作程序	操作步骤	要点说明
1. 检查核对	检查轮椅性能，轮椅推至患者床旁，核对床号、姓名，解释操作的目的、方法及配合要点	检查轮椅、车轮、椅背、椅座、脚踏板性能，保证患者安全，取得合作
2. 放置轮椅	椅背与床尾平齐，面向床头，翻起脚踏板，刹车制动，固定车轮	缩短距离，便于患者坐入轮椅，防止轮椅滑动
3. 铺好毛毯	需要毛毯保暖时，毛毯平铺于轮椅上	防止患者受凉
4. 协助坐起	毛毯上端高过患者颈部 15cm，协助患者穿衣、裤、袜子，嘱患者手掌撑在床面，撤掉盖被，扶患者坐起，两脚垂床缘，维持坐姿，协助患者穿好鞋子	询问、观察患者有无头晕等不适反应，方便患者下床，注意观察病情变化
5. 上轮椅	嘱患者双手交叉放于护士肩上，护士双手从腋下放于患者腰部（图 3-9） 护士协助患者转身，嘱患者双手扶住轮椅把手，坐入轮椅中 翻下脚踏板，协助患者将脚置于脚踏板上 将毛毯围在患者颈部，用别针固定，将毛毯两侧围裹于患者双臂，再用毛毯余下部份围裹于患者的上身、下肢和双脚（图 3-10） 整理床单位，铺暂空床 观察患者，确认无不适后，放松制动闸，推至目的地	嘱患者抓紧轮椅扶手，尽量靠后坐勿向前倾 避免患者足部悬空 保持患者舒适，避免患者受凉 推车过程中注意观察病情变化，过门槛时，翘起前轮，避免大震动，下坡时，嘱患者抓紧扶手，身体尽量靠向椅背，保证患者安全
6. 下轮椅	将轮椅推至床尾，使椅背与床尾平齐，患者面向床头，轮椅刹车制动，翻起脚踏板 解除患者身上固定毛毯用别针 协助患者站起、转身、坐于床缘 协助患者脱去鞋子及保暖外衣	防止突然摔倒
7. 椅归原处	轮椅放回原处，躺卧舒适，盖好被子，整理床单位	

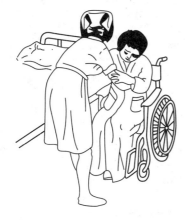

图 3 - 9 协助患者坐轮椅

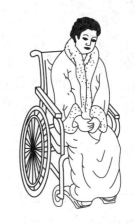

图 3 - 10 为患者包盖保暖

2. 注意事项

（1）使用前检查轮椅性能，保持其完好。

（2）推轮椅时速度要慢，随时观察患者反应。

（3）向患者介绍搬运过程、方法及注意事项，说明如何配合。鼓励患者参与，在搬运过程中如有不适立即说明，避免意外发生。

【评价】

（1）患者感觉舒适、安全。

（2）操作时动作轻稳、节力、协调。

二、平车运送法

【目的】

运送不能起床的患者入院，做各种特殊检查、治疗、手术或转运。

【评估】

（1）患者的病情、意识、体重和躯体活动能力。如病情许可，能在床上配合动作者，可用挪动法；儿科患者或体重较轻者，可用单人搬运法；不能自行活动或体重较重者，可用两人或三人搬运法；病情危重或颈腰椎骨折等患者，采用四人搬运法。

（2）患者的病损部位、心理状态和合作程度。

（3）平车性能是否完好。

【计划】

（1）护士准备 衣帽整齐，洗手，戴口罩。

（2）用物准备 平车（车上置垫单与枕头）、带套的毛毯或棉被，如有骨折者，应将木板垫于平车上，将骨折部位固定稳妥，颈、腰椎骨折或病情较重者，应备有帆布兜或布中单。

（3）患者准备 了解平车的作用，搬运步骤及配合方法。

（4）环境准备 宽敞、地面无障碍物。

【实施】

1. 操作步骤 见表 3 - 7。

表 3 - 7 平车运送法

操作程序	操作步骤	要点说明
1. 检查核对	检查平车性能，平车推至患者床旁，核对床号、姓名	检查平车：车轮、车面、制动闸等各部件性能是否良好、确保安全、确认患者、取得合作
2. 搬运患者	安置导管	避免导管脱落、扭转、液体逆流
3. 搬运患者		根据病情、体重选择搬运方法
▲挪动法	推平车至患者床旁，移开床旁桌、床旁椅，松开盖被；将平车推至床旁，与床平行，紧靠同高。大轮靠近床头，将制动闸止动 协助患者将上身、臀部、下肢依次向平车移动 协助患者在平车上躺好，盖好盖被，拉起护栏	适用于病情许可，能在床上配合的患者 平车贴近床缘，便于搬运，患者头部枕于大轮端，搬运者制动平车，防止平车滑动 协助患者离开平车回床时，应协助患者先移动下肢，再移动上肢 患者保暖、舒适，保证患者安全
▲一人搬运法	推车至患者床旁，大轮端靠近床尾，平车与床呈钝角，刹车制动 松开盖被，协助患者穿好衣服 搬运者一臂自患者近侧腋下伸至对侧肩部，另一手伸入患者大腿下，患者双手交叉于搬运者颈后，搬运者抱起患者，稳步将患者放于平车中央，盖好盖被（图3-11）	适用于上肢活动自如，体重较轻的患者及幼儿 缩短搬运距离，节力，保证患者安全 搬运者双脚前后分开，扩大支撑面，略屈膝降低重心，增加稳定性
▲双人搬运法	平车放置同一人搬运法 搬运者甲、乙站在患者同侧床旁，协助患者将上肢交叉放于胸前 搬运者甲一手伸至头、颈、肩下方，另一支手伸至患者腰下方；搬运者乙一手伸至患者臀下，另一支手伸至患者膝下，两人同时抬起患者至近侧床缘，再抬起患者稳步向平车移动，将患者放于平车中央，盖好盖被（图3-12）	适用于不能活动，体重较重的患者 缩短搬运距离，节力 身高者站于患者头侧，患者头部处于高位，减少不适
▲三人搬运法	平车放置同一人搬运法 搬运者甲、乙、丙站在患者同侧床旁，协助患者将上肢交叉放于胸前 搬运者甲双手托住患者头、颈、肩及背部，搬运者乙双手托住腰、臀部；搬运者丙双手托住腘窝、小腿，三人同时抬起患者至近侧床缘，再同时抬起患者稳步向平车处移动，将患者放置于平车中央，盖好盖被（图3-13）	适用于不能活动，体重超重的患者 搬运者甲应使患者头部处于较高位置，减少不适 三人同时抬起患者，保持平稳移动，减少意外伤害
▲四人搬运法	平车放置同挪动法 搬运者甲、乙分别处于床头、床尾，搬运者丙、丁分别站于病床和平车一侧 将帆布兜或中单放置于患者腰、臀下方 搬运者甲抬起患者的头、颈、肩；搬运者乙抬起患者双足；搬运者丙、丁分别抓住帆布兜和中单四角，四人同时抬起患者向平车处移动，将患者放于平车中央，盖好盖被（图3-14）	适用于颈椎、腰椎骨折和病情较重的患者；搬运骨折患者时，平车应放置木板，固定好骨折部位 帆布兜和中单能承受患者的体重 搬运者协调一致，搬运者甲应随时观察患者的病情变化 患者卧于平车中央，避免碰撞
4. 铺暂空床	整理床单位，铺暂空床	保持病室整齐、美观
5. 运送患者	松开平车制动闸，推患者至目的地	推送患者时，护士应在患者头端，随时观察患者病情变化
6. 准确记录	洗手、记录	记录执行时间和患者反应

2. 注意事项

（1）搬运时动作轻稳，协调一致，确保患者舒适、安全，注意节力原则。

（2）搬运中注意观察患者病情变化，不能中断持续性治疗。

（3）对怀疑颈椎损伤者，要保持头部处于中立位，并沿身体纵轴向上略加牵引颈部。患者取仰卧位，并在颈下垫小枕或衣物，保持头颈中立。头颈两侧用衣物或沙袋加以固定。如果搬运不当会引起高位脊髓损伤，使患者发生高位截瘫甚至在短时内死亡。

（4）推行时，推行者应站于患者头侧，车速适宜，上下坡时，患者头部应位于高处，如平车一端为小轮，则以大轮端为头端。

（5）颅脑损伤、颌面部外伤患者，头卧于健侧；昏迷的患者，头转向一侧。

（6）安置患者身上的导管，避免脱落、受压或液体逆流，输液和引流管需保持通畅。

（7）进出门时应先将门打开，不可用车撞门，以免震动患者及损坏设施。

【评价】

（1）搬运是否轻、稳、准确、协调、节力，患者是否安全、舒适。

（2）搬运过程有无病情变化，是否造成损伤等并发症。

（3）患者的持续治疗是否受到影响。

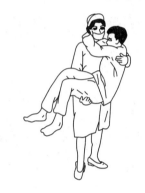

图 3-11　单人搬运法

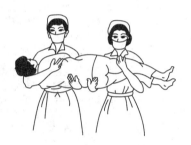

图 3-12　双人搬运法

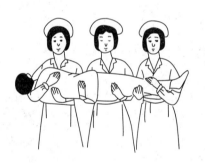

图 3-13　三人搬运法

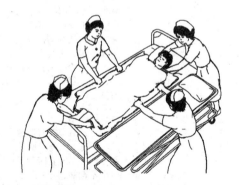

图 3-14　四人搬运法

❤ 护爱生命

奔波在生命通道中的搬运工

疫情发生以来，中国红十字会从全国各地抽调驾驶员和医务人员组成联队，赴湖北武汉执行新冠肺炎患者的转运任务。一名86岁的老人在担架转运的过程中突发呼吸困难，队员陈丽华立即取下面罩，为老人吸氧，并将老人扶起，维持半卧位的姿势，但老人依然觉得呼吸不畅，陈丽华换了个姿势，与老人背靠背，老人虽坐住了，但面罩和氧气管又掉了，不得已，陈丽华只好采取跪姿，一手环抱老人，一手扶稳面罩，勾住氧气管，直至转运结束，陈丽华足足在担架上跪了一个半小时。

三、担架运送法

【目的】

运送不能起床的患者入院、检查、治疗或转运等。特别在急救过程中，担架运送患者是最基本、最常用的工具。其特点是运送患者舒适平稳、对体位影响小。各种交通工具上下方便，且不受地形、道路等条件的影响。

【评估】

（1）患者的一般情况，包括病情、意识、体重、病变部位和躯体活动情况。

（2）患者对担架运送法的认识、心理状态和配合程度。

（3）担架是否完好。

【计划】

1. 护士准备　着装规范，根据患者情况决定搬运人数。

2. 用物准备　担架、软垫。

3. 患者准备　了解担架的使用方法、配合要点和注意事项。

4. 环境准备　无障碍物、地面平坦。

【实施】

1. 操作步骤　使用方法同平车运送法，可采用双人、三人或四人搬运法。由于担架位置较低，故应该先由两人将担架抬起，使之与床沿并齐，便于搬运患者，担架后的人员面对患者，担架前的人员背对患者，搬运时尽量保持平稳，不要晃动。

2. 注意事项

（1）搬运时注意动作轻稳、协调一致，确保患者安全。

（2）胸腰椎损伤患者要使用硬板担架。

（3）有颈椎骨折或怀疑颈椎骨折损伤者应由专人负责牵引、固定头颈部，不得使患者头颈部前屈后伸、左右摇摆或旋转。

（4）上下楼梯或使用交通工具时，患者头部始终处于高位。

（5）运送患者过程中注意保暖，避免受凉。

【评价】

（1）运送过程安全、舒适。

（2）注意运用人体力学原理，节力、安全、不中断治疗。

（3）护患沟通有效，患者配合良好。

👁 **看一看**

医用过床器

医用过床器又称过床易，是一种由特殊材料制成的、与床面之间进行平行移动来搬运患者的辅助工具，适用患者在手术台、推车、病床、CT 之间换床、移位、护理等，使患者平稳、安全地过床，减轻其搬运的痛苦，避免在搬运过程中造成不必要的损伤。同时，也可降低医护人员搬运患者的劳动强度，降低受伤的风险，提高工作效率。在临床护理工作中发现，使用过床器为卧床不能自主翻身的患者翻身，节力又方便。

目标检测

答案解析

[A1 型题]

1. 住院处为患者办理入院手续的依据是（　　）。
   A. 转院证明 　　　　　　　　　　B. 医疗保险卡
   C. 单位介绍证明 　　　　　　　　D. 住院证
   E. 门诊病历

2. 住院处护理工作内容不包括（　　）。
   A. 办理入院手续 　　　　　　　　B. 通知病区值班护士
   C. 安排病床单位 　　　　　　　　D. 卫生处置
   E. 护送患者入病区

3. 应进行二级护理的是（　　）。
   A. 器官移植、大面积烧伤 　　　　B. 高热、大出血
   C. 休克、瘫痪 　　　　　　　　　D. 年老体弱、幼儿
   E. 疾病恢复期、选择性手术前的准备阶段

4. 一般患者入院，值班护士接住院处通知后，应先（　　）。
   A. 准备病床单位 　　　　　　　　B. 通知营养室
   C. 填写入院病历 　　　　　　　　D. 通知医生
   E. 迎接新患者

5. 手术室适宜的温度及相对湿度是（　　）。
   A. 16 ~ 18℃，50% ~ 60% 　　　　B. 18 ~ 20℃，55% ~ 60%
   C. 20 ~ 22℃，50% ~ 60% 　　　　D. 22 ~ 24℃，50% ~ 60%
   E. 24 ~ 26℃，55% ~ 70%

6. 湿度过高时，机体会出现（　　）。
   A. 神经系统受到抑制 　　　　　　B. 口干舌燥、咽痛
   C. 尿液排出量增加 　　　　　　　D. 肌肉紧张
   E. 出汗增多

7. 湿度过低时，机体会出现（　　）。
   A. 神经系统受到抑制 　　　　　　B. 蒸发大量水分
   C. 尿液排出量增加 　　　　　　　D. 肌肉紧张
   E. 出汗增多

8. 作为护士应尽可能为给患者创造一个安静的环境，可以做到"四轻"以减少噪声。"四轻"是指（　　）。
   A. 谈话轻、走路轻、动作轻、开门轻
   B. 说话轻、走路轻、动作轻、开门轻
   C. 说话轻、走路轻、操作轻、关门轻
   D. 谈话轻、走路轻、操作轻、开门轻
   E. 说话轻、走路轻、动作轻、关门轻

[A2 型题]

9. 患者，女，27 岁。孕 40 周，入院待产。用平车运送入产房，协助患者向平车挪动的顺序是（ ）。

    A. 上身、臀部、下肢   B. 上身、下肢、臀部

    C. 臀部、上身、下肢   D. 下肢、臀部、上身

    E. 下肢、上身、臀部

10. 患者，女，41 岁。腰椎骨折，需用平车运送患者至 CT 室检查，不正确的操作方法是（ ）。

    A. 根据体重采用单人搬运法   B. 护士在患者头侧推车

    C. 患者头部卧于平车大轮端   D. 输液不能中断

    E. 注意保暖，避免受凉

11. 患者，男，14 岁。急性阑尾炎入院，入手术室选用双人搬运和平车运送法。正确的方法是（ ）。

    A. 甲托患者头颈、背，乙托患者腰、大腿

    B. 甲托患者颈肩、腰，乙托患者臀、腘窝

    C. 甲托患者颈、腰，乙托患者臀、小腿

    D. 甲托患者头、背，乙托患者腰、腘窝

    E. 甲托患者颈肩、腰，乙托患者腰、大腿

12. 患者，女，60 岁。因农药中毒急诊入院，护士用平车护送患者入病区时，正确的做法是（ ）。

    A. 暂停输液，继续吸氧   B. 继续输液、吸氧

    C. 保留导管，暂停吸氧   D. 停止输液、吸氧，拔管

    E. 继续输液，暂停吸氧

13. 患者，男，30 岁。因急性阑尾炎需行手术，病区护士为其准备麻醉床，以下操作不符合要求的是（ ）。

    A. 更换清洁被单   B. 床头和床中部各铺中单及橡胶单

    C. 枕头横立于床头开口背对门   D. 盖被纵向三折于门近侧床边

    E. 椅子放于折叠被的同侧

14. 患者，男，87 岁。有冠心病、心力衰竭病史，长期卧床，护士为其整理床单位，关于扫床的方法正确的是（ ）。

    A. 撤出床单，抖除渣屑   B. 用干床刷扫床

    C. 用套有略湿床刷套的床刷扫床   D. 用换下的枕套扫床

    E. 不需要扫床

[A3 型题]

(15～17 题共用题干)

患儿，男，6 岁，因火灾造成全身大面积烧伤，急诊入院。

15. 护士应提供的护理级别是（ ）。

    A. 特级护理   B. 一级护理   C. 二级护理   D. 三级护理   E. 四级护理

16. 护士巡视病房的间隔时间是（ ）。

    A. 24 小时监护   B. 每 15～30 分钟巡视病房一次

    C. 每一个小时巡视病房一次   D. 每两个小时巡视病房一次

E. 每三个小时巡视病房一次

17. 送该患儿入病房宜选用的搬运方法是（　　）。

    A. 挪动法　　　　B. 一人搬运法　　C. 双人搬运法　　D. 三人搬运法　　E. 四人搬运法

（张　敏）

书网融合……

重点回顾　　　　　微课　　　　　习题

第四章　卧位安置及保护具应用护理

学习目标

知识目标：

1. 掌握　常用卧位的适用范围、操作方法；变换体位的方法及注意事项；各类保护具的使用方法及注意事项；辅助器的使用方法及适用范围。

2. 熟悉　卧位的性质；床挡、约束带、支被架等保护具的适用范围。

3. 了解　舒适卧位及要求。

技能目标：

能够根据患者的病情正确进行卧位安置，促进患者舒适与疾病的恢复；依据患者的病情需要正确使用保护具，并能有效预防并发症的发生；正确使用步行辅助器协助患者行走或上、下楼梯与台阶。

素质目标：

具有严谨、踏实的工作态度，关心、关爱患者；护患沟通有效，仪容仪表符合职业要求。

📖 **导学情景**

情景描述：患者，女，36岁，因呼吸困难、唇部发绀、恐惧、烦躁不安而急诊入院，经检查诊断为风湿性心脏病合并心力衰竭。

病情分析：结合患者临床表现，有效改善患者的通气功能，能够缓解患者的不适症状，促进舒适。

讨论：1. 为缓解症状，应帮助患者安置何种体位？如何为其安置体位？为什么？

　　　　2. 针对患者病情应如何采用保护具保护患者安全？

学前导语：为患者安置合适的卧位是临床常见的护理工作。在工作中护理人员应掌握各种卧位的操作方法以及适用范围，并能根据患者的病情、个人需求帮助其采取正确、舒适、安全的卧位。协助患者更换卧位前，要评估其病情及体重，正确变换卧位，同时注意节力，达到良好的护理效果。

卧位是患者躺卧在床上的姿势。正确的卧床姿势不但可以促进舒适、解除疲劳，还有利于疾病的治疗、恢复以及某些疾病的辅助检查。

第一节　各种卧位

PPT

一、卧位的性质

（一）根据患者变换体位的能力并结合病情分类

通常将卧位分为主动卧位、被动卧位、被迫卧位3种。

1. 主动卧位（active lying position）　指患者有变换体位的能力，可根据自己的习惯和意愿变换卧床姿势，不受任何限制。见于病情较轻的患者。

2. 被动卧位（passive lying position） 指患者没有变换体位的能力，只能躺卧成别人帮助安置的卧位。见于昏迷、瘫痪、极度虚弱的患者。

3. 被迫卧位（compelled lying position） 指患者有变换体位的能力，但由于疾病的关系只能采取为了减轻疾病的痛苦或因治疗的需要而被迫采取的卧位。如支气管哮喘急性发作时，患者呼吸极度困难而被迫采取端坐位。

（二）根据卧位的稳定性分类

分为稳定性卧位和不稳定性卧位 2 种。

1. 稳定性卧位 支撑面大、重心低、平衡稳定，患者感觉舒适的卧位。

2. 不稳定性卧位 支撑面小、重心高、难以维持，患者为维持卧位造成肌肉紧张、疲劳、不舒适。

二、舒适卧位及要求

舒适卧位是患者躺卧在床上，身体各部位均处于合适的位置，并感到轻松自在。护理人员应根据患者的实际需要和病情，使用适宜的支持物和保护性设施协助或指导患者躺卧于舒适而正确的位置。

1. 符合人体力学 卧床姿势应符合人体力学的要求，体重平均分布于身体的各个部位，关节保持在正常的功能位置，让体内脏器在体腔内拥有较大的空间。

2. 变换体位 长期卧床患者，要经常变换体位，至少每 2 小时变换 1 次，同时加强局部皮肤的护理，预防压疮。在病情允许的条件下，每天指导患者做全范围关节运动 2~3 次，每次 20~30 分钟，避免关节强直、肌肉萎缩（详见第八章）。

3. 保护患者隐私 护理人员在护理操作过程中，根据需要注意保护患者的隐私，促使其身心放松与舒适。

三、常用卧位 🅔 微课

临床上常为患者采用的卧位有仰卧位、侧卧位、半坐卧位、端坐位、俯卧位、头低足高位、头高足低位、膝胸卧位、截石位。各种卧位有其不同的使用范围和具体要求。

（一）仰卧位

仰卧位（supine position）也称平卧位，是一种自然休息的姿势。根据病情、检查、治疗的需要又可分为去枕仰卧位、中凹卧位、屈膝仰卧位 3 种。

1. 去枕仰卧位

（1）姿势 去枕仰卧，枕头横立于床头，头偏向一侧，双臂放于身体的两侧，双腿自然放平伸直（图 4-1）。

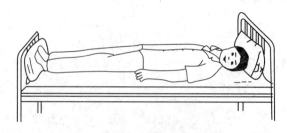

图 4-1 去枕仰卧位

（2）适用范围 ①昏迷和全身麻醉未清醒的患者，此卧位可防止呕吐物误入气道引起窒息或肺部并发症。②脊髓腔穿刺术或椎管内麻醉6~8小时的患者，可预防脑脊液外渗，引起颅内压降低，牵张颅内静脉窦和脑膜等组织而导致头痛。

2. 中凹卧位

（1）姿势　患者仰卧，双手置于身体两侧，抬高头胸10°~20°，抬高下肢20°~30°。为促使患者舒适和稳定，在膝下垫软枕（图4-2）。

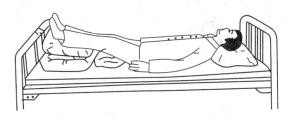

图4-2　中凹卧位

（2）适用范围　休克患者，抬高头、胸部有利于保持气道通畅，改善缺氧症状；抬高下肢促进静脉回流，增加心输出量，缓解休克症状。

3. 屈膝仰卧位

（1）姿势　患者仰卧，头下垫软枕，双手放于身体的两侧，双膝屈曲，并稍向外分开（图4-3）。

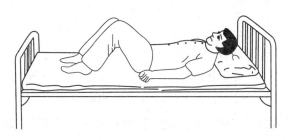

图4-3　屈膝仰卧位

（2）适用范围　①腹部检查，有利于放松腹部肌肉，方便检查。②会阴冲洗或导尿时，暴露部位，方便操作。

（二）侧卧位（side-lying position）

1. 姿势　患者侧卧，双臂屈肘，一手放于胸前，一手放于枕边，上腿弯曲、下腿伸直。体位难以维持的患者可在其两膝之间、胸腹部、后背部分别放置软枕，扩大支撑面，维持体位，促进患者的安全与舒适（图4-4）。

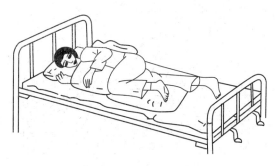

图4-4　侧卧位

2. 适用范围

（1）肛门检查，配合胃镜、肠镜检查或灌肠　臀部尽量靠近床缘，方便操作。

（2）臀部肌内注射　患者上腿伸直、下腿弯曲，使肌肉放松方便进针。

（3）预防压疮　与平卧位交替躺卧，避免局部组织长期受压，有效预防压疮的发生。

（三）半坐卧位（foeler position）

1. 姿势　患者仰卧，先将床头支架摇高30°~50°使上半身抬高，再将膝下支架摇高15°~30°，防止身体下滑。床尾放一软枕，促进舒适。放平时，先将膝下支架摇下，再摇下床头支架（图4-5）。

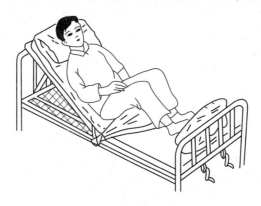

图4-5　半坐卧位

2. 适用范围

（1）颜面部、颈部手术后的患者　此卧位可减少手术部位的出血。

（2）心肺疾病引起呼吸困难的患者　此卧位时由于重力的作用，部分血液停留在下肢与盆腔脏器内，回心血量减少，从而减轻心脏负担和肺淤血；同时，此种卧位可使膈肌下降，胸腔容积扩大，进而减轻腹腔内脏器对心肺的压力，增加肺活量，改善呼吸困难症状。

（3）腹腔、盆腔手术后或有炎症的患者　此卧位可使腹腔渗出液流入盆腔，阻止感染向上蔓延引发膈下脓肿，促使感染局限。因为盆腔腹膜抗感染能力较强，而吸收能力又较弱，从而可预防炎症扩散和毒素的吸收，减轻中毒反应。同时，腹部手术后的患者采取此体位可减轻手术切口缝合处的张力，减缓疼痛，有利于伤口的愈合。

（4）恢复期体质虚弱的患者　此卧位可使患者逐步适应体位的改变，有利于过渡到站立姿势。

（四）端坐位（sitting position）

1. 姿势　患者坐起，身体稍前倾，将床头摇高70°~80°，患者能向后倚靠。患者虚弱时，在床上放跨床小桌，桌上放软枕，让患者伏桌休息。同时将膝下摇高15°~20°，促进舒适。为保证安全，必要时使用床挡（图4-6）。

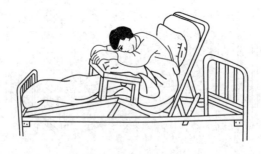

图4-6　端坐位

2. 适用范围　左心衰、心包积液、支气管哮喘发作等疾病引起呼吸困难的患者。

（五）俯卧位（prone position）

1. 姿势　患者俯卧，头偏向一侧，双臂屈曲放于头部两侧，双腿伸直，胸下、髋部、踝部各放置一软枕以促进舒适、预防压疮（图4-7）。

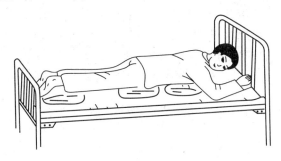

图4-7　俯卧位

2. 适用范围

（1）腰、背部检查或胰、胆管造影检查时。

（2）颈椎手术后或腰、背、臀部有伤口不能侧卧或平卧的患者。

（3）胃肠胀气所致腹痛的患者，此卧位可使腹腔容积增大，缓解胃肠胀气所致的腹痛。

（六）头低足高位（trendelenburg position）

1. 姿势　患者仰卧，头偏向一侧、枕头横立于床头，以防头部碰到床栏。床尾用支托物垫高15～30cm。此卧位会使患者感到不适，故不能长时间采用，高血压、心肺疾病患者及孕妇慎用，颅内高压患者禁用（图4-8）。

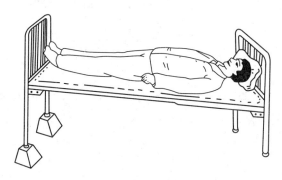

图4-8　头低足高位

2. 适用范围

（1）肺下叶分泌物引流　可使痰液易于咳出。

（2）十二指肠引流　需配合右侧卧位，利于胆汁引流。

（3）妊娠期胎膜早破　减轻腹压，降低羊水流出的压力，预防脐带脱垂。

（4）下肢牵引　利用人体重力作为反牵引力。

（七）头高足低位（dorsal elevated position）

1. 姿势　患者仰卧，头偏向一侧、枕头横立于床尾，以防足部碰到床栏。床头用支托物垫高15～30cm或依据病情的需要而定（图4-9）。

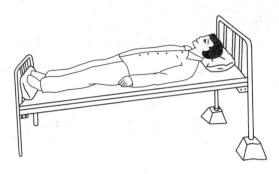

图 4 - 9　头高足低位

2. 适用范围

（1）颅骨牵引　利用人体重力作为反牵引力。

（2）颅脑疾病或颅脑手术后患者　可减少出血、降低颅内压、减轻脑水肿。

（八）膝胸卧位（knee - chest position）

1. 姿势　患者跪卧，头偏向一侧，两腿稍分开，小腿平放于床面，大腿与床面垂直，胸部尽量贴近床面，腹部悬空，背部伸直，臀部抬高，双臂曲肘置于头部两侧（图 4 - 10）。

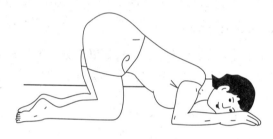

图 4 - 10　膝胸卧位

2. 适用范围

（1）肛门、直肠及乙状结肠镜检查和相应的治疗。

（2）矫正胎位不正和子宫后倾。

（3）促进产后子宫复原。

？ 想一想

采取膝胸卧位如何纠正胎位不正及子宫后倾？

答案解析

（九）截石位（lithotomy position）

1. 姿势　患者卧于检查床上，两腿分开后置于支腿架上，臀部齐台边，双手放于身体两侧或胸前（图 4 - 11）。

2. 适用范围

（1）产妇自然分娩。

（2）肛门、会阴部位的检查、治疗或手术，如膀胱镜、阴道灌洗、妇产科检查。

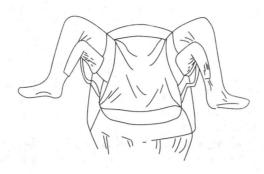

图 4 - 11　截石位

⚒ **练一练**

患者，女，产后24小时未排尿，护士为解除尿潴留，采取导尿术，为其安置的体位是（　　）。

A. 膝胸卧位　　　　　　　B. 去枕仰卧位　　　　　　C. 侧卧位

D. 头低足高位　　　　　　E. 屈膝仰卧位

答案解析

PPT

第二节　卧位的变换

　　长期卧床的患者，局部组织持续受压，血液循环障碍，极易发生压疮；呼吸道分泌物难以咳出，易诱发坠积性肺炎；缺乏适当的运动，易出现精神萎靡、消化不良、肌肉萎缩等并发症。因此，护理人员应协助卧床患者经常变换体位，预防并发症的发生，促进舒适。

一、协助患者翻身侧卧

【目的】

（1）更换卧位，增进舒适。

（2）满足治疗护理需要，如更换床单、背部皮肤护理。

（3）预防并发症，如坠积性肺炎、压疮等。

【评估】

1. 患者的一般情况　年龄、性别、体重、文化程度、意识状态、疾病类型、合作程度、心理状态等。

2. 患者的特殊情况　患者有无约束、手术部位、伤口以及各种引流管情况；患者对翻身注意事项的认知与配合能力。

【计划】

1. 护士准备　衣帽整洁、洗手、戴口罩；掌握沟通交流技巧。

2. 用物准备　笔、翻身记录卡、必要时备枕头、床栏、换药盘。

3. 患者准备　患者及其家属知晓翻身的目的、方法、注意事项及相关配合要点。

4. 环境准备　安静、整洁、光线明亮、温湿度适宜，必要时准备屏风。

【实施】

1. 操作步骤 见表4-1。

表4-1 协助患者翻身侧卧方法

操作程序	操作步骤	要点说明
1. 核对解释	核对床号、姓名,向患者及其家属解释翻身目的、操作过程、注意事项、配合要点	耐心解释,取得合作
2. 安置导管	固定床脚轮,将输液装置及各种导管安置妥当,必要时将被子折叠于床一侧或床尾	注意保持导管通畅。翻身时,先检查导管是否脱落、扭曲、移位,防止折叠或受压
3. 安置体位	患者仰卧,双手交叉放于腹前	
4. 协助翻身		
▲一人协助		适用于体重较轻的患者
	先将枕头移至近侧,再将患者肩、腰、臀部移近护士,最后将患者的双下肢移近并屈膝	缩短力臂,省力
	护士一手扶住患者的肩,一手扶膝,将患者翻向对侧,背向护士(图4-12)	禁止采用拖、拉、拽动作,以免擦伤皮肤
▲二人协助		适用于体重较重或病情较重的患者
	甲、乙两名护士站在患者同一侧,先将枕头移至近侧,甲护士托起患者的颈肩部、腰部,乙护士托起患者的臀部、膝部,两人同时用力将患者移至近侧,屈膝	护士应紧靠床缘站立,双脚前后分开,注意节力,两人动作协调、轻稳
	两名护士分别托住患者肩部、腰部、臀部、膝部,同时用力将患者翻向对侧,背向护士(图4-13)	扩大支撑面,确保卧位稳定、舒适
▲三人轴式翻身		
	患者去枕仰卧,护士将大单铺于患者身体下,三名护士站在病床同一侧,分别抓紧靠近患者头、肩、腰、髋及双下肢部位处的大单,将患者拉至近侧,拉起床栏;护士绕至病床对侧,三人同时抓紧患者头、肩、背、腰、臀、双下肢部位的远侧大单,其中一人发出口令,三人同时将患者整个身体以圆滚轴式翻转至近侧,使患者面向护士,放枕头于近侧	使患者尽量靠近护士,缩短力臂,省力
5. 稳定卧位	根据卧位的要求,在患者肩部、胸前、两膝间垫上软枕	患者舒适、稳定、安全
6. 安置检查	患者肢体置于功能位,保持各种导管通畅,必要时使用床挡	
7. 洗手记录	七步洗手法 记录:皮肤情况、翻身时间	

2. 注意事项

(1)协助患者翻身侧卧时,动作应协调、轻、稳,不可拖、拉、拽,以免擦伤皮肤。

(2)根据患者病情和皮肤受压情况确定翻身间隔时间,一般为2小时一次,做好交接班。

(3)协助患者变换体位时,护士应注意节力。

(4)协助特殊患者变换体位时,应给予特殊处理。①患者身上带有各种导管的,应先将导管安置妥当,变换体位后检查导管有无脱落、扭曲、折叠、受压等;②为手术患者翻身前,先检查伤口敷料是否干燥、有无脱落,若敷料潮湿或脱落应先换药再翻身,注意伤口不可受压;③颅脑手术后的患者采取平卧位或健侧卧位,翻身时不可剧烈翻转头部,以免引起脑疝,引起患者突然死亡;④有牵引的患者,翻身时不能放松牵引;⑤石膏固定和有较大伤口的患者,翻身后应使用软垫支撑,防止肢体或伤口受压。

【评价】

（1）患者是否安全、舒适、配合良好，皮肤受压情况是否得到改善。

（2）护士是否动作轻柔、协调，更换卧位方法是否正确。

（3）护患沟通是否有效。

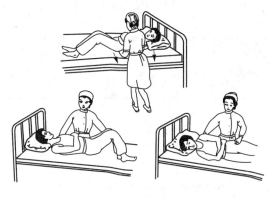

图 4 - 12　一人协助翻身法

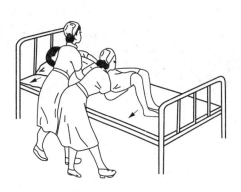

图 4 - 13　二人协助翻身法

二、协助患者移向床头

【目的】

协助身体滑向床尾而又无力自行移动的患者移向床头，恢复正确的卧位，确保患者舒适、安全。

【评估】

1. 患者的一般情况　年龄、性别、体重、文化程度、意识状态、疾病类型、合作程度、心理状态等。

2. 患者的特殊情况　有无约束、肢体肌力、治疗以及各种引流管情况；患者对移向床头注意事项的认知与配合能力。

【计划】

1. 护士准备　衣帽整洁、洗手、戴口罩；应用力学原理协助患者移向床头。

2. 用物准备　根据病情准备软枕、护理记录单、笔。

3. 患者准备　患者及其家属知晓移向床头的目的、方法、注意事项及相关配合要点。

4. 环境准备　安静、整洁、光线明亮、温湿度适宜，必要时准备屏风。

【实施】

1. 操作步骤　见表 4 - 2。

表 4 - 2　协助患者移向床头方法

操作程序	操作步骤	要点说明
1. 核对解释	核对床号、姓名，向患者及其家属解释移向床头目的、操作过程、注意事项、配合要点	耐心解释，取得合作
2. 安置导管	固定床脚轮，放平床头支架，将输液装置及各种导管安置妥当，必要时将被子折叠于床一侧或床尾枕头横立于床头	注意保持导管通畅，防止导管脱落、扭曲、移位、折叠或受压 以免撞伤患者头部
3. 安置体位	仰卧屈膝，脚蹬床面，双手反抓床头床栏	
4. 移动患者		
▲一人协助		适用于体重较轻的患者
	护士一手放于患者的肩背部，一手放于臀部。护士抬起患者的同时，患者脚蹬床面，使身体移向床头（图 4 - 14）	缩短力臂，双脚分开，一前一后呈弓形箭步达到省力

续表

操作程序	操作步骤	要点说明
▲二人协助		适用于体重较重或病情较重的患者
	甲、乙两名护士站在患者同一侧，甲护士托起患者的颈肩部、腰部，乙护士托起患者的臀部、双下肢，两人同时用力将患者抬向床头	护士应紧靠床缘站立，双脚前后分开，注意节力，两人动作协调、轻稳
	或甲、乙两名护士站在患者两侧，双手交叉托住患者肩颈部、臀部，两人同时用力将患者抬向床头	禁止采用拖、拉、拽动作，以免擦伤皮肤
5. 安置检查	放回枕头，取舒适卧位，保持各种导管通畅，必要时使用床挡	患者舒适、稳定、安全

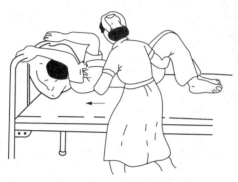

图 4 – 14　一人协助移向床头法

2. 注意事项

（1）协助患者移向床头时，动作应协调、轻、稳，不可拖、拉、拽，以免擦伤皮肤，注意节力。

（2）若患者身上有导管时，应先将各种导管安置妥当再移向床头，移动后检查导管有无移位、脱落、扭曲、折叠、受压等情况，并保持导管通畅。

（3）协助患者移向床头时，注意保护患者头部，防止头部撞到床栏受伤。

【评价】

（1）患者是否安全、舒适、配合良好。

（2）护士是否动作轻柔、协调，移向床头的方法是否正确。

（3）护患沟通是否有效。

第三节　保护具及辅助器的应用

PPT

一、保护具的应用

保护具（protective device）指在特殊情况下用来保护或限制患者身体或身体某个部位的活动，达到维护患者安全、治疗、护理活动正常进行的各种器具。

（一）适用范围

1. 儿科患者　小儿尤其是 6 岁以下的患儿，因认知与自我保护能力有限，易发生坠床、跌倒、撞伤等意外或不配合治疗的情况。

2. 坠床高危患者　如麻醉未清醒者，意识不清、躁动不安、痉挛、年老体弱者。

3. 某些特殊手术患者　如失明、虹膜牵张术后、白内障摘除术后的患者。

4. 精神病患者　如躁狂症、自我伤害的患者等。

5. 皮肤瘙痒患者　包括全身或局部瘙痒难忍者。

6. 其他　长期卧床、身体极度虚弱及其他容易发生压疮的患者。

（二）使用原则

1. 知情同意原则　使用前要向患者及其家属解释使用保护具的原因、目的、方法，得到患者及其家属的同意后才可使用。

2. 短期使用原则　使用保护具时要保持患者肢体关节处于功能位，确保患者舒适、安全，只宜短期使用。

3. 随时评价原则　使用保护具时，局部必须垫衬垫且衬垫要求平整，松紧适宜；经常观察局部皮肤血液循环，根据实际情况定时放松约束带，同时做好记录；有无意外伤害发生。

4. 记录原则　记录使用保护具的原因、目的、方法、时间、每次观察的结果、执行护理措施情况及解除约束的时间。

（三）常用保护具的使用方法

1. 床挡（side rails）　主要用于预防患者坠床。

（1）半自动床挡　固定于床缘两侧，可按需升降（图4－15）。

（2）多功能床挡　使用时将其插于床缘两侧，不用时插在床尾，必要时可做心肺复苏板（图4－16）。

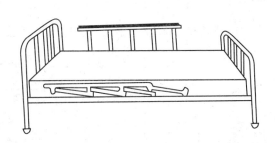

图4－15　半自动床挡

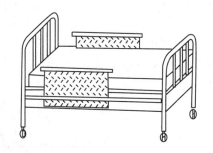

图4－16　多功能床挡

2. 约束带（restraints）　用于保护躁动不安的患者，限制其失控的肢体活动，避免患者伤害自己或他人。

（1）宽绷带　常常用于固定手腕及踝部。绷带打成双套结（图4－17），宽绷带下要垫衬垫，增加舒适度并保护皮肤，将双套结套在衬垫上，松紧适宜，再将绷带系于床缘上。

（2）肩部约束带　常用于固定肩部，限制患者坐起。肩部约束带由宽布制成，宽8cm、长120cm，一端做成袖筒。使用时把袖筒套在患者双肩部，腋窝放衬垫，细带子在胸前打结固定，另一端长带子系在床的两侧（图4－18）。也可用大单代替肩部约束带。

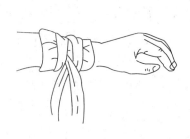

图4－17　宽绷带约束法

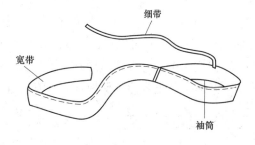

图4－18　肩部约束带

（3）膝部约束带　用于固定膝部，限制患者下肢活动。常由棉布制成，宽 10cm、长 250cm，中间相距 15cm 处钉两条双头带。使用时两膝、膝下均要衬垫，约束带上的双头带各系于膝关节，另一端长带系于床的两侧（图 4 – 19）。

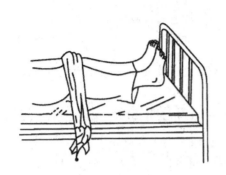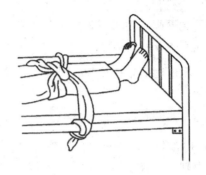

图 4 – 19　膝部约束带

（4）尼龙搭扣约束带　常用于固定上臂、手腕、膝部、踝部。使用时约束带下垫衬垫，将约束带放于关节处，对合尼龙搭扣，松紧适宜，系带系于床缘（图 4 – 20）。

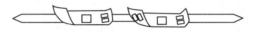

图 4 – 20　尼龙搭扣约束带

3. 支被架（over bed crdle）　常用于昏迷或瘫痪患者，防止盖被压迫肢体导致不舒适或造成肢体功能永久性的伤害，如足下垂、足尖压疮。也常用于烧伤患者暴露疗法时的保暖（图 4 – 21）。

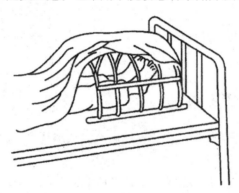

图 4 – 21　支被架

【注意事项】

（1）严格把握保护具的使用指征，维护患者自尊。

（2）使用保护具时患者肢体应处于功能位，确保患者安全、舒适。

（3）使用约束带时，必须垫衬垫，松紧以能伸入 1 ~ 2 个手指为宜。约束期间，注意观察约束部位皮肤颜色，发现异常及时处理，必要时进行按摩。根据情况每 2 小时松解 1 次，或结合患者意愿松解。

（4）使用保护具时将呼叫器放于患者易取处，或专人陪护，确保安全。

（5）及时记录患者使用保护具的原因、目的、开始与解除时间、使用过程中的情况等。

二、辅助器的应用

常见的助行辅助器有腋杖、手杖、步行器，协助步行困难或肢体残疾者支撑体重，维持平衡，减轻下肢负担。

（一）腋杖

腋杖（axillary）是最常用的活动辅助器。

1. 适应证　适用于任何原因引起的行走困难，且手杖无法维持足够稳定性的患者。如脊髓灰质炎后遗症，胫、腓骨骨折或植骨术，截瘫，双髋用石膏固定或其他方法制动的患者。

2. 使用方法

（1）测量　腋杖的长度为身高减去41cm。把手的位置为站立时大转子的高度。腋窝与腋垫顶部的距离要有5cm或三横指。

（2）行走

1）患脚不能着地的方法　双拐向前放一步，患脚提起，健脚跟上，重复进行。

2）患脚可着地的方法　①四点步法：适用于关节炎、脑卒中等疾病所致的下肢无力，平衡力较差，但双腿能够支撑一定重量的患者。方法为：右拐向前移动，迈出左脚，左拐向前移，迈出右脚。②三点步法：主要适用于一侧下肢截肢或有一侧下肢无力或完全不能承受重量的患者。方法为：患脚与两侧腋杖同时向前移动，健脚跟上。③二点步法：主要适用于机体平衡功能良好的患者。方法为：左腋杖与右脚同时向前移动，右腋杖与左脚同时向前移动；上楼梯时健脚先上，患脚与腋杖再同时上；下楼梯时两腋杖先下，患脚下移后健脚跟上。

（二）手杖

手杖（cane）是一种单点支撑的辅助器。

1. 适应证　主要适用于步行不稳、下肢功能轻度障碍、轻度偏瘫的患者以及老年人。

2. 使用方法

（1）测量　患者穿上鞋，保持立正姿势，测量手腕横纹与地面之间的距离，或尺骨茎突与地面的距离则为手杖的高度。

（2）行走　①应用手杖行走法：遵循"手杖、患侧、健侧"的顺序辅助行走。具体为：手杖握于健侧，且重心在健侧，手杖向前移动一步，抬起患脚迈出一步，重心移至患脚，手杖支撑，健脚前移，重复前行。②应用手杖上、下楼梯法：上楼梯时手杖置于上一个台阶，先健后患；下楼梯时手杖置于下一个台阶，先患后健。

（三）步行器

步行器（walker）也称助行架（walking frame），是一种常见的活动辅助器。

1. 适应证

（1）行走不便或疼痛者。

（2）行走时不能保持身体平衡或肌肉无力者。

（3）应用腋杖或手杖行走不方便者。

（4）帮助患者恢复正常行走步态。

2. 使用方法

（1）测量　穿好鞋，身体直立站稳，身体置于步行器框中，左右两侧包围保护，双手扶住步行器扶手，调整步行器高度：双臂自然下垂时，两肘可以自然弯曲，手柄刚好在手腕位置。

（2）使用步行器活动　步行器放于面前，患者站立框中，左右两侧包围，两手握紧扶手向前移动步行器约一步距离，放稳步行器，双手握紧扶手，患肢向前移动，重心前移，稳定后，健肢向前一步落在患肢前方，重复此动作向前行走。注意移动时要保持腰背挺直，身体站立在框中间。若使用步行器只是为了维持平衡，在框内可按正常步态行走。

（3）使用步行器上、下台阶　身体尽量靠近台阶，站稳。上台阶时，双手握紧扶手，把步行器移上台阶，患肢先上台阶，健肢跟上；下台阶时，双手握紧扶手，把步行器移下台阶，患肢先下，健肢再下。可移动一两个台阶，但不能上下楼梯，容易摔倒。

👁 看一看

医用循序减压弹力袜

医用循序减压弹力袜（graduated compression stockings，GCS）通过对下肢外部施加压力以促进浅静脉血液流入深静脉，继而促使静脉血液回流心脏，防止下肢静脉淤血，确保下肢静脉血液的良好循环，有效降低深静脉血栓（deep vein thrombosis，DVT）的发生率。

医用循序减压弹力袜适用于预防长期卧床患者的下肢深静脉血栓形成；对于长时间站立、坐位、重体力劳动者，可减轻下肢酸胀不适，防止下肢静脉曲张，消除静脉曲张、下肢静脉回流障碍引起的肿胀、酸痛，使变黑、硬化的皮肤逐渐转好，溃疡皮肤愈合，使曲张程度较轻的迂曲静脉恢复原状。

❤ 护爱生命

身体约束是控制患者躁动及预防、减少其干扰治疗和维持其安全的临床常用保护性措施。然而身体约束会对患者的生理、心理和社会等方面带来一定程度的伤害。因此，应尽量减少身体约束的使用，一些国家已出台身体约束的使用标准和操作规范。

所有医疗机构应当对医务人员进行培训。为患者实施约束的护士须明确相应的责任、什么是最佳的护理实践及运用循证来指导护理实践，应针对患者实施个体化护理。护士必须从患者的最大利益出发，根据自己的专业知识和经验水平来评估患者的约束需求、风险、利益，以及为其寻求替代性治疗方法。

护理人员在工作中不但要关注并改进身体约束装置的使用方法及结构，而且应尽量减少身体约束的使用，以减少对患者的伤害和意外情况的发生，同时要参照身体约束的使用规范指导临床护理工作。

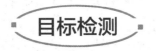

答案解析

[A1 型题]

1. 心肺复苏成功后，为让患者保持呼吸道通畅，应采取的体位是（　　）。
  A. 俯卧位   B. 屈膝仰卧位
  C. 膝胸卧位   D. 半坐卧位
  E. 仰卧位，头偏向一侧

2. 盆腔炎症患者给予半坐卧位，其目的是（　　）。
  A. 促使感染局限化，减少中毒反应   B. 借助重力作用使膈肌位置下降
  C. 减轻腹部疼痛   D. 减少局部出血
  E. 促进渗出性物质的吸收

3. 因患者病情需要，防止患者坐起的保护具是（　　）。
  A. 宽绷带   B. 膝部约束带
  C. 肩部约束带   D. 床挡
  E. 支被架

4. 不需要使用保护具的患者是（　　）。

　　A. 昏迷患者　　　　B. 躁动患者　　　　C. 高热患者　　　　D. 腹痛患者　　　　E. 谵妄患者

5. 一人协助患者翻身侧卧，下列步骤正确的是（　　）。

　　A. 协助患者手臂放于身体两侧　　　　　　　　B. 使患者两腿平放伸直

　　C. 协助患者先将臀部移向床缘　　　　　　　　D. 护士手扶患者肩、膝部助其翻身

　　E. 翻身后使患者上腿伸直

6. 使用约束带时应重点观察（　　）。

　　A. 衬垫是否垫好　　　　　　　　　　　　　　B. 约束带是否扎紧

　　C. 神志是否清楚　　　　　　　　　　　　　　D. 卧位是否舒适

　　E. 局部皮肤颜色及温度有无变化

7. 护理人员为昏迷患者进行翻身侧卧，不正确的是（　　）。

　　A. 先将患者双下肢移向护士一侧床缘，再移动上半身

　　B. 将患者双手放于腹部，双腿屈膝

　　C. 翻身前，检查各导管是否脱落、移位、扭曲等

　　D. 翻身时使患者尽量靠近护士

　　E. 翻身时不可拖拉，以免擦伤皮肤

8. 预防脑水肿，降低颅内压，应采取的体位是（　　）。

　　A. 头低足高位　　　　　　　　　　　　　　　B. 头高足低位

　　C. 俯卧位　　　　　　　　　　　　　　　　　D. 端坐位

　　E. 侧卧位

[A2 型题]

9. 患者，女，36 岁，患中毒性痢疾，体温 39.1℃，脉搏 123 次/分，血压 80/48mmHg，伴呼吸困难、急促、出冷汗，应协助患者采用的体位是（　　）。

　　A. 头高足低位　　　　　　　　　　　　　　　B. 端坐位

　　C. 中凹卧位　　　　　　　　　　　　　　　　D. 侧卧位

　　E. 仰卧位，头偏向一侧

10. 患者，女，22 岁。面部开放性伤口进行清创缝合后，该患者采取的卧位是（　　）。

　　A. 头高足低位　　　　　　　　　　　　　　　B. 侧卧位

　　C. 中凹卧位　　　　　　　　　　　　　　　　D. 半坐卧位

　　E. 仰卧位，头偏向一侧

11. 患者，女，烧伤后进行暴露疗法，应使用的保护具为（　　）。

　　A. 宽绷带　　　　　　　　　　　　　　　　　B. 床挡

　　C. 尼龙搭扣约束带　　　　　　　　　　　　　D. 支被架

　　E. 膝部约束带

12. 患者，男，40 岁。椎管内麻醉下进行胆囊切除术，术后第 3 天，患者采取半坐卧位的目的是（　　）。

　　A. 减少局部出血　　　　　　　　　　　　　　B. 增加肺活量

　　C. 有利于向站立过渡　　　　　　　　　　　　D. 减轻心脏负担

　　E. 减轻腹部切口疼痛

13. 某孕妇，孕 34 周时发生胎膜早破，为防止脐带脱垂，应采取的体位是（　　）。

    A. 膝胸卧位   B. 截石位   C. 头低足高位   D. 头高足低位   E. 侧卧位

14. 患者，男，66 岁，体重 61kg，胃癌术后第 2 天，护士协助其移向床头，以下做法不妥的是（　　）。

    A. 向患者解释以取得合作   B. 将枕头横立于床头

    C. 移动之前应固定床轮   D. 移动患者时双手放于胸腹前

    E. 协助患者取屈膝仰卧位

15. 患者，女，35 岁，行乳房根治术后并带有引流管，为其翻身时，正确的操作方法是（　　）。

    A. 患者只能侧卧于健侧

    B. 翻身后更换伤口敷料

    C. 翻身后上腿伸直，下腿弯曲

    D. 翻身前必须夹紧引流管

    E. 两人协助翻身时手的着力点分别在肩、腰、臀和膝部

16. 患者，女，32 岁。颅脑术后第 2 天，如需更换卧位。正确的是（　　）。

    A. 卧于患侧   B. 注意观察导管是否有脱出

    C. 一人协助患者翻身   D. 先翻身，再换药

    E. 先翻身再将导管安置妥当

17. 患者，男，80 岁。反复咳嗽、咳痰 10 余年，近 3 年来劳累后心悸、气促。入院时发绀明显、呼吸困难，应采取（　　）。

    A. 侧卧位   B. 仰卧位   C. 端坐位   D. 膝胸卧位   E. 头高足低位

（何秀萍）

书网融合……

 重点回顾   微课   习题

PPT

第五章　舒适护理

学习目标

知识目标：

1. **掌握**　不舒适患者的护理措施；疼痛患者的护理措施。
2. **熟悉**　舒适、不舒适的概念；引起不舒适的原因；疼痛的原因。
3. **了解**　疼痛的影响因素。

技能目标：

能够根据患者的病情采取有效措施促进患者舒适、缓解患者疼痛。

素质目标：

具有爱伤意识，在护理操作过程中保证患者舒适与安全；护患沟通有效，仪容仪表符合职业要求。

📖 **导学情景**

情景描述： 患者，男，85岁，蛛网膜下腔出血3天，处于昏迷状态，护士在为其实施护理时，发现患者口臭，且床单位被小便污染。

情境分析： 患者昏迷，发生口臭、床单位被小便弄湿，这些都会导致患者不舒适，诱发并发症，有效采取措施，能预防并发症的发生，促进患者舒适。

讨论： 1. 导致患者不舒适的原因有哪些？

2. 针对患者的情况，护士应采取哪些措施促进患者舒适？

学前导语： 机体在健康状态时，自身会调节满足舒适的需要，当患病时，受很多因素的影响会导致患者不舒适。及时采取有效措施不但可促进患者舒适，还可预防并发症的发生。疼痛是最常见、最严重的不舒适表现形式。疼痛与疾病的发生、转归有着密切的联系，护士应掌握疼痛的有关知识，帮助患者减轻疼痛，促进舒适。

舒适是人类的基本需要，心理、环境、卫生状况等因素都会影响着舒适。当机体处于健康状态时，通过调节来满足舒适的需要。一旦患病，机体的平衡被打乱，患者处于不舒适状态。作为护士，应该及时发现影响患者舒适的因素，采取适当的措施，满足其舒适的需求。

第一节　舒适概述

一、舒适的概念

舒适（comfort）是指个体身心处于健康和安宁的一种自我感觉，即轻松、自在、没有焦虑、没有疼痛。个体的文化背景、个人经历不同，对舒适的理解和感受也不同。舒适包括以下四个方面。

1. 生理舒适　指个体身体上的舒适。

2. 心理舒适　指个体的自尊、信仰、信念、生命意义等精神领域需求的满足。

3. 环境舒适　指个体生存的物理环境中适宜的温湿度、光线、声音、空气、空间、色彩等相关因素，是个体产生舒适的感觉。

4. 社会舒适　指个体、家庭和社会的相互关联带来的舒适感觉。

以上四个方面互为因果、相互联系，当其中一方面出现问题时，个体就会感觉不舒适。

二、不舒适的概念

不舒适（discomfort）指个体身心不健全或有缺陷，或生理、心理需求得不到满足，或周围环境有不良刺激，身心负荷过重的一种感觉。

舒适和不舒适之间没有截然的分界线，个体每时每刻都处在舒适与不舒适之间连线的某一点上，呈动态变化。当个体心情舒畅、精力充沛、身心放松，生理、心理需求得到满足，个体就处于最高水平的舒适。反之，舒适程度逐渐下降，直至舒适被不舒适取代。因此，护士在护理工作中，需动态地观察、评估患者的舒适与不舒适程度，应用有效措施，促进其舒适。

三、不舒适的原因

（一）身体因素

1. 疾病因素　疾病引起的疼痛、头晕、咳嗽、乏力、恶心、呕吐等导致机体不舒适。

2. 个人卫生　活动受限、长期卧床、身体虚弱等患者自理能力下降的情况均会导致卫生状况不佳而引起不舒适。

3. 体位或姿势不当　各种原因引起的肌肉、关节疲劳、麻木与疼痛等均可导致不舒适。

4. 约束不当　约束过紧或衬垫不平整等，导致局部皮肤和肌肉受压，引起不舒适。

（二）心理、社会因素

1. 生活习惯改变　住院治疗后，生活、饮食以及起居改变，患者暂时不能适应。

2. 焦虑或恐惧　担心疾病对家庭、工作、经济的影响，以及疾病的转归。

3. 角色适应不良　患者可能出现角色行为冲突、角色功能紊乱等不良改变。

4. 自尊受损　治疗或护理过程中患者身体暴露过多，或医患、护患关系不和谐等都会造成患者不被尊重的感觉。

（三）环境因素

1. 不适宜的物理环境　病室的温湿度、光线、空间、气味、声音、床垫软硬不当等都会使患者不舒适。

2. 不适宜的社会环境　陌生的医院环境，患者缺乏安全感而产生紧张、焦虑等不良情绪。

？想一想

舒适与不舒适的区别是什么？

答案解析

四、不舒适患者的护理

（一）预防为主、促进舒适

护理人员应积极促进患者舒适，做到预防在先，避免不舒适的发生。如良好的护患沟通、整洁的病室环境、保持良好的个人卫生、加强生活护理、维持良好的姿势与卧位等均可促进患者的舒适。

（二）加强观察、发现诱因

护理人员要耐心倾听患者的主诉及家属提供的线索，细心观察患者的面部表情、姿势以及睡眠、饮食、皮肤颜色等，从而判断患者有无不舒适以及不舒适的程度，并查找引起不舒适的原因。

（三）采取措施、去除诱因

根据不舒适产生的原因，有针对性地采取有效措施，去除诱因，促进舒适。

练一练

引起患者不舒适的环境方面的因素不包括（　　）。

A. 病室的光线　　　　B. 过高的温度　　　　C. 仪器的音响

D. 空气的污浊　　　　E. 护士服的颜色

答案解析

第二节　疼痛护理

疼痛是最常见、最严重的一种不舒适，也是临床的常见症状之一。疼痛的发生提示个体的健康受到威胁。疼痛与疾病的发生、发展、转归有着密切的关联，同时也是评估治疗、护理效果的关键指标之一。因此，护理人员应掌握疼痛的相关知识，帮助患者减轻疼痛，促进舒适。

一、疼痛的概念

疼痛（pain）是精神或肉体的一种复杂的主观感觉，是机体对伤害性刺激的一种保护性防御反应。

疼痛包含两层含义：即痛反应与痛觉。痛反应是指个体因疼痛刺激而出现的一系列生理病理变化；痛觉指个人的主观感觉体验。由于个体文化背景、心理、性格以及经验等因素的影响，患者对疼痛的体验也不同，所产生的表现也不同。

二、疼痛的机制

疼痛发生的机制尚不完全清楚，没有哪个学说能够完全合理地解释其机制。具有代表性的是：型式学说、特异学说、闸门式学说三种学说。机体对疼痛的敏感性和反应取决于疼痛感受器的分布密度。角膜、牙髓痛觉感受器分布最为密集，其次是皮肤、肌层，内脏最少。

三、疼痛的原因及影响因素

（一）原因

1. 温度刺激　机体体表接触过高或过低的温度都会损伤组织，损伤的组织释放某些致痛物质，如组胺、血浆激肽等，作用于损伤区域的痛觉感受器从而引起疼痛。

2. 化学刺激　某些化学物质如强酸、强碱，直接刺激神经末梢导致疼痛，或损伤组织释放致痛物质作用于痛觉感受器而引起疼痛。

3. 物理损伤　如刮擦、针刺、切割、肌肉痉挛等都可使组织受损而刺激神经末梢引发疼痛。

4. 病理改变　某些疾病造成体内部分管腔堵塞，引发组织缺血、缺氧，空腔脏器过度扩张、平滑肌过度收缩或痉挛等都可引发疼痛。

5. 心理因素　心理状态不佳可引起局部血管扩张或收缩而导致疼痛。如神经性疼痛常由心理因素引发。此外，睡眠不足、用脑过度、疲劳都可导致功能性头痛。

（二）影响因素

1. 年龄 是影响疼痛的重要因素之一。机体对疼痛的敏感性随年龄增加而增加，而老年人对疼痛的敏感性又逐渐减弱。

2. 注意力 个体对疼痛的感觉程度受其注意程度的影响。当注意力集中在其他事物上时，疼痛感会减轻或消失。如松弛疗法、音乐疗法等都可分散患者注意力，使疼痛感减轻。

3. 个人经历 个体对疼痛的体验、理解和态度可影响现存的疼痛反应。如：儿童对疼痛的体验取决于父母的态度。

4. 情绪 可影响个体对疼痛的反应。积极的情绪可缓解疼痛，消极的情绪可加剧疼痛感受。

5. 社会文化背景 个体身处的文化环境和社会环境可影响其对疼痛的认知评价，从而影响其对疼痛的反应程度。

6. 支持系统 来自于亲人或亲属的关爱与陪伴可减轻患者的疼痛。

7. 疲乏 当患者疲乏时对疼痛的反应会增强，当患者得到充足的睡眠和休息后，疼痛感可以减轻。

8. 治疗及护理因素 诸多治疗或护理的措施均可引起或加剧疼痛反应。护理人员对疼痛的知识如果掌握不够或评估方法不对，会影响对疼痛的判断和处理。

◉看一看

疼痛的评估方法

患者对疼痛的描述方法不尽相同，所以，护理人员应从整体的观点对疼痛患者进行个体化的评估。除评估一般情况外，还应评估患者疼痛发生的时间、部位、程度、性质、伴随症状。患者对疼痛的表达方式、对疼痛的耐受程度，以及引起或加重疼痛的各种影响因素和减轻疼痛的措施、方法。

四、疼痛患者的护理

疼痛治疗和护理的原则是尽早、适当地解除疼痛。疼痛早期比较容易控制，时间越长，患者对疼痛的感受就越深，解除疼痛的难度就会加剧。因此，护理人员一旦确定患者有疼痛，应该及时制订计划，采取措施缓解疼痛。

（一）寻找原因、对症处理

积极寻找引起疼痛的原因，对发生疼痛的原因进行对症处理，促进患者的舒适。如：外伤引起的疼痛，先进行包扎、止血处理后再给予止痛措施；胸、腹部手术后，患者常因腹压增加而引起伤口疼痛，术前应对患者进行健康教育，指导患者进行有效咳嗽、深呼吸，变换体位时按压伤口等缓解疼痛。

（二）采取止痛措施

1. 物理止痛 采用冷、热疗法均可减轻局部疼痛。理疗、推拿和按摩也是常用的物理止痛措施。

2. 药物止痛 仍然是目前治疗疼痛最常用、最基本的方法。护理人员应掌握药理知识，全面了解患者的身体情况和有关疼痛的治疗情况，合理使用止痛药物。在诊断尚未明确之前不能随意应用止痛药物，以免掩盖病情，贻误治疗时机或加重病情。对于慢性疼痛的患者应掌握疼痛的规律，最好在疼痛开始前给药，可减少药量而且药疗效果好。当疼痛缓解或停止时及时停药，预防耐药性及药物副作用的发生，某些药物具有成瘾性，应慎用。

（1）三阶梯疗法 对于癌性疼痛的药物治疗，临床常采用WHO推荐的三阶梯疗法。目的是逐渐升级，合理使用镇痛剂缓解疼痛。其原则是：根据药效的强弱依阶梯顺序使用；按时、联合服药；使用口服药；用药剂量个体化。大部分患者按此方法治疗后都能有效止痛，方法具体如下。①第一阶段：主要针对轻度疼痛的患者。选用非阿片类药物、解热镇痛药与抗炎类药，如阿司匹林、布洛芬、对乙酰氨基酚等。②第二阶段：主要针对中度疼痛患者。使用非阿片类药物止痛无效时，可采用弱阿片类药物，如氨酚待因、可卡因、曲马多等。③第三阶梯：主要针对重度和剧烈癌痛患者。采用强阿片类药物，如哌替啶、吗啡、美沙酮等。

在癌性疼痛治疗中，常采用联合用药法，即使用一些辅助药，从而减少主药的剂量和副作用。常用的辅助药有非甾体类抗炎药、抗抑郁药、抗焦虑药，如阿司匹林、氯丙嗪、地西泮、阿米替林等。

（2）患者自控镇痛法（patient control analglesia，PCA） 指患者疼痛时，应用计算机控制镇痛泵的启动键，自行按医生预先设定的剂量向体内注入镇痛药物。此方法可以满足不同时刻、不同疼痛程度、不同患者的不同镇痛需求。并且能使药物在体内持续保持最小镇痛药物浓度。

3. 针灸止痛 根据疼痛的部位，采用针刺相应的穴位，让机体经脉疏通、气血调和，从而达到止痛的效果。

（三）认知疗法

1. 放松疗法 是解除身心应激或紧张的一种状态。有效的放松疗法可以导致许多生理和行为的改变，如血压下降、脉搏减慢、耗氧减少，代谢率下降，患者感觉平静与安宁。瑜伽、冥想和渐进性放松运动都是放松疗法。

2. 分散注意力 向患者提供愉快的刺激，使其注意力转移到其他事物上，减少其对疼痛的关注。主要适用于持续几分钟的短促而剧烈的疼痛。

3. 音乐疗法 相关研究提示音乐可以有效减轻患者疼痛。根据患者的喜好选择音乐，至少听15分钟才有辅助治疗的作用。

（四）促进舒适

应用一些护理活动促进舒适是缓解或减除疼痛的重要措施。如：采用正确的姿势或卧位；营造安静舒适的病室环境；确保患者所需要的每一样东西都能触手可及；操作前、后进行有效沟通，使其内心稳定，促进舒适。

（五）健康教育

根据患者的具体情况，选择合理的健康教育内容。一般包含疼痛的机制、原因，如何面对疼痛以及减轻疼痛的措施与技巧。

💗 **护爱生命**

疼痛为最常见的临床症状。临床上使用止痛药来缓解或消除患者疼痛已是最主要的措施和手段。但是，如果在应用止痛药物时不遵守使用原则，导致使用药量过大或时间过久，容易出现毒性反应，甚至危及生命。所以，护理人员应加强对使用止痛药患者的健康教育，不能私自、盲目使用止痛药，应根据医嘱并按时按量、准确使用止痛药，避免发生毒性反应。

答案解析

目标检测

[A1 型题]

1. 下列关于疼痛的叙述不正确的是（　）。

　　A. 年龄越小对疼痛的敏感性越低

　　B. 人对疼痛的感受和表达与年龄因素有关

　　C. 老年人对疼痛的敏感性可能会增强

　　D. 新生儿能够感受疼痛，而且对疼痛是敏感的

　　E. 幼儿可用表情、哭声、身体动作等表示疼痛的程度

2. 不舒适的最严重形式是（　）。

　　A. 烦躁不安　　　　B. 疼痛　　　　　C. 紧张　　　　　D. 身体无力　　　E. 不能入睡

3. 缓解疼痛使用止痛药时，下列错误的是（　）。

　　A. 在使用药物前，护士必须知道药物基本知识

　　B. 在给予止痛药时，护士应严格掌握剂量和时间

　　C. 在疼痛发生前给药比疼痛发生后给药效果好

　　D. 在病情未确诊前，就开始使用止痛药

　　E. 在疼痛缓解或停止时，应及时停药

（何秀萍）

书网融合……

重点回顾　　　　习题

第六章 医院感染的预防与控制

<table>
<tr>
<td rowspan="1">学习目标</td>
<td>

知识目标：

1. 掌握 医院感染的概念、形成原因、预防和控制措施；清洁、消毒、灭菌的概念；无菌技术的基本概念和操作原则；隔离的基本知识、隔离原则。

2. 熟悉 隔离的种类及措施；化学消毒剂的使用原则及常用化学消毒剂。

3. 了解 供应室的工作内容及流程要求、常用无菌物品的保养方法；中心消毒供应部的设置和布局。

技能目标：

能正确进行手清洁与手的消毒操作；能正确进行无菌技术基本操作；能正确穿脱隔离衣。

素质目标：

具有无菌观念以及职业防护意识；具有责任心、安全意识、家国情怀。
</td>
</tr>
</table>

📖 导学情景

情景描述： 某市卫健委接到地方医院报告，医院血液透析室发现9名患者感染乙肝病毒，卫健委立即组织相关部门开展调查和处置工作，并逐级上报相关情况。经国家、省、市专家组现场调查，认定这是一起因该院血液透析室违反院感操作规程而导致的严重医院感染事件。目前9名患者已按照专家组意见实施个体化治疗方案，病情稳定。按照国家、省、市卫健要求，在全区范围内开展了专项检查整治，并对此医院相关责任人做出严肃处理：免去院长的行政职务和党委书记职务，免去分管副院长的行政职务和党委委员职务，免去院感科和护理部主任职务，撤销透析室主任、护士长职务。对以上人员和其他相关责任人给予党纪处分。

情景分析： 结合案例这9名被感染乙肝病毒的患者均是医院血液透析室违反院感操作而发生的不良后果。本章我们将学习有效控制医院感染的关键措施：清洁、消毒、灭菌、无菌技术、隔离技术等，因此掌握相关的知识和技术十分重要。

讨论： 1. 请问如何正确认识医院感染？

2. 怎样采取医院感染的预防措施严格控制医院感染的发生？

学前导语： 医院感染的出现，给患者及家属的身心带来了巨大的伤害，同时也造成医疗资源的浪费。安全无小事，尤其是在医院安全更是老生常谈的话题，贯穿于我们整个诊疗计划的始终。

目前医院感染的发生率不断增高，与医院病原微生物相对集中且种类繁多、抗生素和免疫抑制剂的大量使用及各种新的医疗技术的广泛应用等有关。医院感染不断增多，不仅使医院耗费大量的人力、物力、财力，还增加了患者的身心痛苦。世界卫生组织（WHO）提出有效控制医院感染的关键措施为：清洁、消毒、灭菌、无菌技术、隔离技术、合理使用抗生素等。因此，护士应扎实掌握医院感染的相关知识，严格遵守医院感染的管理制度，认真落实预防和控制医院感染的相关措施。

PPT

第一节　医院感染

医院是人员密集的场所，病原微生物种类繁多且耐药性强，同时患者的抵抗力较低，增加了医院感染的机会。医院感染的发生严重影响着患者和医务工作者的安全，制约着医疗护理质量的提升，因此，医院感染管理是医院管理工作的重要内容之一。医院感染的发生率是评价医院管理水平和医疗护理质量的一项重要指标，所以要引起医务人员对医院感染的高度重视，建立健全医院感染管理机构和管理制度，加强对医院感染的控制和监测。

一、概述

（一）医院感染的概念

医院感染全称医院获得性感染，是指患者、探视者、医院工作人员等在医院活动期间受到病原微生物侵袭而引起的诊断明确的感染或疾病。

（二）医院感染的分类

根据病原体的来源不同，可将医院感染分为内源性感染和外源性感染两种类型。

1. 内源性感染（自身感染）　指患者自身携带的正常菌群在一定条件下引起的感染。寄居在人体内的正常菌群或条件致病菌，通常是不致病的，但当人的免疫功能低下时就能引起感染。

2. 外源性感染（交叉感染）　指病原体来自于患者体外，通过直接或间接感染途径而引起的感染。如患者与患者、患者与探视者、患者与工作人员之间的直接感染；通过水、空气、物品之间的间接感染。

二、医院感染的形成

（一）感染链

医院感染的形成必须具备三个环节，即感染源、传播途径和易感宿主。当三者同时存在，并互相联系时，就构成了感染链，感染链的存在导致医院感染的发生。

1. 感染源　指病原微生物生存、繁殖及排出的场所或宿主（人或动物）。在医院感染中，主要的感染源如下。

（1）已感染的患者　是最重要的感染源。病原微生物从患者感染部位的脓液、分泌物中不断排出，这些病原微生物往往具有耐药性，而且容易在另一易感宿主体内生长和繁殖。

（2）病原携带者　其体内的病原微生物不断生长繁殖并排出体外，是另一主要的感染源。可见于患者、患者家属、探视者和医院工作人员。

（3）患者自身　患者身体的特定部位如皮肤、胃肠道、上呼吸道及口腔黏膜等处寄生的正常菌群，在一定条件下可引起患者自身感染或向外界传播。

（4）医院环境　医院的环境、病房中的设施、食物、垃圾以及用于患者的器械、用物等，容易受各种病原微生物的污染而成为感染源。

（5）动物感染源　各种动物如老鼠、苍蝇、蚊子、蟑螂、螨虫等都可能感染或携带病原微生物而成为动物感染源，传播给人类。所以昆虫和鼠类隔离是临床工作中需要重点关注的内容。

2. 传播途径　指病原微生物从感染源传至易感宿主的途径和方式，主要的传播途径如下。

（1）接触传播　是医院感染的主要传播途径。①直接接触传播：已感染的患者与易感宿主直接接触，将病原微生物传递给易感宿主。如母婴间疱疹病毒、沙眼衣原体等的感染。②间接接触传播：病原微生物通过传播媒介传递给易感宿主。最常见的传播媒介是医护人员的手，其次是医疗器械、水和食物等。

（2）空气传播　是指以空气为媒介，病原微生物经悬浮在空气中的微粒随气流流动而进行的传播。

（3）饮水、食物传播　是指病原微生物通过污染的水、食物而造成疾病的传播，常可导致医院感染暴发流行。

（4）注射、输液、输血传播　是指通过使用污染的注射器、输液器、输血器、药液、血制品等而造成疾病的传播，如输血导致的丙型肝炎等。

（5）生物媒介传播　是指动物或昆虫携带病原微生物作为人体传播的中间宿主，如蚊子传播疟疾、乙型脑炎等。

3. 易感宿主　指对感染性疾病缺乏免疫力而易感染的人。若将易感宿主作为一个总体，则称为易感人群。医院是易感人群相对集中的地方，所以容易发生感染和感染的流行。

（二）医院感染的主要因素

（1）病原体来源广泛，环境污染严重。

（2）易感人群增多。

（3）医院感染管理制度不健全。

（4）医务人员对医院感染的严重性认识不足。

（5）消毒灭菌不严格和无菌技术操作不当。

（6）抗生素的广泛应用。

（7）介入性诊疗手段增多。

（8）医院布局不合理，隔离措施和隔离设施不健全。

三、医院感染的预防及控制

（一）建立健全医院三级监控体系

在医院感染管理委员会的领导下，建立由专职医生、护士为主体的医院感染管理科及层次分明的三级监控管理体系（一级管理——病区护士长和兼职监控护士；二级管理——科护士长；三级管理——院长、业务副院长或护理部主任），及时评估医院感染发生的危险性，及时发现问题，及时处理。

（二）完善各项规章制度，并认真落实

1. 管理制度　主要有患者入院、住院、出院三个阶段的随时、终末和预防性消毒制度。如清洁卫生制度、消毒灭菌制度、隔离制度以及感染管理报告制度等。

2. 监测制度　定期监测医院内空气及各种物体表面的细菌数量、种类及其动态变化。包括对灭菌效果、消毒剂使用效果、一次性医疗器材及常用器械的监测；对感染高发科室，如血透室、手术室、分娩室、母婴室、换药室、监护室（ICU）以及供应室等消毒卫生状况的监测。

3. 消毒质量控制标准　按照国家卫生行政部门颁布的《医院消毒卫生标准》执行，例如物体表面消毒、空气消毒、医护人员手的消毒、各种管道装置的消毒等均应符合相关标准。使用一次性无菌医疗用品后，必须毁形、消毒，并按当地卫生行政部门的规定进行无害化处理。

（三）监督落实医院感染管理措施

医院感染管理具体措施包括：环境布局合理，有利于消毒隔离；清洁、消毒、灭菌；无菌技术；手的消毒；隔离技术；合理使用抗生素；消毒灭菌效果的监测；污水、污物的处理等。

（四）加强医院感染知识教育

医院感染管理科应定期对全院各级各类人员进行预防和控制医院感染知识和技能的培训、考核，提高其理论技术水平，增强预防和控制医院感染的自觉性，并认真履行在医院感染管理中的职责。

第二节　清洁、消毒、灭菌

PPT

清洁、消毒、灭菌是预防和控制医院感染的重要措施之一，包括医院环境、诊疗器械、用具的消毒和灭菌等。而消毒灭菌的质量是评价医院服务质量、管理水平、预防和控制医院感染能力的重要尺度，也是保证医院生物环境安全的关键。因此必须熟练掌握正确的清洁、消毒和灭菌的方法。

一、概念

1. **清洁**　是清除物体表面的污垢，以去除和减少微生物的方法。
2. **消毒**　是指用物理或化学方法清除或杀灭除细菌芽孢外的所有病原微生物。
3. **灭菌**　是指用物理或化学方法杀灭物体上全部微生物，包括细菌芽孢的方法。

二、清洁、消毒与灭菌的方法

（一）清洁技术

常用的清洁方法是将物品用清水冲洗，再用洗涤剂刷洗，最后用清水洗净。常用于医院地面、墙壁、家具等物体表面的处理以及物品消毒、灭菌前的准备。物品如沾有污渍，清洁前应先进行相应处理。

👁 **看一看** ─────────────────────────────

常见特殊污渍的处理

碘酊污渍用乙醇擦拭；甲紫污渍用乙醇或草酸溶液擦拭；陈旧血渍用过氧化氢溶液擦拭后清洗；高锰酸钾污渍用维生素C溶液擦洗或用0.2%~0.5%过氧乙酸溶液浸泡后清洗；墨水污渍用肥皂、清水搓洗，不能洗净时用稀盐酸或草酸溶液清洗，也可用氨水或过氧化氢溶液褪色；铁锈污渍浸入1%热草酸溶液中，再用清水洗净，也可用热醋酸浸泡。

─────────────────────────────────────

（二）物理消毒灭菌技术

1. **热力消毒灭菌法**　利用热力使微生物的蛋白质凝固变性、酶失活、细胞膜和细胞壁发生改变而导致其死亡的方法。分为干热法和湿热法，前者由空气导热，传热较慢；后者由空气和水蒸气导热，传热快，穿透力强，是目前效果可靠、使用最广泛的方法。

（1）**燃烧法**　是一种简单、迅速、彻底的灭菌方法。

1）适用范围　①无保留价值的污染物品，如污染的废弃物、病理标本、特殊感染（如破伤风、气性坏疽、铜绿假单胞菌感染）的敷料的处理。②某些耐高温的器械，如金属和搪瓷类物品。③培养用的试管或烧瓶在开启和关闭瓶口时使用。

2）方法　①无保留价值的污染物品，可用焚烧法，即将污染物品置焚化炉内焚毁。②金属器械可在火焰上烧灼20秒。③搪瓷容器倒入少量95%以上的乙醇后轻轻转动，使乙醇分布均匀，然后点火燃烧至熄灭。④培养用的试管或烧瓶，在开启或关闭塞子时，将管（瓶）口和塞子在火焰上来回旋转2～3次。

3）注意事项　①注意安全，操作时远离氧气、汽油、乙醚等易燃、易爆物品；②在燃烧过程中不得添加乙醇，以免引起烧伤或火灾；③锐利刀、剪禁用燃烧法，以免锋刃变钝。

（2）干烤灭菌法　是利用特制烤箱进行灭菌，其热力传播与穿透主要靠空气对流和介质的传导，灭菌效果可靠。

1）适用范围　适用于高温下不易变质、损坏和蒸发物品的灭菌，如玻璃器皿、油剂、粉剂及金属制品等的灭菌。

2）方法　干烤灭菌所需的温度与时间，应根据被灭菌物品的种类及烤箱的类型来确定。

3）注意事项　①金属器械应洗净后再干烤；②玻璃器皿干烤前应洗净并完全干燥；③物品包装不宜过大，烤箱内放入物品不宜过多，以箱体高度的2/3满为宜；④灭菌时物品勿与烤箱底部及四壁接触；⑤在灭菌的中途不宜打开烤箱重新放入物品；⑥灭菌后要待温度降至40℃以下再打开烤箱，以防炸裂。

（3）煮沸消毒法　是一种湿热消毒法。将水煮沸（100℃），经5～10分钟，可杀灭细菌繁殖体，达到消毒效果。将碳酸氢钠加入水中，配成1%～2%的浓度时，可提高沸点至105℃，有增强杀菌效果和去污防锈的作用。

1）适用范围　适用于耐湿、耐高温的物品，如金属、搪瓷、玻璃、橡胶类等物品的消毒。

2）方法　消毒前先将物品清洁，然后放入煮沸锅中，加水（水量自始至终必须浸没所有消毒物品）、加碳酸氢钠并盖严，然后加热煮沸5～10分钟（消毒时间从水沸后开始计算，如中途加入物品，则在第二次水沸后重新计时）。消毒后，应及时将物品取出，放无菌容器内。

3）注意事项　①玻璃类物品用纱布包裹，在冷水或温水时放入；②橡胶类物品用纱布包裹，待水沸后放入，消毒后及时取出；③器械的轴节及容器的盖要打开，大小相同的容器不能重叠，以使物品各面都能与水接触；④有空腔的物品要将腔内灌满水再放入；⑤较小、较轻的物品用纱布包裹，使其沉入水中；⑥刀、剪等锐器应用纱布包裹，以免锐器在水中相互碰撞而变钝。

（4）高压蒸汽灭菌法　是临床上最常用的一种湿热灭菌法，在物理灭菌法中效果最佳。目前，医院使用的高压灭菌器可分为下排气式高压灭菌器和预真空高压灭菌器两类，下排气式高压灭菌器又包括手提式和卧式。当压力在103～137kPa（预真空205.8kPa），温度达121～126℃（预真空132℃）经20～30分钟（预真空5～10分钟），即能达到灭菌目的。

1）适用范围　适用于耐高温、耐高压、耐潮湿物品的灭菌，如敷料、手术器械（手术刀、剪除外）、搪瓷、橡胶、玻璃、细菌培养基及溶液等。

2）方法

①手提式压力蒸汽灭菌器（图6-1）：a. 准备：在外层锅腔中加入一定量的水，内层锅腔装上物品后加盖旋紧。b. 排冷空气：接通电源加热，开放排气阀，待冷空气排尽后，再关闭排气阀。c. 物品灭菌：继续加热，待压力升至所需数值，维持20～30分钟，关闭热源。d. 排蒸汽：开放排气阀，待压力降至"0"时，慢慢打开盖子（突然开盖，会使冷空气大量进入，蒸汽凝成水滴，使物品潮湿；玻璃物品则因骤然降温而易发生爆裂），取出物品。

②卧式压力蒸汽灭菌器（图6-2）：灭菌器的结构原理同手提式压力蒸汽灭菌器，但不同之处为容

量较大，灭菌时从灭菌器上部输入蒸汽，利用冷热空气的比重差异，迫使容器内的冷空气自底部排气孔排出，从而使容器内的压力和温度升高。主要用于医院供应室大批量物品的灭菌，操作人员要经过专业培训合格才能上岗。

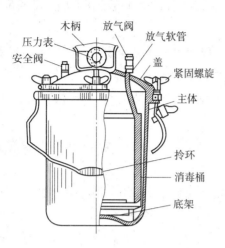

图 6-1 手提式压力蒸汽灭菌器

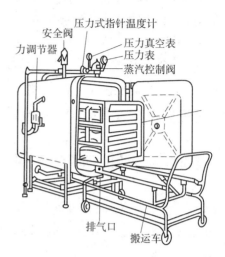

图 6-2 卧式压力蒸汽灭菌器

③预真空压力蒸汽灭菌器：配有抽气机，在灭菌前先将内部抽成真空，形成负压，然后输入蒸汽，在负压吸引下蒸汽迅速透入物品而达到灭菌目的。

3）注意事项　①灭菌包不宜过大（≤30cm×30cm×25cm），包扎不宜过紧，放置时各包之间留有空隙，以利于蒸汽进入，排气时蒸汽能迅速排出，保持物品干燥；②布类物品应放在金属和搪瓷类物品之上，以免蒸汽遇冷凝成水珠，使包布受潮，影响灭菌效果。

4）灭菌效果的监测

①生物监测法：是最可靠的监测法，其指示剂为对热耐受力较强的非致病性嗜热脂肪杆菌芽孢，将其制成菌纸片，使用时将10片菌片分别放于灭菌器四角及中央，待灭菌结束，用无菌持物钳取出放培养基内，在56℃温箱中培养48小时至1周，若全部菌片均无细菌生长则表示灭菌合格。另外，也可通过B-D试验指示残留冷空气的排放是否合格。

②化学监测法：a. 化学指示胶带监测：使用时将其粘贴在每一待灭菌物品包外，灭菌后，通过观察其颜色的变化来判断灭菌效果。b. 化学指示卡监测：使用时将其放在每一待灭菌物品包的中央部位，灭菌后，通过观察其颜色及性状的变化来判断灭菌效果。

③物理监测法：用150℃或200℃的留点温度计。使用前，将温度计汞柱甩至50℃以下，放入包裹内，灭菌后，检视其读数是否达到灭菌温度。

2. 光照消毒法（辐射消毒法）　利用紫外线照射使微生物的蛋白质发生光解、变性，从而导致其死亡的方法。对生长期细菌敏感，对芽孢敏感性差。

（1）日光暴晒法　利用日光的热、干燥和紫外线的作用而杀菌，但杀菌力较弱。

1）适用范围　常用于床垫、床褥、棉胎、枕芯、毛毯、衣服、书籍等物品的消毒。

2）方法　将物品放在直射日光下暴晒6小时。

3）注意事项　照射时间不少于6小时，注意定时翻动，使物品各面均受到日光照射。

（2）紫外线灯管消毒法　紫外线灯管是低压汞石英灯管，通电后，汞气化放出紫外线，经5~7分钟，使空气中的氧气电离产生臭氧，可增强杀菌作用。紫外线灯的最佳杀菌波长为253.7nm，其装置有悬吊式和移动式，灯管有15W、20W、30W、40W四种。

1）适用范围 常用于室内空气和物品消毒。

2）方法 ①空气消毒：室内每10m²应安装30W紫外线灯管1支，照射时，先湿式清洁室内（紫外线易被灰尘微粒吸收），关闭门窗，有效照射距离不超过2m，照射时间为30～60分钟。照射后病室应通风换气。②物品消毒：应选用30W的紫外线灯管，最好用移动式，照射时，先将物品摊开或挂起（增加照射面积），有效照射距离为25～60cm，照射过程中应定时翻动物品，使物品的各个表面均能被紫外线直接照射，每个表面均应照射20～30分钟。③空气与物品消毒的照射时间均从灯亮5～7分钟后开始计算。

3）注意事项 ①保持灯管清洁，至少每两周用无水乙醇棉球擦拭灯管表面一次。②照射时注意保护患者的眼睛及皮肤，可戴墨镜或用纱布遮盖双眼，肢体用被单遮盖。③紫外线消毒时，室内的适宜温度为20～40℃，相对湿度为40%～60%。④关灯后如需再开启，应间歇3～4分钟。⑤定期检测灯管照射强度（一般3～6个月测定一次），如灯管照射强度≤70μW/cm²时应更换；或记录使用时间，凡使用时间超过1000小时，需更换灯管。⑥定期监测杀菌效果。

（3）臭氧灭菌灯消毒法 灭菌灯内装有臭氧发生管，在电场作用下，将空气中的氧气转换成高纯臭氧，臭氧在常温下为强氧化剂，主要依靠其强大的氧化作用而杀菌。

1）适用范围 常用于室内空气的消毒、物品表面（饮食用具、衣物等）的消毒、医院污水和诊疗用水的消毒。

2）方法 在使用灭菌灯时，关闭门窗，以确保消毒效果。

3）注意事项 臭氧对人有毒，空气消毒时，人员须离开现场，消毒结束后20～30分钟方可进入。

3. 电离辐射灭菌法 是利用放射性核素⁶⁰Co发射的γ射线或电子加速器产生的高能电子束（阴极射线）的穿透性来杀死微生物的低温灭菌法。由于此法是在常温下进行，故又称"冷灭菌"。

适用于不耐高温物品的灭菌，如橡胶、塑料、高分子聚合物（一次性注射器、输液器、输血器等）、精密医疗器械、生物医学制品及节育用具等。

4. 微波消毒灭菌法 微波是一种波长短、频率高的电磁波。在电磁波的高频交流电场中，物品中的极性分子发生极化而高速运动，并频繁改变方向，互相摩擦，使温度迅速升高，达到消毒灭菌作用。

适用于食品及餐具的消毒，化验单据及票证的消毒，医疗药品、耐热非金属材料及器械等的消毒灭菌。

5. 生物净化法（层流净化法） 是在送风口安装高效过滤器，当空气通过空隙小于0.2～0.5μm的过滤器时，由于合理的气流方式，使室内产生的尘埃或微生物随气流方向排出房间，使空气中细菌总数≤10cfu/cm³，空气的洁净度达到99.98%。

适用于手术室、烧伤病房、器官移植室和ICU等。

（三）化学消毒灭菌技术

化学消毒灭菌技术是利用化学药物杀灭病原微生物的方法。其原理是使菌体蛋白凝固变性，酶蛋白失去活性，抑制细菌代谢和生长，或破坏细菌细胞膜的结构，改变其通透性，使细胞破裂、溶解，从而达到消毒灭菌的作用。

1. 化学消毒剂的使用原则

（1）根据物品的性能及微生物的特性，选择合适的消毒剂。

（2）严格掌握消毒剂的有效浓度、消毒时间及使用方法。

（3）消毒剂应定期更换，易挥发的要加盖，并定期检测以确保其有效浓度。

（4）待消毒的物品必须洗净、擦干，全部浸没在消毒液内；注意管腔内应注满消毒液，并打开器械的轴节和容器的盖。

（5）消毒液中不能放置纱布、棉花等物，因这类物品易吸附消毒剂而降低消毒效力。

（6）经浸泡消毒后的物品，在使用前应用无菌等渗盐水冲净，以免消毒剂刺激人体组织。

2. 方法

（1）浸泡法　将物品洗净、擦干后浸没在消毒溶液中，在规定的浓度和时间内达到消毒灭菌作用。常用于耐湿不耐热的物品、器械的消毒，如锐利器械、精密仪器、化学纤维制品等。

（2）擦拭法　用化学消毒剂擦拭物品表面或人体体表，在规定的浓度内达到消毒作用。常用于地面、家具、墙壁等的消毒及皮肤消毒。

（3）喷雾法　用喷雾器将化学消毒剂均匀喷洒在空气中或物体表面，在规定的浓度内达到消毒作用。常用于地面、墙壁、环境等的消毒。

（4）熏蒸法　将消毒剂加热或加入氧化剂，使其呈气体，在规定的浓度和时间内达到消毒灭菌作用。常用于室内空气、不耐高温物品的消毒。

熏蒸法常用的消毒剂如下。

1）纯乳酸　$0.12ml/m^3$ 加等量水，加热熏蒸，密闭门窗 30～120 分钟后打开通风换气。用于室内空气消毒，如手术室、换药室等。

2）福尔马林（37%～40%甲醛溶液）　①2～10ml/m³ 加水 4～20ml 加热熏蒸，密闭门窗 30～120 分钟后打开通风换气。用于室内物品及空气消毒。②40～60ml/m³ 加高锰酸钾 20～40g 柜内熏蒸物品，密闭 6～12 小时。

3）食醋　5～10ml/m³ 加热水 1～2 倍，加热熏蒸，密闭门窗 30～120 分钟后打开通风换气。用于流感、流脑病室的消毒。

3. 常用的化学消毒剂　见表6-1。

表6-1　常用化学消毒剂

名称	效力	使用范围	注意事项
碘酊	高效	2%碘酊：皮肤消毒，擦后待干，再用70%乙醇脱碘	①不能用于黏膜的消毒 ②对金属有腐蚀性 ③对碘过敏者禁用
过氧乙酸	灭菌	①0.2%溶液：手的消毒，浸泡1～2分钟；物体表面擦拭消毒，或浸泡10分钟 ②0.5%溶液：餐具消毒，浸泡30～60分钟 ③1%～2%溶液：室内空气消毒，8ml/m³加热熏蒸，密闭门窗30～120分钟 ④1%溶液：体温计消毒，浸泡30分钟	①易氧化分解，应配现用 ②对金属有腐蚀性 ③高浓度有刺激性及腐蚀性，配制时须戴口罩和橡胶手套 ④存放于避光、阴凉处，防高温引起爆炸
戊二醛	灭菌	2%碱性戊二醛：浸泡不耐高温的金属器械、医学仪器、内镜等，消毒需10～30分钟，灭菌需7～10小时	①每周过滤一次，每2～3周更换消毒液一次 ②浸泡金属类物品时，应加入0.5%亚硝酸钠防锈 ③内镜连续使用，需间隔消毒10分钟，每天使用前后各消毒30分钟，消毒后用冷开水冲洗 ④碱性戊二醛稳定性差，应现配现用
含氯消毒剂（常用的有漂白粉、氯胺T、二氯异氰脲酸钠等）	中、高效	①0.5%漂白粉溶液、0.5%～1%氯胺溶液：餐具、便器等浸泡30分钟 ②1%～3%漂白粉溶液、0.5%～3%氯胺溶液：喷洒或擦拭地面、墙壁及物品表面 ③干粉：消毒排泄物，如漂白粉与粪便以1:5用量搅拌后，放置2小时；尿液100ml加漂白粉1g，放置1小时	①保存在密闭、阴凉、干燥、通风处，以减少有效氯的丧失 ②配制的溶液性质不稳定，应现配现用 ③对金属有腐蚀性 ④有腐蚀及漂白作用，不宜用有色衣服及油漆家具消毒

续表

名称	效力	使用范围	注意事项
乙醇	中效	① 70%～75%乙醇：皮肤消毒 ② 95%乙醇：燃烧灭菌 ③用于物品表面和某些医疗器械的消毒	①易挥发，需加盖保存，并定期测试，保持有效浓度 ②有刺激性，不宜用于黏膜及创面消毒 ③易燃，应加盖置于阴凉、避火处
碘伏	中效	① 0.5%～1.0%有效碘溶液：注射部位皮肤消毒，涂擦2遍 ② 0.1%有效碘溶液：体温计消毒，浸泡30分钟后用冷开水冲净擦干即可 ③ 0.05%有效碘溶液：黏膜及创面消毒	①应避光密闭保存，放阴凉处，并防潮 ②稀释后稳定性较差，宜现配现用 ③消毒皮肤后不用乙醇脱碘
苯扎溴铵 （新洁尔灭）	低效	① 0.01%～0.05%溶液：黏膜消毒 ② 0.1%～0.2%溶液：皮肤消毒；也可用于浸泡、喷洒、擦拭污染物品，作用时间15～30分钟	①阴离子表面活性剂如肥皂、洗衣粉等对其有拮抗作用，不宜合用 ②不能用作灭菌器械保存液 ③应现配现用 ④对铝制品有破坏作用，不可用铝制品盛装
氯己定 （洗必泰）	低效	① 0.02%溶液：手的消毒，浸泡3分钟 ② 0.05%溶液：创面的消毒 ③ 0.05%～0.1%溶液：冲洗阴道、膀胱或擦洗外阴部	①不与肥皂、洗衣粉等阴离子表面活性剂混合使用 ②冲洗消毒时，若创面脓液过多，应延长冲洗时间

注：高效：能杀灭一切微生物，包括芽孢。
　　中效：能杀灭除芽孢外的细菌繁殖体、结核分枝杆菌、病毒。
　　低效：能杀灭细菌繁殖体、部分真菌和亲水性病毒，不能杀灭结核分枝杆菌、亲水性病毒和芽孢。高浓度的碘、含氯消毒剂属高效消毒剂，低浓度的属中效消毒剂。

PPT

第三节　无菌技术

无菌技术是医疗和护理操作中防止发生感染和交叉感染的一项重要的操作技术，广泛应用于医疗和护理实践中。任何一个环节都不得违反，以防止微生物侵入人体，引起交叉感染。无菌技术的操作规程是根据科学原则制定的，每个医务人员必须遵守，以保证患者的安全。

一、概念

1. 无菌技术　是指在执行医疗、护理操作过程中，防止一切微生物侵入人体和防止无菌物品、无菌区域被污染的操作技术。

2. 无菌物品　是指经过灭菌处理后未被污染的物品。

3. 无菌区域　是指经过灭菌处理后未被污染的区域。

二、无菌技术操作原则

（一）操作前准备

1. 环境准备　无菌操作环境清洁、宽敞。操作前30分钟停止清扫地面工作、减少走动以避免尘埃飞扬。

2. 操作者准备　无菌操作前，操作者要修剪指甲、洗手，戴好帽子、口罩，必要时穿无菌衣、戴无菌手套。

（二）操作中保持无菌的原则

（1）进行无菌操作时，操作者应面向无菌区，身体与无菌区保持一定距离；手臂需保持在腰部或治疗台面以上，不可跨越无菌区；不可面对无菌区讲话、咳嗽、打喷嚏。

（2）取无菌物品时，使用无菌持物钳，无菌物品一旦从无菌容器或无菌包内取出，即使未用，也不可再放回；无菌物品使用后，必须重新灭菌后方可再用。

（3）无菌操作中，无菌物品被污染或疑有污染，不可再用，应予以更换或重新灭菌。

（4）一套无菌物品只能供一位患者使用，防止发生交叉感染。

（三）无菌物品保管规范

（1）无菌物品和非无菌物品应分开放置，并有明显标志。

（2）无菌物品不可长时间暴露于空气中，必须存放于无菌容器或无菌包内。无菌包外应注明物品的名称、灭菌日期，并按灭菌日期先后顺序存放和使用。

（3）无菌包应放置在清洁、干燥、固定的地方，在未被污染的情况下有效期为 7 天，过期或包布受潮应重新灭菌。

（4）定期检查无菌物品的保管情况。

三、无菌技术基本操作

（一）无菌持物钳使用法

【目的】

取放和传递无菌物品，保持无菌物品的无菌状态。

【评估】

操作环境、持物钳。

【计划】

1. 护士准备　衣帽整洁，修剪指甲，洗手，戴口罩。

2. 环境准备　环境整洁，操作区域宽敞、安全，物品放置合理。

3. 用物准备

（1）持物钳的种类

①镊子：用于夹取棉球、纱布、缝针等较小的无菌物品。

②卵圆钳：用于夹取剪、镊、治疗碗、弯盘等无菌物品。

③三叉钳：用于夹取盆、罐等较重的无菌物品。

（2）无菌持物钳的存放

1）打开无菌持物钳的轴节浸泡在盛有消毒液的大口有盖容器中（或置无菌干燥容器中）。

2）容器中消毒液的量，以能浸没轴节以上 2 ~ 3cm 或镊子长度的 1/2 为宜（图 6 - 3）。

3）每个容器中只能放置一把无菌持物钳。

4）无菌持物钳和浸泡容器每周灭菌 2 次，同时更换消毒液；使用较多的部门如手术室、门诊注射室、换药室等应每日灭菌一次；干置的无菌容器及持物钳应 4 ~ 8 小时更换一次。

【实施】

1. 操作步骤　见表 6 - 2。

表 6 - 2　无菌持物钳使用法

操作程序	操作步骤	要点说明
1. 检查开盖	检查有效日期，将浸泡无菌持物钳的容器盖打开	确保在有效期内使用
2. 取持物钳	手持无菌持物钳上 1/3 处，将钳移至容器中央，使钳端闭合，垂直取出（图 6 - 4）	不可从盖孔中取、放无菌持物钳 取、放时，钳端不可触及液面以上的容器内壁及容器口边缘 手持无菌持物钳时，手不可触及消毒液浸泡部位

续表

操作程序	操作步骤	要点说明
3. 正确使用	使用过程中应始终保持钳端向下，不可倒转向上	以免消毒液反流，造成钳端污染
4. 放钳盖盖	使用后应闭合钳端，立即将无菌持物钳竖直放回容器中，避免触及容器口周围，然后打开无菌持物钳的轴节	防止无菌持物钳在空气中暴露过久而污染 放入无菌持物钳后需打开轴节以利于钳与消毒液充分接触

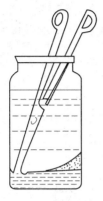

图 6-3 无菌持物钳浸泡在消毒液中

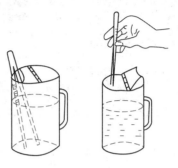

图 6-4 无菌持物钳的使用

2. 注意事项

（1）无菌持物钳只能用于夹取无菌物品，不能触及非无菌物品。

（2）无菌持物钳不能夹取无菌油纱布，防止油粘于钳端而影响消毒效果；也不能用于换药或消毒皮肤，防止污染。

（3）如到远处夹取无菌物品，应同时搬移无菌持物钳和浸泡容器，以免无菌持物钳在空气中暴露过久而污染。

【评价】

（1）使用无菌持物钳时，钳端闭合，未触及溶液面以上部分或灌口边缘。

（2）使用过程中始终保持钳端向下，未触及非无菌区。

（3）使用完毕立即放回无菌容器内，并将钳端打开，以便充分接触消毒液。

（二）无菌容器使用法

【目的】

存放无菌物品并使其在一定时间内保持无菌状态。

【评估】

无菌容器的种类及有效期。

【计划】

1. 护士准备 衣帽整洁，修剪指甲，洗手，戴口罩。

2. 用物准备 常用的无菌容器有无菌盒、罐、盘及贮槽等。无菌容器内盛放无菌物品如棉球、纱布、治疗碗等。

3. 环境准备 环境整洁，操作区域宽敞、安全，物品放置合理。

【实施】

1. 操作步骤　见表 6 – 3。

表 6 – 3　无菌容器使用法

操作程序	操作步骤	要点说明
1. 检查开盖	检查无菌容器外标签、灭菌日期，打开无菌容器盖，将盖的内面向上置于稳妥处，或将盖的内面向下拿在手中（图 6 – 5），手不可触及盖的边缘和内面	确保在有效期内使用 开、关盖时，手不触及盖的边缘及内面，防止污染
2. 夹取物品	用无菌持物钳取出无菌物品，置于无菌容器或区域内，从无菌容器中夹取无菌物品时，无菌持物钳及物品均不可触及容器的边缘	取出无菌物品置于无菌容器或区域内 无菌持物钳及物品不可触及容器边缘
3. 用毕盖严	取出物品后应立即将容器盖盖严，避免容器内的无菌物品在空气中暴露过	防止容器内无菌物品在空气中暴露过久而污染
4. 手持容器	手持无菌容器（如无菌治疗碗）应托住底部（图 6 – 6），手指不可触及容器的边缘和内面	手指不可触及容器的边缘及内面

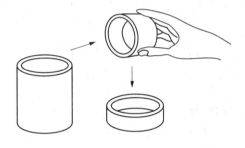

图 6 – 5　无菌容器的使用

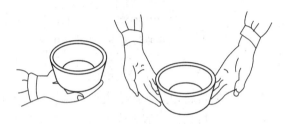

图 6 – 6　无菌容器的托取

2. 注意事项

（1）使用无菌容器时，不可污染盖的内面、容器边缘及内面。

（2）无菌容器一经打开，使用时间最长不得超过 24 小时。

【评价】

（1）无菌持物钳使用时，钳及物品未触及容器边缘。

（2）手未触及无菌容器盖的内面及边缘。

（三）无菌溶液取用法

【目的】

保持无菌溶液在一定时间内处于无菌状态。

【评估】

操作环境，无菌溶液的名称及有效期。

【计划】

1. 护士准备　衣帽整洁，修剪指甲，洗手，戴口罩。

2. 用物准备　无菌溶液、启瓶器、弯盘、盛装无菌溶液的容器、消毒溶液、无菌棉签、笔。

3. 环境准备　环境整洁，操作区域宽敞、安全，物品放置合理。

【实施】

1. 操作步骤　见表 6 – 4。

表6-4 无菌溶液取用法

操作程序	操作步骤	要点说明
1. 核对检查	擦净瓶外灰尘，认真核对瓶签上的溶液名称、浓度、剂量和有效日期，然后检查瓶盖有无松动，瓶身有无裂缝，溶液有无混浊、沉淀或变色等，如无上述情况方可使用	确定溶液正确，质量可靠 对光检查溶液质量 应同时查对其他无菌物品以确保在有效期内
2. 开盖取塞	开启密封瓶外盖，用拇指与示指或双手拇指将橡胶盖边缘向上翻起，松动胶塞，一手示指和中指套住橡胶盖并将其拉出瓶口置于手中，注意手不可触及瓶塞的塞人部分（如自烧瓶内取无菌溶液，检查后先解开系带，手持瓶口盖外面，取出瓶塞，手不可触及盖内面及瓶口）	手不可触及瓶口及瓶塞内面
3. 冲洗瓶口	另一手握瓶签拿起瓶子，先倒少量溶液于弯盘中，旋转冲洗瓶口	避免沾湿瓶签
4. 倒取溶液	在冲洗口原处倒所需液量于无菌容器中（图6-7）	倒溶液时，勿使瓶口接触容器口周围，勿使溶液溅出
5. 消毒盖塞	如瓶中剩余溶液还需再用，应立即塞上橡胶塞，消毒边缘后翻下	必要时消毒后盖好，以防溶液污染
6. 记时签名	在瓶签上注明开瓶日期和时间，签名	已开启的溶液瓶内的溶液，可保存24小时

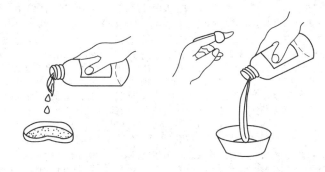

图6-7 取用无菌溶液

2. 注意事项

（1）取用无菌溶液时，不可将无菌敷料、器械直接伸入瓶内蘸取，也不可将无菌敷料接触瓶口倒液。

（2）已倒出的无菌溶液，不可再倒回瓶内，以免污染剩余的无菌溶液。

（3）已打开的无菌溶液，如未污染有效期为24小时，仅供清洁护理操作使用。

【评价】

（1）手未触及瓶口及瓶内面。

（2）倾倒溶液时，瓶签未浸湿，液体未溅至桌面。

（四）无菌包使用法

【目的】

存放无菌物品并使包内物品在一定时间内保持无菌状态。

【评估】

操作环境、台面、无菌包的名称及有效日期。

【计划】

1. 护士准备 衣帽整洁，修剪指甲，洗手，戴口罩。

2. 用物准备 ①包布：选用质厚、致密、未脱脂的双层纯棉布制成。②待灭菌物品：根据包的用途内放治疗巾、敷料、治疗碗、器械等。③化学指示卡及胶带、标签、无菌持物钳、盛放无菌物品的容器、笔等。

3. 环境准备 环境整洁，操作区域宽敞、安全，操作台清洁、干燥、平坦，物品放置合理。

【实施】

1. 操作步骤 见表6-5。

表6-5 无菌包使用法

操作程序	操作步骤	要点说明
1. 包扎法		
▲放置物品	将待灭菌的物品放在包布的中央（玻璃物品先用棉垫包裹），化学指示卡放于其中	
▲包扎封包	将包布一角盖在物品上（如包布的一角有带，则先折盖其对角），然后折盖左右两角（左右角的尖端向外翻折），最后一角折后，用带以"十"字形或"一"字形扎紧（如包布无系带则直接用化学指示胶带粘贴封包）（图6-8）	
▲标记灭菌	粘贴化学指示胶带，注明物品名称及灭菌日期，灭菌处理	
2. 开包法		
▲核对检查	取出无菌包，先查看无菌包的名称、灭菌日期、化学指示胶带的颜色，有无潮湿及破损	如超过有效期或有潮湿破损不可使用
▲开包取物	将无菌包放于清洁、干燥、平坦处，解开系带，卷放在包布下（或撕开粘贴的胶带）。按顺序依次打开包的外角和左右角，最后打开内角。如是用双层包布包裹的无菌包，则内层需用无菌持物钳打开，检视化学指示卡颜色，用无菌持物钳取出所需物品，放在准备好的无菌区内。如需将包内物品一次全部取出，可将包托在手上打开，另一手将包布四角抓住，稳妥地将包内物品投入无菌区内（图6-9）	如为双层包布包裹的无菌包，内层则需用无菌持物钳打开 不可放在潮湿处 投放时，手托住包布使无菌面朝向无菌区域 打开包布时手不可触及包布内面不可跨越无菌区
▲原样包好	如包内物品一次未用完，应按无菌原则依原折痕包好，用"一"字形扎好系带	横贴化学指示胶带表示此包已开过，所剩物有效期24小时内可再使用
▲记时签名	注明开包日期及时间，签名	有效期24小时

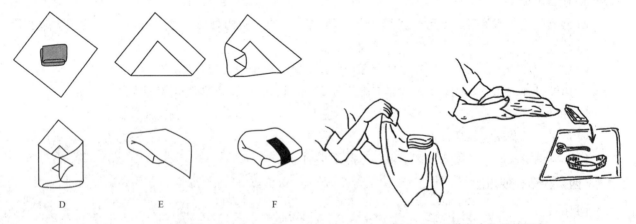

图6-8 无菌包包扎法   图6-9 无菌包内物品的取出

2. 注意事项

（1）打开无菌包时，手不可触及包布的内面，操作时手臂勿跨越无菌区。

（2）无菌包过期、潮湿或包内物品被污染时，均须重新灭菌。包布有破损时不能使用。

（3）打开过的无菌包，如包内物品一次未用完，在未污染的情况下，有效期为24小时。

【评价】

（1）包扎无菌包方法正确，松紧适宜。

（2）开包，还原包时手不可触及包布内面及无菌物品。

（3）准确注明开包日期及时间。

（五）铺无菌盘法

【目的】

将无菌治疗巾铺在清洁干燥的治疗盘内，形成一无菌区，用于短时间放置无菌物品。

【评估】

操作环境、检查和治疗项目。

【计划】

1. 护士准备　衣帽整洁，修剪指甲，洗手，戴口罩。

2. 用物准备　①无菌持物钳、无菌治疗巾包。②治疗盘、无菌敷料罐（内装纱布块）、小毛巾、卡片、笔。

治疗巾的折叠方法有横折法和纵折法，折好包扎灭菌后备用。

横折法：将治疗巾横折后再纵折，成为4折，再重复一次。

纵折法：将治疗巾纵折两次成4折，再横折2次，开口边向外。

3. 环境准备　环境整洁，操作区域宽敞、安全，操作台清洁、干燥、平坦，物品放置合理。

【实施】

1. 操作步骤　见表6-6。

表6-6　铺无菌盘法

操作程序	操作步骤	要点说明
1. 单层底铺盘法		
▲开无菌包	取无菌包，检查名称、灭菌日期、灭菌效果，有无潮湿及破损，打开无菌包	手不可触及无菌巾内面 不可跨越无菌区
▲取无菌巾	用无菌持物钳取出一块治疗巾，放在清洁干燥的治疗盘内，如包内治疗巾未用完，应按要求包好，注明开包日期及时间	
▲铺无菌巾	双手捏住无菌治疗巾一边外面两角，轻轻抖开，双折铺于治疗盘上，内面为无菌面。将上层无菌巾向远端呈扇形折叠，开口边向外（无菌面向上），使治疗巾内面构成无菌区（图6-10）	
▲置物盖巾	放入无菌物品后，用双手捏住上层无菌巾的左右角外面，将无菌巾拉平盖于无菌物品上，上下层、边缘对齐。然后将开口处向上翻折两次，两侧边缘向下翻折一次，以保持无菌	
▲记时签名	记录无菌盘名称、铺盘时间并签名	
2. 双层底铺盘法		
▲取巾铺盘	取出无菌治疗巾，双手捏住无菌巾上层两角的外面，轻轻抖开，从远到近3折成双层底，上层呈扇形折叠，开口边向外（图6-11）	同上
▲置物盖巾	放入无菌物品后将上层无菌巾拉平，盖于无菌物品上，边缘对齐	手不可触及无菌巾内面，如为双层铺巾，对齐上下层边缘即可 在不污染的情况下，调整无菌物品的位置，使之尽可能居中 铺好的无菌盘4小时内有效

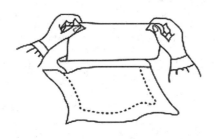

图 6-10 单层底铺盘法

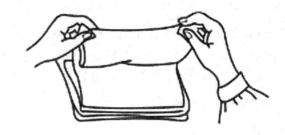

图 6-11 双层底铺盘法

2. 注意事项

（1）铺无菌盘的区域及治疗盘必须清洁、干燥，避免无菌巾潮湿。

（2）操作者的手、衣袖及其他非无菌物品不可触及无菌面。

（3）无菌盘不宜放置过久，有效时限不超过4小时。

【评价】

（1）无菌巾的位置恰当，放入无菌物品后上下两层的边缘能对齐。

（2）无菌巾上物品放置有序，取用方便。

（3）夹取、放置无菌物品时，手臂未跨越无菌区。

（4）操作中无菌巾内面未被污染。

（六）戴脱无菌手套法

【目的】

确保医疗护理操作的无菌效果，保护患者免受感染。

【评估】

操作环境、无菌手套的号码及有效日期。

【计划】

1. 护士准备 衣帽整洁，修剪指甲，洗手，戴口罩。

2. 用物准备 无菌手套包（或一次性无菌手套）、弯盘、无菌持物钳、无菌敷料罐（内装纱布块）。

无菌手套包的准备：①把手套布袋打开平放在操作台面上；②将手套内面均涂上滑石粉；③将手套开口处向外反折7～10cm，掌心向上分别放入手套袋的左右口袋内（图6-12）；④将手套袋用包布包裹或放贮槽内，贴好标签，注明型号和灭菌日期，送灭菌处理。

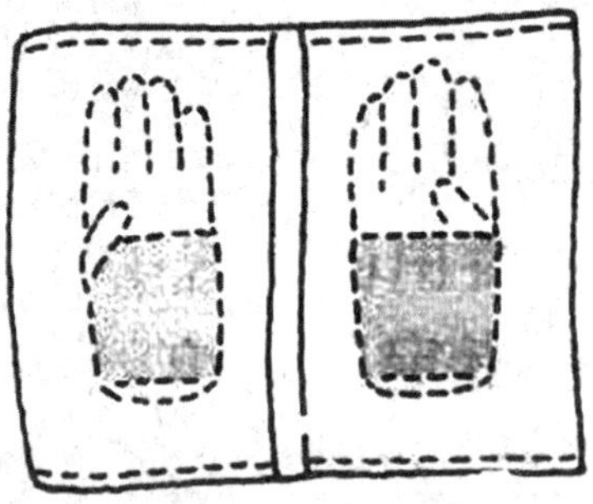

3. 环境准备 环境整洁，操作区域宽敞、安全，操作台清洁、干燥、平坦，物品放置合理。

图 6-12 打开手套袋

【实施】

1. 操作步骤 见表6-7。

表 6-7 戴脱无菌手套法

操作程序	操作步骤	要点说明
1. 戴手套法		
▲核对检查	核对手套袋外的手套号码、灭菌日期，检查有无潮湿及破损	操作者选择适合手掌大小的手套号码

续表

操作程序	操作步骤	要点说明
▲取出手套	一次提取手套法 两手同时提起手套袋开口处上层,分别捏住两只手套的反折部分,取出手套 将两只手套掌心相对,先戴一手,再用已戴手套的手指插入另一手套的反折内面(手套外面),同法将手套戴好 分次提取手套法 一手提起手套袋开口处外层,另一手伸入袋内,捏住手套反折部分(手套内面)取出,对准五指戴上 用未戴手套的手同法提起另一手套袋口,已戴手套的手指插入另一手套的反折内面(手套外面)取出手套,同法将手套戴好(图6-13)	操作者选择适合手掌大小的手套号码 手不可触及手套外面(无菌面) 手套取出时外面(无菌面)不可触及任何物品 已戴手套的手不可触及未戴手套的手及另一只手套的内面(非无菌面);未戴手套的手不可触及手套的外面 戴好手套的手始终保持在腰部以上水平、视线范围内 如需涂抹滑石粉,不可在手套袋上方进行 手套外面(无菌面)不可触及任何非无菌物品 不可强拉手套
2. 脱下手套	用戴手套的手捏住另一手套腕部外面翻转脱下,已脱下手套的手指插入另一手套内面,将其翻转脱下 将用过的手套放入医疗垃圾袋内,按医疗废物处理,洗手	勿使手套外面(污染面)接触到皮肤 弃置手套于黄色医疗垃圾袋内

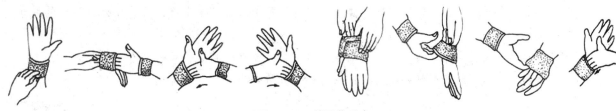

图6-13 戴无菌手套

2. 注意事项

(1)戴手套时,应避免手套外面(无菌面)触及任何非无菌物品。

(2)未戴手套的手不可触及手套的外面,已戴手套的手不可触及未戴手套的手或另一手套的内面(非无菌面)。

(3)戴手套时或无菌操作过程中,如发现手套有破损,应立即更换。

(4)戴手套后双手应保持在腰部以上,视线范围以内,避免污染。

(5)脱手套时,应从手套口往下翻转脱下,不可强拉手指和手套的边缘,以免损坏。如手套上有污迹,应先冲净手套表面污物,再脱下浸泡。

【评价】

(1)滑石粉未散落在手套及无菌区内面。

(2)戴、脱手套时未强行牵拉手套边缘,没有污染。

(3)操作始终在腰部或操作台面以上水平进行。

✖ 练一练

在无菌操作中发现手套破裂要( )。

A. 用胶布将破裂处包好　　　B. 立即更换　　　C. 用乙醇棉球擦拭手套

D. 用无菌纱布将破裂处缠好　　　E. 再加戴一副手套

答案解析

❤护爱生命 ─────────────────────────────

　　医院感染越来越受到重视。临床一线医护人员和患者接触密切，如果不能掌握自我防护措施，会成为重要的传播媒介和传染源，危害自身健康。

　　医护人员该如何预防传染病？

　　（1）就诊时间切记戴口罩，避免患者交谈中的飞液和唾沫进入呼吸道。

　　（2）不要用手抹眼、擦鼻，避免细菌通过黏液传到体内。

　　（3）要养成勤洗手的习惯，以防止病菌继续传播。

　　（4）加强体育锻炼，增强血液循环，提高免疫力。

　　（5）补充营养。注意多补充些鱼、肉、蛋、奶等营养价值较高的食物，增强机体免疫功能；多吃富含维生素C的新鲜蔬菜和水果，可中和体内毒素，提高抗病能力。

　　（6）生活规律。生活不规律易使免疫系统功能减弱，充足睡眠能消除疲劳，调节人体各种机能，增强免疫力。

　　（7）积极地清洁鼻腔和检查鼻腔。务必做好一切所需的保护鼻腔和呼吸道的工作。每天至少清洗鼻腔一次，从而彻底清除附着在鼻毛和鼻黏膜上的细菌、病毒以及有害杂质，防止呼吸道疾病的发生。这点尤为重要。

　　（8）免疫预防。流行季节前可进行相应的预防接种，如流感、肺炎、麻疹、流脑等疫苗。

　　（9）及早就医。当出现呼吸道症状时，应及时检查，防止病情加重及恶化。

───

PPT

第四节　隔离技术

　　隔离是防止医院感染的重要措施之一。隔离技术是按照各种传染病的不同消毒要求和隔离原则而制定的，其目的是控制传染源、切断传播途径和保护易感人群。因此，医务人员应严格执行隔离技术，自觉遵守隔离原则，以防止传染病的传播。

一、隔离的基本知识

（一）隔离的概念

　　隔离是将传染病患者和高度易感人群安置在指定的地方，暂时避免与周围人群接触，以达到控制传染源、切断传播途径、保护易感人群的目的。对传染病患者采取的隔离称为传染源隔离，对易感人群采取的隔离称为保护性隔离。

（二）隔离区域的设置

　　传染病区与普通病区应分开，相邻病区楼房相隔大约30m，侧面防护距离为10m，以防止空气对流传播。传染病区应远离食堂、水源和其他公共场所。2020年新冠肺炎疫情暴发后，各地修建的方舱医院就是将病毒感染者集中收治、限制传播、控制感染范围的最佳方法。病区由隔离室和其他辅助房间构成，并配置必要的卫生、消毒设备。病区设有多个出入口，使工作人员和患者分道进出。隔离病室门外及病床床尾悬挂隔离标志，门口放置消毒液浸湿的脚垫，门外设隔离衣悬挂架（或柜），备消毒手的用物（消毒液、手刷、一次性纸巾），另挂避污纸。

（三）隔离单位的划分

　　（1）以患者为隔离单位　每一个患者有单独的环境与用具，与其他患者及不同病种间进行隔离。

（2）以病种为隔离单位　同种传染病的患者，安排在同一病室，与其他病种的传染病患者隔离。

（3）凡未确诊、发生混合感染、危重患者及具有强烈传染性者，应住单独隔离室。新冠肺炎疫情暴发期间，各科室预留单间，接收未出核酸检测报告的新患者，接诊医生和护士做好自我防护工作，限制新患者和陪护人员在病区内的活动，待核酸检测结果显示正常时，转至普通病房。

（四）清洁区与污染区的划分

1. 清洁区　指未被病原微生物污染的区域，如治疗室、配餐室、库房、更衣室等。

2. 半污染区　指有可能被病原微生物污染的区域，如走廊、检验室、消毒室等。

3. 污染区　指患者直接或间接接触、被病原微生物污染的区域，如病室、厕所、浴室等。

二、隔离原则

（一）一般消毒隔离

（1）病室门前及病床前均应悬挂隔离标志，病室门口应设置浸泡消毒液的脚垫、消毒手设备及避污纸。

（2）工作人员进入隔离室应戴口罩、帽子，穿隔离衣。穿隔离衣后，只能在规定范围内活动，不得进入清洁区，并且不同病种不能共用一件隔离衣。一切操作要严格执行隔离技术，每接触一位患者或污染物品后必须消毒双手。

（3）在为患者做治疗或护理前，应备齐所需物品，并尽量将各种操作集中进行，以免反复穿脱隔离衣。

（4）病室每日进行空气消毒，可用紫外线照射或消毒液喷雾；每日晨间护理后，用消毒液擦拭病床及床旁桌、椅。

（5）患者接触过的物品（如血压计、听诊器）或落地的物品应视为污染物品，消毒后方可给他人使用；患者的衣物、信件、票证等须消毒后才能送出；患者的排泄物、分泌物、呕吐物等必须经消毒处理后方可排放。

（6）向患者、陪伴者及探视者宣传、解释有关知识，使其遵守隔离要求和制度。

（7）待患者的传染性分泌物连续三次培养结果均为阴性或已度过隔离期，医生开具医嘱后，方可解除隔离。

（二）终末消毒处理

终末消毒处理是对出院、转科或死亡的患者及其所住过的病室、用物、医疗器械等进行的消毒处理。

1. 患者的终末处理　出院或转科的患者应先洗澡、更换清洁衣裤，并将个人用物消毒后一并带出。死亡的患者应用消毒液擦拭尸体，并用无菌棉球填塞口、鼻、耳、阴道、肛门等孔道，并更换伤口敷料，然后用一次性尸单包裹尸体。

2. 病室的终末处理　将病室的门、窗封闭，打开床旁桌，摊开棉被，竖起床垫，按规定用消毒液进行熏蒸消毒。熏蒸结束后打开门、窗，用消毒液擦洗家具；被服类放入标明"隔离"字样的污物袋内，消毒后再行清洗；床垫、被芯和枕芯还可用日光暴晒处理。其他用物及医疗器械按规定消毒处理（表6-8）。

表6-8　传染病污染物品消毒法

物品	消毒方法
病室空间	消毒剂熏蒸、喷雾、紫外线照射
病室地面、墙壁、家具	消毒剂喷雾、擦拭
医疗用金属、橡胶、搪瓷、玻璃类	消毒剂浸泡、煮沸消毒、压力蒸汽灭菌
血压计、听诊器、手电筒	环氧乙烷气体熏蒸、消毒剂擦拭
体温计	过氧乙酸或碘伏浸泡
餐具、茶具、药杯	消毒剂浸泡、煮沸、微波消毒
信件、书报、票证	环氧乙烷气体熏蒸
布类、衣服	消毒剂浸泡、煮沸、压力蒸汽灭菌
被褥、枕芯、毛纺织品	熏蒸、日光暴晒
排泄物、分泌物	漂白粉消毒、痰放于蜡纸盒内焚烧
便器、痰盂、痰具	漂白粉、过氧乙酸溶液浸泡
剩余食物	煮沸30分钟后倒弃
垃圾	焚烧

三、隔离种类及措施

根据病原体传播途径的不同常将隔离分为以下几种，并采取相应的隔离措施。

（一）严密隔离

严密隔离适用于经飞沫、分泌物、排泄物直接或间接传播的烈性传染病，如霍乱、鼠疫、严重急性呼吸综合征（SARS）、新型冠状病毒肺炎等。主要的隔离措施如下。

（1）患者应住单间病室，通向走廊的门、窗须关闭。室内用具尽可能简单并耐消毒，室外须挂有醒目的隔离标志。患者不得离开病室，应禁止探视和陪护。

（2）接触此类患者时，必须戴口罩、帽子，穿隔离衣、隔离鞋，戴手套，消毒措施必须严格。

（3）患者的分泌物、排泄物、呕吐物及一切用过的物品均应严格消毒。污染敷料装袋标记后送焚烧处理。

（4）室内空气及地面用消毒液喷洒或紫外线照射消毒，1次/日。

（二）呼吸道隔离

呼吸道隔离适用于经空气中飞沫短距离传播的感染性疾病，如流感、流脑、百日咳等。主要的隔离措施如下。

（1）同种病原菌感染者可同住一室，有条件时尽量使隔离病室远离其他病区。通向走廊的门、窗须关闭。患者离开病室须戴口罩。

（2）接触此类患者时，必须戴口罩，并保持口罩的干燥，必要时穿隔离衣。

（3）患者口鼻及呼吸道分泌物须经消毒处理后方可排放。为患者准备专用痰盂或痰杯，用后须严格消毒处理。

（4）室内空气用紫外线照射或过氧乙酸消毒液喷雾消毒，每日一次。

（三）肠道隔离

肠道隔离适用于由患者的排泄物直接或间接污染食物或水源而引起传播的疾病，如细菌性痢疾、甲型肝炎、伤寒等。主要的隔离措施如下。

（1）最好按病种安排隔离室，如条件受限也可同居一室，但应做好床边隔离，床间距保持1m以上，患者之间禁止交换任何物品。

（2）接触此类患者时，应按病种分别穿隔离衣，接触污染物时戴手套。

（3）患者的食具、便器应各自专用并严格消毒，剩余的食物及排泄物应按规定消毒或焚烧处理后再排放。

（4）病室应有防蝇、灭蟑螂设备，保持无蝇、无蟑螂。

（四）接触隔离

接触隔离适用于经体表或伤口直接或间接接触而感染的疾病，如破伤风、气性坏疽、狂犬病等。主要的隔离措施如下。

（1）患者应住单间病室，禁止接触他人。

（2）接触此类患者时，须戴口罩、帽子、手套，穿隔离衣，工作人员的手或皮肤有破损时应避免接触患者，必要时戴双层手套进行操作。

（3）凡患者接触过的一切物品如被单、衣物、器械等，均应先行灭菌处理后再行清洁、消毒或灭菌。伤口换药的敷料应焚烧处理。

（五）血液－体液隔离

血液－体液隔离适用于通过直接或间接接触具有传染性的血液或体液而传播的感染性疾病，如乙型肝炎、艾滋病、梅毒等。主要的隔离措施如下。

（1）同种病原菌感染者可同住一室，必要时住单间隔离室。

（2）工作人员有可能接触或接触血液、体液时须穿隔离衣、戴手套；进行易致血液、体液飞溅的操作如吸痰、内镜检查等须戴口罩及护目镜；护理患者前、后应严格洗手或手消毒，操作时如手已被血液、体液污染或可能污染时，应立即用消毒液洗手。

（3）被血液、体液污染或高度怀疑被污染的物品，应装入有标记的袋中，送出销毁或消毒处理。患者用过的针头、尖锐物品应放入防水、防刺破并有标记的容器中，集中送焚烧或消毒处理。被血液、体液污染的室内物品表面，应立即用消毒液擦拭或喷雾消毒。

（六）昆虫隔离

昆虫隔离适用于以昆虫为媒介而传播的疾病，如乙型脑炎、疟疾、斑疹伤寒、流行性出血热等。

其隔离措施根据昆虫的类型确定。如乙型脑炎、疟疾由蚊子传播，所以病室应有蚊帐及其他防蚊设施，并定期采取灭蚊措施；斑疹伤寒由虱子传播，故患者入院时应经过灭虱处理后，才能住进同病种病室；流行性出血热由野鼠和螨虫传播，故应做好灭鼠和灭螨工作，并向野外作业者宣传，采取必要的防护措施。

（七）保护性隔离

保护性隔离也称反向隔离，适用于抵抗力低或极易感染的患者，如严重烧伤、早产儿、白血病、脏器移植及免疫缺陷的患者等。主要的隔离措施如下。

（1）在相应病区内设置专用隔离室，让患者住单间病室隔离。

（2）凡进入此病室必须戴帽子、口罩，穿无菌隔离衣（外面为清洁面，内面为污染面）及消毒拖鞋。接触患者前后及护理另一位患者前均应洗手。凡患呼吸道疾病或咽部带菌者，应避免接触患者。探视者也应采取相应的隔离措施，必要时谢绝探视。

（3）未经消毒处理的物品不可带入隔离区。

（4）病室内空气、地面、家具等均应按规定严格消毒。

? 想一想

新型冠状病毒肺炎属于哪种隔离种类呢？我们该如何预防？

答案解析

四、隔离技术

（一）口罩、帽子的使用

【目的】

口罩保护患者和工作人员，避免互相传染，并防止飞沫污染无菌物品等；帽子防止工作人员的头发、头屑散落或头发被污染。

【评估】

帽子的大小、口罩的种类、有效期、患者病情、目前采取的隔离种类。

【计划】

1. 护士准备 着装整洁，清洗双手。

2. 用物准备 帽子、口罩（用6～8层纱布缝制），或一次性使用的帽子、口罩。

3. 环境准备 环境整洁、安全。

【实施】

1. 操作步骤 见表6-9。

表6-9 口罩、帽子的使用

操作程序	操作步骤	要点说明
1. 戴工作帽	洗手后取出清洁、合适的帽子戴上，帽子应遮住全部头发	帽子大小合适，能遮护全部头发 根据用途及佩戴者脸型大小选择不同种类的口罩，口罩要求干燥
2. 取戴口罩	洗手后取出清洁口罩，罩住口鼻 将上方带系于头顶中部，下方带系于颈后，系带松紧合适，口罩的下半部应遮住下颌。普通挂式口罩，将挂带置于两侧耳后即可	无破损、无污渍 如系带是耳套式，分别将系带系于左右耳后 不应一只手按压鼻夹，确保不漏气 每次戴医用防护口罩进入工作区域之前，应进行密合性检查
3. 摘下口罩	洗手后解口罩带子，取下口罩，将污染面向内折叠，放于胸前小口袋或小塑料袋内。一次性口罩取下后弃于污物桶内	不要接触口罩前面（污染面） 纱布口罩，每日更换，清洗消毒；如是一次性口罩，摘下后放入医疗垃圾袋集中处理 布制帽子，每日更换，清洗消毒；如是一次性帽子，摘下后放入医疗垃圾袋集中处理

2. 注意事项

（1）戴口罩后，不可用污染的手接触口罩；口罩潮湿时，立即更换。

（2）口罩用后，立即取下，不可悬挂在胸前，取下时手不可接触污染面。

（3）纱布口罩使用4～8小时应更换；一次性口罩使用不超过4小时；每次接触严密隔离的传染病患者后应立即更换。

【评价】

（1）戴帽子、口罩方法正确。

（2）口罩不戴时未悬挂于胸前。

（3）保持帽子、口罩的清洁、干燥并定时更换。

（二）**手的清洁** 微课

【目的】

清除手部皮肤污垢和大部分暂驻菌，切断手传播感染的途径，防止感染。

【评估】

手污染的程度、患者病情等。

【计划】

1. 护士准备 衣帽整洁，修剪指甲，取下手表。

2. 用物准备 洗手设施（最好是感应式或用肘、脚踏控制开关）、洗手液或肥皂、小毛巾或一次性擦手纸或干手机。

【实施】

1. 操作步骤 见表 6 – 10。

表 6 – 10 手的清洁（洗手法）

操作程序	操作步骤	要点说明
1. 湿润双手	打开水龙头，调节合适水流、水温，充分淋湿双手，关闭水龙头	水龙头最好采用感应式、脚踏式或用肘、膝控制的开关
2. 涂洗手液	将洗手液均匀涂抹于双手及手腕上	如肥皂、皂液或含杀菌成分的洗手液，另备盛放清洁剂的容器，若为重复使用的容器需每周清洁与消毒
3. 揉搓双手	掌心对掌心，手指并拢相互揉搓 掌心对手背，双手交叉沿指缝相互揉搓，交换进行 掌心相对，双手交叉指缝相互揉搓 弯曲手指使关节在另一掌心旋转揉搓，交换进行 一手握另一手大拇指旋转揉搓，交换进行 五个手指尖并拢在另一手掌心，旋转揉搓，交换进行 握住手腕回旋揉搓手腕部，交换进行	揉搓至少 15 秒，注意清洗双手所有皮肤，包括指背、指尖、指缝、拇指和相关节等
4. 冲洗双手	揉搓双手至少 15 秒	
5. 擦干双手	打开水龙头，流水冲净双手 关闭水龙头，用一次性擦手纸或小毛巾擦干双手，或在干手机下烘干双手	

2. 注意事项

（1）洗手时身体勿靠近水池，以免隔离衣污染水池边缘或溅湿工作服。

（2）流水冲洗时，腕部要低于肘部，使污水从前臂流向指尖，并避免水流入衣袖内。

（3）肥皂液应每日更换，手刷及容器应每日消毒。

【评价】

（1）方法正确，冲洗彻底，工作服未溅湿。

（2）刷洗有序、全面，隔离衣未溅湿。

（三）**手的消毒**

【目的】

除去手上的污垢及病原微生物，避免感染和交叉感染，避免污染无菌物品及清洁物品。

【评估】

手污染的程度、患者病情等。

【计划】

1. 护士准备 衣帽整洁，符合隔离原则要求。

2. 用物准备 流动水洗手设备，采用感应式、脚踏式或肘式开关（如无洗手池设备，则另备消毒液和清水各一盆）；10%肥皂液、消毒手刷4把、消毒小毛巾或纸巾、红外线干手机。

3. 环境准备 环境整洁、宽敞、安全，物品放置合理。

【实施】

1. 操作步骤 见表6-11。

表6-11 手的消毒

操作程序	操作步骤	要点说明
1. 卫生洗手	适用于各种操作前、后手的清洁	
▲润湿双手	打开水龙头，润湿双手	水龙头最好采用感应式、脚踏式或用肘、膝控制的开关
▲取洗手液	取适量洗手液或肥皂液于掌心	如肥皂、皂液或含杀菌成分的洗手液，另备盛放清洁剂的容器，若为重复使用的容器需每周清洁与消毒
▲揉搓双手	方法为：双手依次掌心搓掌心；双手手指交叉掌心搓手背，交换进行；双手手指交叉掌心相对沿指缝相互搓擦；两手互握互搓指背；在掌中转动拇指和手腕，交换进行；指尖摩擦手掌，交换进行。每处至少揉搓持续15秒，范围至腕上10cm。注意指尖、指缝、拇指、指关节等处清洗干净	揉搓至少15秒，注意清洗双手所有皮肤，包括指背、指尖、指缝、拇指和指关节等
▲流水冲净	打开水龙头，让流水自腕部流向指尖进行冲洗，洗净后关闭水龙头	
▲擦干双手	用纸巾自上而下擦干双手或用干手机烘干	
2. 刷手法	适用于接触感染源后手的消毒	
▲润湿双手	打开水龙头，润湿双手	刷洗范围应超过被污染的部位流动水可避免污水污染双手
▲刷洗冲净	用手刷蘸洗手液或肥皂液，按前臂、腕部、手背、手掌、手指、指缝、指甲顺序刷洗（范围应超过被污染的部位），每只手刷30秒，用流水冲净，换刷同法刷另一只手按上述顺序再刷洗一遍，共刷2分钟	冲净双手时注意指尖向下自上而下，擦干双手，一人一巾，一用一消毒

2. 注意事项

（1）洗手时身体勿靠近水池，以免隔离衣污染水池边缘或溅湿工作服。

（2）流水冲洗时，腕部要低于肘部，使污水从前臂流向指尖，并避免水流入衣袖内。

（3）肥皂液应每日更换，手刷及容器应每日消毒。

【评价】

（1）方法正确，冲洗彻底，工作服未溅湿。

（2）刷洗有序、全面，隔离衣未溅湿。

（四）穿脱隔离衣

【目的】

保护工作人员和患者，避免交叉感染。

【评估】

患者病情、目前采取的隔离种类。

【计划】

1. 护士准备 着装整洁，取下手表，卷袖过肘，洗手，戴帽子、口罩。

2. 用物准备 隔离衣、挂衣架、消毒手设备、污衣袋。

3. 环境准备 环境整洁、宽敞、安全，物品放置合理。

【实施】

1. 操作步骤 见表6-12。

表6-12 穿脱隔离衣

操作程序	操作步骤	要点说明
1. 穿隔离衣		
▲准备工作	备齐操作用物，避免穿隔离衣后到清洁区取物	根据隔离种类确定是否穿隔离衣，并选择其型号，隔离衣应后开口，能遮住全部衣服和外露的皮肤 明确穿隔离衣的区域划分
▲取表挽袖	取下手表，卷袖过肘，戴好帽子、口罩	
▲持领取衣	手持衣领取下隔离衣（图6-14A），将衣领两端向外折齐，露出袖内口，使清洁面朝向自己（图6-14B）	查对隔离衣是否干燥完好、大小是否合适，有无穿过；确定清洁面和污染面 已使用过的隔离衣的衣领和隔离衣内面视为清洁面
▲穿左右袖	一手持衣领，另一手伸入袖内，举起手臂将衣袖抖上，露出手（图6-14C）；换手持衣领，按上法穿好另一袖（图6-14D）	需要时举起手臂将衣袖抖上，露出双手
▲扣好领扣	两手持衣领，由领子中央向后理顺领边，扣上领扣（图6-14E）	污染的袖口不可触及衣领面部和帽子
▲扣好袖扣	扣好袖扣或系上袖带（图6-14F）	需要时用橡皮圈束紧袖口 此时手已被污染
▲折襟系带	解开腰带活结，将隔离衣一边（约腰下5cm处）渐向前拉，见到边缘后用同侧手捏住衣外面边缘（图6-14G），同法捏住另一侧（图6-14H）；双手在背后将边缘对齐（图6-14I），向一侧折叠并以一手按住，另一手将同侧腰带拉至背后压住折叠处，换手拉另一侧腰带，双手将腰带在背后交叉，再回到前面打一活结（图6-14J）	后侧边缘须对齐，折叠处不能松散，手不可触及隔离衣的内面 如隔离衣后侧下部边缘有衣扣，则扣上 穿好隔离衣后，双臂保持在腰部以上，视线范围内；不得进入清洁区，避免接触清洁物品
2. 脱隔离		
▲松带打结	解开腰带，在前面打一活结（图6-15A）	
▲解扣塞袖	解开袖口，在肘部将部分衣袖塞入工作服衣袖下（图6-15B），勿使衣袖外面塞入袖内	明确脱隔离衣的区域划分 如隔离衣后侧下部边缘有衣扣，则先解开
▲消毒双手	用刷手法或泡手法消毒双手并擦干	不能沾湿隔离衣
▲解开领扣	解开领扣，污染的袖口不可触及衣领、面部和帽子	先解开，勿使衣袖外面塞入袖内
▲脱袖退手	一手伸入另一侧袖口内（图6-15C），拉下衣袖裹住手，再用裹住的手握住另一衣袖的外面将袖拉下（图6-15D），两手在袖内对齐衣袖，并轮换从袖管中退至衣肩，用右手握住两肩缝，先退出左手，再用左手握住衣领，退出右手	污染的袖口不可触及衣领、面部和帽子 衣袖不可污染手及手臂 双手不可触及隔离衣外面
▲持领挂衣	双手握住衣领，将隔离衣两边对齐，挂在衣钩上（图6-15E）	如不再穿，脱下后清洁面向外，卷好投入污衣袋中

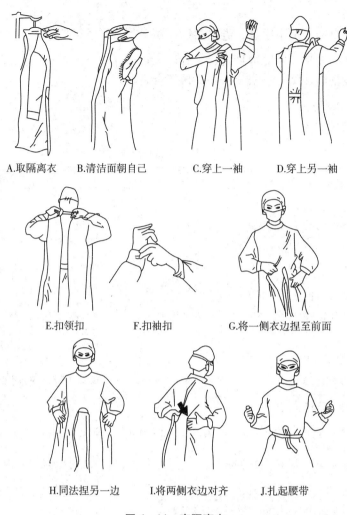

A.取隔离衣　　B.清洁面朝自己　　C.穿上一袖　　D.穿上另一袖

E.扣领扣　　　F.扣袖扣　　　G.将一侧衣边捏至前面

H.同法捏另一边　　I.将两侧衣边对齐　　J.扎起腰带

图 6－14　穿隔离衣

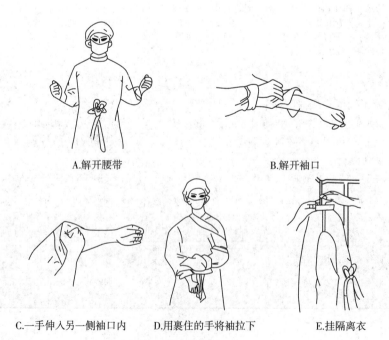

A.解开腰带　　　　　　　　　B.解开袖口

C.一手伸入另一侧袖口内　　D.用裹住的手将袖拉下　　E.挂隔离衣

图 6－15　脱隔离衣

2. 注意事项

（1）隔离衣长短要合适，须全部遮盖工作服；有破损时则不可使用。

（2）隔离衣的衣领及内面为清洁面（如为反向隔离，则内面为污染面），穿脱时要避免污染。

（3）隔离衣挂在半污染区，清洁面向外；挂在污染区，则污染面向外。

（4）穿隔离衣后不得进入清洁区。

（5）隔离衣应每日更换，如有潮湿或内面污染，应立即更换。

【评价】

（1）隔离观念强，环境物品无污染。

（2）刷手方法正确，隔离衣未被溅湿，也未污染水池。

👁 看一看

穿脱防护用品流程

工作人员进入发热门（急）诊、隔离留观室、隔离病区时，应严格区分清洁区、半污染区和污染区，按照正确的程序穿脱防护用品，以保护自身和患者，避免感染和交叉感染。

【穿防护用品流程】

从清洁区进入半污染区前：洗手→戴工作帽→戴防护口罩→穿防护服→换工作鞋、袜。

从半污染区进入污染区前：洗手→戴一次性工作帽→戴一次性外科口罩→戴防护眼镜→穿隔离衣→戴手套→穿一次性鞋套。

【脱防护用品流程】

从污染区进入半污染区前：清洁消毒双手→取下防护眼镜→取下外层口罩→取下一次性工作帽→脱隔离衣→脱一次性鞋套→脱手套。

从半污染区进入清洁区前：清洁消毒双手→脱防护服→取下防护口罩→取下工作帽→消毒双手。

（五）避污纸的使用

避污纸为备用的清洁纸片。其使用目的是保持双手或物品不被污染，以省略消毒手续。如用清洁的手取用污染物品时，垫着避污纸可避免手被污染；用污染的手取用清洁的物品时，垫着避污纸可避免物品被污染。

取避污纸时，应从页面抓取，不可掀页撕取（图6-16），以保持一面为清洁面；避污纸用后应立即丢入污物桶内，集中焚烧处理。

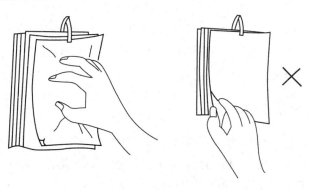

图6-16　取避污纸

第五节　中心消毒供应部

中心消毒供应部（central sterilized supply department，CSSD）是承担医院各科室所有重复使用诊疗护理器械、器具和物品清洗消毒灭菌以及无菌物品供应的部门。医院中心消毒供应部的工作质量直接反映全院无菌物品的质量，关系到医疗安全，是预防与控制医院感染的重要部门。

一、中心消毒供应部的设置及布局

CSSD 最好设在与各临床科室相近的适中位置，以便联系和供应。CSSD 的周围环境应清洁、无污染源，有净化及污水排放设施，室内光线充足、自然通风良好，地面、墙面光滑，避免落尘及便于冲洗。为避免消毒灭菌器材的污染，供应室应分为污染区、清洁区、灭菌区三区，清洁、消毒物品的运行路线只能由污到洁，不能逆行，以确保消毒灭菌物品不被污染。

二、中心消毒供应部的工作内容

CSSD 的主要任务是对全院的医疗器材进行清洁、包装、灭菌、存放和供应，以及各种敷料的加工、物品的保养等。各区的工作内容如下。

（一）污染区

1. 回收室　回收各病区用过的污染物品，并进行分类。

2. 洗涤室　清洗回收各类可重复使用的物品，分初洗间和精洗间。初洗是先用化学消毒剂处理，再用洗涤剂清洗，然后用清水冲净；精洗是用流动的蒸馏水，冲去洗涤过程中附着的有害物。对一次性使用物品消毒后统一处理，严禁重复使用。

（二）清洁区

1. 包装室　将已清洗的物品和备制的敷料进行检查、包装（器械包应参照物品清单卡备齐后包装），包外要标明物品名称、灭菌日期，送灭菌处理。如用包布包装，则包布必须每次更换或清洗。

2. 敷料室　加工各种敷料。

3. 储藏室　储藏各种器械和未加工的原料，如纱布、棉花等。

（三）灭菌区

1. 压力蒸汽灭菌室　由专人负责，根据灭菌物品的不同，选择适宜、有效的灭菌方法，达到最佳灭菌效果，且不损坏灭菌物品的性能。

2. 无菌间　经过灭菌的无菌物品，应存放于无菌间内。无菌间要有较高的洁净度。无菌物品从灭菌器取出后直接放在无菌间的贮物架上，不能有中间环节。无菌物品上要有明显的灭菌指示标识、灭菌日期。发放无菌物品时应遵循"先进先出"的原则，即先灭菌的无菌物品先行发放。

三、中心消毒供应部的相关监测

CSSD 应安排人员专门负责质量监测，根据要求定期对清洁剂、消毒剂、洗涤用水、润滑剂、包括材料等进行质量检查；定期进行监测材料的质量检查；对清洗消毒器、超声清洗器、灭菌器等进行日常清洁和检查；根据灭菌器的类型对灭菌效果分别进行检查。

四、中心消毒供应部的管理

应将 CSSD 纳入医院建设规划，将其工作管理纳入医疗质量管理体系。CSSD 在主管领导或相关职能部门领导下开展工作。

（1）成立质量管理小组，设专职或兼职的质量检测员，职责明确，责任到人。每月至少召开一次质量控制管理小组会议。

（2）建立健全各项质量管理制度，制定各项质量控制标准及具体的质量控制措施和改进方案。

（3）加强质量管理，每天由专人按照质量控制标准开展质量监控，对各环节、各流程工作质量进行定期或不定期专项或全面检查。

（4）定期分析通报和质量检查结果，发现问题及时制定整改措施，以促进质量持续改进。由护理管理部门、医院感染管理部门、人事管理部门、设备及后勤管理等部门协同管理，以保障 CSSD 的工作需要，确保医疗安全。

（5）CSSD 的工作人员应接受与岗位职责相应的岗位培训，根据专业发展，开展继续教育培训，更新知识。

♥ 护爱生命

KN95 口罩、护目镜或防护面罩的使用

KN95 口罩是符合国家标准《呼吸防护用品自吸过滤式防颗粒物呼吸器》的呼吸防护具。KN 代表口罩可用来防护非油性悬浮微粒，95 表示最低过滤效率≥95％。KN95 口罩的最大特点是可以预防由患者体液或血液飞溅引起的飞沫传染。

护目镜能防止患者的血液、体液等具有感染性物质溅入人体眼部；防护面罩能防止患者的血液、体液等具有感染性物质溅到人体面部。下列情况应使用护目镜或防护面罩：①在进行诊疗、护理操作，可能发生患者血液、体液、分泌物等喷溅时；②近距离接触经飞沫传播的传染病患者时；③为呼吸道传染病患者进行气管切开、气管插管等近距离操作，可能发生患者血液、体液分泌物喷溅时，应使用全面型防护面罩。

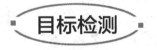
目标检测

答案解析

[A1 型题]

1. 不宜用燃烧法灭菌的物品是（ ）。

    A. 坐浴盆   B. 手术刀

    C. 换药碗   D. 特殊感染伤口的敷料

    E. 避污纸

2. 消毒与灭菌的区别主要在于能否杀灭（ ）。

    A. 病原微生物   B. 非致病微生物

    C. 繁殖体   D. 芽孢

    E. 鞭毛

3. 对铜绿假单胞菌感染伤口换下的敷料，正确的处理方法是（ ）。

    A. 清洗后再消毒   B. 清洗后置日光下暴晒

    C. 灭菌后再清洗   D. 扔入污物桶

    E. 焚烧

4. 煮沸消毒金属器械时，为了增强杀菌作用和去污防锈，可加入（　　）。

    A. 0.9%氯化钠　　　　　　　　　　　　　B. 50%硫酸镁

    C. 0.5%亚硝酸钠　　　　　　　　　　　　D. 1%～2%碳酸氢钠

    E. 0.1%硫酸铜

5. 关于医院感染的描述，错误的是（　　）。

    A. 狭义医院感染的主要对象是住院患者

    B. 患者在出院后发生感染也可能是医院感染

    C. 入院前处于潜伏期而在医院内发病不属于医院感染

    D. 在住院期间发生的感染一定是医院感染

    E. 医院感染的发病可在住院期间也可在出院后

6. 煮沸消毒时，错误的操作是（　　）。

    A. 物品完全浸没在水中　　　　　　　　　B. 大小相同的盆应叠放

    C. 有轴节的器械应打开　　　　　　　　　D. 玻璃类物品应在冷水或温水时放入

    E. 橡胶类物品待水沸后放入

7. 灭菌效果最佳的物理灭菌方法是（　　）。

    A. 燃烧法　　　　　　　　　　　　　　　B. 煮沸消毒法

    C. 高压蒸汽灭菌法　　　　　　　　　　　D. 日光暴晒法

    E. 紫外线照射法

8. 对压力蒸汽灭菌效果的监测，最可靠的方法是（　　）。

    A. 留点温度计法　　　　　　　　　　　　B. 化学指示管法

    C. 化学指示胶带法　　　　　　　　　　　D. 化学指示卡法

    E. 生物监测法

9. 禁用高压蒸汽灭菌的物品是（　　）。

    A. 金属类　　　　B. 化纤织物　　　　C. 搪瓷类　　　　D. 棉织品　　　　E. 橡胶类

[A2 型题]

10. 王先生，诊断为艾滋病，现需要吸痰，你认为护士小郭的做法错误的是（　　）。

    A. 吸痰前洗手、穿好隔离衣

    B. 吸痰前戴好护目镜

    C. 不与其他患者共用中心吸引系统

    D. 吸痰后吸痰管误落在地上，立即进行地面的清洁处理

    E. 用后的吸痰管及纱布装入高危物品袋中焚烧

11. 某伤寒患者，护士用平车护送其拍 X 线片，正确的方法是（　　）。

    A. 协助患者躺在平车上，再盖上一条清洁的大单

    B. 铺清洁大单于平车上，再将患者移至平车上

    C. 将患者床单铺在平车上，再协助患者上平车

    D. 患者更换清洁衣裤后，再躺于平车上

    E. 患者穿好衣服后接受喷雾消毒，再协助其上平车

12. 某乙肝患者，对其看过的书报宜采取的消毒方法是（　　）。

    A. 燃烧法　　　　　　　　　　　　　　　B. 高压蒸汽灭菌法

    C. 喷雾法　　　　　　　　　　　　　　　D. 熏蒸法

E. 擦拭法

13. 某建筑工人，脚被锈钉扎伤，继而发热、抽搐、牙关紧闭，呈苦笑脸，诊断为破伤风。应实行（ ）。

    A. 接触隔离   B. 昆虫隔离   C. 呼吸道隔离   D. 肠道隔离   E. 保护性隔离

[A3 型题]

(14~15 题共用题干)

患者，女，45 岁。诊断为"甲型肝炎"收入院。

14. 消毒患者餐具、便器常用的方法是（ ）。

    A. 日光暴晒   B. 臭氧灭菌灯消毒

    C. 冷灭菌   D. 消毒液浸泡

    E. 消毒液擦拭

15. 入院后应为患者采用（ ）。

    A. 严密隔离   B. 消化道隔离   C. 呼吸道隔离   D. 接触隔离   E. 保护性隔离

（姜　蕾）

书网融合……

      重点回顾   微课   习题

第七章　生命体征的观察与护理

导学情景

情景描述：患者，男，76岁，慢性支气管炎史26年，近10年来渐感呼吸急促、胸闷不适，活动时尤甚。近日因天气变化，咳嗽加剧，咳痰量增多，疲乏无力，咳嗽不畅或稍活动出现明显心悸、胸闷、呼吸困难，来院就诊，以"慢性支气管炎，肺心病"收住院。查体：T 39.2℃，P 126次/分，R 28次/分，BP 140/80mmHg，神志清楚，口唇发绀，双肺闻及干、湿啰音，血气分析示：$PaO_2 <$ 5.60kPa（42mmHg），$PaCO_2 >$ 9.87kPa（74mmHg）。医嘱：给予呼吸内科常规护理，密切关注生命体征，物理降温，氧气吸入2L/min，静脉输入抗生素，定时吸痰。

情景分析：结合患者的临床表现、生命体征及实验室检查等，患者存在呼吸道的感染，密切地监测生命体征变化可以及时了解患者疾病的发展，有效降温和保持呼吸道通畅、改善呼吸功能，能够缓解患者的不适症状，促进患者舒适。

讨论：1. 请问患者存在哪些主要的护理问题？

2. 如何给该患者测量体温、脉搏、呼吸和血压？

3. 针对患者呼吸和体温的异常，应采取哪些护理措施？

学前导语：生命体征的测量是临床常见的护理工作，护理工作者应根据患者的疾病情况及时进行测量，以便及时发现异常，并针对问题实施正确的护理。

生命体征（vital sign）是体温、脉搏、呼吸、血压的总称。它是机体内在活动的客观反应，是评价机体状况的可靠指标。正常状态下生命体征维持在一定范围，且相对稳定，变化很小。病理情况下，其变化极其敏感。

在临床工作中，医护人员通过观察患者生命体征，及时收集有关资料，可以了解疾病的发生、发展与转归，为预防、诊断、治疗、护理提供依据。因此，生命体征的观察及护理是临床重要的护理工作，也是护理人员应掌握的基本护理技能。

PPT

第一节　体温的观察与护理

体温（body temperature，T）也称体核温度，是指身体胸腔、腹腔和中枢神经的温度，其特点是相对稳定且较皮肤温度高。皮肤温度也称体表温度，低于体核温度，可受环境温度和衣着情况的影响。

一、体温的产生及生理调节

1. 体温的产生　体温是物质代谢的产物，是人体新陈代谢和骨骼肌运动过程中不断产生热能的结果。保持相对恒定的体温，是保证机体新陈代谢和正常生命活动的重要条件。

2. 体温的生理调节　正常人的体温是相对恒定的，它通过大脑与下丘脑体温调节中枢的调节和神经体液的作用，使产热和散热保持动态平衡。

3. 散热方式

（1）辐射　是指热量由一个物体表面通过电磁波的形式传至另一个与它不接触物体表面的一种散热方式。在安静状态下及低温环境中，辐射是主要的散热方式。临床工作中，为中暑患者降温时，适当降低病室温度，利用的就是辐射原理。

（2）传导　是指机体的热量直接传给同它接触的温度较低物体的一种散热方式。如给高热患者使用冰袋、冰帽降温，利用的就是传导散热原理。

（3）对流　是指通过气体或液体的流动来交换热量的一种散热方式。酷暑天开窗通风利用的就是对流原理。

（4）蒸发　是指由液态变为气态，同时带走大量热量的一种散热方式。在环境温度等于或高于皮肤温度时，蒸发是主要的散热方式。如为高热患者进行酒精擦浴就是利用乙醇的蒸发带走热量，起到降低体温的作用。

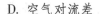

练一练

下面影响人体蒸发散热最主要的因素是（　　）。

A. 环境湿度过大　　　　B. 环境温度高　　　　C. 汗腺发育障碍
D. 空气对流差　　　　　E. 体温调节中枢功能紊乱

答案解析

二、正常体温及生理变化

（一）正常体温

正常体温不是一个具体的温度值，而是一定的温度范围。测量部位不同，体温的正常范围也会有所差异。由于体核温度不宜测量，临床常以测量口腔、腋窝、直肠等处的温度来代表体温。其中，直肠温度最接近于人体深部温度，受外界环境影响小，但实际工作中，因测量口腔、腋下温度更为方便而常用。成人正常体温的范围见表7-1。体温单位以摄氏温度（℃）和华氏温度（℉）表示，其换算公式为：℃＝（℉－32）×5/9，℉＝℃×9/5＋32。

表7-1　成人正常体温的范围

部位	正常范围	平均值
腋温	36.0~37.0℃	36.5℃
口温	36.3~37.2℃	37.0℃
肛温	36.5~37.7℃	37.5℃

（二）生理变化

体温并不是固定不变的，可受年龄、时间、性别和情绪等因素的影响，在一定范围内波动，但波动幅度一般不超过 0.5 ~ 1.0℃。

1. 年龄 由于基础代谢水平不同，不同年龄的人群，体温也不同。新生儿尤其是早产儿，由于体温调节中枢发育不完善，调节功能差，其体温易受外界环境的影响而变动；儿童由于新陈代谢旺盛，体温略高于成年人；老年人由于代谢率降低，体温略低于成年人。

2. 昼夜 正常人体温在 24 小时内呈节律性波动，清晨 2 ~ 6 时最低，午后 1 ~ 6 时最高，这与人体活动、代谢、血液循环等周期性变化有关。

3. 性别 同年龄段、同体形的女性平均体温略高于男性。女性的基础体温随月经周期出现规律性的变化，即在排卵后至经前期和妊娠早期体温可轻度升高，而排卵期较低，这与女性体内孕激素水平周期性变化有关。

4. 活动 人体活动时体温升高，这与肌肉剧烈活动（劳动或运动），骨骼肌紧张并强烈收缩，代谢增强，产热增加有关。因此临床测量体温应在患者安静状态下测量。

5. 药物 麻醉药物可抑制体温调节中枢并能扩张血管、增加散热、降低机体对寒冷环境的适应能力，故对术中、术后患者应注意保暖。

6. 其他 环境温度、情绪、进食、睡眠等都会对体温有暂时性的影响，在测量体温时应加以考虑。

三、异常体温的观察及护理

（一）体温过高

1. 定义 体温过高又称发热，是指致热原作用于体温调节中枢或体温调节中枢功能障碍等原因使机体产热增加而散热减少，导致体温升高超过正常范围。根据发热的原因，可以分为感染性发热和非感染性发热，临床以感染性发热多见。

? 想一想

体温过高常见于哪些疾病的患者？

答案解析

2. 发热程度划分（以口腔温度为标准）

（1）低热　37.3 ~ 38.0℃。

（2）中等热　38.1 ~ 39.0℃。

（3）高热　39.1 ~ 41.0℃。

（4）超高热　41.0℃以上。

3. 发热过程及临床表现 一般将发热过程分为三个阶段（表 7 - 2）。

表 7 - 2　发热过程及表现

发热过程	特点	临床表现
体温上升期	产热大于散热	畏寒、无汗、皮肤苍白、疲乏不适，有时伴有寒战。体温上升的方式有骤升和渐升。体温突然升高，在数小时内升至高峰，称为骤升，见于肺炎球菌性肺炎患者；体温逐渐升高，数日内达高峰，一般不伴有寒战，称为渐升，见于伤寒患者

续表

发热过程	特点	临床表现
高热持续期	产热和散热在较高水平上趋于平衡，体温维持在较高状态	颜面潮红，皮肤灼热，口唇干燥，呼吸深快，脉搏加快，尿量减少，头痛、头晕，食欲不振、全身不适、软弱无力，严重者可出现谵妄、昏迷
退热期	散热大于产热，散热增加而产热趋于正常。体温恢复至正常水平	大量出汗、皮肤潮湿且温度下降。退热方式有骤退和渐退。骤退是指体温在数小时内降至正常，多见于大叶性肺炎、疟疾等患者；渐退是指体温在数天内降至正常，多见于伤寒、风湿热等患者。体温下降时，由于大量出汗，体液丢失过多，易出现血压下降、脉搏细速、四肢厥冷等虚脱或休克现象，尤其是年老体弱及心血管疾病的患者

此外，发热还常有一些伴随症状，如淋巴结、肝、脾肿大，关节肿痛，单纯疱疹，皮疹等。

4. 热型　将体温绘制在体温单上，各点相互连接，构成体温曲线，体温曲线的形态称为热型。

某些疾病的热型具有独特性，对协助诊断疾病和了解疾病转归有重要意义。但是，目前由于广泛使用抗生素或退热药使用不适当等原因，热型已变得不典型。

常见的热型有稽留热、弛张热、间歇热、不规则热（图 7-1）。

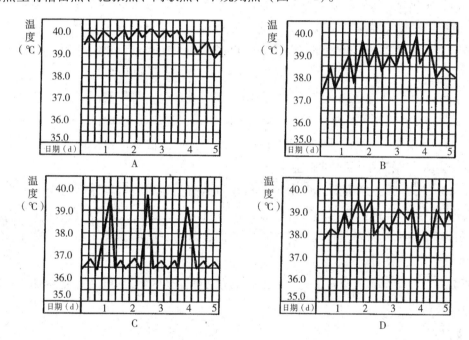

图 7-1　常见热型

A. 稽留热；B. 弛张热；C. 间歇热；D. 不规则热

（1）稽留热　体温在 39.0~40.0℃，持续数日或数周，24 小时内波动范围不超过 1.0℃（图 7-1A）。常见于肺炎球菌性肺炎、伤寒等患者。

（2）弛张热　体温在 39.0℃ 以上，24 小时内波动范围超过 1.0℃（图 7-1B）。常见于败血症、化脓性疾病、风湿热等患者。

（3）间歇热　体温骤然升高至 39.0℃ 以上，持续数小时或更长时间，随后下降至正常或正常以下，经过一个间歇期，体温再次升高，即高热期和无热期有规律地交替出现（图 7-1C）。常见于疟疾、急性肾小球肾炎等患者。

（4）不规则热　发热无一定规律，持续时间不定（图 7-1D），波动范围不定。常见于流行性感冒、癌性发热等患者。

5. 发热患者的护理

（1）观察病情　测量体温，一般每日测 4 次，高热患者应每 4 小时测量 1 次，待体温恢复正常 3 天后，改为每日 2 次，同时注意观察发热的临床过程、热型、伴随症状及治疗效果等，如患者的面色、呼吸、脉搏及血压的变化、出汗情况等。小儿高热时易出现惊厥，应加强观察，如有异常及时报告医生。

（2）降低体温　可根据病情采用物理降温或药物降温方法。物理降温有局部和全身冷疗两种方法。体温高于 39.0℃，可局部用冷，如在患者头部、腘窝、腹股沟放置冰袋、冷毛巾，通过传导方式散热；体温高于 39.5℃，可全身用冷，如为患者进行温水或酒精擦浴（详见第十二章"冷疗护理"部分）。药物降温是指应用退热药，通过体温调节中枢，减少产热、增加散热，从而达到降温的目的。密切观察患者降温情况，尤其是年老体弱的患者，防止退热时大量出汗引起虚脱或休克。采取降温措施 30 分钟后应测量体温，并做好记录和交班。

（3）补充营养和水分　高热时，分解代谢增强，能量消耗增多，而迷走神经兴奋性降低，胃肠蠕动减弱，消化液分泌减少，影响消化和吸收。因此，应给予患者高热量、高蛋白、高维生素、易消化的流质或半流饮食，鼓励患者少量多餐。高热时因呼吸加快、皮肤蒸发水分增多，使水分大量丧失，应鼓励患者多饮水，每日 2500~3000ml，以补充高热消耗的大量水分，并促进代谢产物排出，帮助热量散失。

（4）促进舒适、预防并发症　高热患者由于消耗多、进食少，体质较虚弱，故应卧床休息。发热时由于唾液分泌减少，口腔黏膜干燥，机体抵抗力下降，易引起口腔炎和黏膜溃疡，应做好口腔护理，预防口腔内感染。患者退热大量出汗时，应及时擦干汗液，更换被服，保持皮肤清洁，防止着凉。长期高热卧床者，应防止压疮和肺炎等并发症。

（5）加强心理护理　经常询问患者，关心了解患者的感受，耐心解释体温的变化，给予患者心理上的安慰与支持，缓解其紧张和焦虑的情绪。

（6）安全护理　当高热患者出现躁动不安、谵妄时，应防止坠床、舌咬伤，必要时加床挡或使用约束带。

（7）健康教育　教会患者及家属正确测量体温的方法和简易的物理降温方法，并告知休息、营养、饮水、清洁的重要性。

（二）体温过低

1. 定义　体温过低是指由于各种原因引起机体产热减少、散热过多或体温调节中枢功能障碍，导致体温低于正常范围。当体温低于 35℃ 称为体温不升，常见于早产儿、全身衰竭的危重患者。长时间暴露在低温环境中，使机体散热过多、过快；严重营养不良、极度衰竭，机体产热减少；中枢神经系统功能不良，如颅脑外伤、脊髓受损、药物中毒等原因可导致体温过低。

2. 体温过低程度划分（以口腔温度为标准）

（1）轻度　32.0~35.0℃。

（2）中度　30.0~32.0℃。

（3）重度　<30.0℃，可出现瞳孔散大，对光反射消失。

（4）致死温度　23.0~25.0℃。

3. 临床表现　患者可出现皮肤苍白、四肢冰冷、轻度颤抖、心跳和呼吸频率减慢、血压下降、嗜睡、意识紊乱，甚至昏迷等症状。

4. 护理

（1）观察病情 密切观察患者的生命体征和病情变化，随时做好抢救准备。每小时测体温 1 次，直至体温恢复正常并稳定。

（2）去除病因，加强保暖 积极进行病因治疗。调节室温至 22.0 ~ 24.0℃。局部保暖，如加盖被、电热毯，置热水袋，给予热饮料等，早产儿使用恒温箱保暖，以提高机体温度。

（3）心理护理 加强巡视，及时发现患者的情绪变化，给予心理安慰和支持。

（4）健康教育 给患者及家属介绍引起体温过低的因素及如何预防体温过低的发生。

四、体温的测量

（一）体温计的种类和构造

1. 水银体温计 又称玻璃汞柱式体温计，在医疗领域和普通家庭被广泛使用。

（1）构造 水银体温计是由真空毛细管和外有刻度的玻璃管构成。玻璃管末端的球部装有水银，毛细管的下端和球部之间有一凹槽部分，使水银遇热膨胀后不能自动回缩，从而保证体温测试值的准确性。

（2）种类 根据测量部位分为口表、腋表、肛表三种（图 7 - 2）。

口表和肛表的玻璃管呈三菱形，腋表的玻璃管呈扁平状。口表的水银端呈圆柱形较细长，腋表水银端长而扁，有助于测温时扩大接触面；肛表的水银端粗短、圆钝，可防止插入肛门时折断或损伤黏膜。

摄氏体温计的刻度为 35.0 ~ 42.0℃，每 1℃之间 10 小格，每小格为 0.1℃。在 0.5℃和 1.0℃的刻度处用较粗长的线标记，在 37.0℃刻度处则以红色表示，以示醒目。华氏体温计的刻度为 94.0 ~ 108.0 ℉，每 2 ℉之间 10 格，每小格为 0.2 ℉。临床常用摄氏体温计。

2. 电子体温计 采用电子感温探头测量体温，测得的温度直接由数字显示（图 7 - 3），读数方便，测量时间短，测量精度高，能记忆并有蜂鸣提示的优点，尤其是电子体温计不含水银，对人体及周围环境无害。但其测量稳定性相对于水银体温计稍差。

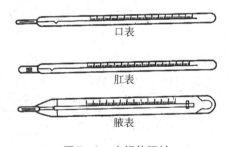

图 7 - 2 水银体温计

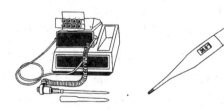

图 7 - 3 电子体温计

3. 红外线测温仪 常用的有额温枪、耳温仪、门式热成像测温仪。其测量原理是将物体发射的红外线具有的辐射能转变成电信号，红外线辐射能的大小与物体本身的温度相对应，根据转变成电信号大小，确定物体的温度。目前在医院、社区、车站、机场等公共场所被广泛应用，其优点是无接触式测温，安全、减少传染，且测量时间短、读数方便。额温枪、耳温仪简单、轻巧、单手可操作；门式热成像测温仪可设置超温报警，通过拍照、录像对人员信息进行记录，并将数据储存在电脑中，可实时查询。

4. 可弃式化学体温计 是一含有对热敏感的化学指示点薄片（图7-4），测温时点状薄片随机体的温度而变色，颜色由白色变为绿色或蓝色，最后变色点的位置即为所测体温值。这种体温计为一次性用物，适用于测量口腔温度，使用时放在口腔内测量1分钟，用后弃去，无交叉感染及污染的危险。

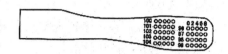

图7-4 可弃式化学体温计

（二）体温计的消毒与检测

1. 体温计的消毒

（1）水银体温计消毒 采用浸泡消毒法，常用消毒溶液有70%乙醇、1%过氧乙酸、1%度米芬等。将使用后的体温计用纱布擦净，放于盛有消毒液的容器中浸泡5分钟，冷水冲洗，用离心机将体温计的水银柱甩至35.0℃以下，再放入另一消毒容器中浸泡30分钟，取出后用冷水冲洗、纱布擦干后放入清洁容器中备用。口表、腋表、肛表应分别消毒、清洗与存放。消毒液应每日更换，容器、离心机每周消毒1次。

（2）电子体温计消毒 电子感温探头部分，根据使用说明书选择消毒方法。

2. 水银体温计的检查 在使用新体温计前或定期消毒体温计后，应对体温计进行检查，保证其准确性。方法：将全部体温计的水银柱甩至35.0℃以下，于同一时间放入已测好的40.0℃的水中，3分钟后取出检视，凡误差在0.2℃以上、玻璃管有裂缝、水银柱自动下降者，则不能使用。

（三）测量体温的方法

【目的】

（1）判断体温有无异常。

（2）观察体温变化，了解疾病发生、发展及转归。

（3）协助诊断，为预防、治疗和护理提供依据。

【评估】

（1）患者的年龄、病情、意识、治疗等情况。

（2）在30分钟内患者有无影响体温测量准确性的因素。

（3）患者的心理状态、合作程度。

【计划】

1. 护士准备 着装规范，洗手，戴口罩；掌握测量体温的方法和沟通交流技巧。

2. 用物准备 治疗盘内备一个清洁干燥的容器（盛放已消毒的体温计），另备一个容器（盛放测温后的体温计）、浸有消毒液的纱布若干块、带秒针的钟表、记录本、笔。若测肛温，另备润滑油、棉签、卫生纸。

3. 患者准备 体位舒适，情绪稳定，测量前无剧烈运动、紧张、恐惧、哭闹等，如有上述情况，则应休息20~30分钟后再测量。

4. 环境准备 安静整洁、光线充足，必要时用床帘遮挡患者。

【实施】

1. 操作步骤 见表7-3。

表7-3 体温的测量方法

操作程序	操作步骤	要点说明
1. 核对解释	备齐用物携至床旁，核对患者的床号、姓名，做好解释	确认患者，取得合作，注意礼貌称呼患者并主动询问患者需求
2. 测量体温		根据患者病情选择合适的测量方法
▲测量口温	将口表水银端斜放于舌下热窝处（图7-5A）	舌下热窝是口腔中温度最高的部位，在舌系带两侧，左右各一，由舌动脉供血
	嘱患者紧闭口唇，用鼻呼吸，勿咬体温计	避免体温计被咬碎，造成损伤
	测量时间3分钟	
▲测量腋温	患者取坐位或卧位	用于婴儿或其他无法测量口温者
	擦干腋窝处汗液，将体温计水银端放在腋窝处（图7-5B），使体温计紧贴皮肤，嘱咐患者屈臂过胸，夹紧体温计	腋下有汗，影响所测体温的准确性。不能合作者，应协助完成
	测量时间10分钟	
▲测量肛温	患者侧卧、俯卧、屈膝仰卧位，暴露肛门部位。婴幼儿可取仰卧位，护士一手握住患儿双踝，提起双腿；另一手将已润滑的肛表插入肛门并用手将双臀轻轻捏拢，固定	用于婴幼儿、昏迷、精神异常者
	润滑肛表水银端，将肛表轻轻插入肛门3~4cm	便于插入，避免擦伤或损伤肛门及直肠黏膜；注意询问患者感受及有无不适
	测量时间3分钟	
3. 取表擦拭	取出体温计，用消毒纱布擦拭	如测量肛温，用卫生纸擦净患者肛门处
4. 读数记录	读数，将结果告知患者，并做好记录	评估体温是否正常，若与病情不符应重新测量，有异常及时处理
5. 整理归位	协助患者穿衣、裤，取舒适体位	
6. 消毒洗手	消毒体温计、洗手	防止交叉感染
7. 绘制曲线	将体温绘制于体温单上	

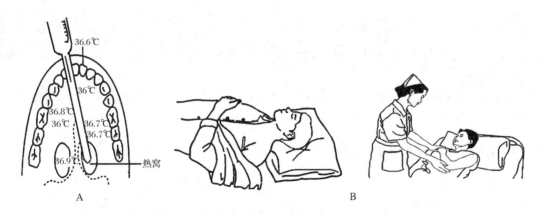

图7-5 体温测量法

A. 测量口温；B. 测量腋温

2. 注意事项

（1）根据患者情况选择合适的测温方法。婴幼儿、精神异常、昏迷、口腔疾病、口鼻手术、呼吸困难的患者不宜测量口温；腋下有创伤、手术、炎症、腋下出汗多、消瘦夹不紧体温计者不宜测量腋温；直肠和肛门手术、腹泻、心肌梗死的患者不宜测量肛温。

（2）避免影响体温测量的各种因素。若测量前患者有进食、饮水或面颊部冷热敷、吸烟、坐浴或灌肠、腋窝局部冷热敷等情况时，应间隔30分钟后再测量相应部位的体温。

（3）如患者不慎咬碎体温计，首先应清除玻璃碎片，防止损伤口腔黏膜，然后口服蛋清液或牛奶以延缓汞的吸收，病情允许者可口服粗纤维食物促进汞的排泄。

（4）发现体温与病情不相符时，应在床旁监测，重新测量，必要时做肛温和口温对照复查。

（5）为婴幼儿、危重患者、躁动者测量体温时，应有专人守护，以防发生意外。

（6）手甩体温计时用腕部力量，不能触及他物，以防撞碎；切忌把体温计放在热水中清洗，以防爆裂。用离心机甩体温计时，应先消毒后，再放入离心机内。

（7）集中测量多个患者体温时，在测量前后应清点和检查体温计的数量及有无损坏，以免体温计遗留在患者床上或衣服内造成意外伤害。

【评价】

（1）患者安全，无不适和损伤，理解测量体温的目的，愿意配合。

（2）测量结果准确。

（3）护士能与患者及家属进行有效沟通。

👁 **看一看**

近年来，国内很多学者对体温测量的部位进行了研究，发现一些新的测量部位及方法。

1. 颈部测量法　颈部活动度较大，且血管丰富，体温计水银端和颈动脉处的皮肤能紧密接触并形成密闭的"热袋"，使机体的温度通过血液循环传导至体温计，持续测量 5 分钟可接近核心温度。用该方法替代腋下和直肠测温法，可减少患者的暴露，方便测量，并可避免患者寒冷季节受凉。

2. 背部肩胛区测量法　背部肩胛区血管由腋动脉的主要分支组成，血运丰富，患者长期卧床背部皮肤与床褥紧贴可形成一相对密闭的环境。因此，测量此处体温能反映机体真实的体温情况。适用于气管插管同时四肢约束的患者、昏迷或不宜测量口温、腋温者。

3. 腹股沟测温法　将体温表放置在腹股沟中点处，紧贴皮肤，双腿并拢或稍弯曲，测量 10 分钟。该方法适用于婴幼儿，也可用于配合性差、痴呆、过于消瘦或其他不能进行腋温测量的患者。

PPT

第二节　脉搏的观察与护理

在每个心动周期中，随着心脏节律性的收缩和舒张，动脉内的压力发生周期性的波动，导致动脉管壁产生有节律的起伏搏动，形成动脉脉搏，简称脉搏（pulse，P）。

一、正常脉搏及其生理变化

（一）脉率

脉率是指每分钟脉搏搏动的次数（频率）。正常成人在安静状态下的脉率为 60～100 次/分，与心率是一致的。脉率可随年龄、性别、活动、情绪等多种因素的影响。一般新生儿、婴幼儿的脉率较快，随年龄的增长而逐渐减慢，到老年时轻度增加。同龄女性比男性稍快。矮胖者比瘦高者脉率快。运动、兴奋、恐惧、愤怒、焦虑使脉率增快；休息、睡眠则使脉率减慢。进食、饮浓茶及咖啡、应用兴奋剂等可使脉率增快；禁食、应用镇静剂及洋地黄类药物等可使脉率减慢。

（二）脉律

脉律是指脉搏的节律性，反映左心室的收缩情况。正常脉搏的节律均匀规则、间隔时间相等。但正常小儿、青年和部分成年人可出现吸气时脉搏增快、呼气时脉搏减慢，称为窦性心律不齐，一般无临床意义。

（三）脉搏的强弱

脉搏的强弱是指触诊时血液流经血管所产生的力量强度的主观感觉。脉搏的强弱取决于周围血管的阻力、心搏量和脉压，也与动脉壁的弹性有关。正常情况下脉搏强弱一致。

（四）动脉壁的情况

动脉壁的情况是指触诊时感觉到的动脉壁的性质。正常动脉管壁光滑、柔软且有一定的弹性。

二、异常脉搏的观察与护理

（一）常见的异常脉搏

1. 脉率异常

（1）速脉　成人安静状态下脉率超过 100 次/分，称为速脉或心动过速。常见于发热、甲状腺功能亢进、休克、血容量不足等患者。发热时体温每升高 1℃，成人脉率增加约 10 次/分，儿童增加约 15 次/分。

（2）缓脉　成人安静状态下脉率低于 60 次/分，称为缓脉或心动过缓。常见于颅内压增高、房室传导阻滞、甲状腺功能减退等患者。

2. 节律异常

（1）间歇脉　在一系列正常规则均匀的脉搏中，出现一次提前而较弱的脉搏，其后有一较正常延长的间歇（代偿间歇），称为间歇脉，亦称为过早搏动或期前收缩。如每隔一个正常搏动后出现一次期前收缩，称为二联律；每隔两个正常搏动后出现一次期前收缩，则称为三联律。发生机制是由于心脏窦房结以外的异位起搏点过早地发出冲动而引起心脏搏动提早出现。常见于各种器质性心脏病或洋地黄中毒的患者。正常人在过度疲劳、精神兴奋、体位改变时也会偶尔出现间歇脉。

（2）脉搏短绌　又称绌脉，是指单位时间内脉率少于心率。表现为触诊时脉搏细速，极不规则；听诊时心律完全不规则，心率快慢不一，心音强弱不等。发生机制是由于心肌收缩力强弱不等，有些心输出量少的搏动只产生心音，而不能引起周围血管的搏动，而致脉率低于心率。常见于心房纤颤的患者。

3. 强弱异常

（1）洪脉　当心输出量增加，周围动脉阻力较小，动脉充盈度和脉压较大时，脉搏强大有力，称洪脉。常见于高热、甲状腺功能亢进、主动脉瓣关闭不全等患者。

（2）细脉　又称丝脉，当心输出量减少，周围动脉阻力较大，动脉充盈度降低时，脉搏细弱无力，触之如细丝。常见于大出血、休克、心功能不全、主动脉瓣狭窄等患者。

（3）交替脉　脉搏节律正常，而强弱交替出现。主要由于心室收缩强弱交替出现所致。是心肌受损的一种表现，为左心室衰竭的重要体征。常见于高血压性心脏病、冠心病等患者。

（4）水冲脉　脉搏骤起骤落，犹如潮水涨落，急促而有力。主要由于收缩压偏高，舒张压偏低使脉压增大所致。触诊时，将患者手臂抬高过头，紧握其手腕掌面，可明显感到急促有力的冲击。常见于主动脉瓣关闭不全、甲状腺功能亢进、先天性动脉导管未闭等患者。

（5）奇脉　又称吸停脉，是指平静吸气时脉搏明显减弱或消失。其发生主要是在吸气时病理原因使心脏受束缚，引起左心室搏出量减少。常见于心包积液、缩窄性心包炎等患者，是心包填塞的重要体征之一。

4. 动脉壁异常　正常脉搏用手指按压时，远端动脉管不能触及，若仍能触及，则提示动脉硬化。早期动脉硬化时可触及动脉管壁的弹性消失，呈条索状；晚期时动脉迂曲呈结节状。其机理是动脉壁的弹力纤维减少，胶原纤维增加，使血管壁变硬。常见于动脉硬化的患者。

（二）脉搏异常患者的护理

1. 病情观察 观察患者脉搏的频率、节律、强弱、动脉壁情况及其他相关症状。

2. 休息与活动 嘱患者增加卧床休息时间，减少心肌的耗氧量。

3. 给氧 根据病情需要给予氧气吸入。

4. 用药护理 遵医嘱给药，观察药物疗效及不良反应，做好用药指导。

5. 心理护理 做好心理护理，消除顾虑。

6. 做好急救准备 协助进行各项检查，根据病情备好急救物品及药物。

7. 健康教育 指导患者保持情绪稳定、戒烟限酒、饮食清淡易消化。向患者及家属讲解监测异常脉搏的相关知识及简单的急救技巧。

三、脉搏的测量

（一）测量脉搏的部位

凡身体浅表且靠近骨骼的动脉均可用于测量脉搏。临床最常选择的诊脉部位是桡动脉，其次是颞动脉、颈动脉、肱动脉、腘动脉、足背动脉、胫后动脉和股动脉等（图7-6）。

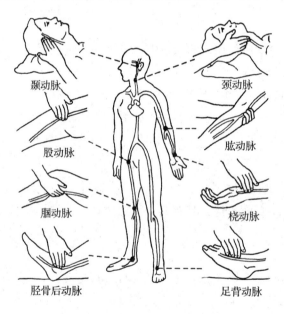

图7-6 测量脉搏的常用部位

（二）测量脉搏的方法

【目的】

（1）判断脉搏有无异常。

（2）监测脉搏变化，为诊断、预防、治疗和护理提供依据。

【评估】

（1）患者年龄、病情、治疗等情况，有无偏瘫及功能障碍。

（2）测量前30分钟内，患者有无剧烈运动、紧张、恐惧、哭闹等影响脉搏测量的因素。

（3）患者的心理状况、合作程度。

【计划】

1. 护士准备　着装规范，洗手，戴口罩；掌握测量脉搏的方法和沟通交流技巧。

2. 用物准备　带秒针的表、记录本、笔，必要时备听诊器。

3. 患者准备　体位舒适，情绪稳定；了解测量脉搏的目的、方法、注意事项及配合要点。测量前30 分钟内无进食、哭闹、剧烈运动等。

4. 环境准备　安静整洁、光线充足、安全。

【实施】

1. 操作步骤　见表 7-4。

表 7-4　脉搏的测量方法

操作程序	操作步骤	要点说明
1. 核对解释	备齐用物携至床旁，核对患者的床号、姓名，做好解释	确认患者，取得合作，注意礼貌称呼患者并主动询问患者需求
2. 选择部位	协助患者取卧位或坐位，手腕伸展，手臂放置舒适	确保患者舒适
3. 测量脉搏（以桡动脉为例）	护士以示指、中指、无名指的指腹按压在桡动脉处；脉搏细弱难以触诊时，应测心尖搏动 1 分钟；患者脉搏短绌时，应由 2 名护士同时测量，一人听心率，另一人测脉率，听心率者发出"起"和"停"口令，计时 1 分钟（图 7-7） 计数：正常脉搏测 30 秒，将所测数字乘以 2；异常脉搏应测 1 分钟	力量适中，以清楚触及脉搏为度 测量时注意脉律、脉搏强弱、动脉管壁弹性等情况 听心律时将听诊器放于心尖部
4. 安置患者	协助患者取舒适体位，整理床单位	
5. 准确记录	洗手 将测得的值记录在记录本上，并将结果告知患者	绌脉记录方式为：心率/脉率
6. 绘制曲线	将测得的脉搏绘制在体温单上	

2. 注意事项

（1）测脉搏前如患者有剧烈运动、紧张、恐惧、哭闹等情况，应安静休息 30 分钟后再测。

（2）为偏瘫患者测脉搏时，应选择健侧肢体。

（3）不可用拇指诊脉，因拇指动脉搏动较强，易与患者的脉搏相混淆。

（4）测脉率时，应同时注意脉搏节律、强弱等情况。

【评价】

（1）测量结果准确。操作过程中患者安全、舒适。

（2）患者理解测量脉搏的目的及测量过程中的注意事项，愿意配合。

（3）患者了解脉率的正常值。

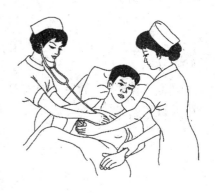

图 7-7　脉搏短绌测量法

第三节　呼吸的观察与护理

PPT

机体在新陈代谢过程中，需要不断地从外界摄取氧气，并排出体内的二氧化碳，这种机体与环境之间进行的气体交换，称为呼吸（respiration，R）。

一、正常呼吸及其生理变化

（一）正常呼吸

在安静状态下，正常成人呼吸频率为 16~20 次/分，呼吸节律规则，均匀无声且不费力。呼吸与脉搏的比例为 1：4~1：5，一般情况下，男性及儿童以腹式呼吸为主，女性以胸式呼吸为主。

（二）生理变化

1. 年龄　年龄越小，呼吸频率越快。如新生儿的呼吸可达 44 次/分，老年人则较成人稍慢。

2. 性别　同龄女性比男性呼吸频率稍快。

3. 活动　剧烈运动时呼吸加深、加快；休息和睡眠时呼吸减慢。

4. 情绪　强烈的情绪变化，如恐惧、愤怒、紧张、悲伤、害怕等刺激呼吸中枢，引起呼吸加快或屏气。

5. 其他　如海拔增加或环境温度升高，均会使呼吸加深、加快。剧烈疼痛也会引起呼吸改变。另外，呼吸的频率和深浅度还可受意识控制而发生改变。

二、异常呼吸的观察与护理 🄴 微课

（一）异常呼吸的观察

1. 频率异常

（1）呼吸增快　成人安静状态下呼吸频率大于 24 次/分，称为呼吸增快，也称气促。常见于高热、缺氧、甲状腺功能亢进、疼痛等患者。发热时，体温每升高 1℃，呼吸频率增加 3~4 次/分。

（2）呼吸减缓　成人安静状态下呼吸频率小于 12 次/分，称为呼吸减缓。常见于呼吸中枢受抑制的患者，如颅内压增高、巴比妥类药物中毒等。

2. 节律异常

（1）潮式呼吸　又称陈-施呼吸，表现为呼吸由浅慢逐渐变为深快，然后再由深快转为浅慢，再经一段时间的呼吸暂停（5~20秒），又重复出现以上的呼吸，如此周而复始，犹如潮水起伏，故称潮式呼吸（图7-8）。产生机制是呼吸中枢的兴奋性降低，只有当缺氧严重，二氧化碳积聚到一定程度，才能刺激呼吸中枢，使呼吸恢复或加强，当积聚的二氧化碳呼出后，呼吸中枢又失去了有效的刺激，呼吸又再次减弱继而暂停，从而形成了周期性的变化。多见于中枢神经系统疾病，如脑炎、脑膜炎、颅内压增高、酸中毒及巴比妥类药物中毒等。

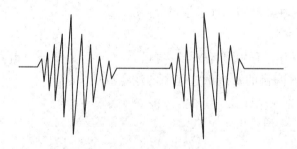

图 7-8　潮式呼吸曲线

（2）间断呼吸　又称毕奥呼吸，表现为有规律地呼吸几次后，突然停止，间隔一段短时间后又开始呼吸，如此反复交替，即呼吸和呼吸暂停现象交替出现（图7-9）。间断呼吸是呼吸中枢的兴奋性显著降低的表现，比潮式呼吸更为严重，预后更为不良，多见于颅内病变或呼吸中枢衰竭的患者，常在临终前发生。

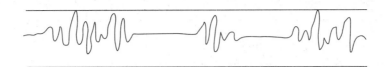

图 7 - 9　间断呼吸曲线

3. 深浅度异常

（1）深度呼吸　又称库斯莫尔（Kussmaul）呼吸，是一种深大而规则的呼吸。常见于糖尿病、尿毒症等引起的代谢性酸中毒的患者，机体通过深大呼吸以排出体内较多的二氧化碳来调节酸碱平衡。

（2）浅快呼吸　是一种浅表而不规则的呼吸，有时呈叹息样。可见于呼吸肌麻痹和某些肺与胸膜疾病，如肺炎、胸膜炎、肋骨骨折等，也可见于濒死患者。

4. 声响异常

（1）蝉鸣样呼吸　吸气时产生一种高调似蝉鸣样的音响，多由于声带附近阻塞，空气吸入发生困难所致。常见于喉头水肿、痉挛，异物等患者。

（2）鼾声呼吸　呼吸时发出一种粗大的鼾声，多由于气管或支气管内有较多的分泌物积聚所致。多见于昏迷患者。

5. 呼吸困难　患者主观上感到空气不足、胸闷，客观上表现为呼吸费力，可出现发绀、鼻翼扇动、端坐呼吸，辅助呼吸肌参与呼吸活动，造成呼吸频率、深度、节律的异常。临床上可分为吸气性呼吸困难、呼气性呼吸困难和混合性呼吸困难，其临床表现及原因、常见疾病见表 7 - 5。

表 7 - 5　呼吸困难的分型

类型	临床表现	原因	常见疾病
吸气性呼吸困难	吸气显著困难，吸气时间延长，伴有明显的三凹征（胸骨上窝、锁骨上窝、肋间隙凹陷）	上呼吸道部分梗阻，气流进入肺部不畅，呼吸肌收缩，肺内负压增高所致	喉头水肿、气管异物的患者
呼气性呼吸困难	呼气费力，呼气时间延长	下呼吸道部分梗阻，气流呼出不畅所致	阻塞性肺气肿、支气管哮喘等患者
混合性呼吸困难	吸气、呼气均感费力，呼吸频率增加		重症肺炎、大面积肺不张、广泛性肺纤维化、大量胸腔积液等患者

（二）呼吸异常患者的护理

1. 观察病情　观察患者呼吸的频率、节律、深度、声音等有无异常；有无咳嗽、咳痰、咯血、发绀、呼吸困难等症状与体征。

2. 保持呼吸道通畅　指导患者有效咳嗽、翻身、叩背，促进痰液排出。痰液黏稠者给予稀释痰液，及时清除呼吸道分泌物，进行体位引流，必要时吸痰。

3. 给予吸氧　酌情给予氧气吸入，必要时可采用呼吸机辅助呼吸。

4. 提供舒适的环境　调节室内温度和湿度，保持空气清新、湿润，以减少呼吸道不适。保持环境安静以利患者休息，减少耗氧。呼吸困难的患者，协助采取半坐卧位或坐位。

5. 用药护理　根据医嘱给药，注意观察疗效及不良反应。

6. 心理护理　根据患者的反应，有针对性地做好患者的心理护理，消除恐惧与不安，使患者情绪稳定，有安全感，积极主动地配合治疗和护理。

7. 健康教育　向患者及家属讲解保持呼吸道通畅的重要性及方法，认识呼吸监测的意义；指导患者进行深呼吸、腹式呼吸、缩唇呼吸等呼吸功能锻炼，以提高肺活量，促进呼吸。

◉看一看

指导患者呼吸功能训练的方法。

1. 深呼吸　用鼻缓慢深吸气，然后用嘴缓慢呼气。每天4次，每次5～10分钟。

2. 腹式呼吸　取卧位、坐位或立位，全身肌肉放松，情绪稳定，平静呼吸。用鼻吸气，经口呼气，呼吸要缓慢均匀，吸气时腹肌放松，腹部鼓起，呼气时腹肌收缩，腹部下陷。每天训练2次，每次重复8～10次。

3. 缩唇呼吸　用鼻吸气，然后缩唇呈吹哨样或口含吸管状，缓慢、均匀地通过缩窄的唇呼气。吸气与呼气时间比为1：2或1：3，每天3～4次，每次5～10分钟。

三、呼吸的测量

【目的】

（1）判断呼吸有无异常。

（2）动态监测呼吸变化，了解患者呼吸功能情况。

（3）协助诊断，为预防、治疗、康复、护理提供依据。

【评估】

（1）患者年龄、病情、意识、治疗等情况。

（2）测量前30分钟内有无影响呼吸测量准确性的因素。

（3）患者的心理状态、合作程度。

【计划】

1. 护士准备　着装规范，洗手，戴口罩；掌握测量呼吸的方法和沟通交流技巧。

2. 用物准备　有秒针的表、记录本、笔，必要时备棉花。

3. 患者准备　体位舒适，情绪稳定；测量前30分钟无情绪激动、剧烈活动等，保持自然呼吸状态。

4. 环境准备　整洁、安静、安全。

【实施】

1. 操作步骤　见表7－6。

表7－6　呼吸的测量方法

操作程序	操作步骤	要点说明
1. 核对患者	备好用物携至床旁，核对患者，做好解释	确认患者，取得合作，注意礼貌称呼患者并主动询问患者需求
2. 选择体位	协助患者采取舒适的体位	确保患者舒适
3. 测量呼吸	护士保持诊脉手势，观察患者胸部或腹部的起伏，一起一伏为一次呼吸 正常情况下测30秒，乘以2，同时观察呼吸深度、节律、声音、形态及有无呼吸困难；呼吸不规则患者或婴儿应测1分钟 呼吸微弱或危重患者，可用少许棉花置于鼻孔前，观察棉花被吹动的次数，计数1分钟，以得到准确的结果	避免引起患者紧张
4. 安置整理	安置患者于舒适体位，整理床单位	
5. 洗手记录	洗手 将测量值记录在记录本上，并将测得数值记录在体温单上	

2. 注意事项

（1）测量呼吸时应不引起患者察觉，使其处于自然呼吸状态，以保持测量的准确性。

（2）测量呼吸前如有剧烈运动、情绪激动等情况，应休息30分钟后再测量。

（3）幼儿宜先测量呼吸、脉搏后，再测量体温。

【评价】

（1）患者及家属了解监测呼吸的重要性并能主动配合。

（2）护士测量呼吸的方法正确，测量结果准确。

PPT

第四节　血压的观察与护理

血压（blood pressure，BP）是血液在血管内流动对血管壁产生的侧压力，分为动脉血压和静脉血压，一般临床上所说的血压指动脉血压。动脉血压随着心室的收缩和舒张而发生规律性的变化。心室收缩时，血液对动脉血管壁的侧压力最高，称为收缩压；心室舒张时，动脉血管壁弹性回缩，血液对血管壁的侧压力降至最低，称为舒张压。收缩压与舒张压之差称为脉压。在一个心动周期中，动脉血压的平均值，称为平均动脉压，为舒张压加1/3脉压。

一、正常血压及其生理变化

（一）正常血压

临床上，测量血压一般以肱动脉血压为标准。在安静状态下，正常成人的血压范围为收缩压90～139mmHg（12.0～18.5kPa），舒张压60～89mmHg（8.0～11.8kPa），脉压30～40mmHg（4.0～5.3kPa）（注：mmHg与kPa换算公式为1kPa＝7.5mmHg，1mmHg＝0.133kPa）。

（二）生理变化

1. 年龄　动脉血压随年龄的增长逐渐增高，一般收缩压的升高比舒张压的升高更为显著（表7－7）。

2. 性别　同龄女性血压低于男性，但更年期后，女性血压逐渐升高，与男性差别较小。

3. 昼夜和睡眠　血压呈明显的昼夜波动。一般清晨血压最低，傍晚血压最高。夜间睡眠血压降低，睡眠不佳、过度劳累时血压可稍升高。

4. 环境　寒冷环境中末梢血管收缩，血压略升高；高温环境中血管扩张，血压可略下降。故冬天的血压值略高于夏天。

5. 体位　立位血压高于坐位血压，坐位血压高于卧位血压，这与重力引起的代偿机制有关。对于长期卧床或使用某些降压药物的患者，由卧位改为立位时，可出现头晕、眩晕、血压下降等直立性低血压的表现。

表7－7　各年龄组的平均血压

年龄	血压（mmHg）
1个月	84/54
1岁	95/65
6岁	105/65
10～13岁	110/65
14～17岁	120/70
成年人	120/80
老年人	140～160/80～90

6. 体形　通常高大、肥胖者血压偏高。

7. 部位　一般情况下，两上肢血压并不完全相等，右上肢高于左上肢10～20mmHg，与左右肱动脉的解剖位置有关。下肢血压高于上肢20～40mmHg，与股动脉的管径较肱动脉粗、血流量大有关。

8. 其他　情绪激动、恐惧、紧张、兴奋、吸烟、剧烈运动可使血压升高。摄盐过多、饮酒、药物等对血压也有影响。

二、异常血压的观察与护理

（一）异常血压的观察

1. 高血压　指在未使用降压药物的情况下，成人收缩压≥140mmHg和（或）舒张压≥90mmHg。中国高血压分级标准（2020版）见表7-8。

表7-8　中国高血压分级标准（2020版）

分级	收缩压（mmHg）		舒张压（mmHg）
正常血压	<120	和	<80
正常高值	120~139	和（或）	80~89
高血压	≥140	和（或）	≥90
1级高血压（轻度）	140~159	和（或）	90~99
2级高血压（中度）	160~179	和（或）	100~109
3级高血压（重度）	≥180	和（或）	≥110
单纯收缩期高血压	≥140	和	<90

注：若患者收缩压和舒张压属于不同分级时，应按两者中较高的级别分类。

2. 低血压　指血压低于90/60mmHg。当血压低于正常范围时有明显的血容量不足的表现，如脉搏细速、头晕、心悸等。常见于休克、大量失血、急性心力衰竭等患者。

3. 脉压异常

（1）脉压增大　脉压>40mmHg，常见于主动脉硬化、主动脉瓣关闭不全、甲状腺功能亢进等患者。

（2）脉压减小　脉压<30mmHg，常见于心包积液、缩窄性心包炎、末梢循环衰竭等患者。

（二）血压异常患者的护理

1. 观察病情　加强血压的监测，要做到"四定"，即定血压计、定体位、定部位、定时间；指导患者用药及观察不良反应；注意有无潜在并发症的发生。

2. 休息与活动　保证充足的睡眠时间，保持适当的活动，以改善血液循环，增强心血管功能。血压过高者应卧床休息，血压过低者应迅速让患者平卧或取中凹卧位，报告医生，协助处理。

3. 合理饮食　高血压患者的饮食宜低盐、低脂肪、低胆固醇、高维生素、富含纤维素，避免辛辣等刺激性食物。根据血压的高低适当限制盐的摄入，逐步降至WHO推荐的每人每日6g食盐的要求。

4. 用药护理　指导高血压患者遵医嘱规律服用降压药，注意观察服药效果和药物不良反应。

5. 心理护理　高血压患者应控制情绪，保持心情舒畅。精神紧张、烦燥、情绪激动、焦虑、忧愁等都是诱发高血压的因素。

6. 健康教育　帮助患者养成健康的生活方式，如保持情绪稳定，生活规律；戒烟限酒；保持大便通畅，必要时给予通便剂；指导患者和家属学会监测高血压并发症的先兆症状。

三、血压的测量

血压的测量可分为直接测量和间接测量两种方法。直接测量法是指经外周动脉穿刺插管至主动脉，导管末端通过换能器接监护测压系统，显示血压数值，直接监测主动脉的血压。此法精确、可靠，但属于创伤性检查，仅用于急危重症患者、特大手术或严重休克患者。临床广泛应用血压计间接测量血压。血压计就是根据血液通过狭窄的血管形成涡流时发出响声而设计的。间接测量法简单易行，无创伤，适用于任何患者。

（一）血压计的种类与构造

1. 血压计的种类 常用的血压计有水银血压计、表式血压计（弹簧式）、电子血压计三种（图7－10）。水银血压计又称汞柱血压计，分台式和立式两种。

2. 血压计的构造

（1）加压气球和压力阀门 加压气球可向袖带气囊充气；压力阀门可调节压力大小。

（2）袖带 由内层长方形扁平的橡胶袋和外层布套组成。橡胶袋上有两根橡胶管，一根与加压气球相连，另一根与压力表相通。袖带的长度和宽度应符合标准。一般成人上肢袖带长24cm，宽12cm；下肢袖带长约35cm，宽14cm。新生儿袖带长5～10cm，宽2.5～4cm；婴儿袖带长12～13.5cm，宽6～8cm；儿童袖带长17～22.5cm，宽9～10cm。袖带太窄，须加大力量才能阻断动脉血流，测得数值偏高；袖带太宽，大段血管受阻，测得数值偏低。

（3）测压计

1）水银血压计 由玻璃管、标尺、水银槽三部分组成。在血压计盒盖内面固定一根玻璃管，管面上标有双刻度（标尺）：一边是0～300mmHg，每一小格为2mmHg；另一边是0～40kPa，每一小格为0.5kPa。玻璃管上端的金属帽与大气相通，下端和水银槽相通。水银血压计的优点是测得的数值准确可靠，但体积较大、携带不便，且玻璃管部分易破碎，如有水银溢出，会造成污染（图7－10A）。

2）电子血压计 袖带内的传感器收集血压声音，将信号经数字化处理，在显示屏上直接显示收缩压、舒张压、脉搏数值。此种血压计操作方便，清晰直观，不用听诊器，省略放气系统，排除听觉不灵敏和噪音干扰等造成的误差，但欠准确（图7－10B）。

3）表式血压计 又称无液血压计或弹簧式血压计。袖带与压力表相连，压力表外形呈圆盘状，正面盘上标有刻度，盘中央有一指针提示血压数值。其优点是携带方便，但欠准确（图7－10C）。

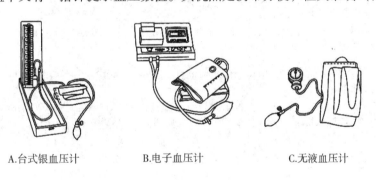

A.台式银血压计   B.电子血压计   C.无液血压计

图7－10 血压计的种类

（二）测量血压的方法

【目的】

（1）判断血压有无异常。

（2）监测血压变化，间接了解循环系统的功能状况。

（3）协助诊断，为预防、治疗、护理提供依据。

【评估】

（1）患者的年龄、病情、治疗，有无偏瘫及功能障碍等情况。

（2）患者在30分钟内有无影响血压变化的因素。

（3）患者心理状态、合作程度。

【计划】

1. 护士准备 着装规范，洗手，戴口罩；掌握测量血压的方法和沟通交流技巧。

2. 用物准备 血压计、听诊器、记录本、笔。

3. 患者准备 体位舒适、情绪稳定、愿意合作；了解测量血压的目的、注意事项及配合方法。测量前30分钟内无进食、哭闹、剧烈运动等影响血压测量的因素。

4. 环境准备 整洁、安静、光线充足。

【实施】

1. 操作步骤 见表7-9。

表7-9 血压的测量方法

操作程序	操作步骤	要点说明
1. 核对解释	备物至床旁，核对患者床号及姓名，做好解释	确认患者，取得合作；测量前患者安静休息
2. 选择部位 ▲上肢血压测量法（肱动脉）	安置体位：坐位或仰卧位。坐位时手臂平第4肋软骨，仰卧位时平腋中线	被测肢体的肱动脉与心脏处于同一水平
	选择部位：一般测量右上臂。卷袖，露臂，掌心向上，肘部伸直	袖口不宜过紧，以免阻断血流，影响测得的血压值
	缠好袖带：放平血压计于上臂旁，开启水银槽开关；驱尽袖带内的空气，平整地缠于上臂中部，松紧以能容一指为宜，袖带下缘距肘窝2~3cm	血压计"0"点应与肱动脉、心脏处于同一水平 袖带缠得过松或过紧，将影响测得血压值
	戴好听诊器，听诊器胸件置于肱动脉搏动最明显处，一手固定	听诊器胸件勿塞入袖带内
▲下肢血压测量法（腘动脉）	安置体位：仰卧位、俯卧位或侧卧位 选择部位：脱去一侧裤腿，露出大腿部	
	缠好袖带：将袖带平整地缠于大腿下部，松紧以能容一指为宜，袖带下缘距腘窝3~5cm	袖带松紧适宜，以免影响血压测量值的准确性
	戴好听诊器，听诊器胸件置于腘动脉搏动最明显处，一手固定	
3. 加压充气	手握加压气球，关闭压力阀门，均匀充气至动脉搏动音消失，再升高20~30mmHg	充气不可过快、过猛
4. 准确读数	缓慢放气，速度以每秒下降4mmHg左右为宜，同时听动脉搏动，并注意水银柱刻度	视线与水银柱的弯月面保持同一水平
	听诊器中听到第一声搏动声，此时水银柱所指刻度即为收缩压；当搏动声突然变弱或消失，此时水银柱所指刻度即为舒张压	WHO规定舒张压以动脉搏动音的消失作为判断标准
5. 整理用物	测量结束，驱尽袖带内空气，整理袖带放入盒内，将血压计右倾45°，关闭水银槽开关，盖上盒盖，放置稳妥	防止玻璃管碎裂 让水银全部流入槽内
6. 安置整理	协助患者穿衣，取舒适体位，整理床单位	
7. 洗手记录	洗手 将血压值先记录在记录本上，后转记在体温单上 记录方式为：收缩压/舒张压	当变音与消失音有差异时两读数都应记录，记录方式为：收缩压/变音/消失音 下肢血压记录时应注明

2. 注意事项

（1）患者在测血压前如有运动、情绪激动、吸烟、进食等情况，应安静休息20~30分钟再测。

（2）测量前应检查血压计及听诊器是否符合要求 袖带的宽窄是否合适；水银是否充足；玻璃管有无裂缝，上端是否和大气相通；橡胶管和加压气球有无老化、漏气；听诊器是否完好等。

（3）测量血压应做到"四定" 定时间、定部位、定体位、定血压计。

（4）防止误差产生　①设备方面：袖带过窄，可使测得的血压值偏高；袖带过宽、橡胶管过长、水银量不足等可使测得的血压值偏低。②患者方面：手臂位置低于心脏，吸烟、进食、运动、膀胱充盈等，可使测得的血压值偏高；手臂位置高于心脏，可使测得的血压值偏低。③操作过程：袖带缠得过松，测量者的视线低于水银柱弯月面，可使测得的血压值偏高；反之，测得的血压值偏低。放气速度太慢，可使测得的舒张压偏高；放气速度太快，听不清声音的变化。

（5）发现血压听不清或有异常时应重测，注意驱尽袖带内的空气，使水银柱降至"0"点，让患者休息片刻后再测，必要时双侧对照。

（6）正确选择测量肢体，有偏瘫者应选健侧肢体；一侧肢体正在输液或施行过手术，应选择对侧肢体测量。

（7）妥善使用和保管血压计。打气不可过猛、过高；如水银柱里出现气泡，应调节或检修，不可带气泡测量；用毕应及时关闭水银槽开关。

【评价】

（1）患者理解测量血压的目的，愿意配合。

（2）患者了解血压的正常值及测量过程中的注意事项。

（3）护士操作方法正确，测量结果准确。

（4）测量过程中患者有安全感。

护爱生命

高血压是最常见的心血管病，是全球范围内的重大公共卫生问题。高血压被称为人类健康的"无形杀手"。因此，提高对高血压的认识，对早期预防、及时治疗有极其重要的意义。1998年，卫生部为提高广大群众对高血压危害的认识、动员全社会都来参与高血压预防和控制工作、普及高血压防治知识，决定将每年的10月8日定为"全国高血压日"。作为一名医护人员，走进社区、深入基层，向全民普及高血压防治知识，我们责无旁贷。

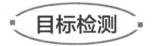

答案解析

[A1 型题]

1. 用玻璃体温计测量体温，不妥的方法是（　）。

A. 昏迷、小儿、呼吸困难者不测口腔温度

B. 测量时间：口腔3分钟，腋下10分钟，直肠3分钟

C. 发现口腔温度与病情不相符时，改测腋下温度

D. 患者不慎咬破体温计时，尽快清除口腔内的玻璃碎屑

E. 腹泻、肛门手术患者不宜直肠测温

2. 高热患者退热期提示可能发生虚脱的症状是（　）。

A. 皮肤苍白、寒战　　　　　　　　　B. 头晕、出汗、疲倦

C. 脉搏、呼吸减慢、出汗　　　　　　D. 脉细速、四肢湿冷

E. 脉速、面部潮红、头晕

3. 退热期的特点是（　　）。

  A. 散热大而产热少
          B. 产热多于散热

  C. 产热和散热趋于平衡
       D. 散热和产热在较高水平上平衡

  E. 散热增加而产热趋于正常

4. 全身衰竭体温不升的危重患者除及时向医生反映外，首先应（　　）。

  A. 关闭门窗
             B. 给予热饮料

  C. 热水袋保暖
            D. 增加盖被

  E. 提高室温使之保持在 22~24℃

5. 对高热患者的观察，错误的是（　　）。

  A. 每日测量体温 4 次
         B. 评估患者的心理状况

  C. 面色有无改变
          D. 脉搏、呼吸、血压的变化

  E. 物理降温后的效果

6. 正常成人安静状态下脉搏为（　　）。

  A. 50~70 次/分
          B. 60~100 次/分

  C. 70~110 次/分
         D. 80~110 次/分

  E. 80~120 次/分

7. 测量脉搏方法错误的是（　　）。

  A. 患者宜安静
           B. 异常脉搏应测一分钟

  C. 脉短绌者由二人各测一分钟
     D. 不可用拇指诊脉

  E. 触脉力量要适宜

8. 脉搏短绌可见于（　　）。

  A. 房室传导阻滞
         B. 心室颤动

  C. 心房颤动
           D. 窦性心律不齐

  E. 阵发性心动过速

9. 测量脉搏时，错误的方法是（　　）。

  A. 诊脉前应使患者安静

  B. 患者手臂应放在舒适的位置

  C. 将示指、中指、无名指的指端按在桡动脉表面

  D. 计数 15 秒，将测得脉率乘 4

  E. 有脉搏短绌时应 2 人同时测量心率与脉率

[A2 型题]

10. 患者，女，38 岁，近 2 个月来头痛、恶心，有时有呕吐，无发热，血压 150/95mmHg，脉搏 46 次/分，称此脉搏为（　　）。

  A. 绌脉
    B. 洪脉
    C. 水冲脉
    D. 缓脉
    E. 细脉

11. 患者，女，40 岁，缩窄性心包炎患者，患者脉搏可表现为（　　）。

  A. 速脉
    B. 水冲脉
    C. 洪脉
    D. 丝脉
    E. 奇脉

12. 某患者因"风湿性心脏病、房颤"入院。护士为其测量脉率、心率的正确方法是（　　）。

  A. 先测脉率，再测心率
       B. 护士测脉率，医生测心率

  C. 一人同时测脉率和心率
     D. 一人测脉率，另一人计时

  E. 一人听心率，一人测脉率，同时测 1 分钟

13. 某患者，就诊时突感胸闷心悸，护士为其测脉时发现每隔 2 个正常博动后出现 1 次期前收缩，此现象称为（   ）。

    A. 不整脉   B. 二联律   C. 三联律   D. 间歇脉   E. 缓脉

[A3 型题]

(14 ~ 15 题共用题干)

某患者因下肢蜂窝织炎，近几天来，觉全身无力、头痛，一日中体温忽高忽低，波动在 37.8 ~ 40℃之间，脉搏增快，白细胞计数增加。

14. 患者的热型为（   ）。

    A. 稽留热   B. 弛张热   C. 间歇热   D. 波浪热   E. 不规则热

15. 对此患者应定时测量体温、脉搏、呼吸。一般要求（   ）。

    A. 每日两次   B. 每日四次

    C. 每小时一次   D. 每 4 小时一次

    E. 每 6 小时一次

（张　晶）

书网融合……

    重点回顾   微课   习题

第八章 休息与活动护理

PPT

学习目标

知识目标：

1. 掌握 睡眠周期的构成及各阶段的主要特征；肌力的分级和机体的活动能力分度。

2. 熟悉 有效休息的条件；影响睡眠的因素；活动受限的原因及其对机体的影响。

3. 了解 各种常见睡眠失调的临床表现。

技能目标：

能正确对患者进行活动指导；能为模拟患者正确实施关节活动范围练习；能运用本章所学知识，为失眠患者制订一份护理计划。

素质目标：

具有严谨、踏实的工作态度，关心、关爱患者；在为患者实施关节活动时，能做到仪表端庄整洁、沟通有效、态度认真、操作规范、动作轻柔、患者舒适。

导学情景

情景描述： 患者，女，68岁，独居，下楼时不慎摔伤，右下肢疼痛肿胀，不能负重2小时被家人送入院。入院时神志清楚，T 36.2℃，P 92次/分，R 18次/分，BP 140/80mmHg，右小腿肿胀，明显压痛，异常活动，可触及骨擦感。诊断为右胫骨骨折，并行内固定术，遂进行手术治疗，现术后3天。患者主诉由于术后患肢疼痛，休息不好，夜间睡眠困难，睡后常因疼痛醒来。

情景分析： 结合患者主诉和在医院表现，分析患者现在存在睡眠障碍。患者因术后疼痛暂时不能下床活动，肢体受限可能引发并发症，护士应评估患者的活动能力，并对该患者给予活动指导。

讨论： 1. 请问影响患者睡眠的因素有哪些？

2. 如何促进患者的休息与睡眠？

3. 针对患者术后卧床不能行走的情况，如何指导患者进行关节活动？

学前导语： 适当的休息和睡眠可促进患者精力和体力的恢复，使机体处于良好的生理和心理状态，获得应付各种应激事件的能力。通过分析影响患者休息和睡眠的因素，对患者进行睡眠指导，可以帮助患者有效解决睡眠障碍。通过指导患者适当活动，患者会较好地适应体内、外各种因素的变化，增强战胜疾病的信心。

休息与活动是维持人体健康的必要条件，是人类最基本的生理需要。适当的休息与活动可以消除疲劳，促进身心健康。而活动可以满足人类的多种需要，增强机体功能。长期卧床缺少活动的患者可以通过适当的活动，促进血液循环，减少并发症的发生。护理人员应为患者创造良好的休息环境，并根据患者的健康情况，协助和指导患者进行适当的休息和活动，预防并发症的发生，促进患者早日康复。

第一节 休 息

休息（rest）是指在一定时间内相对地减少活动，使人从生理和心理上得到放松，消除或减轻疲劳，没有紧张和焦虑，恢复精力和体力的过程。"休息"一词意味着身心平静、宽慰和放松。它是一种安详、宁静、无焦虑、轻松自在的状态，即在没有任何情绪压力之下身心松弛状态。

休息的形式多种多样，并不像人们通常认为的那样，只有坐下来或躺下来才是休息，它也包括运动后的静止，或从工作中暂时解脱片刻。休息的方式很多，获得休息的方法也因人而异，取决于个体的年龄、健康状况和工作性质等。没有一个简单的定义能概括所有人的休息方式和休息的固有涵义。对不同的人而言，休息有不同的含义。例如，对正从事脑力劳动的人来说，他的休息方式可以是散步、打球、游泳等体力活动；而对于从事体力活动的运动员来说，他的休息反而是读书、看报、听音乐等脑力活动。只要达到缓解疲劳、减轻压力、促进身心舒适和精力恢复的目的，就是有效的休息。休息时，个体的智力、身体和精神处于一种更新、恢复的状态。

一、休息的意义与条件

休息是维护健康的重要条件，不仅影响人的生理状况，还影响人的心理情绪、记忆力、注意力等，休息对疾病的康复也起着十分重要的作用。

（一）休息的意义

1. 休息与健康的关系 休息是维护人体健康，使其处于最佳状态的必要条件。每个人都需要适当的休息，经历了较长时间的体力或脑力劳动之后人体会感到疲乏，如缺乏休息则会产生一系列的身心疲惫症状，使个体全身无力，精神懈怠、注意力分散、反应迟缓，工作效率下降，还可表现为情绪易冲动、神经质或容易激动等，这些都表明机体未处于最佳的功能和健康状态，如果一直持续，容易导致机体免疫力下降，引发疾病。对患者来说，疾病本身即是一种压力，更应重视休息。因此，适当地休息能使身体各部分处于松弛状态，维持机体生理调节的规律性，缓解精神紧张，恢复体力和精力，保持健康的体魄，使工作和生活处于最佳状态。

2. 休息与康复的关系 休息是康复的必要手段。患者患病后除生理上不适外，心理也特别脆弱，容易产生焦虑情绪，加之新的环境、陌生的面孔、各种噪音刺激和令人产生痛苦的操作，使患者的休息经常受到干扰，从而加剧患者的身心不适。当人体处于卧位时，肝脏及肾脏的血流量较站立时增加50%，器官可以得到充足的血液供应，有利于组织的修复和器官功能的恢复。另一方面由于休息时新陈代谢活动减慢，全身血液的需求量下降，心脏负荷减轻，因而对心脏疾病的恢复同样有利。因此，护理人员应在患者住院期间尽快帮助患者转变角色，为其建立有益于休息的环境，促进患者康复。良好的休息有助于患者：①消除疲劳，促进恢复体力和精力；②减少机体消耗，促进蛋白质的合成及组织修复；③提高治疗效果，促进机体康复。

（二）休息的条件

要得到有效的休息，必须满足以下三个条件。

1. 充足的睡眠 获得休息的先决条件是充足的睡眠，充足的睡眠可促进个体精力和体力的恢复。睡眠的数量和质量是影响休息的重要因素。虽然每人每天所需要的睡眠不同，但都有最低限度的睡眠时数，满足了一定的睡眠时数才能得到真正的休息。缺乏睡眠者常会出现精神紧张、注意力不集中、全身疲乏和烦躁易怒等表现，难以获得有效的休息。睡眠障碍会阻碍患者的疾病康复进程，在患者康复过程中，睡眠的作用更加重要。住院患者经常会出现睡眠问题，因此，护士应了解睡眠的生理，应用多种措施干预患者的睡眠问题，以促进患者的康复。

2. 生理上的舒适　是良好休息的前提。因此，应为患者提供一个舒适的休息环境。在休息之前必须将患者身体上的不舒适感减至最低程度，保持各组织器官功能良好，关节肌肉活动正常，解除或控制疼痛、满足患者清洁需要、安置舒适的体位或姿势、保持病室内适宜的温湿度、减少噪音和异味刺激、调节睡眠时的光线等。

3. 心理上的放松　患者由于患病无法满足社会、职业、家庭等对其个人角色的需要，加之对医院环境、医务人员感到陌生及对自身疾病的担忧等，常会出现紧张和焦虑情绪。患者的心理情绪状态直接影响休息的质量，要得到良好的休息，必须有效地控制和减少紧张和焦虑情绪，以获得心理上的放松。因此，护士要运用沟通的技巧，了解患者的心理问题，及时、准确地为患者提供护理服务，满足患者的身心需要，并运用恰当的知识技能，帮助患者达到身心放松、平静安宁的状态。

二、睡眠的需要与评估

睡眠（sleep）是与觉醒交替循环的生理过程，是各种休息形式中最重要、最自然的方式。睡眠是健康的重要组成部分，是人类和其他高等动物必需的生理活动，所有人都需要睡眠，人的一生中有三分之一的时间在睡眠中度过。良好的睡眠可以帮助人们消除疲劳，更好地恢复精力和体力，以良好的精神状态投入到生活、学习和工作中。患者尤其需要充足的睡眠，以促进机体康复。

（一）睡眠的需要

睡眠是一种周期发生的知觉的特殊状态，与觉醒形成了 24 小时昼夜节律，通常情况下人类白天觉醒工作，夜间休息睡眠。睡眠由不同时相组成，在不同时相对周围的环境反应不同。以往人们认为睡眠是一种"均匀安静的状态"，肌肉放松，对周围环境无反应能力，类似于昏迷或麻醉状态。但目前研究表明，睡眠时虽然对周围环境的反应能力降低，但不会完全消失。人们在睡眠中对不同刺激会产生选择性知觉，甚至惊醒，能否醒来则与刺激来源的音量、强度及刺激源对个体的特殊意义和关注程度相关，如熟睡的母亲可能听不到电话铃声，但可被其宝宝的哭声惊醒。

1. 睡眠的发生机制　睡眠中枢位于脑干尾端，向上传导冲动，作用于大脑皮层（也称上行抑制系统）使人入眠。而位于脑干上端的网状激活系统（RAS）控制觉醒。睡眠与觉醒的控制可能取决于这两个机制轮流激动与抑制的结果。现代生理学理论认为，睡眠是发生在中枢神经系统内的主动过程。

2. 睡眠时相与周期　睡眠时相（stages of sleep）的研究主要通过脑电图（EEG）、眼电图（EOG）和肌电图（EMG）的描记进行。这三者可分别记录睡眠时大脑皮质的电波活动、眼球的运动和肌肉的张力。在睡眠的不同阶段，眼睛和肌肉的活动处于不同水平，于是将睡眠分为时相状态，一是脑电波呈现同步化慢波的时相，称为慢波睡眠（slow wave sleep，SWS）或非快速眼动（non – rapid eye movement，NREM）睡眠，也称正相睡眠（orthodox sleep，OS）；二是脑电波呈现去同步化快波的时相，称为快波睡眠（fast wave sleep，FWS）或快速眼动（rapid eye movement，REM）睡眠，也称异相睡眠（paradoxical sleep，PS）。在睡眠的过程中两个时相互相交替。

（1）**慢波睡眠**　此期特点是伴有慢眼球运动，全身肌肉松弛，但肌肉仍保持一定的紧张度。肌电图显示慢波睡眠肌张力高于快波睡眠期，但比清醒时低。按由浅入深的顺序，将慢波睡眠分为四期。

1）**第一期**　入睡期，是从清醒到入睡的过渡阶段，是所有睡眠时相中睡得最浅的一期。只维持几分钟，很容易被唤醒或被外界的说话声、响声惊醒，人们常常感到似乎还是醒着的状态。此期生理活动开始减少，全身肌肉开始松弛，生命体征与新陈代谢逐渐变慢，脑电图与清醒时相同，显示低电压 α 节律，节律不匀称，频率为 8 ~ 12 次/秒。

2）第二期 浅睡期，睡眠程度逐渐加深，进入中等深度的睡眠，但仍可听到声音，易被唤醒。此期持续 10 ~ 20 分钟，生理活动继续变慢，呼吸、心跳变慢，体温下降，肌肉进一步放松，人可有短暂的、片断的思维活动。脑电图出现快速宽大的梭状波，频率为 14 ~ 16 次/秒。

3）第三期 为熟睡期，持续 15 ~ 30 分钟，难以唤醒，此期肌肉完全放松，心跳缓慢，呼吸均匀，体温、血压下降。身体活动很少，只有巨响才能将其惊醒。脑电图显示梭状波与 δ 波交替出现。

4）第四期 为深睡期，大约持续 10 分钟，极难唤醒。全身松弛，无法活动，基础代谢率进一步下降，体内分泌大量激素。尤其是垂体前叶分泌大量的生长激素，其功能是促进合成作用，减少蛋白质的分解，使机体受损组织的愈合加速，有利于体力的恢复，对人体生长发育有积极意义，特别是对肌肉和软骨组织的生长尤为重要。此期可能发生遗尿和梦游。脑电图出现缓慢而高的 δ 波，频率为 1 ~ 2 次/秒，此期需 15 ~ 30 分钟。

（2）快波睡眠 其特点是眼球转动很快，脑电图活跃，呈现去同步化快波，与觉醒时相似。肌肉稍有抽动，肌电图反映肌张力极低，是睡眠各期中最低的，肌肉几乎完全松弛，并伴有像瘫痪时大肌肉的不活动的状态。因此，在快波睡眠中，躯干基本上是松弛状态，但可出现间断的阵发性表现，如眼球快速运动、部分肢体抽动等。体温升高、脑耗氧量增加，血流量增加。心率加快、血压升高、呼吸加快，常接近于清醒时的水平。快波睡眠期脑内蛋白质合成加快，与幼儿神经系统的成熟有关，同时有利于建立新的突触联系而促进学习记忆活动，对精力的恢复有利，有助于保持精神和情绪上的平衡。这一时期的梦境都是稀奇古怪的、生动的而充满感情色彩的，可以帮助个体减轻和缓解精神压力，将忧虑的事情从记忆中消除。但某些常在夜间发作的疾病，如心绞痛、哮喘、阻塞性肺气肿缺氧发作等，可能与快波睡眠阶段的阵发性表现相关。剥夺 REM 睡眠可导致精神不振、沮丧不安，破坏个体智力和知觉。

👁 看一看

如何根据生物钟安排休息与工作学习？

由于人体生物钟的变化，大脑皮层不同区域的功能也在时刻变化着，对人体生物钟的研究已经广泛应用于健康保健和生活指导。

8 ~ 11 时，是组织、计划、写作和进行一些创造性思维活动的最佳时间。一天中最艰巨的任务放在此时完成，此时对疼痛刺激最不敏感。

11 ~ 12 时，是开会的最佳时间，人们此时最为清醒。

12 ~ 14 时，此时适宜商业社会活动，快乐情绪达到高潮。

14 ~ 16 时，又称"下午低沉期"。此时身体容易出现困乏现象，最好午睡片刻。

16 ~ 18 时，人体从"低沉期"解脱，思维开始活跃，适于长期记忆。

17 ~ 19 时，此时人体体温最高，锻炼身体有助于晚上顺利入睡，可提高睡眠质量。

19 ~ 22 时，是学习的最佳时间。

23 ~ 24 时，人体各脏器活动变慢，应准备休息。

3. 睡眠的周期 人的睡眠是周期性发生的，按照一定的睡眠时相顺序重复出现（图 8 - 1）。每一睡眠周期持续 60 ~ 120 分钟，平均睡眠周期为 90 分钟。成人平均每晚出现 4 ~ 6 个睡眠时相周期。

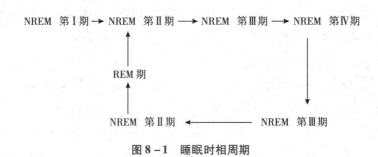

图 8 - 1　睡眠时相周期

在睡眠过程中，睡眠时相周期的任何阶段如果被唤醒重新进入睡眠，都需要从头开始依次经过各期。在睡眠周期中由于进出 REM 期睡眠都需要经过 NREM 第 Ⅱ 期，故称此期为"入门时相"，也称"入门阶段"。

在每个睡眠周期中，每一时相所占的时间比例会随着睡眠进行发生改变。刚入睡时 NREM 期占睡眠周期的绝大部分时间，约占 90 分钟，REM 期不超过 30 分钟。进入深夜，REM 期会相应延长到 60 分钟，而 NREM 期所占的时间则会缩短。越接近睡眠后期，REM 持续时间越长。因此，大部分 NREM 睡眠发生在上半夜，REM 睡眠一般多发生在下半夜。

✎ 练一练

被称为"入门时相"的是（　　）。

A. REM 期　　　　　　　　　B. NREM 第 Ⅰ 期　　　　　　　　C. NREM 第 Ⅱ 期

D. NREM 第 Ⅲ 期　　　　　　E. NREM 第 Ⅳ 期

答案解析

（二）睡眠的评估

1. 影响睡眠的因素

（1）生理因素

1）年龄　是影响睡眠需要量的重要因素，年龄越小需要的睡眠量越多，一般新生儿的睡眠时间在一昼夜中可长达 18 ~ 20 小时，随着年龄的增长，睡眠量会逐渐减少，大多数成年人平均每夜睡眠 7 ~ 8 小时。随着年龄增加，睡眠深度也逐渐降低。

2）内分泌变化　可以影响睡眠质量。妇女在月经前期和月经期会出现疲乏、嗜睡；更年期妇女由于情绪变化，精神紧张可能影响睡眠。

3）疲劳　适度疲劳有助于入睡，但疲劳过度反而难以入睡。

4）睡前习惯　如睡前洗热水澡、喝杯牛奶、阅读报纸、听音乐等，这些习惯如果被改变，可能会出现睡眠障碍。一般晚餐后如果饮用含有咖啡因的饮料，如咖啡、可乐与茶等，可能对睡眠产生影响。处于饥饿、过饱、饮水过多状态等都会影响睡眠质量。

5）昼夜节律　人们在长期的社会生活中已形成了昼夜性节律。睡眠环境改变、日夜班交替、长途旅行生活及某些情况下的时差变换，都会使正常人的生物钟节律失调，造成睡眠紊乱。

（2）心理因素　是目前失眠最难以治疗、也是最关键的原因，紧张、焦虑、喜悦、悲哀、恐惧等情绪变化都会影响睡眠，住院患者由于对疾病的诊断、治疗感到不安、焦虑和恐惧，也会产生心理压力，影响睡眠质量。患者可能努力想睡却无法入睡，或出现睡眠周期中经常觉醒或睡眠过多的现象。

（3）病理因素　一些疾病发生后会干扰原有的睡眠型态。如甲状腺功能减退及各种不能缓解的疼痛等，都会造成患者入睡困难或睡眠质量改变；患有精神分裂症、强迫症等精神疾病的患者，常常处于过度觉醒状态；由于疾病原因，患者有时被迫采用强迫体位，可能直接影响患者的睡眠效果。此外，老年人、糖尿病、尿道炎及前列腺疾病患者由于膀胱肌肉张力减弱，夜尿增多，也会影响睡眠效果。

（4）环境因素　是决定个体能否顺利入睡并保证睡眠质量的一个非常重要的因素。环境变化可以影响睡眠质量，如患者入院后睡眠环境发生改变，再加上医疗护理工作的频繁干扰，使患者紧张度增加，适应性下降，产生焦虑和不安情绪，加重睡眠障碍。

（5）其他

1）药物影响　药物影响睡眠的作用机制非常复杂，某些药物会影响睡眠型态。如安眠药、镇静剂、止痛剂等被认为是 REM 期睡眠的抑制剂，会影响入睡及睡眠时间。如长期服用安眠药，将导致患者对药物的依赖，停药后睡眠障碍将更加严重。应用利尿剂会导致夜尿增多，从而影响睡眠。咖啡因通常会引起入睡延迟，并导致夜间觉醒。

2）饮食因素　一些食物的摄入会改变睡眠状况。如牛奶、干酪和肉类食物中含有一种天然蛋白质——L‒色氨酸，这种物质能缩短入睡时间，促进入睡，被认为是一种天然的催眠剂，因此睡前喝热牛奶有助于睡眠。大量饮酒会抑制脑干维持睡眠的功能，使睡眠变浅。

3）体育锻炼　睡前几个小时进行适当的体育锻炼，可使肌肉放松，有助于睡眠。但剧烈的运动反而会影响睡眠。

2. 睡眠失调

（1）失眠（insomnia）　是最常见的一种睡眠失调，指个体长期入睡和维持睡眠困难（多醒、多梦、睡不深、早醒）或具有低质量睡眠的症状。患者常主诉睡眠不好，清醒时或白天感到疲乏，有轻度一过性眼球震颤，轻微手颤。依据有无诱发因素，将失眠分为原发性失眠（primary insomnia）和继发性失眠（secondary insomnia）。原发性失眠是一种慢性综合征，继发性失眠常由精神紧张或用脑过度、环境不适、身体障碍等引起。用脑电图描记发现在上半夜占优势的 NREM 第Ⅲ、Ⅳ期睡眠减少，即深睡眠减少。失眠不仅是睡眠时相的减少，睡眠质量也会变化，因此即使入睡，醒后仍感疲乏，常伴有沮丧和忧虑。

（2）睡眠过度（hypersomnia）　突出症状是睡眠过多或长期处于想睡的状态，其特点是夜间虽已获得睡眠，但白天仍然对睡眠的要求难以控制。引起睡眠过度的原因尚不明确，通常认为与饮食失调和病态的肥胖有关，但也可发生于多种脑部疾病，如脑外伤、脑血管病变和脑瘤患者也常常出现睡眠过度。也可见于心理失调者，如忧郁、焦虑者，患者通过睡眠逃避日常生活的压力。研究表明睡眠过度尽管延长了总的睡眠时间，但睡眠时相的周期进展和每一时相所占的百分比均在正常范围内。

（3）发作性睡病（narcolepsy）　是一种不常见的睡眠失调，指患者突然发生不可抗拒的睡眠，并伴有猝倒、睡眠瘫痪和入睡幻觉，表现为日间突发、不可控制的嗜睡和入睡，夜间入睡困难，且在睡眠后 15 分钟内就发生 REM 睡眠。患者多半在情绪变化时发生肢体肌肉张力突然消失，上睑下垂，垂头，沉默，甚至在吃饭或走路时，倒地便睡。发作性睡病的患者中约有 70% 可能出现猝倒现象，导致严重的跌伤；约有 25% 在发作性睡眠时出现生动的、充满色彩的幻听幻觉。一般睡眠程度不深，易唤醒，但醒后易入睡，发作过后，患者常感到精力得到恢复。有研究发现发作性睡病可能与基因有关，有发作性睡病倾向的患者禁止从事驾车、高空作业、水上作业等工作，以免发生风险。

（4）睡眠呼吸暂停（sleep‒telatecl apnea）　是一种睡眠期间发生自我抑制、10 秒以上没有呼吸的睡眠失调，可分为中枢性和阻塞性两种类型。中枢性睡眠呼吸暂停（centric sleep apnea，CSA）由中枢神经系统功能紊乱造成，表现为呼吸冲动短暂消失，鼻腔气流和胸廓运动停止，血氧饱和度下降，常见于颅脑损伤、药物中毒等。阻塞性睡眠呼吸暂停（obstructive sleep apnea，OSA）则出现在严重、频繁、用力的打鼾或喘息之后，在肥胖者中多见，脂肪堆积在咽部、舌根部阻塞气道，导致上呼吸道梗阻。

两种类型的睡眠呼吸暂停均可导致动脉血氧饱和度下降、低血氧症、高血压和肺动脉高压，其中OSA 更为严重。此外，由于上呼吸道和胸腔的高负压会刺激迷走神经继发性引起心动过缓或心率减慢，严重时可导致心脏骤停，因此一些研究认为睡眠呼吸暂停是导致许多发生在凌晨 1~6 时之间无法解释的死亡原因之一。

（5）其他

1）梦游症　是一种睡眠失调，通常发生于 NREM 的第Ⅲ、Ⅳ期，常见于年轻人或青少年，可能与遗传、性格、神经功能失调有关。梦游发生时，患者可下床活动，甚至完成一些复杂的动作，然后继续上床睡觉，醒后不能回忆梦游过程。梦游者对周围环境无意识且反应迟钝，很容易跌倒，因此护士应轻轻地唤醒他们，并把他们领回床上。

2）遗尿　指 5 岁以上儿童仍不能控制排尿，反复出现不自主排尿情况。发生在深度睡眠时，主要与大脑未发育完善有关，一般会随着年龄增大而逐渐消失。睡前饮水过多或过度兴奋也可诱发遗尿。

三、促进患者休息与睡眠的护理措施

（一）创建良好的物理环境

应尽可能根据患者的习惯，控制病区温湿度、空气、光线及声音，为之创造清洁、安静、通风、温湿度适宜、光线适当的休息环境，减少外界环境对患者视、嗅、听、触等感觉器官的不良刺激。室温一般控制在 18~22℃，夏季以 25℃为宜。湿度以 50%~60%为宜。保持卧具清洁、干燥、及时清除患者排泄物及呕吐物，保持病室清洁，避免异味；棉被厚薄适宜，床铺应安全、舒适、宽度足够翻身，枕头高度合适；由于住院患者的觉醒阈值往往较低，极易被惊醒，所以夜间进行各项操作和巡视病房时，要做到"四轻"，减少噪音，保持病室安静，尽量降低治疗和处置的音量，如果情况允许，关闭容易产生噪音的仪器设备；病室应设地灯，以利于夜间照明，每个床单位应安装床头灯，以备急用，同时避免对其他睡眠中的患者造成干扰。

（二）满足患者的睡眠习惯

满足患者的睡眠习惯和身心需要是帮助患者尽快入睡的前提条件。护士应与患者共同探讨分析患者休息和睡眠的资料，如一天通常睡几个小时，何时入睡、有无午睡，就寝前有无特殊习惯，多长时间能入睡、入睡后是否易醒等，并了解以往是否有过睡眠失调的健康问题。帮助患者消除影响睡眠的自身因素，对于患者的睡眠习惯，护士应尽可能提供方便。如睡前喜欢沐浴或用热水泡脚、阅读书报，或喝热饮料等习惯要尽量给予满足，以促进患者的睡眠。管理患者白天适当锻炼，保证睡眠时间，避免熬夜。

为促进患者入睡，就寝前应做好晚间护理。包括协助患者洗漱、排便、整理床单位、更衣等。帮助患者采取舒适、习惯的体位，也可适当地给予背部按摩，以促进肌肉放松。注意检查身体各部位引流管、牵引、敷料的情况，必要时更换敷料，检查时护士应避免牵拉，拖拽。对于机体疼痛或不适的患者，护士应根据医嘱酌情给予镇痛药物，减少患者的不适。

（三）合理安排护理措施

为保证患者充分的休息，应合理安排诊疗、护理措施，减少对患者睡眠的干扰。除必要的诊疗外，常规的护理治疗措施应尽量安排在白天，避免在午睡时进行，以免患者睡眠时被惊醒。因 90 分钟是一个正常睡眠周期，特殊情况必须在睡眠期间操作时，活动安排应尽可能间隔 90 分钟，避免频繁干扰患者睡眠。

（四）加强心理护理

焦虑、不安、恐惧、忧愁等情绪会影响睡眠，患者住院时离开亲人的孤独寂寞感以及由于患病而产生的紧张、焦虑，对疾病检查、治疗的各种顾虑等均可导致心理压力逐渐增大而出现睡眠失调，陌生的环境也会严重影响其睡眠。因此护理人员要关心、体贴患者，多与患者沟通，耐心倾听患者主诉，建立良好的信任关系，有针对性地解决患者的烦恼、痛苦，设法消除患者恐惧、焦虑的情绪状态，恢复平静、稳定的心态，不断提高休息和睡眠的质量。当患者入睡困难时，护士应转移患者对失眠的注意力，指导患者投入一些活动促进睡眠，对于失眠较重的患者，适时给予指导、安慰，减轻其压力，稳定情绪，采取各种护理措施帮助患者摆脱失眠的困扰。

（五）合理使用药物

护士应注意观察患者每日所服药物是否有引起睡眠障碍的副作用。对于一些经常失眠的患者，可适当使用安眠药物，但必须注意防止患者产生药物依赖性和抗药性。对于使用安眠药的患者，必须掌握安眠药的种类、性能、使用方法、对睡眠的影响、副作用以及使用安眠药的原则。即所有促进睡眠的方法都无效时才可使用，全面了解安眠药物的性能及其对睡眠的影响，以便更安全、有效地使用药物。长期应用抗焦虑药、镇静剂或催眠药会干扰睡眠并导致较严重的问题。例如临床上长期大剂量服用地西泮可产生耐受性、习惯性和成瘾性。如久用突然停药，可发生戒断症状而出现失眠、兴奋、焦虑、震颤甚至惊厥，引发戒断性精神病，故使用安眠药时应格外谨慎，尽量缩短用药时间。

❤ 护爱生命

保护睡眠

睡眠被誉为"天下第一补"，是人体养精蓄锐的重要过程，优质的睡眠可以让身体得到充分休养，缓解脏器不适；但糟糕的睡眠会损伤元气，造成身体素质下降。一些人睡眠时有不良习惯，可能造成不良后果。例如心血管疾病患者长期左侧卧位容易使心脏受到压迫，影响心脏的供血能力，再加上疾病影响，会极大地增加猝死的风险；有人睡觉时喜欢用被子蒙头，会造成氧气减少、脑供血不足，导致头痛、恶心等症状，还可能引起颈椎弯曲，甚至颈动脉硬化斑块脱落，增加脑卒中的风险；有人睡前有玩手机的习惯，看到使人兴奋的内容会导致失眠，严重者可导致血管急速收缩、血压陡然升高而诱发猝死。

（六）睡眠失调的护理

1. 失眠　首先确定患者失眠的原因，相应采取行之有效的措施加以干预，如睡前喝少量热牛奶、进行放松和深呼吸练习、背部按摩、自我催眠等，必要时给予镇静催眠药物，但应避免长期用药引起的依赖性和抗药性，用药时结合其他促进睡眠的措施，最终帮助患者建立良好的睡眠型态。

2. 睡眠过度　评估患者具体情况，除药物治疗外，应指导患者控制饮食，减轻体重，并限制其睡眠时间，增加有益、有趣的活动。加强病情观察，做好心理护理。

3. 发作性睡病　选用药物治疗，指导患者学会自我保护，注意发作前兆，减少意外发生。

4. 睡眠呼吸暂停　指导患者保持呼吸道通畅，避免压迫气道，可采取侧卧位，夜间加强巡视，注意发现呼吸道梗阻症状并及时消除。睡眠呼吸暂停通常可采用持续性正压通气或手术的方式进行治疗。

5. 梦游症　注意加强防护，防止患者发生意外或损伤，如卧室中有危险物品或障碍物应注意移开，必要时关窗、锁门等。

6. 遗尿　对于遗尿患者，在入睡前督促患者排尿，同时限制夜间饮水量。

（七）做好健康教育

在社区及其他医疗机构中，护士有责任帮助患者开展有益于休息和放松的行为。

1. 协助患者建立正确的认知 与患者一起讨论分析有关休息与睡眠的知识和问题，了解睡眠的相关知识。

2. 建立良好的睡眠习惯

（1）不要在睡前看情节激烈的报纸、电视、小说等。

（2）不宜用脑过度，有睡意后再上床睡觉，不要躺在床上后再思考问题。

（3）按时就寝、定时起床，尽可能养成规律的睡眠型态。

（4）找到最适合的睡眠时间。

（5）采取促进入睡的活动，如热水浴、做柔软操等。

（6）适度运动，放松四肢，但不可做过于剧烈的运动，否则易导致兴奋，引起失眠。

（7）避免就寝前饱餐或饮浓茶、咖啡、可乐等含咖啡因或酒精的饮料，避免过量饮酒。

3. 创建良好的物理环境 如适宜睡眠的温湿度、灯光、声音、通风等。

4. 教会患者自我评估睡眠的方法 评估影响患者睡眠的因素，判断睡眠障碍的类型。

5. 教会患者常用的放松方法 以帮助患者改善睡眠，尽量避免使用安眠药物。

第二节 活 动

活动（activity）是指在环境中能够自由、轻松、有节奏、有目的运动的能力，是生活的重要部分。人们需要通过活动来满足自身的基本需求，并保护自己免于伤害。活动能力至关重要，患者一旦丧失活动能力则会像婴儿一样容易受到伤害，常会依赖他人。

一、活动的意义

凡是具有生命的生物体均需要活动，并都有与生俱来的活动能力。动物要靠四处活动来寻找食物，植物要靠根系的活动吸收水分。人们通过饮水、进食、排泄等活动来满足最基本的生理需要；通过学习和工作来满足自我实现的需要；通过身体活动来维持呼吸、循环、消化及骨骼肌肉的正常功能；通过思维活动维持个体意识和智力发展，防止大脑功能退化。由此可见，活动是个体维持身心健康的最基本条件。

患病后，患者的正常活动受到疾病影响而减少，尤其是病情较重患者，活动受到限制或活动能力丧失往往会影响机体各系统的功能和心理状况，无论是对疾病的恢复还是情绪状态的稳定都会带来很大影响。例如，被迫卧床不能活动的患者会产生便秘、关节僵硬、压疮等问题。因此，护士除了要帮助患者有效的休息之外，还应根据病情从患者的身心需要出发，协助患者进行适当合理的活动，以预防并发症的发生，促进其早日康复。

二、活动受限的原因及对机体的影响

患者发生疾病或存在先天性因素影响骨骼、关节、肌肉等运动系统时，其活动功能均可受到影响，从而导致活动受限。活动受限（activity limitation）是指身体的活动能力或身体任何部位的活动由于某些原因而受到限制，常见的原因有生理因素和心理因素。

（一）活动受限的原因

1. 生理因素 是造成活动受限的最主要因素，因为身体可动部位的移动和控制能力均依赖于肌肉、骨骼、关节以及分布于这些结构上的神经和血管的完整性，所以当身体发生损伤、疾病或因先天性问题而影响到它们时，均会造成活动功能受限。

（1）疼痛 很多疾病引起的剧烈疼痛往往限制患者相应部位的活动，或限制相应关节的活动范围。如胸腹部手术后的患者，因伤口疼痛不愿进行翻身、咳嗽和深呼吸等活动。

（2）神经系统受损 会严重、甚至是永久性地改变人体的活动能力。如脑卒中或脑血栓所致的瘫痪患者、重症肌无力的患者等常由于运动神经元无法支配相应的肌肉进而造成运动障碍。

（3）损伤 肌肉、骨骼和关节的器质性损伤，如扭伤、挫伤、骨折等，会导致受伤肢体活动受限。

（4）残障 肢体的先天性畸形、失明或其他残障等，均可造成机体活动受限。

（5）严重疾病 心肺疾病会引起供氧不足，从而造成活动减少。

（6）营养状况改变 某些疾病所致的严重营养不良或极度肥胖所致的全身无力，均会引起活动受限。

（7）医护措施的限制 为治疗某些疾病而采取的医护措施有时会限制患者的活动。如意识不清的患者为防止其因躁动而出现坠床意外，需按照相关程序对其加以约束；骨折患者使用石膏固定后躯干或肢体活动会受到限制。

2. 心理因素 情绪会影响人的自由活动能力，当个体承受的压力过大或极度忧郁时可引起情绪波动而影响其活动，如悲伤、沮丧、烦闷时不愿接触人，因而可致活动减少。

（二）活动受限对机体的影响

1. 对皮肤的影响 由于长期卧床或躯体移动障碍，患者身体局部长期受压，血液循环障碍导致皮肤抵抗力下降，皮肤极易受损形成压疮。

2. 对骨骼和肌肉组织的影响 骨骼肌肉系统结构的稳定和新陈代谢依赖于运动，日常活动产生的机械压力有助于维持肌肉强度、耐力和协调力，维持骨骼的坚固，还有利于维持肌肉收缩以促进血液回流，保证细胞的营养。人体长期不活动会导致骨骼、肌肉、关节发生改变，引起全身软弱无力、腰背痛、骨质疏松、关节僵硬或挛缩变形、手足废用等，严重者会导致运动系统功能的丧失。

3. 对心血管系统的影响 活动受限对心血管系统的影响主要包括直立性低血压、心脏负荷增加和深静脉血栓形成。

（1）直立性低血压 患者长期卧床会引起全身肌肉张力和神经血管反射降低，影响血流。当人体直立时，血管无法适应神经血管反射，仍处于扩张状态，致使血液滞留在下半身，造成血压突然下降，引起脑部供血不足，患者易出现虚弱、头晕、目眩甚至昏厥等低血压症状。

（2）心脏负荷增加 人体活动受限后，同样是静止的情况下，平卧位时心脏工作负荷要比直立位时更重。平卧位时，本来分布在腿部的血液重新分布到身体其他部位，使循环血量增加，同时心输出量和每搏心输出量也增加。

（3）深静脉血栓形成 活动受限时间越长，发生深静脉血栓的危险性越高。尤其是肥胖、脱水、贫血及休克的卧床患者发生的概率更高。深静脉血栓形成的原因是由于患者长期活动受限，导致血管内膜损伤、血液黏滞度增加和静脉血淤滞，这三个因素同时存在就容易形成血栓。血栓形成后，肢体会疼痛、肢端冰冷苍白，皮肤出现溃疡、水肿等缺血表现，严重时会造成坏疽。血栓形成的主要危险在于发生肺栓塞，如果血栓脱落栓塞于肺内较小的血管处，则肺部的损伤较小；若栓塞于大血管，则可导致严重的肺部损伤甚至死亡。

4. 对呼吸系统的影响 长期卧床患者活动减少会导致呼吸系统两大合并症——坠积性肺炎和二氧化碳滞留。主要原因是患者长期卧床致使胸部扩张受阻，有效通气量减少。卧床患者因咳嗽、体位改变等功能下降使呼吸道内分泌物排出困难，造成呼吸道内分泌物堆积，干扰了气道内纤毛排除异物的功能。患者因虚弱无足够力量将黏液咳出，容易发生肺部感染，进而导致坠积性肺炎。由于肺部的有效通气量减少，影响肺泡与毛细血管间气体的弥散，再加上分泌物的蓄积，干扰氧气的正常交换，这种情况一直持续，机体将出现二氧化碳滞留。

? 想一想

长期卧床的患者发生坠积性肺炎的原因是什么？

答案解析

5. 对消化系统的影响　主要影响患者的食欲和排便，由于活动量减少和疾病的消耗，患者常出现食欲下降、厌食情况，营养摄入不足，加上蛋白质等营养物质大量消耗，容易导致负氮平衡，长期持续则会出现严重的营养不良。由于厌食，患者摄入的纤维素和水分减少，无法产生足够的粪便容积刺激肠道产生排便反射；长期卧床易引起胃肠道的蠕动减弱，辅助排便的腹部和会阴肌肉张力下降，水分的再吸收增加，粪便变硬，患者常出现便秘。有的患者不习惯于床上排便，延迟甚至忽略便意，有的患者全身肌肉虚弱无力，这些均可加重便秘。严重者出现粪便嵌塞，导致排便更加困难。

6. 对泌尿系统的影响　长期卧床可导致排尿困难、尿潴留、尿道结石形成和尿路感染等。

（1）排尿困难、尿潴留　正常情况下，站立或坐位时会阴部肌肉放松，在重力的引流作用下肌肉下压刺激有助于排尿。卧床时由于排尿姿势改变，影响正常的排尿活动，出现排尿困难。若长期排尿困难，膀胱便会过度膨胀，逼尿肌过度伸展，机体对膀胱胀满感受性逐渐变差，导致尿液潴留。

（2）尿路结石　由于机体活动量减少，尿液中的钙磷浓度增加，尿液呈碱性，钙盐沉淀形成结晶，进而可形成尿路结石。患者常常出现绞痛、血尿，有时可引起尿路梗阻。

（3）尿路感染　由于尿液潴留，尿液不能对泌尿道进行冲洗，细菌易聚集在尿道口，引起细菌上行到膀胱、输尿管或肾，导致尿路感染。若长期导尿或会阴护理不当，更容易增加感染的概率。

7. 对社会心理方面的影响　长期卧床往往会引发患者社会心理方面的问题。卧床患者脱离了正常工作和原有的生活状况，担心他们的家庭、工作和经济收入受到影响，常出现焦虑、恐惧、失眠、自我概念紊乱等心理改变。此外，有些制动患者容易情绪波动，甚至会在行为上处于敌对、好斗、愤怒、恐惧的状态；有些患者变得胆怯畏缩，甚至出现定向力障碍，不能辨别时间和地点；部分患者由于疾病影响造成永久性活动障碍，不能达到角色期望的功能，无法自理或就业，最终导致退缩、抑郁和自闭，丧失生活的能力和生存的欲望。此外，卧床患者的休息和睡眠型态也会发生改变，睡眠的质和量都受到干扰。

三、患者活动的评估

患者由于疾病影响，活动减少，有利于身体康复，但是也会带来很多不利影响。护士应通过沟通交流了解患者日常活动的相关资料，全面、系统地评估患者。评估是制订护理计划的前提，也是科学地指导患者活动的依据。通过收集病史和检查患者的运动功能状况，判断患者的活动能力、是否存在活动受限的因素、活动程度是否适合以及识别是否有任何废用的结果存在等。

（一）患者的一般资料

年龄是决定机体需要活动及耐受活动程度的重要因素之一。不同年龄段的活动能力有不同的特点。

如婴儿期活动以学习爬、坐、走及双手握力为主；幼儿期以跑、跳跃等活动为主，并表现出协调性；老年人因身体逐渐老化，活动功能减退，其活动能力逐渐减弱。此外，性别、生理因素、心理因素、环境、社会因素等均会影响活动能力。

（二）心肺功能状态

活动会增加机体对氧的需求量，机体出现代偿性心率及呼吸加快、血压升高，给呼吸和循环系统带来压力和负担，如肺部感染或有其他疾病时，则不能适应大量的活动。同时，活动还会加重心脏负担，不恰当的运动会加重原有的心脏疾病，甚至可导致心搏骤停。活动还会使血压升高，因此，活动前应测量呼吸、心率及血压，如有异常，应对活动的方式及活动量予以调整。

（三）骨骼肌肉状态

机体活动有赖于健康的骨骼组织和良好的肌力，机体骨骼肌肉状态可通过评估肌力和肌张力获得。肌张力正常的情况下，触摸肌肉有坚实感；当肌张力减弱时，触诊肌肉松软，被动运动时阻力减小，关节运动的范围扩大；肌张力增高时则相反。肌力指肌肉的收缩力量，肌力的评估可以通过让机体收缩特定肌肉群来实现。检查时，让被检查者做肢体关节部分的伸展动作，并从相反方向测试被检查者对抗阻力的力量。肌力程度一般分为6级：

0级　完全瘫痪、肌力完全丧失；

1级　可见肌肉轻微收缩但无肢体运动；

2级　肢体可移动位置但不能抬起；

3级　肢体能抬离床面但不能对抗阻力；

4级　能作对抗阻力的运动，但肌力减弱；

5级　肌力正常。

（四）关节功能状况

关节功能状况评估要根据疾病和卧床对关节的影响进行，主要通过患者的主动运动和被动运动评估，观察关节的活动范围有无受限和受限程度，是否有关节僵硬、变形，活动时关节有无声响或疼痛不适。主动运动是让患者自己移动每个关节，做关节的屈曲、伸展等活动；被动运动则是由护理人员协助患者做关节的屈曲、伸展等活动。

（五）机体活动能力

通过对患者日常活动情况的观察来判断其活动能力，可观察患者行走、穿衣、梳头、洗漱、修饰等，对其完成情况进行综合评价。一般机体的活动功能可分为5度：

0度　完全能独立，可自由活动；

1度　需要使用设备或器械（如拐杖、轮椅）；

2度　需要他人的帮助、监护和教育；

3度　既需要有人帮助，又需要设备和器械；

4度　完全不能独立，不能参加活动。

（六）患者目前的患病情况

患者疾病的性质和严重程度可影响机体的活动，评估患者的疾病状况有助于合理安排活动量。如截瘫、昏迷、骨折、大手术后患者活动几乎完全受限，只能卧床，护理人员可以安排床上活动或被动训练；慢性疾病或其他症状轻微的疾病，则对活动的影响较小，护士应最大限度地让患者发挥主观能动性。此外，评估患者活动能力时，还应考虑患者的治疗需要。如骨折患者，要求医护人员在制订活动计划时考虑患肢制动的需要，合理地制订计划或护理措施。

（七）心理状态

患者的心理状况对活动完成具有重要意义，活动前应评估患者目前的心理状况、对活动的态度和兴趣等。如果患者心情压抑、焦虑、对活动毫无热情甚至恐惧，会影响活动的开展及效果，进而影响功能和健康的恢复；如果患者心情开朗，对治疗疾病充满信心，能正确认识活动的目的和意义，能积极主动配合各类活动，则有助于恢复功能和健康。

四、对患者活动的指导与护理

根据患者的活动能力评估情况，可将患者的活动分为主动运动和被动运动。对于病情较轻、能够离床活动的患者，可选用主动运动的方式，护士应根据具体情况尽可能为患者准备无障碍环境，保持地面清洁干燥、移开地面的障碍物、设立休息地点等。鼓励患者主动下床活动，可采用徒手方式或利用简单的器械完成运动。对于机体活动受限的患者，可采用被动运动的方式，鼓励患者发挥自身能力尽力配合，使关节和肌肉得到最大范围的锻炼。

（一）选择合适的卧位

根据患者的病情选择合适卧位，让患者体位舒适、安全、稳定，全身尽可能地放松，减轻肌肉和关节紧张，防止挛缩。对于无能力自行翻身而采取被动卧位的患者，应征求患者意见，安置患者于舒适体位，并定时翻身、活动和按摩受压部位，预防压疮形成。

（二）保持脊柱的正常生理弯曲和各关节功能位置

脊柱对行走、跑、跳时产生的震动具有缓冲作用，对脊髓和脑组织有重要的保护作用。对于长期卧床的患者，如果床铺不平、褥垫太薄而又缺乏功能锻炼，脊柱会因长期受压而损伤变形，失去弹性和缓冲功能。因此，应鼓励卧床患者在颈部和腰部以软枕支托，以维持脊柱正常的生理弯曲，如患者病情许可，应经常变换体位，练习脊柱活动，以保持肌肉和关节的功能。各关节应尽量保持最佳的功能位置，防止关节变形、挛缩和功能丧失。

（三）维持关节活动范围

关节活动范围（range of motion，ROM）是指关节活动时所通过的运动弧，常用度数表示，也称为关节活动度。用以维持和恢复关节活动范围的练习称为关节活动度练习（range of motion exercise），简称 ROM 练习。ROM 练习是恢复和改善关节功能的有效锻炼方法，可以帮助维持关节可动性、防止关节挛缩和粘连形成。ROM 练习可分为主动性 ROM 练习、主动辅助性 ROM 练习和被动性 ROM 练习。主动性 ROM 练习是指患者可以独立完成全关节范围的活动，躯体可移动的患者可采用主动性 ROM 练习。主动辅助性 ROM 练习指患者进行主动 ROM 练习时，护士需要给予最低限度的协助。而被动性 ROM 练习指患者不能移动关节，完全依靠其他人员才能完成关节活动。对于活动受限的患者应尽快开始 ROM 练习，开始可由医务人员完全协助或部分协助完成，并最终达到患者能独立完成的目的。主动和被动 ROM 练习均可改善关节的活动度，增加活动部位的血液循环，但只有主动练习时，才能提高肌肉的张力和强度，改善心肺功能。因此，只要患者的病情允许，尽可能让患者进行主动练习。一般在为患者做清洁卫生护理、翻身和变换卧位时来完成被动性 ROM 练习，这样既节省时间，又可随时观察患者的病情变化。每天应做 2~3 次 ROM 练习。

被动性 ROM 练习的操作要点如下。

（1）护士帮助患者采取自然放松的姿势，面向操作者，并尽量靠近操作者，避免不必要的牵伸。

（2）依次对颈部、肩、肘、腕、髋、膝、及指、趾关节做外展、内收、伸展、屈曲、内旋、外旋等关节活动范围练习（图8-2，图8-3）。

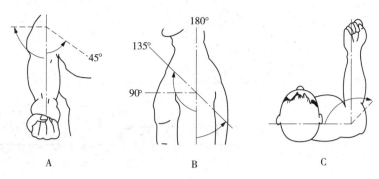

图 8 − 2　肩关节活动范围
A. 外展内收；B. 前屈后伸；C. 内旋外旋

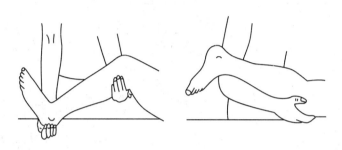

图 8 − 3　以手作环状或支架以支托腿部

操作过程中要注意以下事项。

1）活动关节时，关节前后应予以支托，手应作环状或支架以支撑关节远端的肢体。

2）动作要有节律性，有力度的同时要注意缓慢柔和，关节活动范围逐渐增大，当活动到最大范围时需短暂维持，但应以患者能耐受为宜。

3）每个患者关节运动的范围不同，当患者出现疼痛、疲劳、痉挛或抵抗反应时，查明原因后加以去除，若不能去除则应停止操作。

4）操作过程中，应对比观察两侧关节活动情况，有助于了解原来关节状况，避免伤及关节。

5）操作者在完成每个关节活动时，应观察患者反应，随时根据具体情况调整活动计划。

（3）操作中护士应科学运用人体力学的原理减少疲劳，如当抬起患者手脚时移动自己重心，并使用腿部力量。

（4）每个关节每次可有节律地做 5～10 次完整的 ROM 练习。各关节的活动形式和范围见表 8 − 1，表 8 − 2。

表 8 − 1　关节活动范围正常值

部位	屈曲	伸展	外展	内收	内旋	外旋
手	掌指关节90° 近侧指间关节120° 远侧指间关节60°～80°		拇指屈曲50°		过伸45° 屈曲80° 外展70°	
腕关节		背伸70°	桡侧偏曲50°		尺侧偏曲35°	
肘关节	掌屈80°	0°		45°		
前臂					旋前80°	旋后100°
肩部		后伸45°	90°	左右侧屈30°	135°	45°
脊柱	颈段前屈35° 腰段屈曲45°	后伸35° 后伸20°		左右侧屈30°		

续表

部位	屈曲	伸展	外展	内收	内旋	外旋
髋	150°	0°	45°		40°	60°
膝	135°	0°		30°		
踝关节	背曲25°	跖屈45°				

表 8-2　各关节活动形式释义

动作	释义	动作	释义
外展	远离身体中心	伸展	关节伸直或头向后弯
内收	移向身体中心	内旋	旋向中心
屈曲	关节弯曲或头向前弯	外旋	自中心向外旋转

（5）发生急性关节炎、骨折、肌腱断裂、关节脱臼等患者，应与医生协商确定进行 ROM 练习的时间及强度，避免加重损伤。心血管疾病患者应特别观察有无胸痛症状，因剧烈的活动可诱发心脏病的发作。

（6）运动结束后，应测量生命体征，协助患者取舒适卧位，整理床单位，记录患者每日活动次数及时间。

（四）进行肌力训练

肌肉收缩有等长收缩和等张收缩两种方式，因此，肌肉的训练形式主要分为等长运动和等张运动两类。

1. 等长运动（isometric exercise）　可增加肌肉张力而不改变肌肉长度的练习称为等长运动，等长运动时肌肉收缩，而肌纤维不缩短。优点是不引起明显的关节运动，故又称静力性运动。此运动可增加肌肉的力量，促进静脉回流，但不能改善关节的活动。例如膝关节完全伸直定位后，做股四头肌收缩松弛运动，即为等长运动。等长运动可在肢体被固定时早期应用，或在关节内损伤、积液、某些炎症存在的情况下应用，以预防肌肉萎缩。在患者耐受情况下，可以利用较大负荷增强练习效果，肌肉收缩时间最好维持 6 秒以上。

2. 等张运动（isotonic exercise）　指对抗一定负荷所做的关节活动锻炼，肌肉收缩时肌纤维缩短，即肌肉长度改变致肢体活动，因伴有大幅度关节运动，又称动力性运动。此运动可增加肌肉力量，并促进关节功能的恢复。等张运动的优点是比较符合大多数日常活动的肌肉运动方式，同时有利于改善肌肉的神经控制，可遵循大负荷、少重复原则进行。

3. 肌肉锻炼的注意事项

（1）掌握适宜的运动量和频度，循序渐进，训练过程中根据情况及时调整练习方案，使每次练习时可达到肌肉适度疲劳，练习后有适当间歇让肌肉充分复原。不可贪多，一般每日一次或隔日一次。

（2）肌力练习应以不引起明显疼痛为宜，在无痛范围内进行，疼痛常为损伤的信号，且反射地引起前角细胞损伤，妨碍肌肉收缩，无法取得运动效果。

（3）强力肌力练习前后应做准备和放松运动，避免发生肌肉损伤。

（4）肌肉等长收缩可引起升压反应，增加心血管负荷。注意有轻度高血压、冠心病或其他心血管病变时慎用肌力练习，有较严重心血管病变者禁止做肌力练习。

（5）肌肉练习效果与练习者的主观态度密切相关，须使患者充分理解、合作并使其掌握练习要领。因此应经常鼓励患者，及时展示练习效果以增强其信心。

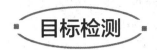

答案解析

[A1 型题]

1. 下列说法错误的是（　　）。

A. 休息是人的基本生理需要

B. 适当地休息能使身体各部分处于紧张状态

C. 休息是促进康复的有效措施

D. 休息的形式多种多样

E. 住院患者常有休息障碍

2. 关于休息的形式，下列说法正确的是（　　）。

A. 只有坐下来或躺下来才是休息　　　　　　B. 休息的形式多种多样

C. 休息不包括运动　　　　　　　　　　　　D. 休息即不从事任何工作

E. 对不同的人而言，休息的形式都是一样的

3. 下列情况患者进行 ROM 练习时，不需要与医生协商的是（　　）。

A. 急性关节炎　　　　　　　　　　　　　　B. 骨折

C. 重症肌无力　　　　　　　　　　　　　　D. 脱臼

E. 肌腱断裂

4. 一般一个睡眠周期平均为（　　）。

A. 30 分钟　　　　　B. 60 分钟　　　　C. 90 分钟　　　　D. 120 分钟　　　　E. 150 分钟

5. 对人体生长发育有积极意义的睡眠阶段是（　　）。

A. NREM 第Ⅰ期　　　　　　　　　　　　　B. NREM 第Ⅱ期

C. NREM 第Ⅲ期　　　　　　　　　　　　　D. NREM 第Ⅳ期

E. REM 期

6. ROM 最好每天进行（　　）。

A. 1～2 次　　　　　B. 2～3 次　　　　C. 3～4 次　　　　D. 4～5 次　　　　E. 5～6 次

7. REM 睡眠的生理作用是（　　）。

A. 维持较深的睡眠　　　　　　　　　　　　B. 延长睡眠时间

C. 加速伤口愈合　　　　　　　　　　　　　D. 缓解精神压力

E. 减少蛋白质分解

8. 获得休息的先决条件是（　　）。

A. 充足的睡眠　　　　　　　　　　　　　　B. 良好的物理环境

C. 生理上的舒适　　　　　　　　　　　　　D. 心理上的放松

E. 无疼痛

9. 下列与睡眠无关的表现是（　　）。

A. 血压下降　　　　　　　　　　　　　　　B. 瞳孔散大

C. 呼吸变慢　　　　　　　　　　　　　　　D. 心率减慢

E. 尿量减少

10. 大量分泌生长激素，促进体力恢复，发生在睡眠的（　　）。

A. 第Ⅰ期　　　　B. 第Ⅱ期　　　　C. 第Ⅲ期　　　　D. 第Ⅳ期　　　　E. REM 期

11. 下列关于睡眠时相的描述，正确的是（　　）。

    A. 成人进入睡眠后，首先是快波睡眠

    B. 越接近睡眠的后期，慢波睡眠的持续时间越长

    C. 两种睡眠时相均可直接转为觉醒状态

    D. 在觉醒状态下可以进入快波睡眠

    E. 慢波睡眠又称异相睡眠

12. 下列关于慢波睡眠的描述，正确的是（　　）。

    A. 慢波睡眠分为五个时期

    B. 过渡期是所有睡眠期中睡得最浅的一期

    C. 浅睡期只维持几分钟

    D. 中度睡眠期生命体征不规则

    E. 深度睡眠期不利于促进体力恢复

13. 下列关于发作性睡病的描述，正确的是（　　）。

    A. 发作性睡病属于慢波睡眠障碍

    B. 安静的环境不易发作

    C. 发作时患者由清醒状态直接进入慢波睡眠

    D. 发作性睡病与正常睡眠不同

    E. 猝倒是最危险的并发症

14. 下列关于肌肉等长运动的描述，正确的是（　　）。

    A. 等长运动又称动力性运动

    B. 可以对抗一定的负荷作关节的活动锻炼，同时也锻炼肌肉收缩

    C. 优点是有利于改善肌肉的神经控制

    D. 固定膝关节的股四头肌锻炼属于等长运动

    E. 可遵循大负荷、少重复次数、快速引起疲劳的原则进行

15. 下列关于肌肉等张运动的描述，正确的是（　　）。

    A. 可增加肌肉张力而不改变肌肉长度

    B. 又称静力性运动

    C. 有关节角度的特异性，只对增强关节处于该角度时的肌力有效

    D. 可在关节内损伤、积液、炎症时应用

    E. 优点是有利于改善肌肉的神经控制

16. 稀奇古怪的、生动的而充满感情色彩的梦境多出现在睡眠的（　　）。

A. NREM 第 Ⅰ 期	B. NREM 第 Ⅱ 期
C. NREM 第 Ⅲ 期	D. NREM 第 Ⅳ 期
E. REM 期	

17. NREM 睡眠的第 Ⅳ 期，体内分泌大量的生长激素，其生理作用是（　　）。

A. 维持睡眠状态	B. 维持基础代谢率
C. 加速受损组织的愈合	D. 缓解精神压力
E. 延长睡眠时间	

18. 关于失眠的定义，正确的是（　　）。

A. 通常指患者对睡眠时间和（或）质量不满足并影响日间社会功能的一种主观体验

B. 指患者睡眠时间不够

C. 指患者质量不满足

D. 睡眠时间和质量都不好

E. 以上都不对

（何凤云　王芳华）

书网融合……

重点回顾

习题

第九章 清洁护理

学习目标

知识目标：

1. 掌握 口腔护理常用漱口液的种类及其作用；压疮的概念、发生原因、好发部位、临床分期、高危人群及预防护理措施。

2. 熟悉 压疮的评估；晨晚间护理的目的和内容。

3. 了解 一般口腔护理；床上梳发；沐浴法。

技能目标：

能正确运用护理程序实施特殊口腔护理、床上洗发、床上擦浴操作。

素质目标：

具有严谨求实的工作态度；有爱伤观念；尊重关爱患者；确保患者安全。

📖 **导学情景**

情景描述：患者，女，65岁，某日早晨醒来发现左侧肢体瘫痪，口角歪斜，说话吐词不清，在当地医院住院治疗10天不见好转遂转入上级医院治疗。入院诊断为"脑梗死"。护士入院评估时发现口腔黏膜有1cm×1.5cm溃疡；骶尾部皮肤出现红斑，且因长期卧床，患者头发凌乱，身上有异味。

情景分析：结合患者的病情和评估情况，患者目前存在一侧肢体瘫痪，自理能力受限，需要密切关注患者病情变化的同时要做好患者的清洁护理，帮助患者改善卫生状况，预防并发症，促进患者舒适。

讨论：1. 请问患者存在哪些主要的护理问题？

2. 如何给该患者选择漱口溶液？

3. 口腔黏膜的溃疡如何处理？

4. 患者骶尾部皮肤红斑说明发生了什么？原因是什么？应如何预防和护理？

5. 针对患者头发和身上异味的情况，应采取哪些护理措施？

学前导语：清洁护理是临床常见的护理工作，做好患者的清洁护理工作是护士的重要职责，护士应根据患者的病情进行适当的清洁护理，使其身心处于最佳状态，从而促进患者舒适和康复。

清洁是人类的基本生理需要之一，通过清洁可以清除身体表面的微生物和污垢，促进机体血液循环，增进患者的舒适，有助于增强皮肤的抵抗力，达到预防感染和并发症的目的。健康的个体具有保持自身清洁卫生的能力，但当个体患病后，因自我照顾能力下降，无法满足自身清洁卫生需求时，需要护士协助患者做好清洁卫生护理工作，保证患者舒适，以促进其身心健康。清洁护理包括口腔护理、头发护理、皮肤护理等。

第一节 口腔护理

PPT

口腔（图9-1）由颊、硬腭、软腭、舌、牙齿和牙龈组成，口腔内覆盖黏膜，并有唾液腺等组织。

作为消化道的起始部位，口腔承担着咀嚼、消化、味觉、语言、辅助呼吸等重要功能。口腔的特殊生理结构、温湿度及日常饮食的食物残渣等为微生物和细菌的生长繁殖提供了适宜的条件，身体处于健康状态时，机体抵抗力强、且唾液中的溶菌酶有杀菌作用，加上饮水、刷牙、漱口等活动能起到减少和清除微生物的作用，通常不会发生口腔健康问题。当个体患病时，机体抵抗力降低，饮水、漱口等活动减少，患者口腔自洁能力下降，细菌大量繁殖，不仅容易引起口腔局部炎症、溃疡等口腔健康问题，还可引起口臭，导致食欲减退、消化功能下降，并影响患者形象和社交活动。因此，保持口腔清洁卫生十分重要。

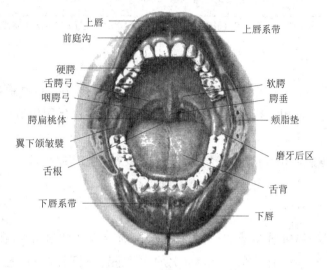

图 9 - 1 口腔解剖结构

一、口腔卫生指导

护士需掌握口腔护理的评估方法，认真对患者的口腔状况进行评估，定期检查患者口腔情况，并向患者解释保持口腔卫生的重要性，介绍口腔卫生保健的相关知识，如指导患者每日晨起、晚上临睡前刷牙，少吃甜食、对牙齿有刺激性或腐蚀性的食物，餐后及时漱口等。

（一）口腔评估

根据口腔护理评估表（表 9 - 1），评估口腔情况。

表 9 - 1 口腔护理评估表

项目/分值	1	2	3
唇	滑润，质软，无裂口	干燥，有少量痂皮，有裂口，有出血倾向	干燥，有裂口，有大量痂皮，有分泌物，易出血
牙、义齿（牙垢、牙石）	无龋齿，义齿合适，无牙垢或有少量牙石	中量牙垢，无龋齿，义齿不合或少量至中量牙垢或中量牙石	有许多的空洞，有裂缝，义齿不合适，齿间流脓液，有大量牙垢和牙石
牙龈	无出血及萎缩	轻微萎缩，出血	牙龈有萎缩，容易出血、肿胀
唾液	中量、透明	少量或过多量	半透明或黏稠
腭	湿润，有少量碎屑	干燥，有少量或中量碎屑	干燥，有大量碎屑
舌头（气味）	湿润，少量舌苔，无味或有味	干燥，有中量舌苔，有难闻气味	干燥，有大量舌苔覆盖或黄色舌苔，有刺鼻气味

续表

项目/分值	1	2	3
黏膜	湿润，完整	干燥，完整	干燥，黏膜擦破或有溃疡面
口腔损伤	无	唇有损伤	口腔内有损伤
自理能力	全部自理	需部分帮助	完全需要帮助
口腔健康知识	大部分知识来自实践，刷牙有效，用牙线洁牙	有些错误观念，刷牙有效，未用牙线清洁牙齿	有许多错误观念，很少清洁口腔，刷牙无效，未用牙线清洁牙齿

注：分值1表示较好，分值2表示较差，分值3表示很差，总分为12~36分，总分越高，代表越需要加强口腔护理。

（二）口腔清洁用具的选择

1. 牙刷的选择　尽量选用刷头较小、刷毛柔软、表面光滑的牙刷。已磨损或硬毛牙刷易损伤牙龈，且清洁效果不佳，故不建议使用，牙刷一般每隔3个月更换一次；牙刷用后要清洗并存放于通风干燥处，保持清洁干燥，防止细菌滋生。

2. 牙膏的选择　根据患者个人情况选择，牙本质过敏者可选用脱敏牙膏，牙龈炎、牙周炎等患者可选择药物牙膏。牙膏不宜固定一个品牌，建议轮换使用。

（三）牙齿正确的清洁方法

1. 刷牙　是保持口腔清洁的主要方法。通过刷牙，可有效减少微生物的数量并清除食物残渣。建议每次刷牙时间不少于3分钟，时间在早晚和每次进餐后进行。目前刷牙方法主要有震颤刷牙法和巴氏刷牙法两种。

（1）震颤刷牙法（图9-2）　将刷毛轻放于牙齿及牙龈沟上，刷毛与牙齿成45°，快速环形来回震颤刷洗外面，每次刷2~3颗牙，刷完一处再刷相邻部位。前排牙齿的内面可用牙刷毛面的顶端震颤刷洗；牙齿的咬合面则通过刷毛与牙齿平行的方式来回刷洗；刷完牙后，再由里向外刷洗舌面。

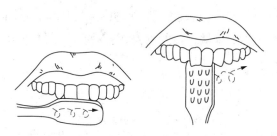

图9-2　震颤刷牙法

（2）巴氏刷牙法　将刷毛轻放于牙齿及牙龈沟上，刷毛与牙齿成45°，轻微加压，使刷毛部分进入牙龈沟，每次2~3颗牙，以短距离水平颤动刷牙4~6次，后将牙刷向牙冠方向转动，轻刷唇舌面。

2. 牙线剔牙法　可使用专用牙线剔牙或使用尼龙线剔牙，餐后剔牙效果更佳。可将专用的牙线抽出约30cm长，将线两端绕在两个中指上，用拇指和示指指腹控制牙线，通过拉锯式方式将牙线嵌入两牙齿之间，然后用力弹出，也可用牙线工具直接以上述方法剔牙，每个牙缝反复数次即可（图9-3）。

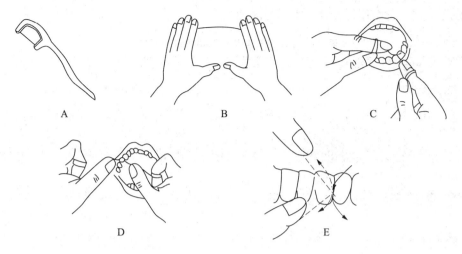

图9-3 牙线的使用方法

♥ 护爱生命

龋病、牙周病是损害口腔健康的常见病、多发病，更是危害儿童青少年健康和生长发育最常见的口腔疾病。1989年由国家卫生部、全国爱卫会、国家教委、文化部、广电部、全国总工会、全国妇联、共青团中央、全国老龄委九个部委联合签署，确定每年9月20日为"全国爱牙日"；其宗旨是通过"全国爱牙日"活动，动员社会各界力量参与支持口腔预防保健工作，广泛开展群众性口腔卫生知识的普及教育，增强自我口腔保健的意识和能力，提高全国人民口腔健康水平。作为一名医护人员，向全民普及口腔卫生保健知识，我们责无旁贷。

二、特殊口腔护理 📱微课

特殊口腔护理适用于危重、昏迷、禁食、鼻饲、大手术后、高热、口腔疾病及生活自理能力缺陷的患者。一般每日2~3次，若病情需要酌情增加次数。

【目的】

（1）保持口腔清洁，预防口腔并发症。

（2）清除牙垢，去除口臭，增进食欲，保持口腔正常功能。

（3）观察口腔黏膜、舌苔及口腔气味情况，为患者的病情变化提供动态信息。

【评估】

1. 患者的一般情况 年龄、病情、意识状态、口唇、牙齿、牙龈、口腔黏膜、口腔气味、舌、腭部等部位的口腔状况。

2. 患者的认知反应 对口腔护理的认识、心理状态及合作程度。

【计划】

1. 护士准备 洗手，戴口罩，着装整齐。

2. 用物准备

（1）治疗车上层 备口腔护理包（内含治疗碗、棉球、弯盘、血管钳和镊子各1把、压舌板、纱布、治疗巾、必要时备开口器和舌钳）、漱口杯、吸管、漱口溶液（常用漱口溶液及其作用见表9-2）、外用药（按需准备，常用的有西瓜霜、冰硼散、锡类散、金霉素甘油等）、棉签、手电筒、手套、手消毒液。或备一次性口腔护理包（图9-4）。

（2）治疗车下层　备医用垃圾桶、生活垃圾桶。

表 9 – 2　口腔护理常用漱口溶液及其作用

常用漱口溶液名称及浓度	作用
0.9% 氯化钠溶液	清洁口腔，预防感染
0.02% 呋喃西林溶液	清洁口腔，广谱抗菌
朵贝尔溶液	轻度抑菌，除臭
0.08% 甲硝唑溶液	用于厌氧菌感染
0.01% 氯已定溶液	清洁口腔，广谱抗菌
1% ~3% 过氧化氢溶液	防腐除臭，用于口腔感染有溃烂、坏死组织者
0.1% 醋酸溶液	适用于铜绿假单胞菌感染
2% ~3% 硼酸溶液	酸性防腐溶液，有抑制细菌作用
1% ~4% 碳酸氢钠溶液	碱性溶液，适用于真菌感染

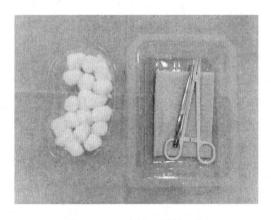

图 9 – 4　一次性口腔护理包

练一练

患者口腔若出现真菌感染，应为其选用的漱口液是（　　）。

A. 1% ~4% 碳酸氢钠　　　　　B. 0.1% 醋酸　　　　　C. 等渗盐水

D. 2% 呋喃西林　　　　　E. 朵贝尔溶液

答案解析

3. 环境准备　病室安静、整洁、空气清新、光线适宜。

4. 患者准备　了解口腔护理的目的、方法、注意事项及配合要点，取舒适体位。

【实施】

1. 操作步骤　见表 9 – 3。

表 9 – 3　特殊口腔护理

操作程序	操作步骤	要点说明
1. 核对解释	携用物至床旁，核对患者信息并做好解释，取得合作	意识不清者向家属解释说明
2. 安置体位	协助患者取侧卧或仰卧位，头偏向护士一侧	体位视患者情况而定
3. 铺巾置盘	将治疗巾围于患者颌下及胸前，弯盘置于口角旁	
4. 湿润口唇	棉签蘸温水湿润口唇	防张口时干裂部位出血、疼痛

续表

操作程序	操作步骤	要点说明
5. 观察口腔	嘱患者张口（不能张口者用开口器协助），一手用压舌板轻轻撑开颊部，一手持手电筒观察口腔情况，协助有活动义齿者取出义齿	注意口腔有无出血、溃疡和真菌感染等
6. 协助漱口	协助患者用吸管吸水漱口	昏迷患者禁忌漱口，以防误吸
7. 擦洗口腔	擦洗嘴唇，嘱患者咬合上、下牙，用压舌板轻轻撑开左侧颊部，由磨牙至中切牙纵向擦洗，同法擦洗右侧 嘱患者张口，依次擦洗牙齿的左上内侧面、左上咬合面、左下内侧面、左下咬合面，颊部弧形擦洗，同法擦洗右侧 硬腭及舌：由内向外 Z 字形擦洗硬腭及舌面和舌下	一个部位一个棉球，棉球拧至不滴水，擦洗时动作轻柔，棉球应包裹血管钳尖端，勿触及咽部，以免引起恶心
8. 协助漱口	擦洗完毕，协助患者漱口，用纱布或纸巾擦净面部及口周水渍	昏迷患者禁忌漱口，以防误吸
9. 观察涂药	再次观察口腔，根据口腔情况涂外用药，如口唇干裂涂润唇膏或液状石蜡	
10. 整理记录	撤去用物并分类处理，协助患者取舒适卧位，整理床单位，洗手，记录	询问患者感受，记录操作时间和患者反应

2. 注意事项

（1）擦洗时动作要轻柔，特别是对凝血功能不良的患者，防止损伤口腔黏膜及牙龈。

（2）昏迷患者禁漱口；需用张口器时，应从磨牙处放入，牙关紧闭者不可用暴力使其张口；操作前后应清点棉球数量，防止棉球遗留在口腔内；擦洗时须用血管钳夹紧棉球，每次只夹一个；棉球不可过湿，以防溶液误吸入呼吸道。

（3）若有活动义齿者，应协助取下并清洗干净放置于冷水中，待患者漱口后再戴上。

（4）传染病患者用物按隔离消毒原则处理。

【评价】

（1）患者口唇湿润，感觉口腔清洁、舒适无异味。

（2）护士操作规范，动作轻柔，擦洗时未损伤口腔黏膜及牙龈。

（3）护患沟通有效，患者及家属获得口腔保健方面的知识和技能。

三、义齿的清洁和护理

义齿又称假牙，为保持良好的口腔外观和咀嚼功能，有活动义齿的患者，应在白天佩戴，晚上则将义齿取下，使牙槽骨得到休养；每次餐后均应清洗义齿，清洗方法为用牙膏或者义齿清洁剂按刷牙方法刷洗，后用清水冲洗干净；暂时不戴的义齿应浸泡于冷水中保存，每天更换清水一次。义齿不可浸泡于热水或乙醇等消毒液中，以免变色、变形和老化。

第二节 头发护理

PPT

头部是人体皮脂腺分布最多的部位，日常生活中，皮脂、汗液伴灰尘常黏附于头发、头皮中，形成污垢，若不注意做好头发的清洁护理，除散发难闻气味外，还可引起脱发、皮肤感染或头虱、头蚧滋生。通过头发清洁护理可以保持患者头发、头皮清洁，促进舒适，可促进头皮血液循环、预防感染，并能维护患者形象，增加自信，维护自尊。对于自理能力受限的患者，护士通过评估，根据患者情况酌情提供床上梳发、床上洗发和灭头虱、头蚧等头发清洁护理措施。

一、床上梳头

对于长期卧床、活动受限、肌张力下降、共济失调等生活不能自理的患者应给予每天梳发 1～2 次。

【目的】

(1) 去除头皮污垢，使患者清洁、舒适，预防感染。

(2) 按摩头皮，促进血液循环，促进头发的生长和代谢。

(3) 维护患者的自尊和自信，建立良好的护患关系。

【评估】

1. 患者的一般情况　年龄、病情、意识状态、头发清洁情况及头皮是否有损伤、感染、瘙痒等。

2. 患者的认知反应　对床上梳头的认识、心理状态及合作程度。

【计划】

1. 护士准备　洗手、戴口罩，着装整洁。

2. 用物准备　治疗盘内备梳子、治疗巾、纸袋、30%乙醇、手消毒液，必要时备发夹或橡皮筋。

3. 环境准备　安静、舒适、安全。

4. 患者准备　理解梳发目的、注意事项，过程愿意配合。根据病情取合适卧位。

【实施】

1. 操作步骤　见表 9-4。

表 9-4　床上梳发

操作程序	操作步骤	要点说明
1. 核对解释	携用物至床旁，核对患者信息，解释操作目的及配合方法	以取得合作
2. 安置体位	协助患者取仰卧位或半坐卧位，铺治疗巾于枕上，协助患者头偏向一侧	避免头发或头屑掉落在枕头或床上
3. 正确梳发	将患者头发从中间分为两股。操作者一手握住一股头发，一手持梳子，从发根梳向发梢，长发者则要从发梢逐段梳理至发根。遇有打结不易梳理时，可将头发绕在示指上慢慢梳理，也可用30%乙醇湿润后再慢慢梳理。长发可根据患者喜好编成辫或扎成束	建议用圆钝梳齿的梳子，以免损伤头皮
4. 整理记录	将脱落的头发置于纸袋中，撤去治疗巾，协助患者取舒适卧位，用物分类处理，整理床单位，洗手记录	记录执行时间和护理效果

2. 注意事项

(1) 梳理头发时动作要轻柔，避免强行梳拉。

(2) 正确梳理头发，一般从发根梳向发梢，长发要从发梢逐段梳理至发根，每日梳发 2～3 次。

(3) 指导患者及家属正确选择梳头器具，建议选用圆钝齿梳，头发较多或烫发者可选用齿间较宽的梳子，以防损伤头发。

【评价】

(1) 护士动作轻柔，患者感觉舒适。

(2) 护患沟通有效，患者及家属获得头发护理相关知识和技能。

二、床上洗头

对长期卧床、关节活动受限等不能自行洗发的患者，应予每周洗发 1～2 次。

【目的】

（1）去除头发和头皮的污垢，使患者清洁、舒适，预防感染。

（2）按摩头皮，促进头部血液循环。

（3）保持患者良好形象，维护患者的自尊，建立良好的护患关系。

（4）预防和消除头虱、头蚍，防止传播。

【评估】

1. 患者的一般情况 年龄、病情、意识状态，头发的浓密程度、分布、光泽、清洁情况，头皮是否有损伤、感染、瘙痒，有无头虱或头蚍等。

2. 患者的认知反应 对床上洗头的认识、心理状态及合作程度。

【计划】

1. 护士准备 着装整齐，修剪指甲，洗手，戴口罩。

2. 用物准备

（1）治疗车上层 备橡胶单、浴巾、毛巾、夹子、眼罩或纱布、不吸水棉球、洗发液、梳子、量杯、水壶（内盛热水，水温43~45℃）、脸盆、吹风筒、手消毒液。

（2）治疗车下层 备污水桶、医疗垃圾桶、生活垃圾桶。

（3）洗头用具酌情选自制U型垫（图9-5）、洗头板（图9-6）、洗头车；根据需要备屏风、便盆及便盆巾。

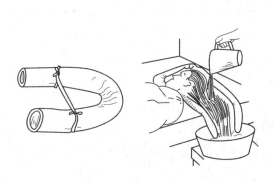

图9-5 自制U型垫洗发

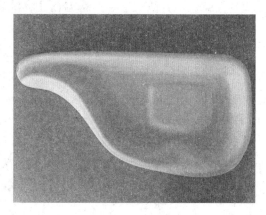

图9-6 洗头板

3. 患者准备 了解洗发目的、操作过程及配合要点，能配合采取合适体位。

4. 环境准备 病室安静、整洁、光线明亮，调节室温，酌情关闭门窗。

【实施】

1. 操作步骤 见表9-5。

表9-5 床上洗发（以洗头板为例）

操作程序	操作步骤	要点说明
1. 核对解释	携用物至床旁，核对患者信息并做好解释	意识不清者，向家属做好解释
2. 环境准备	冬季关闭门窗，防对流风，室温调节为22~26℃ 放平床头，移开床旁桌和床旁椅	防止受凉
3. 安置体位	患者屈膝仰卧，上半身斜卧于床边，移枕于肩下，垫软枕于膝下	便于操作，患者感觉舒适
4. 铺巾围巾	铺橡胶单和浴巾于枕上，衣领松开向内翻折，毛巾围于颈部，用夹子固定	防止弄湿床单、枕头及患者衣服

操作程序	操作步骤	要点说明
5. 安放洗头板	洗头板置于患者头下，后颈部枕于洗头板颈托处，头部枕于洗头板槽中，洗头板出水口下接污水桶	患者感觉舒适
6. 保护眼、耳	用棉球塞住双耳，戴眼罩或用纱布遮盖双眼	防止水流入眼睛和耳朵
7. 洗净头发	松开头发，先试温，确定水温合适后充分湿润头发取适量洗发液均匀涂抹于头发上，用指腹轻轻按摩头皮，由发际至头顶，再由两侧至头顶；将患者头部侧向一边，揉搓后颈部，如此反复，再用温水边冲边揉搓，直至冲净	避免指甲损伤头皮
8. 擦干梳理	解下颈部毛巾包好头发，取下纱块和耳内的棉球撤去洗头板，将枕、橡胶单和浴巾从患者肩下移向床头，协助患者头枕于枕上。解下包头的毛巾揉搓头发，再用浴巾擦干头发，或用吹风筒吹干头发用梳子梳理发型，脱落头发放入纸袋中	及时擦干，防受凉
9. 用物整理	撤去橡胶单和浴巾，协助患者取舒适卧位，用物分类整理	询问患者感受
10. 洗手记录	洗手后，记录	记录执行时间及效果

2. 注意事项

（1）洗发时揉搓力度应适中，防止损伤头皮。

（2）注意调节合适的室温和水温，注意洗发时防止水流入患者眼及耳内，避免弄湿衣服和床单；洗后应及时擦干头发。

（3）洗头时间不宜过长；洗发时应时刻观察患者的病情变化，询问患者感受，若患者出现面色、脉搏、呼吸等异常时，应停止操作，及时处理。

（4）身体衰弱的患者不宜洗发。

【评价】

（1）操作时动作轻柔，未损伤患者头皮；患者感到清洁、舒适，心情愉快。

（2）护患沟通有效，患者和家属能获得头发保健的相关知识和技能。

三、灭头虱、头虮法

虱是一种无翅小型寄生昆虫，以吸食宿主血液为生，有头虱、体虱、阴虱三种；其产生与接触感染者、卫生状况不良有关；虱可致局部皮肤瘙痒，若抓破易引起感染，还可传播如流行性斑疹伤寒等疾病。虮，即虱卵。故若发现患者有头虱或头虮，应立即进行灭除消毒处理。

【目的】

消灭头虱、头虮，促进患者舒适，预防感染和疾病传播。

【评估】

1. 患者的一般情况　年龄、病情、意识状态、头虱和头虮的情况。

2. 患者的认知反应　对灭头虱、头虮的认识，心理状态及合作程度。

【计划】

1. 护士准备　着装整齐，戴口罩和手套，穿隔离衣。

2. 用物准备

（1）治疗车上　治疗巾2~3条、篦子（齿间嵌少许棉花）1把、治疗碗内盛灭虱药液、一次性塑料帽、纱布、手套一副，纸袋，手消毒液。另备洗头用物1套，布口袋、隔离衣、清洁衣裤及被服。

（2）治疗车下　污水桶，生活垃圾桶，医疗垃圾桶。

（3）常用灭虱药物

1）30%含酸百部酊　百部30g+50%乙醇100ml+纯醋酸1ml放入瓶中盖严，48小时后即可使用。

2）30%百部含酸煎剂　百部30g，加水500ml煎煮30分钟，以双层纱布过滤并挤出药液；将药渣再加水500ml煎煮30分钟，再次过滤并挤出药液；将两次药液合并煎至100ml，冷却后加纯醋酸1ml或食醋30ml，即可。

3. 患者准备　了解灭虱目的、操作过程，并取得理解配合。头发长的患者动员其剪短头发，剪下的头发用纸包裹焚烧。

4. 环境准备　环境宽敞、明亮，屏风遮挡。

【实施】

1. 操作步骤　见表9-6。

表9-6　灭头虱、头虮法

操作程序	操作步骤	要点说明
1. 核对解释	携用物至床旁，核对患者信息并做好解释，协助患者取合适体位	尊重患者，取得患者合作
2. 涂灭虱药	按洗发做好准备，将头发分为若干小缕，用纱布蘸灭虱药液，按顺序擦遍头发，用手反复揉搓，确保药液湿透全部头发，用塑料帽严密包住头发24小时	防止药液接触患者面部和眼睛
3. 梳洗头发	24小时后取下帽子，用箆子箆去死虱和虮，清洗头发	若发现仍有活的头虱则需要重复灭虱
4. 更换衣被	为患者更换干净的衣裤和被服。将污衣裤和被服放入布口袋内扎紧，按消毒隔离原则处理	询问患者有无不适
5. 整理记录	用物分类整理，洗手，记录	箆子上的棉花去除并用火焚烧；将梳子、箆子消毒后用刷子刷净，记录灭虱、虮情况

2. 注意事项

（1）灭虱过程中，要防止药液接触面部及眼部，注意观察患者的局部和全身有无不良反应。

（2）严格执行消毒隔离制度，避免传染发生。

【评价】

患者头虱、头虮彻底灭除，患者舒适、满意。

PPT

第三节　皮肤护理

皮肤是人体最大的器官，完整的皮肤由表皮、真皮、皮下组织和附属器组成，是机体和外界之间的天然屏障，具有调节体温、吸收、分泌、排泄、感觉及保护机体、防止微生物入侵等功能；皮肤的结构见图9-7。

皮肤的新陈代谢迅速，其排出的皮脂、汗液、表皮碎屑等代谢物易与外界细菌及尘埃结合成污物，黏附在皮肤表面，若不及时清除，可刺激皮肤，降低其抵抗力，以致破坏其屏障作用，成为细菌入侵的门户，从而造成皮肤炎症的发生，给患者带来不适。护士应经常评估患者皮肤卫生状况，定期协助患者进行皮肤清洁护理，保持患者皮肤洁净，促进皮肤的血液循环，预防皮

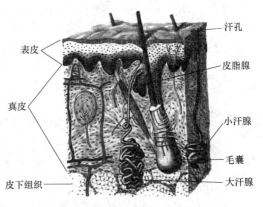

图9-7　皮肤的结构

肤感染、压疮等并发症的发生，促进患者舒适。

？想一想

正常皮肤和异常皮肤可以从哪些方面来进行区分？

答案解析

一、淋浴与盆浴

对于病情较轻、具备自理能力、全身情况较好且允许离床沐浴的患者，护士应鼓励和协助患者进行淋浴或盆浴。

【目的】

（1）去除污垢，保持皮肤清洁、干燥，促进患者身心舒适。

（2）促进皮肤血液循环，预防皮肤感染和压疮等并发症。

（3）使身体放松，维持良好的精神状态。

（4）观察患者皮肤情况，为临床诊治提供依据。

【评估】

1. 患者的一般情况 年龄、病情、意识状态、自理能力、皮肤清洁程度、皮肤完整性。

2. 患者的认知反应 对淋浴与盆浴的认识、心理状态及合作程度。

【计划】

1. 护士准备 着装整洁，洗手，戴口罩。

2. 用物准备 清洁衣裤 1 套、防滑拖鞋 1 双、毛巾 2 条、浴巾 1 条、香皂或沐浴露。

3. 患者准备 了解沐浴的目的和操作流程。

4. 环境准备 调节室温至 22~26℃，水温 41~46℃，浴室内配备呼叫铃、扶手，地面和浴盆需防滑。

【实施】

1. 操作步骤 见表 9-7。

表 9-7 淋浴或盆浴

操作程序	操作步骤	要点说明
1. 核对解释	携用物至床旁，核对患者信息并做好解释，协助患者备好沐浴用物	取得患者配合
2. 护送入浴	携带用物送患者入浴室，盆浴患者必要时协助其出入浴盆	若患者不能自行完成沐浴，则由护士协助完成
3. 交代注意事项	调节水温的方法、信号铃的使用方法及浴室内把手等安全设施的使用方法 不用湿手触摸电源开关 浴室门只关不锁，门外挂"正在使用"标牌，感到不适及时按铃呼叫	防止患者受凉、烫伤、触电等意外发生
4. 安全沐浴	护士应时刻留意患者沐浴情况和沐浴时间，沐浴时间过久应询问 盆浴的水位不超过心脏水平，以免引起胸闷 盆浴浸泡时间不宜超过 20 分钟，以免引起患者疲劳	若患者发生晕厥，立即抬出，予以平卧、保暖，通知医生并配合救治
5. 浴后处理	协助盆浴患者出浴盆 视情况协助患者穿好衣裤，回病床取舒适卧位	防止滑倒
6. 整理记录	用物分类处理，洗手，记录	记录执行时间及患者感受

2. 注意事项

（1）沐浴应选择在饭后 1 小时进行，以免影响消化。

（2）沐浴过程应防止患者受凉、烫伤、晕厥、滑倒、摔伤等意外情况发生。

（3）妊娠 7 个月以上的孕妇、月经期、产褥期（产后 6~8 周内）女性禁用盆浴；创伤、体质衰弱和心脏病需要卧床休息的患者不宜进行沐浴或盆浴。

（4）传染病患者沐浴时应根据病种、病情按隔离原则进行。

【评价】

（1）患者皮肤清洁，感觉舒适。

（2）沐浴过程患者安全，无意外发生。

（3）患者及其家属获得皮肤清洁卫生知识。

二、床上擦浴

适用于病情较重、活动受限、长期卧床、生活不能自理的患者。

【目的】

（1）去除皮肤污垢，保持清洁，使患者感觉舒适。

（2）促进皮肤血液循环，增强皮肤的排泄功能，预防皮肤感染和压疮等并发症。

（3）活动肢体，使机体放松，预防肌肉萎缩和关节僵硬等并发症。

（4）观察全身皮肤情况，为临床诊治提供依据。

【评估】

1. 患者的一般情况　年龄、病情、意识状态、自理能力、皮肤清洁程度、皮肤完整性。

2. 患者的认知反应　对床上擦浴的认识、心理状态及合作程度。

【计划】

1. 护士准备　着装整洁，洗手，戴口罩。

2. 用物准备

（1）治疗车上层　备清洁衣裤 1 套、浴巾 1 条、小毛巾 2 条（患者自备）、香皂或沐浴液、50% 乙醇或按摩油、指甲剪、梳子、脸盆 2 个、洗脚盆 1 个、手消毒液；酌情备清洁被服 1 套。

（2）治疗车下层　备热水桶（内盛 50~52℃ 热水）、污水桶 1 个、便盆及便盆巾、医疗垃圾桶、生活垃圾桶。

3. 患者准备　患者明确床上擦浴目的和操作过程，能主动配合。

4. 环境准备　关好门窗，调节室温，用屏风或床帘遮挡。

【实施】

1. 操作步骤　见表 9-8。

表 9-8　床上擦浴

操作程序	操作步骤	要点说明
1. 核对解释	携用物至床旁，核对患者信息并向患者做好解释	取得患者配合
2. 准备工作	协助患者调整体位，若病情许可则放平床头及床尾支架，松开床尾盖被，协助患者身体移向床缘，尽量靠近操作护士 将脸盆放于床旁桌上，倒入热水约 2/3 满，测量水温 按需要给予便盆	便于操作 防受凉

续表

操作程序	操作步骤	要点说明
3. 擦洗脸颈	将微湿的小毛巾包裹于手上成手套状（图9-8） 依次擦洗眼睛（由内眦向外眦）、前额、脸颊、鼻翼、人中、耳后、下颌直到颈部	耳郭、耳后及颈部皮肤皱褶部位应注意仔细洗净
4. 擦洗上肢	协助患者脱下上衣，在擦洗部位下铺浴巾 用涂沐浴液的湿毛巾依次擦洗双上肢，再用湿毛巾擦至无浴液后用浴巾按摩并擦干	正确穿脱衣裤（先脱近侧或健侧的衣袖，再脱对侧或患侧），防止肢体受伤；浴巾防止弄湿床单位 由远心端向近心端擦洗，促进血液回流 腋下和指缝注意仔细擦净
5. 擦洗胸腹	换水后浴巾铺于胸腹部，先擦洗胸部后擦洗腹部 擦洗方法同上肢	注意女性乳房下部和脐部应仔细擦洗干净 腹部擦洗应顺结肠走向进行，即右下腹—右上腹—左上腹—左下腹 注意隐私保护和保暖
6. 擦洗背部	协助患者翻身侧卧，背向护士，依次擦洗后颈、背、臀部，擦洗后进行背部按摩，协助患者穿上清洁上衣并平卧	协助患者翻身时应注意安全，使用床栏做好保护，以防坠床 先穿对侧或患侧的衣袖，再穿近侧或健侧衣袖
7. 擦洗下肢	换水，协助患者脱裤并用毛巾覆盖，依次擦洗双下肢，顺序为踝部、小腿、膝、大腿、髋部	擦洗部位下方垫浴巾 注意腹股沟要仔细擦净
8. 擦洗双足	移盆于患者足下，下垫浴巾，患者屈膝，将双足分开或同时放入盆内洗净后擦干	必要时在足跟和内外踝用50%乙醇按摩
9. 清洁会阴	换盆、换水、换毛巾清洁会阴部，换上清洁裤子	注意隐私保护
10. 安置患者	协助患者取舒适卧位，按需梳头和修剪指（趾）甲	询问患者感受
11. 整理记录	整理床单位，用物分类处理，洗手，记录	记录执行时间及患者反应

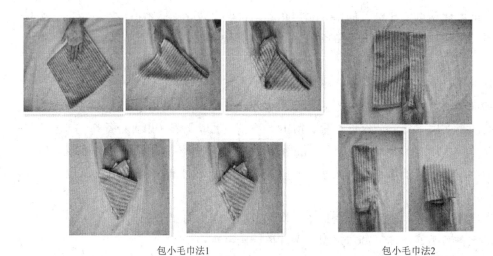

包小毛巾法1　　　　　　　　　　　　　　包小毛巾法2

图9-8　小毛巾包裹方法

2. 注意事项

（1）擦浴时动作轻稳，遵循节力原则，站立时两脚稍分开，降低重心，拿盆时，盆要尽量靠近身体，减少体能消耗。

（2）注意保护患者隐私和保暖，减少暴露和翻身次数。

（3）皮肤皱褶处（如耳郭、腋窝、腹股沟等）应仔细擦洗干净，擦洗过程应根据水温和擦洗部位及时更换热水、水盆及毛巾。

（4）注意观察病情变化，若患者出现寒战、面色苍白、脉速等征象时，应立即停止擦洗，并给予适当处理。

【评价】

（1）患者皮肤清洁、感觉舒适，身心愉快。

（2）操作过程患者安全，未发生皮肤破损、受凉等情况。

（3）护患沟通有效，患者及家属能获得皮肤卫生保健知识和技能。

三、背部护理

背部护理通常选择在患者沐浴或擦浴后进行；可促进患者皮肤血液循环，预防压疮等并发症。目前主要包括手法按摩和电动按摩器按摩。

（一）手法按摩

1. 全背按摩（图 9 - 9）　患者俯卧或侧卧，暴露背部，先用温水擦洗全背，擦洗干净后倒适量50%乙醇于手掌内，以手掌的大、小鱼际肌进行按摩；按摩从患者骶尾部开始，沿脊柱两旁向上按摩至肩部，然后环形向下按摩至尾骨，如此反复有节奏地按摩数次后再用拇指指腹从骶尾部开始沿脊柱按摩至第7颈椎。

2. 局部按摩　倒适量50%乙醇于手掌内，以手掌大、小鱼际肌部分紧贴患者皮肤，进行压力均匀的环形按摩，力量由轻至重，再由重至轻，每次按摩 3～5 分钟；若局部因受压而出现压疮早期症状时，不可在局部加压，防止皮肤破损感染。

（二）电动按摩器按摩

操作者持按摩器根据不同部位选择合适的按摩头，紧贴皮肤进行按摩。

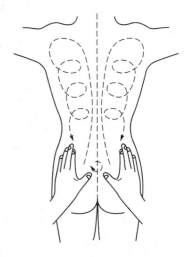

图 9 - 9　全背按摩

四、压疮的预防及护理

（一）压疮的概念

压疮也称压力性溃疡，是指身体局部组织长时间受压，血液循环障碍，组织持续缺血、缺氧及营养缺乏而导致的局部组织损伤。压疮大部分是由于原发性疾病没有得到良好护理而导致的皮肤损伤。压疮一旦发生，不仅将延长病程，增加患者痛苦，严重时还可继发感染，导致败血症而危及患者生命。因此，预防压疮是护理工作的一项重要任务，护理工作者必须加强对患者的皮肤护理，预防和减少压疮的发生。

（二）压疮发生的原因

1. 力学因素　引起压疮发生的力学因素中，主要是垂直压力、摩擦力、剪切力三种物理力；通常由 2～3 种力联合作用而引起。

（1）垂直压力　指机体局部组织所承受的持续性垂直压力，是导致压疮发生的最重要原因。压疮的形成与所受压力大小和作用持续时间有密切关系；压力越大、持续时间越长，发生压疮的概率越大。若局部组织承受的垂直压力超过毛细血管压（正常值为 16～32mmHg）的两倍，持续 2～4 小时，即可阻断毛细血管对组织的灌流，引起组织不可逆损害而引起压疮。多见于受病情影响长时间不变换体位者，如昏迷、瘫痪等长期卧床或长时间坐轮椅的患者。

（2）摩擦力　产生于两个互相接触的物体发生不同方向移动时。摩擦力作用于皮肤，易损害皮肤的角质层。当患者卧床、坐轮椅、搬运时，皮肤受到床单和衣服表面的逆行阻力摩擦易造成皮肤损伤，若再受到汗液、尿液、粪便等刺激时，更易发生压疮。

（3）**剪切力**　由摩擦力与压力协同作用导致，当两层组织相邻表面间滑行，产生进行性的相对位移而引起。剪切力的产生与体位的关系密切，最常发生于坐位或半坐卧位，该体位身体由于重力作用下滑，与髋骨紧邻的组织随骨骼下滑，但皮肤和床单表面间存在摩擦力，使皮肤和皮下组织无法跟着移动而产生剪切力，剪切力能引起毛细血管被扭曲、牵拉、撕裂，从而导致皮肤供血障碍而发生压疮。

2. 局部组织受理化因素刺激　皮肤由于受汗液、大小便、各种引流渗出液等刺激，使皮肤的酸碱度发生改变，潮湿的皮肤也为微生物的滋生创造了条件，导致皮肤松软、屏障功能下降、皮肤耐受性下降，皮肤更易受损，从而引发压疮和继发感染。

3. 机体营养状况不良和水肿　机体营养状况不良是压疮发生的重要内因，当患者营养不良时皮下脂肪减少、肌肉萎缩、骨隆突部位缺乏脂肪和肌肉保护，一旦受压，局部缺血、缺氧加重使得患者更易发生压疮；水肿患者皮肤组织薄、抵抗力弱，皮肤同样容易受损。

4. 医疗器械使用不当　各种约束装置及矫正器械使用不当，如使用石膏绷带、夹板、牵引、约束带时，若约束固定松紧不适宜，衬垫不当，容易使局部受压，导致血液循环不良而引发组织缺血、缺氧。

（三）压疮的好发部位

压疮好发于经常受压且缺乏脂肪组织保护、无肌肉包裹或肌层较薄的骨隆突处。患者体位不同，受压部位也不同，因此好发部位与体位有密切关系。

1. 仰卧位　好发于枕骨粗隆、肩胛部、肘部、脊椎体隆突处、骶尾部及足跟（图9-10A）。

2. 侧卧位　好发于耳郭、肩峰、肋骨、髋部、膝关节的内外侧、内外踝（图9-10B）。

3. 俯卧位　好发于面颊、耳郭、肩峰、女性乳房、肋缘突出处、男性生殖器、髂棘、膝部及足尖部（图9-10C）。

4. 坐位　好发于坐骨结节等部位（图9-10D）。

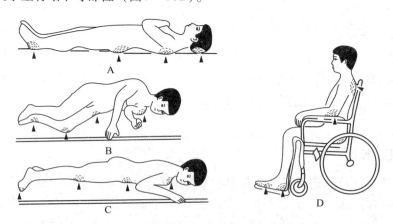

图9-10　压疮好发部位

A. 仰卧位；B. 侧卧位；C. 俯卧位；D. 坐位

（四）压疮的高危人群及危险因素评估

1. 易发压疮的高危人群

（1）昏迷、瘫痪患者　长期卧床，自主活动能力丧失，身体局部组织长时间持续受压。

（2）老年人 机体活动减少，皮肤松弛干燥、缺乏弹性，皮下脂肪萎缩、变薄，皮肤易损性增加。

（3）肥胖患者 因体重过重，造成承重部位承受较大的压力。

（4）营养不良及消瘦患者 受压处缺乏脂肪、肌肉组织的保护。

（5）水肿患者 皮肤顺应性下降，抵抗力降低，并增加了承重部位的压力。

（6）发热及大小便失禁患者 皮肤经常受潮湿刺激。

（7）疼痛患者 为避免疼痛，常处于强迫体位，使局部受压过久。

（8）服用镇静剂患者 自主活动减少，局部组织受压过久。

（9）石膏固定、骨牵引患者 翻身及活动受限，或因固定不当易致受压部位血液循环不良。

2. 压疮评估 护理人员要学会使用"压疮危险因素评估表"对压疮高危人群及其发生压疮的危险性进行评估，目前临床较常使用的评估表有 Braden 危险因素评估表和 Norton 危险因素评估表。

（1）Braden 危险因素评估表 是目前临床较常用来预测压疮发生的危险性的量表（表9－9），评估内容包括感觉、潮湿、活动力、移动力、营养、摩擦力和剪切力六个项目；总分值范围为6～23分，分值越低，提示发生压疮的危险性越高，评分≤18分时提示患者有发生压疮的危险，建议采取相应的预防措施。

表9－9 **Braden 危险因素评估表**

项目/分值	1	2	3	4
感觉	完全受限	非常受限	轻度受限	未受损害
潮湿	持续潮湿	潮湿	有时潮湿	很少潮湿
活动力	限制卧床	可坐椅子	偶尔行走	经常行走
移动力	完全无法移动	严重受限	轻度受限	未受限
营养	非常差	可能缺乏	足够	丰富
摩擦力和剪切力	有问题	有潜在问题	无明显问题	－

（2）Norton 危险因素评估表 是目前临床公认用于预测压疮发生的危险性的有效量表（表9－10），特别适用于评估老年患者，但因该量表缺乏营养状态项目评估，故临床使用时需补充相关内容；评估内容包括身体状况、精神状态、活动能力、运动能力和失禁情况五个项目；总分值范围为5～20分，分值越低，提示发生压疮的危险性越高，评分≤14分时提示患者有发生压疮的危险，建议采取相应的预防措施。

表9－10 **Norton 危险因素评估表**

项目/分值	4	3	2	1
身体状况	良好	一般	不好	极差
精神状态	思维敏捷	无动于衷	不合逻辑	昏迷
活动能力	可以走动	需协助	依赖轮椅	卧床
运动能力	行动自如	轻微受限	非常受限	不能运动
失禁情况	无失禁	偶有失禁	经常失禁	二便失禁

（五）压疮的预防措施

控制压疮的关键是预防，而预防压疮的关键在于消除诱发因素、加强日常皮肤管理。针对容易发生压疮的高危人群及危险因素，要做到七勤，即勤观察、勤翻身、勤按摩、勤擦洗、勤更换、勤整理、勤交班；以有效的护理措施预防压疮的发生；同时要向患者及家属提供预防压疮健康教育，使他们能够积极、主动参与和配合患者的皮肤护理。

1. 避免局部组织长期受压　解除局部组织持续受压是预防压疮的首要措施，也是治疗压疮的先决条件。

（1）鼓励和协助患者经常变换卧位　通过经常更换卧位来间歇性解除局部组织承受的压力，是预防卧床患者发生压疮最简单和有效的方法。应鼓励或协助患者经常更换卧位，翻身间隔时间视患者病情和受压部位皮肤情况而定，一般每隔2小时翻身一次，必要时每隔1小时翻身一次，并建立翻身记录卡（表9-11），翻身后及时记录翻身时间、所取卧位、皮肤情况、签名并做好交接班。有条件时也可通过电动翻身床协助翻身；需要注意的是翻身时应尽量将患者抬起，避免拖、拉、推、拽等动作，以防皮肤损伤。

表9-11　床头翻身记录卡

姓名：　　　　　　　　　　　　　　　　　　　　　　床号：

日期/时间	卧位	皮肤情况及备注	执行护士

（2）保护骨隆突处和支持身体空隙处　对压疮高危人群，协助安置舒适体位时，可在其身体空隙处、骨隆突处和易受压部位垫软枕或海绵垫等，以增大支撑体重的面积、降低骨隆突部位皮肤所受的压力；有条件时也可借助防压疮气垫床、悬浮床等工具，使患者身体各处均匀受压；对易受压的其他部位如足部，有需要时可借助支被架抬高被毯。

（3）正确使用石膏绷带、夹板固定、牵引等外固定器具和矫形器械　给患者使用此类器具时，应保证衬垫平整、松紧适宜、位置合适；同时应仔细观察局部皮肤和指（趾）甲颜色、运动、感觉及温度的变化，认真倾听患者的主诉，一旦发现异常，应立即通知医生，及时处理。

2. 避免理化因素的刺激

（1）保持皮肤清洁干燥　对大小便失禁、出汗、呕吐及分泌物多的患者，应及时擦洗干净，以保护皮肤免受刺激。

（2）保持床单位清洁干燥　床铺应保持清洁、干燥、平整、无碎屑，以减少摩擦，被服污染、潮湿时要及时更换，建议使用吸水性能良好的衣被，不能让患者直接卧于橡胶单或塑料布上。

（3）便器的正确使用　便器使用前应检查，确定无破损方可使用，使用时协助患者抬高腰骶部，避免强拉硬塞。必要时在便器边缘垫上软纸或布垫以保护皮肤。

3. 促进局部血液循环　对长期卧床的患者，可通过定期进行温水擦浴、局部按摩、协助患者进行全范围的关节运动、红外线照射等方式促进局部血液循环，改善局部营养，增加皮肤的抵抗力。

4. 改善机体营养状况　营养不良是发生压疮的原因之一，也是影响压疮愈合的因素。在病情允许的情况下，应给予患者高热量、高蛋白、高维生素饮食，以增强机体抵抗力和组织的修复能力；同时，可适当补充矿物质，如口服硫酸锌，有助于溃疡的愈合。不能正常进食者给予鼻饲，必要时采用支持疗法，如静脉输注高营养液等。

5. 健康教育　对压疮高危人群及家属介绍压疮发生的原因、危害及预防措施；指导患者掌握一定的翻身技巧、皮肤护理技巧和营养知识；教会家属检查易发生压疮部位皮肤情况的技巧；指导患者和家属保持机体和床褥的清洁卫生；引导患者和家属积极、主动参与预防压疮的护理活动。

（六）压疮的分期及临床表现

压疮的发生是一个渐进的过程，依据压疮发展过程和组织损伤程度，可分为四期。

1. 淤血红润期（Ⅰ期）　压疮发生的初期，皮肤完整性未受破坏，出现暂时性血液循环障碍，表现为红、肿、热、痛或麻木，解除压力30分钟后，肤色仍无法恢复正常。此期为可逆性改变，若及时去除病因，可阻止压疮的进一步发展。

2. 炎性浸润期（Ⅱ期） 皮肤红肿部位若持续受压，血液循环回流受阻，皮肤的表皮层、真皮层之间发生损伤或坏死。表现为受压部位皮肤呈紫红色，皮下有硬结，表皮常有水疱形成，且极易破溃，水疱破溃后，露出潮湿红润的创面，患者有疼痛感。此期若不积极采取措施，压疮继续发展。

3. 浅度溃疡期（Ⅲ期） 全层皮肤破坏，可深及皮下组织，但尚未损伤到肌肉和骨骼；此期表现为水疱逐渐扩大、破溃，形成创面，创面有黄色渗出液，感染后表面有脓液覆盖，浅层组织坏死，溃疡形成，疼痛加重。

4. 坏死溃疡期（Ⅳ期） 为压疮严重期。坏死组织侵入真皮下层和肌肉层，感染向周边及深部组织扩展，可深达骨骼。脓性分泌物增多，坏死组织发黑，有臭味。严重者细菌入血可引起败血症，危及患者生命。

当压疮创面覆盖较多的坏死组织或局部皮肤出现发绀、焦痂等改变时，难以准确划分，因此，美国国家压疮咨询委员会（NPUAP）于2007年首次提出在Ⅰ～Ⅳ期压疮分期的基础上，增加可疑深部组织损伤期和不可分期压疮；目前临床上采用2016年NPUAP压疮分期系统，具有实际指导意义。

👁 看一看

NPUAP 更新压疮术语与分期系统

2016年NPUAP将"压力性溃疡"（pressure ulcer）更改为"压力性损伤"（pressure injury）。"压力性损伤"是指发生在皮肤和（或）潜在皮下软组织的局限性损伤，通常指发生在骨隆突处的损伤或与医疗或其他医疗设备有关的损伤。该压力性损伤可表现为局部组织受损但表皮完整或存在开放性溃疡，并可能伴有疼痛。除了术语的改变，新的分期系统中用阿拉伯数字替代了罗马数字，增加了"医疗器械相关性压力性损伤"及"黏膜压力性损伤"两个定义。

1期：皮肤完整，出现压之不褪色的局限性红斑，通常位于骨隆突处。与周围组织相比，该区域可有疼痛、坚硬或松软，皮温升高或降低。肤色较深者因不易观察到明显的红斑而难以识别1期压疮迹象，但其颜色可与周围皮肤不同。

2期：部分表皮缺失，表现为浅表开放性溃疡，创面呈粉红色、无腐肉；也可表现为完整或破损的浆液性水疱。不会暴露脂肪层和更深的组织，不存在肉芽组织、腐肉和焦痂。

3期：全层皮肤缺失，可见皮下脂肪，但骨骼、肌腱或肌肉尚未显露。可见腐肉，但并未掩盖组织缺失的深度，可有潜行或窦道。此期压疮的深度依解剖学位置不同而表现各异，鼻、耳、枕骨和踝部因皮下组织缺乏可表现为表浅溃疡；臀部等脂肪丰富部位可发展为损伤较深的3期压疮。

4期：全层组织缺失，伴骨骼、肌腱或肌肉外露，可以显露或探及外露的骨骼或肌腱。创面基底部可有腐肉和焦痂覆盖，常伴有潜行或窦道。与3期类似，此期压疮的深度取决于解剖位置，可扩展至肌肉和（或）筋膜、肌腱或关节囊，严重时可导致骨髓炎。

不明确分期压力性损伤：全层组织缺失，创面基底部覆盖腐肉和（或）焦痂。此期无法确定其实际缺损深度，彻底清除坏死组织和（或）焦痂，暴露创面基底部后方可判断其实际深度和分期。清创前通常渗液较少甚至干燥，痂下感染时可出现溢脓、恶臭。

深部组织压力性损伤：皮肤完整，局部区域出现持续性非苍白性深红色、紫色或褐红色颜色改变，或出现充血性水疱，是由于压力和（或）剪切力所致皮下软组织受损所致。可伴疼痛、坚硬、糜烂、松软、潮湿、皮温升高或降低。肤色较深者难以识别深层组织损伤。

医疗器械相关压力性损伤：指由于使用用于诊断或治疗的医疗器械而导致的压力性损伤，损伤部位的模式或形状通常与所使用的设备一致。

黏膜压力性损伤：指由于使用医疗设备而导致相应部位黏膜出现压力性损伤。由于损伤组织的解剖特点，这一类损伤无法进行分期。

（七）压疮的治疗和护理

目前压疮的治疗和护理采用以局部治疗为主，全身治疗为辅的综合性治疗措施。

1. 全身治疗和护理 积极治疗原发病，补充营养，给予平衡饮食，增加蛋白质、维生素及微量元素的摄入，提高患者的抵抗力和组织修复能力；局部感染明显者遵医嘱予以抗感染治疗，预防败血症的发生；同时要加强心理护理和健康教育，向患者及其家属讲解压疮的有关知识，使其重视压疮的预防，积极、主动参与压疮的护理过程，促进早日康复。

2. 局部治疗和护理 针对已发生压疮的患者，应评估、测量并记录压疮的部位、大小（包括长、宽、深）、创面形态、渗出液、伤口边缘及周边皮肤情况、有无潜行或窦道等，要对压疮的发展进行动态监测，依据压疮各期的特点和伤口情况采取针对性的治疗和护理措施。

（1）淤血红润期 护理重点是去除致病因素，加强预防压疮的措施，防止局部持续受压，促进血液循环，防止压疮继续发展。局部可酌情使用水胶体敷料、透明薄膜、泡沫敷料（适于消瘦患者）保护皮肤。

（2）炎性浸润期 护理重点是保护皮肤，避免感染。继续加强预防压疮的各项措施，还需加强对创面水疱的保护和处理。对于尚未破裂的小水疱，避免和减少摩擦，预防破裂感染，让其自行吸收；按伤口消毒标准消毒后贴水胶体敷料或泡沫敷料，待水疱吸收后再将敷料去除。大水疱在无菌操作下用注射器在水疱的边缘刺破并抽出水疱内液体，或刺破后用无菌棉签挤压干净水疱内的液体，后贴水胶体敷料或泡沫敷料加以保护。

（3）溃疡期 护理重点是清洁创面，清除坏死组织，妥善处理伤口渗出液，促进肉芽组织生长，预防和控制感染。

1）创面处理 ①创面无感染时用0.9%氯化钠溶液清洗创面。②当创面有感染或疑似感染时可根据创面细菌培养和药物敏感试验结果选择冲洗液，如用过氧化氢、呋喃西林等溶液清洗伤口。③溃疡较深者，用3%过氧化氢溶液冲洗创面，抑制厌氧菌生长，放置引流条。④对大面积、深达骨质的创面，采用外科手术治疗，如手术修刮引流、植皮修补缺损组织等。

2）选用合适的敷料 在伤口清创的基础上，根据创面湿性环境的特性、伤口渗出物的性质和量、创面基底组织的情况、压疮周围情况、压疮大小、深度和部位以及是否存在瘘管和潜行等因素，选择合适的湿性敷料。常用的湿性敷料包括水胶体敷料、透明膜敷料、水凝胶敷料、藻酸盐类敷料、泡沫敷料、银离子敷料、硅胶敷料和胶原基质隔离等。

3）药物治疗 为控制感染和增加局部营养供给，可在创面局部采用药物（如碘伏、胰岛素等）治疗，或采用具有清热解毒、活血化瘀、去腐生肌的中草药治疗。

第四节　晨晚间护理

PPT

晨晚间护理是护士根据患者病情需要，于晨间及晚间为危重、高热、瘫痪、昏迷、大手术后或年老体弱患者进行的生活护理，以满足患者身心需要，促进患者舒适，促进患者早日康复。

一、晨间护理

晨间护理一般选择在清晨诊疗工作前完成。

（一）目的

（1）使患者清洁、舒适，预防压疮、肺炎等并发症。

（2）保持病室和病床整洁、美观、舒适。

（3）观察、了解病情，为诊断、治疗和护理计划的调整提供依据。

（4）进行心理护理及卫生宣传，满足患者身心需要，增进护患关系。

（二）护理内容

（1）协助患者排便、刷牙、漱口（不能自理者给予口腔护理）、洗脸、洗手、梳发。

（2）协助患者翻身，检查皮肤受压情况，安置舒适卧位。

（3）整理床单位，需要时更换床上用品及衣裤。

（4）观察病情，了解睡眠情况，进行心理护理和开展健康宣教。

（5）检查患者所置管道的固定、引流情况，维护管道安全和通畅。

（6）酌情开窗通风，保持室内空气清新。

二、晚间护理

晚间护理一般于患者睡前完成。

（一）目的

（1）改善睡眠环境，保持病室安静，使患者舒适，易于入睡。

（2）观察和了解病情，满足患者身心需要。

（3）使患者清洁、舒适，预防压疮等并发症。

（二）护理内容

（1）协助患者梳发、刷牙、漱口（不能自理者给予口腔护理）、洗脸、洗手、热水泡脚，协助女性患者清洗会阴部。

（2）协助患者翻身并取舒适卧位，检查皮肤受压情况，擦洗、按摩背部及骨隆突部位，预防压疮。

（3）整理床单位，根据气温酌情增减盖被，有需要者协助睡前排尿。

（4）创造良好的睡眠环境，酌情关闭门、窗，保持病室安静，关大灯，开地灯，使光线柔和。

（5）检查患者所置管道的固定、引流情况，维护管道安全和通畅。

（6）巡视病房，观察病情，了解患者睡眠情况，处理患者异常情况。

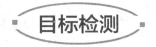

答案解析

[A1 型题]

1. 患者的义齿取下后应浸泡在（　　）中。

 A. 乙醇   B. 热开水

 C. 冷开水   D. 0.5% 复合酚

 E. 0.1% 苯扎溴铵

2. 不能用于昏迷患者做口腔护理的用物是（　　）。

 A. 石蜡油   B. 压舌板   C. 吸水管   D. 弯血管钳   E. 治疗碗

3. 为昏迷患者做口腔护理时应特别注意（　　）。

    A. 压舌板轻轻撑开颊部

    B. 从外向里擦净口腔及牙齿各面

    C. 血管钳夹紧棉球，蘸水不可过多

    D. 操作时动作要轻

    E. 观察口腔黏膜

4. 为右上肢骨折患者脱、穿衣服的正确方法是（　　）。

    A. 先脱右肢，先穿右肢

    B. 先脱右肢，先穿左肢

    C. 先脱左肢，先穿左肢

    D. 先脱左肢，先穿右肢

    E. 以上都不是

5. 床上擦浴的目的不包括（　　）。

    A. 促进血液循环

    B. 增强皮肤排泄

    C. 清洁舒适

    D. 观察病情

    E. 预防过敏性皮炎

6. 产生压疮的主要原因是（　　）。

    A. 局部组织受压过久

    B. 皮肤受潮湿、摩擦等刺激

    C. 营养不良

    D. 年老、体弱

    E. 石膏固定的衬垫不当

7. 压疮炎性浸润期的表现不包括（　　）。

    A. 皮肤呈紫色

    B. 皮下硬结

    C. 有大、小水疱

    D. 水疱表皮剥脱露出湿润的创面

    E. 创面上有脓性分泌物

8. 晨间护理和晚间护理应分别安排在（　　）。

    A. 诊疗开始前；临睡前

    B. 诊疗开始后；晚饭前

    C. 与诊疗工作同时进行；临睡前

    D. 诊疗开始前；下午4时以前

    E. 诊疗开始后；晚饭后

[A2 型题]

9. 患者，男，78岁，因骨折已卧床2周，护士为其床上洗头过程中发现其面色苍白、出冷汗。护士应立即（　　）。

    A. 请家属协助洗发

    B. 加快操作速度完成洗发

    C. 边洗发边通知医生

    D. 鼓励患者再坚持片刻

    E. 停止操作，让患者平卧

10. 患者，男，肾炎患者，全身水肿，体质虚弱不能自行翻身。下述预防压疮的护理措施中，不妥的是（　　）。

    A. 保持皮肤清洁

    B. 及时更换潮湿的床单

    C. 每2小时变换1次体位

    D. 骨突处垫橡皮气圈

    E. 整理床单位时不拖拉患者

11. 患者，女，45岁，因病情需要长期服用抗生素，护士评估口腔的过程中应特别注意观察口腔（　　）。

    A. 有无口臭

    B. 有无溃疡

    C. 有无真菌感染

    D. 口唇有无干裂

    E. 牙龈有无肿胀出血

12. 患者，男，65 岁，长期卧床，卫生状况不佳，护士为其入院评估时发现头部有头虱，下列处置措施正确的是（　　）。

A. 剃发、淋浴

B. 更换衣物

C. 床上洗发

D. 用百部酊灭虱

E. 乙醇拭发

（钟　瑜）

书网融合……

 重点回顾

 微课

 习题

第十章　饮食护理

📖 **导学情景**

情景描述：患者，女，39岁，因舌癌来院行口腔手术。术后患者安全返回病房，神志清楚，生命体征平稳，7天内不能经口进食。医嘱：给予外科护理常规，Ⅰ级护理，密切关注生命体征，消炎，鼻饲流质饮食。

情景分析：患者因口腔手术短期内不能经口进食，为保证患者的营养和满足其治疗的需要，护士应根据医嘱为该患者实施鼻饲护理，使得营养液和药物可通过鼻胃管供给该患者。

讨论：1. 请问护士为该患者插鼻胃管前应评估哪些内容？

2. 操作过程中，护士如何判断鼻胃管已正确插入胃内？

3. 针对该患者的情况，护士为其鼻饲时应注意哪些问题？

学前导语：鼻饲技术是临床常见的基础护理工作之一，护士应根据患者的疾病情况规范进行操作，并及时发现异常，分析患者存在的主要护理问题，针对问题采取全面的措施、实施正确的护理。

饮食是人类的基本需要之一，与预防疾病和保持健康有着密切的关系。科学、均衡的饮食和合理、充足的营养供给可以保证机体正常的生长发育，维持机体生理功能，促进组织修复，提高人体的免疫力和生命质量，同时也是促进患者康复的有效手段。因此，护士必须掌握饮食与营养的相关知识，能全面、准确地评估患者的营养状况、需求和饮食习惯，为患者制订科学、合理的饮食护理计划，选择有效的饮食种类，采用有效的饮食供给途径，从而保证患者的营养需求，促进患者早日康复。

第一节　营养与健康

PPT

饮食护理是护理工作的重要内容，也是满足患者生理需要的重要护理措施之一。因此，护士应掌握营养与健康的相关知识，学会全面评估患者营养与饮食状况，发现存在的问题，结合患者的疾病特点和治疗需要，制订合理的饮食护理计划并加以实施，以改善患者营养状况，促进患者早日康复。

一、人体对营养的需求

食物是营养的主要来源，而营养又是健康的基本保障。人体所需的营养素有蛋白质、脂肪、碳水化合物、矿物质（包括常量及微量元素）、维生素和水六大类。其中，蛋白质、脂肪、碳水化合物称为三大产热营养素，在人体内氧化分解产生的热量分别为4kcal/g、9kcal/g、4kcal/g，人体主要的热能来源是碳水化合物。根据中国营养学会推荐的标准，我国成人的每日热能供给量为男性2200～3000kcal，女性1700～2400kcal。

二、营养评估

营养评估是护理评估的重要内容，也是正确为患者实施饮食护理的基础。护士通过评估影响患者饮食与营养的因素及患者身体、饮食及实验室生化检查指标，综合判断患者的营养状况，发现现存的或潜在的营养问题，为制订合理、切实可行的饮食护理方案，保证患者营养需求，促进患者康复提供依据。

（一）身体状况的评估

1. 身高、体重　身高和体重是综合反映营养状况的重要指标之一。通过测量身高和体重并与正常值进行比较，可以了解人体生长发育和营养状况。

（1）我国常用的标准体重计算公式为 Broca 公式的改良版。

$$男性：标准体重(kg) = 身高(cm) - 105$$
$$女性：标准体重(kg) = 身高(cm) - 105 - 2.5$$

（2）一般也可通过实测体重与标准体重的差值除以标准体重值所得的百分数来判断人的体重是否在正常范围。

$$计算公式 = \frac{(实测体重 - 标准体重)}{标准体重} \times 100\%$$

判断标准：百分数在 ±10% 以内为正常体重，增加 10%～20% 为超重，超过 20% 为肥胖；减少 10%～20% 为消瘦，低于 20% 为明显消瘦。

（3）WHO 推荐的体重指数（body mass index，BMI）也可衡量人的体重是否正常。

$$BMI = \frac{体重(kg)}{[身高(m)]^2}$$

判断标准：BMI≥25 为超重，≥30 为肥胖，<18.5 为消瘦；亚洲标准为≥23 为超重，≥25 为肥胖；我国标准为≥24 为超重，≥28 为肥胖。

2. 皮褶厚度　又称皮下脂肪厚度，可以反映人体脂肪的含量，对判断消瘦或肥胖有重要意义。常用测量部位有肱三头肌（右上臂肩峰与尺骨鹰嘴连线中点处）、肩胛下部（右肩胛下角处）、腹部（距脐左侧1cm处）。其中最常用的测量部位是肱三头肌，其正常参考值：男性12.5mm，女性16.5mm。测量时选用准确的皮褶计，测量 3 次后取其平均值。测得数据与同龄的正常参考值相比较，比正常参考值低 35% ~40% 为重度消瘦，低 25% ~34% 为中度消瘦，低于 24% 以下为轻度消瘦。

3. 上臂围 测量上臂中点位置的周长，可反映肌蛋白储存和消耗程度，是简便、快速的人体营养状况评价指标，也能反映热能代谢情况。我国成年男性上臂围平均为 27.5cm。测量值 > 标准值的 90% 为营养正常，90% ~80% 为轻度营养不良，80% ~60% 为中度营养不良，<60% 为重度营养不良。

4. 体格检查 通过对患者的外貌、皮肤、毛发、面色、指甲、肌肉和骨骼等方面的评估，可对患者的营养状况作出初步判断（表 10 - 1）。

表 10 - 1　营养状况的身体表现

观察项目	营养良好	营养不良
外貌	发育良好、精神、有活力	消瘦、发育不良、缺乏兴趣、倦怠、疲劳
皮肤	有光泽、平滑、弹性好	无光泽、弹性差、干燥、肤色过浅或过深
毛发	浓密、有光泽	缺乏光泽、干燥、稀疏、易掉落
面色	滋润、平滑、无肿胀	暗淡、无光泽、弹性差、肿胀
指甲	粉色、坚实	粗糙、无光泽、易断裂
肌肉和骨骼	肌肉结实、有弹性、皮下脂肪丰满、骨骼无畸形	肌肉松弛无力、皮下脂肪薄、锁骨上窝和肋间隙凹陷、肩胛骨和髂骨嶙峋突出

（二）饮食状况的评估

1. 进食状态 观察患者用餐的次数、两餐之间间隔的时间、每次用餐的时间、进食的方式以及规律等，如两餐之间间隔时间过长或过短、每次用餐时间过短使得食物不能得到充分咀嚼，都会影响食物的消化和吸收。

2. 食物种类及摄入量 不同种类的食物所含的营养素也不同。因此，评估时应注意患者摄入食物的种类、数量以及相应比例是否合适，是否容易被人体消化和吸收，有无偏食、挑食或特殊的食物喜好等。

3. 食欲 观察患者进食时的状态，判断患者食欲有无改变，并且注意查找和分析原因。

4. 其他 观察患者是否服用药物、补品，并注意其种类、剂量和服用时间，有无烟酒嗜好、食物过敏，是否存在口腔疾病、咀嚼不便等影响进食的因素。

（三）实验室检查生化指标的评估

生化检查主要测量人体内各种营养素的水平，是评价人体营养状况的客观指标，可尽早发现亚临床营养不良。目前，常用的生化检查方法有血、尿、粪常规检查，血清蛋白水平、氮平衡试验、血脂、电解质、血清钙、pH 值及免疫功能的测定等，也可进行营养素耐量试验或负荷试验，或根据体内其他生化物质的检测间接推测营养素水平等。

1. 血清蛋白水平 指对身体脏器内蛋白质存贮量的估计。血清蛋白种类很多，包括血红蛋白、清蛋白、转铁蛋白等。血红蛋白低为缺铁性贫血的表现；清蛋白是临床上评价蛋白质营养状况的常用指标之一，变化较慢，正常值为 35 ~55g/L；血清转铁蛋白是评价蛋白质营养状况较敏感的一项指标。

2. 氮平衡试验 常用于观察患者在营养治疗过程中的营养摄入是否足够，了解分解代谢的情况。试验方法为：测定患者 24 小时摄入氮量与总氮丧失量的差值，负数表示氮负平衡。

3. 免疫功能测定 免疫功能不全是脏器蛋白质不足的另一指标，主要包括淋巴细胞总数及细胞免疫状态测定。

三、影响机体营养的因素

影响机体营养的因素主要有生理因素、病理因素、心理因素及社会文化因素。

（一）生理因素

1. 年龄　不同年龄的患者有不同的饮食喜好，并且人体处于不同的年龄阶段具有不同的生理特点，对热能及营养素的需要量各有不同。婴幼儿生长速度快，需要摄入高蛋白、高维生素、高矿物质和高热量食物，母乳喂养的婴儿还需要补充维生素 D、维生素 K、铁等营养素；幼儿及学龄前期儿童应确保摄入充足的脂肪酸，以满足大脑及神经系统的发育；青少年生长发育速度快，需摄入足够的蛋白质、维生素和微量元素（如钙、铁、碘等）；身体高大、体格强壮的人对营养的需求量也较高；老年人新陈代谢减慢，每日所需热量相应减少，但对钙的需求增加，此外，由于其咀嚼功能减退、胃肠消化与吸收功能减弱、味觉改变等因素，应给予他们质软、易于消化的食物。

2. 身高和体重　一般而言，体格高大、强壮的个体对营养的需求更高。

3. 活动量　活动量、活动强度、工作性质不同，热能消耗也不同，对食物量和营养素的需求就不同。一般来说，活动量大的个体热能消耗大于活动量小的个体，其每日所需的热量和营养素的需求也大于活动量小的个体。

4. 特殊生理期　妊娠期、哺乳期女性对营养的需求明显增加，且一般伴有饮食习惯的改变。妊娠期女性摄入的营养素应均衡，并增加蛋白质、铁、碘和叶酸的摄入量，孕期后 3 个月要增加钙的摄入量。哺乳期女性应在普通饮食基础上每日再增加 500kcal 热量，蛋白质增加到 65g，同时，增加维生素 C 和 B 族维生素的摄入。

（二）病理因素

1. 疾病　许多疾病可影响患者的食欲、进食量以及对食物和营养素的消化、吸收和代谢功能。口腔、胃肠道疾病直接影响食物的摄取、消化和吸收；疾病本身会让人产生焦虑、恐惧、痛苦甚至绝望等不良情绪反应，还可引起疼痛等不适感觉、味觉或嗅觉异常而导致食欲减退；当患者患有超高代谢性疾病如甲状腺功能亢进、发热、严重烧伤及慢性消耗性疾病（如结核）时，机体对营养素的需求就会有所增加；伤口感染和愈合期间，患者对蛋白质的需求增加；若患者从尿液、血液或引流液中流失大量的体液、电解质、蛋白质等，也应相应及时增加营养的供给。

2. 药物　药物治疗也会影响患者的饮食和营养供给。有的药物可增进食欲，如类固醇类、胰岛素、盐酸赛庚啶等；有的药物会抑制食欲，并影响消化和吸收功能，如非肠溶性红霉素、氯贝丁酯等；有的药物会影响营养素的吸收，如长期服用苯妥英钠可干扰维生素 C 和叶酸的吸收、利尿药和抗酸剂易造成矿物质缺乏、考来烯胺能阻止胆固醇的吸收；有的药物会杀灭肠道内正常菌群，导致一些维生素的来源减少，如磺胺类药物可使维生素 B 及维生素 K 在肠内的合成发生障碍；有的药物则影响营养素的排泄，如异烟肼会增加维生素 B_6 的排泄。

3. 食物过敏　有些人会对某些特定的食物产生过敏反应，如进食牛奶、海产品、芒果后，可导致腹泻、荨麻疹甚至哮喘发作等过敏现象，从而影响营养素的摄入和吸收。

（三）心理因素

相对而言，轻松愉快的心情可增进食欲；而焦虑、烦躁、紧张、恐惧、悲哀、绝望等不良情绪均会引起交感神经兴奋，从而抑制胃肠道蠕动和消化液的分泌，使人食欲降低、偏食甚至厌食，也有人在孤独、焦虑时会想吃食物。此外，医护工作者的态度、进餐时周围的环境及餐具的洁净、食物的色香味等都可影响人的心理状态，进而影响食欲。

（四）社会文化因素

1. 经济条件　可直接影响人们对食物的选择，从而影响人们的营养状况。经济状况良好可满足对饮食的需求，但同时也增加了营养过剩的可能性；经济状况不良则会影响食物的质量和数量，容易发生营养不良等问题。

2. 饮食习惯　人的饮食习惯千差万别，深受文化背景、地理位置、生活方式、社会背景甚至宗教信仰等因素的影响。俗话说"一方水土养一方人"，不同地域、不同饮食文化及特点与人的健康密切相关，主要表现在食物的选择、饮食嗜好、烹饪方法、进食方式及时间等各方面。东北居民喜食腌制的酸菜，因为其亚硝胺类物质含量较高，使人易患消化系统肿瘤。现代节奏快速、紧张高效的生活方式，使进食快餐、速冻食品的人越来越多；另外，进餐时间的无规律性、暴饮暴食、烟酒嗜好等因素均不同程度地影响着人的健康。

3. 营养知识　正确理解和掌握科学的基本营养知识可帮助人们合理地选择食物，养成良好的饮食习惯，保持均衡营养；反之，若缺乏基本的营养知识，有可能在食物的选择和营养素的摄入中陷入误区，从而产生不同程度的营养失调。

第二节　医院饮食

患者的营养状况因人而异，由于疾病的影响，医护工作者需要调整患者饮食中的某些营养素以适应不同的病情需要，并协助诊断、治疗和促进康复。因此，医院饮食可分为基本饮食、治疗饮食和试验饮食三大类。

一、基本饮食

基本饮食（basic diet）是医院中其他饮食的基础，对营养素的种类、摄入量不做限定性调整，适用范围较广，具体分为普通膳食、软质饮食、半流质饮食和流质饮食（表 10 - 2）。

表 10 - 2　基本饮食

饮食种类	适用范围	饮食原则	用法
普通膳食	消化功能正常、体温正常、无饮食限制、病情较轻或疾病恢复期患者	与健康人饮食相同；营养均衡；美味可口；易消化，无刺激的食物	每日 3 餐，总热量为 2200～2600kcal，蛋白质 70～90g，脂肪 60～70g，碳水化合物约 450g，水分约 2500ml，各餐按比例分配
软质饮食	消化吸收功能不良、低热、咀嚼不便者、老人、幼儿及消化道术后恢复期的患者	营养均衡；食物软、烂、碎；易咀嚼、易消化；少油炸、少油腻、少粗纤维及强烈刺激性食物，如面条、切碎煮烂的菜肉等	每日 3～4 餐，总热量为 2200～2400kcal，蛋白质 60～80g
半流质饮食	消化道疾病、口腔疾病、吞咽和咀嚼困难、中热、体弱及术后患者	食物呈半流质状；无刺激性；易咀嚼、吞咽和消化，纤维素少，营养丰富；少食多餐，如泥、羹、粥等	每日 5～6 餐，总热量为 1500～2000kcal，蛋白质 50～70g；腹泻、伤寒等胃肠道功能紊乱者禁用含纤维和易产气的食物；痢疾患者禁食牛奶、豆浆及太甜的食物
流质饮食	病情危重、各种大手术后、口腔疾病、高热、急性消化道疾病、全身衰竭患者	食物呈液状，易吞咽、易消化、无刺激性，如乳类、米汤、果汁、豆浆、菜汁等。因所含热量和营养素不足，只能短期使用，通常辅以肠外营养	每日 6～7 餐，总热量为 836～1195kcal，蛋白质 40～50g；每餐次 200～300ml，每 2～3 小时一次

二、治疗饮食

治疗饮食（therapeutical diet）是在基本饮食的基础上，适当调整热能和营养素的摄入量，以适应病情需要，达到治疗或辅助治疗的目的，从而促进康复的一类饮食（表 10 - 3）。

表 10 - 3　治疗饮食

饮食种类	适用范围	饮食原则及用法
高热量饮食	热能消耗较高的患者，如结核、甲状腺功能亢进、高热、肝胆疾病、大面积烧伤、低体重患者及产妇	在基本饮食的基础上加餐 2 次，可进食鸡蛋、牛奶、豆浆、蛋糕、藕粉、巧克力及甜食等，每日总热量约为 3000kcal
高蛋白饮食	高代谢性疾病，如结核、甲状腺功能亢进、营养不良、烧伤、大手术后、贫血、恶性肿瘤、低蛋白血症、肾病综合征等患者及孕妇、乳母等	在基本饮食的基础上增加蛋白质的摄入，供给量按体重计算 1.5 ~ 2.0g/（kg·d）；每日蛋白质总量≤120g，总热量为 2500 ~ 3000kcal
低蛋白饮食	需要限制蛋白质摄入的患者，如急性肾炎、尿毒症、肝性脑病、肝昏迷等患者	多补充蔬菜和含糖高的食物，以维持正常热量；每日成人饮食中蛋白质≤40g，根据病情可降至 20 ~ 30g。肾功能不全者应摄入优质动物性蛋白，忌食豆制品；肾功能严重衰竭者需摄入无蛋白饮食，并静脉补充氨基酸；肝性脑病、肝昏迷者应以植物性蛋白为主
低脂肪饮食	肝胆胰疾病、高脂血症、冠心病、动脉硬化、肥胖症及腹泻等患者	清淡、少油，禁用肥肉、蛋黄、脑；高脂血症及动脉硬化者不必限制植物油（椰子油除外）；每日脂肪量 <50g，肝胆胰疾病者 <40g，尤其应限制动物脂肪的摄入
低胆固醇饮食	高胆固醇血症、高脂血症、冠心病、高血压、动脉硬化等患者	每日胆固醇摄入量 <300mg，禁食或少食胆固醇高的食物，如动物内脏、脑、肥肉、蛋黄、动物油、鱼子等
低盐饮食	心脏病、肝硬化腹水、急（慢）性肾炎、先兆子痫、重度高血压但水肿较轻者	每日成人食盐量 <2.0g（含钠0.8g），不包括食物内自然存在的氯化钠，禁用腌制品，如咸菜、咸肉、香肠、皮蛋等
无盐低钠饮食	同低盐饮食，但水肿较重者	无盐饮食不放食盐烹调，且需控制每日食物中自然存在的含钠量 <0.7g；低钠饮食除无盐饮食外，还需控制摄入食品中自然含钠量 <0.5g；二者均需禁食腌制品、含钠的食物和药物，如挂面、汽水、油条、碳酸氢钠药物等
少渣饮食	腹泻、肠炎、伤寒、痢疾、咽喉部或消化道手术、食管胃底静脉曲张等患者	膳食纤维含量少且少油，不可用强刺激性的调味品及坚硬、带碎骨的食物，如坚果等，可进食蒸蛋、嫩豆腐等
高纤维素饮食	便秘、肥胖、高脂血症、糖尿病等患者	富含膳食纤维素，如芹菜、竹笋、韭菜、卷心菜、豆类、粗粮等

三、试验饮食

❓ **想一想**

患者，男，49 岁，慢性胃溃疡 6 年，近日感到间歇性上腹痛来院就诊。目前，患者生命体征平稳，无恶心、呕吐，体重近期减轻 5kg。医嘱：给予大便隐血试验检查。作为一名护士，请你在大便隐血试验前对该患者正确实施相关饮食控制的健康教育。

答案解析

试验饮食（test diet）也称为诊断饮食，指在特定的时间内，通过调整饮食内容以协助诊断疾病和保证实验室检查结果准确性的一类饮食（表 10-4）。

表 10 - 4　试验饮食

饮食种类	适用范围	饮食原则及用法	实施时间
隐血试验饮食	大便隐血试验前的准备，协助诊断消化道有无出血	禁食肉类、动物肝脏和血类含铁丰富的食物或药物以及绿色、红色、紫色、黑色蔬菜等，以免产生假阳性结果；可进食牛奶、土豆、豆制品、粉丝、白色蔬菜、馒头、米饭、面条等，第 4 天开始留取粪便做隐血试验	试验前 3 天、试验期间（第 4 天开始，连续 3 天）
甲状腺[131]I 试验饮食	协助检测甲状腺功能，排除外源性摄入碘对检查结果的干扰，明确诊断	禁食含碘食物如可乐、鸡精、海带、紫菜、海蜇、海参、鱼虾、加碘食盐等，禁用含碘消毒剂，2 周后做[131]I 功能测定	2 周

续表

饮食种类	适用范围	饮食原则及用法	实施时间
肌酐试验饮食	协助检查、测定肾小球的滤过功能	禁食肉类、鱼类、禽类，忌饮茶和咖啡。全天主食≤300g，蛋白质摄入量<40g，以排除外源性肌酐影响。热量不足可进食藕粉或含糖量高的食物，不限制水果、蔬菜、植物油，第3天测尿肌酐清除率及血浆肌酐含量	3天
尿浓缩功能试验饮食（干饮食）	检查肾小管的浓缩功能	全天饮食中的水分摄入总量为500~600ml，蛋白质摄入量为1g/（kg·d）；禁饮水，避免食用含水量高、过甜或过咸的食物；烹调时尽量不加水或少加水；可选择进食含水量少的食物，如米饭、馒头、面包、土豆、豆腐干等	1天
口服葡萄糖耐量试验饮食	诊断糖尿病	试验前3天进食碳水化合物≥300g的饮食，同时停用一切能升降血糖的药物；试验前1天晚餐后禁食10~12小时直到第2天早晨采血后，将葡萄糖75g溶于300ml水中顿服；于糖餐后0.5小时、1小时、2小时和3小时分别采血测定血糖	试验前3天、试验前1天晚餐后、试验当天上午
胆囊B超检查饮食	协助诊断有无胆囊、胆管、肝胆管疾病	禁食牛奶、豆制品、糖类等易发酵、产气食物；检查前1天晚上进食无脂肪、低蛋白、高碳水化合物的清淡饮食，饭后服用对比剂并禁食、禁水、禁烟；检查当天早晨禁食、禁水，行第一次B超检查。若胆囊显影良好，还需了解胆囊收缩功能，则进食高脂肪餐（如油煎荷包蛋2个或高脂肪的方便餐，脂肪含量为25~50g）；30~45分钟后行第二次B超检查，若效果不明显，可等待30~45分钟后再次检查	检查前3天、检查前1晚、检查当天上午

👁看一看

胆囊造影饮食的原则

前日午高（高脂肪）晚无脂，饭后服药（对比剂）两禁止（禁食、禁烟），当日晨起禁食水，显影良好再吃脂。

PPT

第三节　饮食护理

饮食护理（diet nursing）是指护士在对患者营养状况进行整体评估后，结合患者自身疾病的特点，为患者制订有针对性的营养计划，从而帮助患者摄入足量、合适的营养素，使其尽快康复的一系列护理措施。

❤护爱生命

在全国抗击新型冠状病毒肺炎疫情期间，由于一名59岁的危重症患者无法脱离无创呼吸机支持的辅助通气治疗，需24小时配戴呼吸机，因此影响了老人的正常经口进食，导致营养缺乏、感染加重，必须尽快帮助该患者插鼻胃管进行肠内营养治疗。但由于老人对于缺氧十分恐惧，坚持不同意插胃管。负责危重症患者护理的护士丁敏耐心地解释，自己从事医护工作已经29年，有信心完成这项操作。时间就是生命！最后，凭借精湛的技术，丁敏成功地为该患者插入鼻胃管，整个过程仅用了8秒钟，老人甚至都没反应过来。事后，患者紧紧握住了丁敏的手，丁敏表示，作为ICU护士要有匠心和爱心，将工作做到极致，把患者当亲人。

一、患者一般饮食的护理

护士应根据患者营养状况的评估结果，结合患者自身疾病的特点和治疗的需要，确定护理诊断，为患者制订并实施有针对性的饮食护理计划，帮助其摄入足量、合理且均衡的营养素，促进患者早日康复。

（一）病区的饮食管理

患者入院后，由主管医生根据患者病情开出相应的饮食医嘱，确定饮食种类。护士根据医嘱填写病区饮食通知单，送交营养室，同时填写病区饮食单，并在患者的床尾卡上标记饮食种类，以便分发饮食和交班查对。随着病情变化需要调整饮食种类时，需医生开出书面医嘱方可执行，如手术前需要禁食、手术后由禁食改为流质或出院停止饮食时。护士根据医嘱填写更改或停止饮食通如单，送交营养室，同时，在床尾卡上做出相应的更改，并告知患者和家属。

（二）患者进食前的护理

1. 环境准备 护士应为患者创造良好的用餐环境，以增进患者的食欲。用餐环境以整洁、舒适、安静、空气清新为原则。

（1）饭前半小时整理床单位及床旁用物，开窗通风、帮助患者大小便并及时移去便器、去除一切不良异味及不良视觉印象。

（2）暂停非紧急的治疗、检查及护理工作。

（3）鼓励同病室患者共同用餐，病情允许时可到病区餐厅集中用餐，便于患者之间相互交流，促进食欲。

（4）同病室内如有病危或痛苦呻吟的患者，应拉上床帘或用屏风遮挡，以免影响其他患者用餐。

2. 患者准备

（1）协助患者洗手、漱口，帮助重症患者做好口腔护理。

（2）尽量减少或消除各种令患者不舒适的因素，对高热者可适当降温；对敷料包扎固定者，检查其松紧度，必要时进行适当调整；对疼痛者采取镇痛措施减轻疼痛；因长期卧床或特定卧位而致疲劳者，帮助其更换卧位或按摩相应的受压部位后进餐。

（3）协助患者采取舒适的姿势进餐，如病情许可，可协助患者下床就餐；行动不便者，可放置并清洁跨床小桌，协助取坐位或半坐卧位在床上用餐；卧床者可协助其取侧卧位或仰卧位，头偏向一侧，垫高头部后进餐。

（4）必要时可将治疗巾或餐巾围于患者胸前，避免污染衣服及床单位。

（5）减轻患者不良心理状态对进餐的影响，对于焦虑、抑郁者给予适当的心理指导；条件许可时，可鼓励其家人陪伴患者进餐。

3. 饮食指导 护士可参照中国居民平衡膳食宝塔（图10－1），向患者讲解健康饮食与均衡营养的相关知识。饮食指导应尽量符合患者的饮食习惯，护士根据医嘱下达的患者所需的饮食种类说明所选饮食对治疗和诊断的意义、饮食要求和用法，让患者明确可选用、不宜选用或禁忌的食物及每日进餐的次数、时间等，解答患者提出的饮食问题，并尽量选用患者容易接受的食物代替限制食物，使用替代的调味品或佐料，取得患者的配合，并纠正不良的饮食习惯。

（三）患者进食中的护理

1. 及时分发食物 护士着装整洁，清洁双手，戴口罩，核对饮食单，协助配餐人员及时、准确地将饭菜分发给每位患者。对禁食者，护士应告知其原因，并在床尾挂上标记，同时，做好口头及书面交班。

2. 鼓励协助进餐

（1）患者就餐期间，护士应加强巡视、观察，检查督促治疗饮食、试验饮食的实施情况，鼓励患者进食；征求患者对饮食方面的意见和建议，及时反馈给营养室；护士应检查家属送来的饭菜，符合饮食原则方可食用，必要时可提供加热服务。

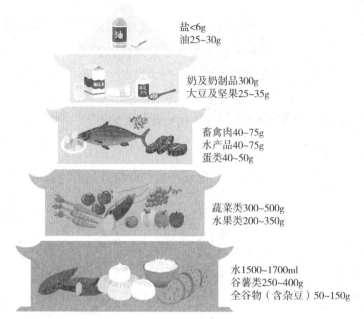

盐<6g
油25~30g

奶及奶制品300g
大豆及坚果25~35g

畜禽肉40~75g
水产品40~75g
蛋类40~50g

蔬菜类300~500g
水果类200~350g

水1500~1700ml
谷薯类250~400g
全谷物（含杂豆）50~150g

图 10-1　中国居民平衡膳食宝塔

（2）对能自行进餐者，护士应鼓励其自行进餐，必要时提供相应的帮助，如传递食物和餐具等；对不能自行进餐者，护士应根据患者的进食习惯耐心喂食，每次喂食的量和速度应视患者情况而定，一般用汤匙盛 1/3 满的食物，不要催促患者，便于其咀嚼和吞咽；温度适宜，避免过热、过冷；进食顺序合理，固体食物和液体食物交替喂食，可用吸管吸入流质饮食。

（3）对双目失明或双眼被遮盖的患者，除遵守上述喂食要求外，还应告知食物的具体名称，以增加其进食兴趣。如患者主张自己进食，可按照时钟平面图放置食物（图 10-2），并告知方位和食物名称，方便患者按顺序取用进食。

（4）对于需要增加饮水量的患者，护士应向患者说明大量饮水的目的及重要性。护士应督促患者在白天饮用当日饮水量的 3/4，避免夜间大量饮水，从而增加排尿次数、影响睡眠。对于限制饮水患者，护士应向患者及其家属解释限水的目的及重要性，以取得患者的配合。若患者口干，可用湿棉球润湿口唇或用滴水的方式湿润口腔黏膜；口渴严重者如病情许可，可采用口含冰块、酸梅等方式刺激唾液分泌而止渴。

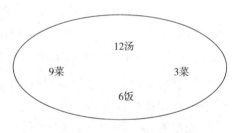

12汤

9菜　　　　　3菜

6饭

图 10-2　食物放置平面图

3. **特殊情况处理**　护士应加强巡视，及时处理进餐中的特殊问题。若患者出现恶心，应让患者暂停进食，并做深呼吸缓解症状；如发生呕吐、溢食，应及时托住患者的额头，提供塑料袋、脸盆等盛装呕吐物的容器；平卧者，头偏向一侧，及时清理呕吐物，并协助患者漱口或给予口腔护理；对暂时不想进食者，应妥善保存食物，待需要进餐时先给予加热，再给患者食用；若发生呛咳，应帮助患者拍背，指导患者进食时应该细嚼慢咽、不要说话；若食物误入气道，应立即采用海姆立克法，及时在患者腹部剑突下、肚脐上用手向内上方压迫其腹部，有力、有节奏地反复推挤数次，使异物排出，防止窒息。

（四）患者进食后的护理

1. **清洁整理**　及时清理食物残渣，撤去餐具，整理床单位，帮助患者清洗双手、漱口或刷牙，为重症患者进行口腔护理。

2. **评价记录**　根据需要做好进餐记录，包括进食的种类、量、患者进食前后的反应等，以评价患者的饮食是否能满足营养需要。

3. 按需交班 对暂时禁食、延缓进食或有特殊情况的患者应做好交接班。

二、管饲饮食

对病情危重、不能或不愿经口进食、消化道吸收功能障碍的患者，如恶性肿瘤晚期、颅脑外伤、食管肿瘤或狭窄、拒绝饮食者等，为保证营养素的摄入、消化、吸收，维持细胞代谢，维持组织器官的结构和功能，促进患者康复，临床上根据患者的病情，常采取肠内营养（enteral nutrition，EN）的饮食护理。肠内营养是采用口服或管饲等方法，经胃肠道供给机体能量和营养素的一种营养支持疗法。而管饲饮食（tube feeding）是将导管插入胃肠道，给患者提供营养丰富的流质饮食、营养液、水及药物的方法。根据导管插入的途径不同可分为：口胃管（导管经口插入胃内）、鼻胃管（导管经鼻腔插入胃内）、胃造瘘管（导管经胃造瘘口插入胃内）、鼻肠管（导管经鼻腔插入小肠内）和空肠造瘘管（导管经空肠造瘘口插至空肠内）。

本部分主要以鼻胃管为例，介绍管饲饮食的操作方法。鼻饲法（nasogastric feeding）是将导管经鼻腔插入胃内，从管内灌注流质食物、水和药物的方法。

【目的】

通过鼻胃管供给营养素和药物，以满足患者对营养和治疗的需求。

【适应证】

（1）昏迷患者。

（2）口腔疾病和口腔手术后患者，上消化道肿瘤、食管狭窄导致吞咽困难的患者。

（3）不能张口者，如破伤风患者。

（4）危重患者、早产儿。

（5）精神异常拒绝进食者。

【禁忌证】

上消化道出血、食管胃底静脉曲张、鼻腔及食管手术后、食管梗阻等患者。

【评估】

1. 患者的一般情况 年龄、病情、意识状态、治疗情况、营养状况、鼻腔黏膜情况及通畅性（有无炎症、肿胀、息肉、有无鼻中隔偏曲等）。

2. 患者的认知反应 对鼻饲的认识、有无鼻饲的经历、心理状态及合作程度。

【计划】

1. 护士准备 着装整洁，洗手、戴口罩；掌握沟通交流技巧。

2. 用物准备

（1）治疗车上层

1）插管时治疗盘内放置 无菌鼻饲包（含治疗碗、鼻胃管、镊子、纱布、压舌板、一次性治疗巾、弯盘、液状石蜡），50ml注射器、无菌手套、棉签、胶布、橡皮圈或夹子、安全别针、听诊器、手电筒、流质饮食（38~40℃）、水温计、温开水适量。

2）拔管时治疗盘内放置 无菌拔管包（含治疗碗、纱布、一次性治疗巾、弯盘）、棉签、松节油、乙醇、漱口杯（内盛温开水）、一次性清洁手套。

3）治疗盘外 备免洗手消毒剂、记录本、笔。

（2）治疗车下层 医用垃圾桶、生活垃圾桶。

3. 患者准备 体位舒适，情绪稳定；了解鼻饲的目的、过程、操作中的配合方法及注意事项等；取下活动义齿和眼镜并妥善保管。

4. 环境准备 室温适宜、光线充足、安静整洁、无异味。

【实施】

1. 操作步骤 见表10-5。

表10-5 鼻饲技术

操作程序	操作步骤	要点说明
■置鼻胃管		
1. 核对解释	备齐用物，携至床旁，辨识患者，解释操作目的，指导配合方法，取下活动义齿	确认患者，避免差错 消除疑虑和不安全感，缓解紧张情绪，取得合作，注意礼貌称呼患者并能主动询问患者需求 防止义齿脱落、误咽
2. 安置卧位	协助患者采取半坐卧位或坐位 病情较重者采取右侧卧位 昏迷患者去枕平卧，头向后仰	半坐卧位可减轻插管不适，利于置管 右侧卧位可利用解剖位置，易于置管 头后仰有利于昏迷患者鼻胃管的插入
3. 铺巾置盘	开无菌鼻饲包，铺治疗巾于患者颌下，置弯盘于患者近侧口角旁	
4. 清洁鼻腔	观察鼻腔情况，选择通畅一侧鼻腔，并用湿棉签清洁双侧鼻腔 备好胶布，定位剑突，并做好标记，戴无菌手套	鼻腔通畅，便于插管 戴无菌手套防止污染鼻胃管
5. 测量长度	连接注射器，检查鼻胃管是否通畅 测量插管长度，并做好标记	注入少量空气检查管道是否通畅 测量方法：成人前额发际至剑突的距离（图10-3）或鼻尖经耳垂至剑突的距离，为45~55cm，为防止反流、误吸，插管长度可在55cm以上；小儿眉间至剑突与脐中点的距离；若需经鼻胃管注入刺激性药物，可将鼻胃管向深部再插入10cm
6. 润滑胃管	倒少许液状石蜡在纱布上，润滑鼻胃管前段	减少插管时的摩擦阻力
7. 规范插管	再次核对后，一手持纱布托住鼻胃管，一手持镊子夹持鼻胃管前端，轻轻插入选定一侧的鼻孔 插入10~15cm（咽喉部）时，指导清醒患者做吞咽动作，顺势将鼻胃管向前推进，插至预定长度 昏迷患者插管前先去枕，头向后仰，当插入10~15cm时，左手将患者头部托起，使下颌靠近胸骨柄，缓缓插至预定的长度 插管不畅时应检查口腔，判断鼻胃管是否盘曲在口腔内，若有盘曲应回抽一段，再小心插入 插管过程中若出现恶心、呕吐可暂停插入，指导患者深呼吸 如鼻胃管误入气管，会出现呛咳、发绀、呼吸困难，应立即拔出，休息片刻后重新插入	插入动作要轻柔，避免镊子与患者皮肤、黏膜接触，以免损伤鼻腔皮肤和黏膜 吞咽动作有利于鼻胃管迅速插入食管，护士可随患者吞咽动作边咽边插，必要时，可让患者饮少量温开水 头向后仰可避免鼻胃管误入气管；下颌靠近胸骨柄，可增加咽后壁的弧度（图10-4），提高插管成功率 深呼吸可缓解紧张
8. 确认入胃	用胶布将鼻胃管初步固定于鼻翼，确认鼻胃管在胃内的方法有三种（图10-5）： 注射器连接鼻胃管末端回抽（图10-5A） 把听诊器置于胃部，用注射器接鼻胃管向胃内快速注入10ml空气（图10-5B） 将鼻胃管末端放在温开水中（图10-5C）	保证患者安全，防止误入气管 有胃液抽出 能听到气过水声 无气泡逸出
9. 固定导管	确认鼻胃管在胃内后，用鼻胃管塞封住末端开口处，再用胶布将鼻胃管固定于同侧颊部（图10-6），脱去手套	防止鼻胃管移动

续表

操作程序	操作步骤	要点说明
10. 灌注溶液	在鼻胃管末端接注射器注入少量温开水	每次鼻饲前应抽吸胃液以确认鼻胃管在胃内，温开水可润滑管腔，防止鼻饲液附着于管壁
	缓慢灌注流质饮食或药物，药片应研碎溶解后灌入	注入过程中应询问患者感受以调节注入速度，防止不适应
	每次用注射器抽吸液体后均应排气，鼻胃管末端与注射器乳头连接和分离前均应反折	避免注入空气导致腹胀
	每次鼻饲灌注量≤200ml，间隔时间≥2小时，每次注入前应测量鼻饲液的温度	
	灌注完毕，再注入少量温开水	冲净鼻胃管，避免鼻饲液存积管腔中变质，引起胃肠炎或堵塞管道
11. 封管固定	用鼻胃管塞封住末端开口处，反折末端，用纱布包好，再用橡皮圈扎紧	防止液体反流
	用安全别针固定于一侧衣领或枕旁	防止鼻胃管脱落
	标注并贴好胃管标识	
12. 清洁整理	第三次核对，清洁患者面部，撤去治疗巾和弯盘，整理床单位，嘱患者维持原卧位20~30分钟	保持原卧位可防止呕吐
	冲净注射器，用纱布盖好，放于治疗盘内备用	鼻饲用物应每日更换、消毒
	主动询问患者需求	
13. 准确记录	洗手，记录鼻饲时间、鼻饲液的种类和量、患者的反应等	便于安排下一次鼻饲的时间
14. 用物处置	将物品送至处置室，分类处理	
▉拔鼻胃管	用于停止鼻饲或长期鼻饲需更换鼻胃管时	长期鼻饲应定期更换鼻胃管，晚间拔管，次晨从另一侧鼻腔插入
1. 核对解释	备齐用物至床旁，辨识患者并做好解释	确认患者，避免差错；取得合作，使患者精神放松，注意礼貌称呼患者并主动询问患者需求
	去除鼻胃管末端安全别针处的固定，保持鼻胃管末端反折或用鼻胃管塞封住末端开口	封闭鼻胃管末端，以免拔管时液体反流
2. 铺巾置盘	铺治疗巾于患者颔下，置弯盘于患者近侧口角旁，依次去除脸颊和鼻翼处的胶布	动作轻柔
3. 拔出胃管	再次核对后戴清洁手套，用纱布包裹近鼻孔处的鼻胃管，指导患者深呼吸，在患者缓慢呼气时拔管，边拔边用纱布擦鼻胃管，至咽喉处快速拔出，擦净鼻腔	至咽喉处快速拔出，以免管内残留液体滴入气管
	脱去手套并包裹鼻胃管一起弃于医用垃圾桶	减少对患者的视觉刺激
4. 清洁整理	第三次核对，清洁患者面部，去除胶布痕迹，协助漱口，撤去治疗巾和弯盘，取舒适体位、整理床单位，清理用物	用松节油去除胶布痕迹，再用乙醇擦除松节油，使患者感觉舒适
	主动询问患者需求	
5. 洗手记录	洗手，记录拔管时间和患者反应	
6. 用物处置	将物品送至处置室，分类处理	

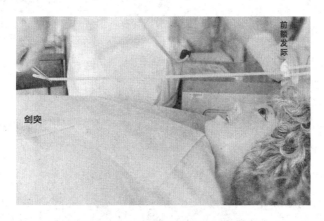

图10-3　成人鼻胃管插管长度测量法

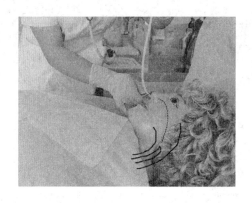

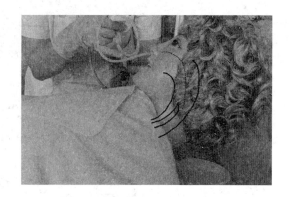

A   B

图 10 - 4   昏迷患者插鼻胃管法

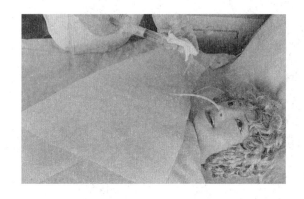

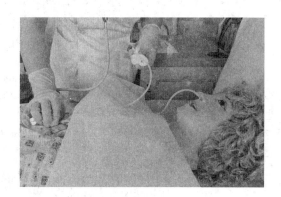

A   B

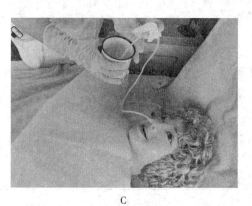

C

图 10 - 5   确认鼻胃管在胃内法

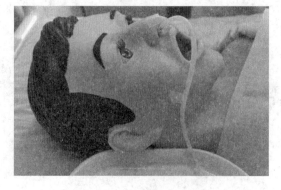

图 10 - 6   鼻胃管脸颊固定法

2. 注意事项

（1）插管动作要轻柔，注意食管解剖特点，尤其通过食管3个狭窄部位（环状软骨水平处、平气管分叉处、食管通过膈肌处）时要特别小心，避免损伤食管黏膜。

（2）每次鼻饲前必须先证实鼻胃管在胃内，检查鼻胃管是否通畅。先注入少量温开水冲管后再灌注鼻饲液，灌注完后再注入少量温开水，防止鼻饲液残留在管腔内导致凝结、变质，同时要避免注入空气而致患者腹胀。

（3）鼻饲液温度应为38~40℃，避免过热或过冷；每次鼻饲量≤200ml，间隔时间≥2小时；奶液与果汁应分开灌注，防止产生凝块；药片需研碎溶解后再注入。

（4）长期鼻饲者每日应进行口腔护理2次，并定期更换鼻胃管。硅胶鼻胃管每月更换一次，普通鼻胃管每周更换一次，在晚间末次灌食后拔出，次晨再从另一侧鼻孔插入。

（5）食管静脉曲张和食管梗阻的患者禁忌鼻饲。

【评价】

（1）通过鼻饲，患者获得所需的营养、水和药物。

（2）护士操作规范、熟练，动作轻柔，关爱患者。

（3）护患沟通有效，患者理解鼻饲操作的目的，自愿配合，对护士操作满意。

（4）插管、拔管过程顺利，患者安全、舒适。

练一练

患者，男，66岁，因口腔疾病需插鼻饲管，在插管过程中，如果发现患者呛咳、呼吸困难，护士首先应（　　）。

答案解析

A. 指导患者做深呼吸　　　　　　　　B. 托起患者头部再插

C. 指导患者做吞咽动作　　　　　　　D. 停止操作，取消鼻饲

E. 立即拔出，休息片刻后再插管

三、要素饮食

要素饮食（elemental diet）是一种人工合成的化学精制食品，以各种营养素的单体为基础、由无渣小分子物质组成的水溶性营养合成剂，含有人体所需的、易于消化和吸收的全部营养素（如游离氨基酸、单糖、必需脂肪酸、维生素、微量元素、无机盐等），与水混合后可以形成溶液或较为稳定的悬浮物。其主要特点是营养成分明确、营养价值高，不含纤维素，无需经过消化过程即可直接被肠道吸收和利用。

【分类】

要素饮食根据需要分为营养治疗和特殊治疗两大类。用于营养治疗的要素饮食主要包括游离氨基酸、单糖、主要脂肪酸、维生素、微量元素、无机盐等；用于特殊治疗的要素饮食是针对不同疾病患者，调整相应营养素的比例达到治疗目的的一类特殊种类的要素饮食，主要有适用于肝功能损害患者的高支链氨基酸低芳香族氨基酸要素饮食、适于肾功能衰竭患者的以必需氨基酸为主的要素饮食、适于苯丙酮尿症患者的低苯丙氨酸要素饮食等。本部分主要介绍用于营养治疗的要素饮食。

【目的】

用于临床营养治疗，可保证危重患者的能量及氨基酸等营养素的摄入，改善患者的营养状况，促进伤口愈合，达到治疗及辅助治疗的目的。

【适应证】

（1）超高代谢患者，如严重烧伤及创伤、严重化脓性感染、多发性骨折等。

（2）某些外科手术前后需营养支持治疗者。

（3）肿瘤或其他消耗性疾病导致的营养不良患者。

（4）肠炎、腹泻、消化道瘘、急性胰腺炎等患者。

（5）其他，如脑外伤、免疫功能低下、食物过敏、乳糖不耐受等患者。

【禁忌证】

（1）3个月以内婴儿。

（2）消化道出血患者。

（3）糖尿病患者慎用。

（4）胃切除术患者大量使用要素饮食可引起倾倒综合征，应慎用。

【评估】

患者的营养状况、病情及对营养素的需求等，确定供给患者适宜浓度和剂量的要素饮食。

【实施】

根据患者病情的需要，将粉状要素饮食按比例添加水，配制成适宜浓度和剂量的要素饮食后可通过口服、鼻饲、经胃或空肠造瘘口滴入等方式供给患者。

1. 口服 要素饮食一般口感欠佳，患者往往较难接受口服，故临床较少使用。也有一些要素饮食添加适量果汁、菜汤等调味料以改善口感。口服剂量从50ml/次逐渐增至100ml/次，根据病情6~8次/天。

2. 从鼻胃管、经胃或空肠造瘘处滴注

（1）分次注入 将调配好的要素饮食或现成制品用注射器经鼻胃管或造瘘口注入胃肠内，4~6次/天，每次250~400ml。适用于非危重、经胃管或造瘘管行胃内喂食的患者。此法的优点是操作方便、费用较低，缺点是容易引起恶心、呕吐、腹胀、腹泻等消化道症状。

（2）间歇滴入 将调配好的要素饮食或现成制品加入可密闭容器内，经输注管缓缓滴入，4~6次/分，每次400~500ml，每次输注时间为30~60分钟。这种方法不适反应小，大多数患者可耐受。

（3）连续滴入 装置和间歇滴入相同，在12~24小时内持续滴入，也可用肠内营养泵保持恒定滴速。浓度从5%开始逐渐调到20%~25%，速度从40~60ml/h（或40~60滴/分）开始逐渐调到120ml/h，最高达到150ml/h。多用于经空肠造瘘喂食的危重患者。

【注意事项】

（1）配制要素饮食时，应严格遵守无菌技术操作原则。所有配制用具均需消毒灭菌后使用。

（2）每一种要素饮食的具体营养成分、浓度、用量和滴入速度都应根据患者的病情需要，由医生、责任护士及营养师达成共识而定。

（3）应用原则是由少、低、慢开始，逐渐增加，待患者耐受后再稳定配制成分、浓度、用量和滴注速度。

（4）要素饮食应新鲜配制，如需存放要冷藏在≤4℃冰箱内，避免细菌污染；并在24小时内用完，防止污染或变质。

（5）口服的要素饮食一般为37℃，经鼻胃管或造瘘口注入的适宜温度为41~42℃。要素饮食不可高温蒸煮，但可适当加温。在输液管远端可放置热水袋或使用鼻饲加温器保持温度，防止发生腹胀、腹泻、腹痛等。

（6）要素饮食滴注前后都应用温开水或生理盐水冲净管腔，防止食物滞留管腔内导致腐败变质。

（7）滴注过程中应加强巡视，如出现恶心、呕吐、腹痛、腹泻等症状应及时查明原因，根据情况调整浓度、温度或速度，反应严重者可暂停滴入。

（8）应用要素饮食期间，应定期测量患者体重，检查电解质、血糖、尿糖、肝功能、血尿素氮、出凝血时间等，并观察尿量、大便次数及性状，及时评估营养状况。

（9）要素饮食停用时应逐渐减量，以防引起低血糖；长期使用要素饮食者应补充维生素和矿物质。护士应加强与医生和营养师的沟通，及时调整饮食，处理不良反应及并发症。

（10）要素饮食不能用于消化道出血患者和 3 个月以内婴儿；消化道瘘和短肠综合征患者宜先采用几天全胃肠外营养后逐渐过渡到要素饮食；糖尿病、胰腺疾病、胃切除术后患者要慎用。

【并发症】

1. 机械性并发症 与营养管的硬度、插入位置等有关，主要是鼻咽部和食管黏膜损伤、管道阻塞。

2. 感染性并发症 若营养液误吸可导致吸入性肺炎，若肠道造瘘患者的营养液管滑入腹腔可导致急性腹膜炎。

3. 胃肠道并发症 可发生恶心、呕吐、腹胀、腹痛、便秘、腹泻等并发症。

4. 代谢性并发症 可出现高血糖或水、电解质代谢紊乱。

第四节 出入液量记录

PPT

正常人体每日液体的摄入量和排出量之间维持着动态平衡。当患者因休克、大出血、大面积烧伤、大手术后、心脏及肾脏病、肝硬化伴腹水等原因，使得摄入量和排出量不能保持动态平衡时，就会发生脱水或水肿。护士应该及时、准确记录出入液量，以便医生了解病情，为明确诊断、确定治疗方案、制订护理计划提供依据。

一、记录内容与要求

（一）记录内容

1. 摄入量 包括饮水量、食物含水量、输液量、输血量等。

2. 排出量 包括尿量、粪便量以及其他排出液，如咯血量、出血量、痰量、呕吐量、各种引流液量、创面渗出液量等，主要是尿量。

（二）记录要求

1. 摄入量

（1）患者饮水或进食时应使用已测量过容量的固定容器，以便准确记录。

（2）固体食物和水果应记录单位、数量或重量，如馒头 1 个（约 50g），再根据常用食物含水量（表 10 - 6）及常见水果含水量（表 10 - 7）换算其含水量。

表 10 - 6　常用食物含水量

食物	单位	原料重量（g）	含水量（ml）	食物	单位	原料重量（g）	含水量（ml）
米饭	1 中碗	100	240	藕粉	1 大碗	50	210
大米粥	1 大碗	50	400	鸭蛋	1 个	100	72
大米粥	1 小碗	25	200	馄饨	1 大碗	100	350
面条	1 中碗	100	250	牛奶	1 大杯	250	217
馒头	1 个	50	25	豆浆	1 大杯	250	230
花卷	1 个	50	25	蒸鸡蛋	1 大碗	60	260

食物	单位	原料重量（g）	含水量（ml）	食物	单位	原料重量（g）	含水量（ml）
烧饼	1个	50	20	牛肉		100	69
油饼	1个	100	25	猪肉		100	29
豆沙包	1个	50	34	羊肉		100	59
菜包	1个	150	80	青菜		100	92
水饺	1个	10	20	大白菜		100	96
蛋糕	1块	50	25	冬瓜		100	97
饼干	1块	7	2	豆腐		100	90
煮鸡蛋	1个	40	30	带鱼		100	50
油条	1根	50	12	面包	1块	100	33
大饼	1块	50	22	麻花	1根	100	5
蒸饺	1个	100	70	小黄鱼		100	79
鸭		100	80	鸡		100	74
炸酱面	1碗	100	115	鲫鱼		100	79
豆腐脑	1碗	100	91	青蒜		100	90

表 10 - 7　常见水果含水量

食物	原料重量（g）	含水量（ml）	食物	原料重量（g）	含水量（ml）
西瓜	100	93	葡萄干	100	12
甜瓜	100	66	桃	100	86
西红柿	100	90	杏	100	89
萝卜	100	73	柿子	100	60
李子	100	91	香蕉	100	76
樱桃	100	88	橙	100	88
黄瓜	100	83	菠萝	100	88
苹果	100	86	柚子	100	89
梨	100	86	广柑	100	88
白葡萄	100	89	红果	100	73
紫葡萄	100	88	石榴	100	79
草莓	100	91	芒果	100	91
干枣	100	27	水萝卜	100	73
橘子	100	88	荔枝	100	82
鲜枣	100	66	柠檬	100	58

2. 排出量

（1）液体以毫升（ml）为单位记录，大便可记录次数。

（2）为准确记录尿量，对昏迷、尿失禁患者或需要密切观察尿量和尿比重的患者，最好留置导尿管，也可用称重法计算尿量。

（3）测量婴幼儿尿量时可先测量干尿布的重量，再测量湿尿布的重量，两者之差即为尿量。

（4）对难以收集的排出量，可以根据规定测量液体浸润棉织物的状况进行估算。

二、记录方法

1. 眉栏填写 用蓝（黑）钢笔填写记录单的眉栏项目及页码，如床号、姓名、住院号等。

2. 出入液量记录 晨 7：00 至晚 19：00 用蓝（黑）钢笔记录，晚 19：00 至次晨 7：00 用红色水笔。对于同一时间的摄入量和排出量，在同一横格上开始记录；对于不同时间的摄入量和排出量，则各自另起一行记录。

3. 记录及时、准确 记录要求具体，字迹清晰。当患者不需要继续记录出入液量或患者出院后，出入液量记录单一般不随病历归档保存，但若出入液量与病情变化同时记录在特别护理记录单上时，则随病历存档保留。

4. 出入液量小结和总结

（1）每晚 19：00 做 12 小时日间出入量小结，用蓝（黑）钢笔在 19：00 记录的下面一格上下各画一条横线，将 12 小时小结的液体出入量记录在画好的格子里。

（2）次晨 7：00 做 24 小时出入量总结，用红钢笔在次晨 7：00 记录的下面一格上下各画一条横线，将 24 小时总结的液体出入量记录在画好的格子里，并将 24 小时总出入液量填写在体温单的相应栏内。

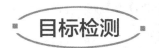

答案解析

[A1 型题]

1. 不符合半流质饮食原则的是（　　）。

    A. 少食多餐   B. 无刺激性

    C. 膳食纤维含量少   D. 应限制强烈调味品

    E. 食物呈软烂状态

2. 流质饮食适用于（　　）。

    A. 口腔疾病患者   B. 老年人

    C. 幼儿   D. 咀嚼不便者

    E. 疾病恢复期患者

3. 中国居民平衡膳食中最基本的组成部分是（　　）。

    A. 鱼、禽、肉、蛋   B. 蔬菜、水果

    C. 奶类及豆类   D. 五谷类

    E. 油脂类

4. 不属于医院基本饮食的是（　　）。

    A. 普通膳食   B. 软质饮食

    C. 半流质饮食   D. 流质饮食

    E. 治疗饮食

5. 做下列检查时，禁止患者食用肉类、肝类、含铁药物、绿色蔬菜等的是（　　）。

    A. 胆囊造影试验   B. 甲状腺^{131}I 试验

    C. 肌酐清除试验   D. 口服葡萄糖耐量试验

    E. 大便隐血试验

6. 正确测量鼻胃管插入长度的方法是（　　）。

  A. 从鼻尖至剑突   B. 从眉心至剑突

  C. 从眉心至胸骨柄   D. 从前额发际至剑突

  E. 从前额发际至胸骨柄

7. 无需记录患者出入量的情况是（　　）。

  A. 肾功能不全   B. 大面积烧伤

  C. 大叶性肺炎   D. 肝硬化伴腹水

  E. 心衰伴下肢水肿

8. 下列疾病应给予低蛋白饮食的是（　　）。

  A. 冠心病   B. 肺结核   C. 高血压   D. 严重贫血   E. 肾衰竭

9. 要素饮食的适用对象不包括（　　）。

  A. 营养不良   B. 急性胃肠炎

  C. 胃肠道造瘘   D. 急性胰腺炎

  E. 大手术后胃肠功能紊乱

[A2 型题]

10. 患者，女，26 岁。以慢性肾小球肾炎入院，患者全身水肿，医嘱记录 24 小时出入液量，护士在记录患者每日的摄入量时不包括（　　）。

  A. 饮水量   B. 鼻饲量   C. 输液量   D. 输血量   E. 引流量

11. 患者，男，40 岁。口腔手术后 1 天，留置胃管，根据该患者的病情，应给予（　　）。

  A. 普通膳食   B. 软质饮食   C. 半流质饮食   D. 流质饮食   E. 治疗饮食

12. 患者，男，24 岁。因流感发热 3 天，体温维持在 39.5℃ 左右。该患者应给予的饮食是（　　）。

  A. 普通膳食   B. 软质饮食   C. 半流质饮食   D. 流质饮食   E. 鼻饲饮食

13. 患者，男，72 岁。体温 38.8℃，口腔糜烂，医嘱要求给予半流质饮食。下列饮食不妥的是（　　）。

  A. 米粥   B. 蒸鸡蛋羹   C. 馄饨包   D. 豆腐   E. 水煮菠菜

14. 患者，男，66 岁。需做大便隐血试验，护士指导其在标本采集前 3 天内，可食用的食物是（　　）。

  A. 肉类   B. 动物肝脏   C. 绿叶蔬菜   D. 豆制品   E. 动物血

15. 患者，女，36 岁。因患甲状腺功能亢进需做 ^{131}I 试验，试验前 14 天内禁忌食用的食物是（　　）。

  A. 肉类   B. 动物血   C. 绿色蔬菜   D. 动物肝脏   E. 紫菜

[A3 型题]

(16～18 题共用题干)

患者，男，55 岁。脑外伤昏迷 2 周，为其插鼻胃管协助进食，以满足营养需要。

16. 在为患者行鼻饲插管时，为提高插管成功率，应重点采取的措施是（　　）。

  A. 患者取平卧位，利于胃管插入

  B. 先稍向上而后平行再向下缓慢轻轻地插入

  C. 插管时动作要准确，让胃管快速通过咽部

  D. 插入 15cm 时，托起患者头部使下颌靠近胸骨柄

  E. 边插边用注射器抽吸有无胃液，检验胃管是否在胃内

17. 每次为患者注入鼻饲液的量和时间间隔要求分别是（ ）。

    A. ≤200ml，≥2 小时　　　　　　　　　　B. ≤200ml，≥4 小时

    C. >200ml，<4 小时　　　　　　　　　　D. >200ml，≥4 小时

    E. >200ml，≥2 小时

18. 通过鼻饲注入流质饮食后，再注入少量温开水的目的是（ ）。

    A. 使患者温暖舒适　　　　　　　　　　　B. 准确记录出入量

    C. 防止患者呕吐　　　　　　　　　　　　D. 冲净胃管，避免鼻饲液积存

    E. 保证足够的水分摄入

（19～20 题共用题干）

患者，男，49 岁。急性胰腺炎住院，医嘱：立即插胃管进行胃肠减压。

19. 护士携用物到床边后，该患者拒绝插胃管，护士首先应（ ）。

    A. 接受该患者的拒绝

    B. 把患者的拒绝转告给医生

    C. 告诉护士长并请护士长做患者的思想工作

    D. 告诉其家属并请家属做患者的思想工作

    E. 向该患者耐心解释插胃管的目的，并教他如何配合

20. 如果在插胃管过程中该患者出现恶心、呕吐，护士首先应（ ）。

    A. 指导患者头向后仰　　　　　　　　　　B. 立即拔出胃管以减轻反应

    C. 加快插胃管速度以减轻反应　　　　　　D. 暂停插管并指导患者深呼吸

    E. 继续插管并指导患者做吞咽动作

（曾旭婧）

书网融合……

重点回顾　　　　习题

第十一章　排泄护理

PPT

导学情景

情景描述：患者，男，68 岁，在家活动时突然出现头痛，继而摔倒在地，神志不清。送往医院途中大小便失禁，无抽搐发作，左侧肢体不能活动。既往有高血压病史 16 年，最高血压 180/120mmHg，平时服用复方利血平片，血压控制在 140/90mmHg。查体：T 36.5℃，P 60 次/分，R 16 次/分，BP 200/100mmHg；意识不清，压眶有反应；面色红，皮肤黏膜无出血点、瘀斑；双眼向右凝视，左侧鼻唇沟变浅，口角下垂；双肺呼吸音清，心界不大，心律齐，腹平软，肝脾肋下未及，左上下肢迟缓性瘫痪，肌力 0 级，左巴宾斯基征（＋），布鲁津斯基征（＋）。

情景分析：结合患者的临床表现、生命体征及体格检查等，患者存在大小便失禁，正确地评估大小便有无异常，能够缓解患者的不适症状，促进患者舒适。

讨论：1. 请问患者存在哪些主要的护理问题？

　　　　2. 如何判断患者排便异常？

　　　　3. 针对患者大小便失禁，你可以采取哪些护理措施？

学前导语：排大小便是我们每天都要做的事情，护理工作者应根据患者的疾病情况及时发现患者大小便有无异常，分析患者存在的主要护理问题，针对问题采取全面的措施并实施正确的护理。作为一个护士你知道患者每天排大小便怎样算正常吗？如果不正常你应该怎么做呢？

　　排泄是机体将新陈代谢的废物排出体外的生理活动过程，是人体的基本生理需要之一，也是维持生命的必要条件之一。人体排泄的途径有皮肤、呼吸道、消化道及泌尿道，其中消化道和泌尿道是主要的排泄途径。许多因素可直接或间接影响人体的排泄活动和形态，而不同个体的排泄形态及影响因素也不尽相同。因此，护士应掌握与排泄有关的护理知识和技能，帮助和指导服务对象维持正常的排泄功能，满足其排泄的需要，使之获得最佳的健康和舒适状态。

第一节 排尿护理

肾脏产生的尿液通过排尿活动，可将人体代谢的终末产物、过剩盐类、有毒物质和药物等排出体外，同时调节水、电解质及酸碱平衡，保持人体内环境的相对稳定。尿液的排出受意识控制，是无痛苦的过程，但是许多因素可以影响排尿，导致排尿形态的改变。护理人员在护理患者过程中，要注意观察、了解患者可能存在的问题，应用熟练的护理技术，减轻患者的痛苦，协助患者维持正常的排尿功能。

一、排尿活动的评估

（一）排尿的评估内容

1. 排尿次数 一般成人白天排尿 3~5 次，夜间 0~1 次。

2. 尿量 是反应肾功能的重要指标之一。正常每次尿量为 200~400ml，24 小时尿量为 1000~2000ml，平均在 1500ml 左右。尿量和排尿次数受多方面因素的影响。

3. 颜色 正常新鲜尿液呈淡黄色或深黄色，是由于尿液中含有尿胆原和尿色素所致。当尿液浓缩时，可出现尿液量少、色深。尿的颜色还受某些食物、药物的影响，如进食大量胡萝卜或服用核黄素，尿液的颜色呈深黄色。在病理的情况下，尿的颜色可有以下变化。

（1）血尿 尿液中含有红细胞为血尿。血尿颜色的深浅与尿液中所含红细胞量的多少有关，尿液中含红细胞量多时呈洗肉水色。常见于急性肾小球肾炎、输尿管结石、泌尿系统肿瘤、结核及感染等。

（2）血红蛋白尿 尿液中含有血红蛋白为血红蛋白尿。尿液呈浓红茶色、酱油样色。主要是由于各种原因导致大量红细胞在血管内破坏，血红蛋白经肾脏排出形成血红蛋白尿，常见于溶血、恶性疟疾和阵发性睡眠性血红蛋白尿。

（3）胆红素尿 尿液中含有胆红素为胆红素尿。尿液呈深黄色或黄褐色，振荡尿液后的泡沫也呈黄色。常见于阻塞性黄疸和肝细胞性黄疸。

（4）乳糜尿 因尿液中含有淋巴液，排出的尿呈乳白色称为乳糜尿。常见于丝虫病。

4. 透明度 正常新鲜尿液清澈透明，放置后可出现微量絮状沉淀物，系黏蛋白、核蛋白、盐类及上皮细胞凝结而成。蛋白质不影响尿液的透明度，但振荡时可产生较多且不易消失的泡沫。新鲜尿液混浊有以下原因。

（1）尿液含有大量尿盐 尿液冷却后可出现微量絮状沉淀物使尿液混浊，但加热、加酸或加碱后，尿盐溶解，尿液即可澄清。

（2）尿路感染 尿液中含有大量脓细胞、红细胞、上皮细胞、细菌或炎性渗出物，排出的新鲜尿液即呈白色絮状混浊状态，此种尿液在加热、加酸或加碱后，其混浊度不变。

5. 比重 成人在正常情况下，尿比重波动于 1.015~1.025，一般尿比重与尿量成反比。尿比重的高低主要取决于肾脏的浓缩功能。若尿比重经常为 1.010 左右，提示肾功能严重障碍。

6. 酸碱反应 正常人尿液呈弱酸性，一般尿液 pH 值为 4.5~7.5，平均为 6。饮食种类可影响尿液的酸碱性，如进食大量蔬菜时，尿液可呈碱性，进食大量肉类时，尿液可呈酸性。酸中毒患者的尿液可呈强酸性，严重呕吐患者的尿液可呈强碱性。

7. 气味 正常尿液的气味来自尿内的挥发性酸。尿液久置后，因尿素分解产生氨，故有氨臭味。若新鲜尿有氨臭味，常见于尿路感染。糖尿病酮症酸中毒时，因尿中含有丙酮，故有烂苹果气味。

（二）影响排尿因素的评估

正常情况下，排尿受意识控制，无痛苦，无障碍，可自主随意进行。但诸多因素可以影响排尿。

1. 心理因素 对排尿有很大的影响，当个体处于过度的焦虑和紧张的情境中，会出现尿频、尿急现象，有时也会出现尿潴留。排尿还受暗示的影响，任何听觉、视觉或其他身体感觉的刺激均可引起排尿反射，如有的人听见流水声便产生尿意。

2. 个人习惯 多数人在长期的生活过程中形成了各自的排尿习惯，如时间、姿势、环境等。排尿时间不够充裕、更换排尿的姿势和环境不适宜将会影响排尿活动的完成。

3. 文化因素 通过文化教育形成了一种社会规范，排尿应该在隐蔽的场所进行。部分个体在缺乏隐蔽的环境中，就会产生心理压力，影响正常的排尿。

4. 液体和饮食的摄入 如果其他影响体液平衡的因素不变，液体的摄入量直接影响尿量和排尿的频率，正常情况下，液体摄入多，排尿量和次数就会增多。摄入液体的种类也会影响排尿，如摄入有利尿作用的咖啡、茶、酒类等饮料，排尿量和次数均会增加；有些食物的摄入也会影响排尿，如含水量多的水果、蔬菜等可增加液体摄入量，使尿量增多。摄入含盐较高的饮料或食物则会造成水钠潴留，使尿量减少。

5. 气候变化 夏季炎热，身体出汗量大，体内水分减少，血浆晶体渗透压升高，可引起抗利尿激素分泌增多，促进肾脏的重吸收功能，导致尿液浓缩和尿量减少；冬季寒冷，身体外周血管收缩，循环血量增加，体内水分相对增多，反射性地抑制抗利尿激素的分泌，使尿量增加。

6. 治疗及检查 手术可导致失血、失液，若补液不足，机体处于脱水状态，尿量减少；某些诊断性检查前要求患者禁食、禁水，可使体液减少而影响尿量。手术中使用麻醉剂可干扰排尿反射，改变患者的排尿形态，导致尿潴留。有些检查（如膀胱镜检查）可造成尿道损伤、水肿与不适，导致排尿形态改变。某些药物直接影响排尿，如利尿剂使尿量增加，止痛剂、镇静剂影响神经传导而干扰排尿。

7. 疾病 神经系统的损伤或病变使排尿反射的神经传导和排尿的意识控制障碍，出现尿失禁；肾脏的病变使尿液的生成障碍，出现少尿或无尿；泌尿系统肿瘤、结石或狭窄也可导致排尿障碍，出现尿潴留。

8. 其他因素 婴儿因神经系统发育不完善，排尿活动不受意识控制，2～3岁以后才能自我控制。老年人因膀胱肌肉张力减弱，有尿频症状。老年男性前列腺肥大压迫尿道，可出现排尿困难。妇女在妊娠时，因子宫增大压迫膀胱致使排尿次数增多。在月经周期中排尿形态也有改变，月经前，大多数女性有体液潴留、尿量减少的现象，月经开始，尿量增加。

（三）排尿异常的评估

1. 尿量异常

（1）多尿 指24小时尿量超过2500ml。常见于糖尿病、尿崩症、急性肾功能不全（多尿期）等患者。

（2）少尿 指24小时尿量少于400ml或每小时尿量少于17ml。常见于发热、脱水、休克及心脏、肾脏、肝脏功能衰竭患者。

（3）无尿或尿闭 指24小时尿量少于100ml或12小时内无尿液产生者。常见于严重休克、急性肾功能衰竭及药物中毒等患者。

2. 膀胱刺激征 主要表现为尿频、尿急、尿痛，三者同时出现，称为膀胱刺激征。常见原因为膀胱及尿道感染和机械性刺激。

3. 尿潴留（retention of urine）　指尿液大量存留在膀胱内而不能自主排出。当尿潴留时，膀胱容积可增至3000～4000ml，膀胱高度膨胀，可至脐部。患者主诉下腹胀痛，排尿困难。查体可见耻骨上膨隆，扪及囊样包块，叩诊呈实音，有压痛。常见原因如下。

（1）机械性梗阻　膀胱颈部或尿道有梗阻性病变，如前列腺肥大或肿瘤压迫尿道造成排尿受阻。

（2）动力性梗阻　膀胱、尿道无器质性梗阻病变，尿潴留是由于排尿功能障碍引起。如外伤、疾病或使用麻醉剂所致脊髓初级排尿中枢活动障碍或受抑制，不能形成排尿反射。

（3）其他原因　如不习惯卧床排尿或不能用力排尿，包括某些心理因素，如焦虑、窘迫使得排尿不能及时进行。由于尿液存留过多，膀胱过度充盈，致使膀胱收缩无力，造成尿潴留。

4. 尿失禁　是指膀胱括约肌损伤或神经功能障碍而丧失排尿的控制能力，尿液不自主地流出或排出。尿失禁可分为真性尿失禁、假性尿失禁和压力性尿失禁。

（1）真性尿失禁（完全性尿失禁）　即膀胱稍有一些存尿便会不自主地流出，膀胱处于空虚状态。

原因：①脊髓初级排尿中枢与大脑皮层之间联系受损，如昏迷、截瘫，因排尿反射活动失去大脑皮层的控制，膀胱逼尿肌出现无抑制性收缩；②因手术、分娩所致的膀胱括约肌损伤或支配括约肌的神经损伤，病变所致膀胱括约肌功能障碍；③膀胱与阴道之间有瘘管。

（2）假性尿失禁（充溢性尿失禁）　即膀胱内的尿液充盈达到一定压力时，即可不自主地溢出少量尿液。当膀胱内压力降低时，排尿立即停止，但膀胱仍呈胀满状态尿液不能排空。

原因：脊髓初级排尿中枢活动受抑制，膀胱充满尿液，内压增高，迫使少量尿液流出。

（3）压力性尿失禁（不完全性尿失禁）　即当咳嗽、打喷嚏或运动时腹肌收缩，腹内压升高，以致不自主地排出少量尿液。

原因：膀胱括约肌张力减低、骨盆底部肌肉及韧带松弛、肥胖，多见于中老年女性。

二、排尿异常及护理

（一）尿潴留患者的护理

评估患者发生尿潴留的原因，若系机械性梗阻，应积极治疗原发病；若非机械性梗阻，应采取以下相应的护理措施，协助患者排尿，解除痛苦。

1. 心理护理　安慰患者，消除其焦虑和紧张情绪。

2. 环境护理　关闭门窗，屏风遮挡，请无关人员回避，提供隐蔽的排尿环境。适当调整治疗和护理时间，使患者安心排尿。

3. 体位　调整体位和姿势。酌情协助卧床患者取合适的体位排尿，如协助卧床患者略抬高上身或坐起，尽可能使患者按习惯姿势排尿。对需绝对卧床休息或某些手术患者，应事先有计划地训练床上排尿，以免因不适应排尿姿势的改变而导致尿潴留。

4. 诱导排尿　利用某些条件反射诱导排尿，如听流水声或用温水冲洗会阴等；亦可采用针刺中极、曲骨、三阴交穴或艾灸关元、中极穴等方法刺激排尿。

5. 热敷、按摩　可放松肌肉，促进排尿。如患者病情允许，可用手掌自膀胱底部向尿道方向推移按压，协助排尿。切记不可强力按压，以防膀胱破裂。

6. 健康教育　指导患者养成定时排尿的习惯，教会患者正确的自我放松方法。

7. 药物治疗　必要时根据医嘱肌内注射卡巴胆碱等。

8. 导尿　经上述处理仍不能解除尿潴留时，可采用导尿术引流出尿液。

（二）尿失禁患者的护理

1. 心理护理　尿失禁不仅给患者生活带来许多不便，还给患者造成了巨大的心理压力，如精神苦闷、忧郁、丧失自尊等。患者期望得到他人的帮助和理解。护理人员应尊重理解患者，给予安慰和鼓励，使其树立恢复健康的信心，积极配合治疗和护理。

2. 皮肤护理　保持局部皮肤清洁干燥，减少异味。可使用尿垫或床上铺橡胶单和中单，经常用温水清洗会阴部皮肤，勤换尿垫、衣裤、床单等。根据皮肤情况，定时按摩受压部位，防止压疮的发生。

3. 外部引流　必要时应用接尿装置引流尿液。女性患者可用女式尿壶紧贴外阴部接取尿液；男性患者用尿壶接尿，也可用阴茎套连接集尿袋，接取尿液，但此法不宜长时间使用，每天要定时取下阴茎套和尿壶，清洗会阴部和阴茎，并将局部暴露于空气中。

4. 重建正常排尿功能

（1）**摄入适量的液体**　向患者解释摄入液体的重要性，鼓励患者多饮水。如病情允许（肾衰竭、心肺疾病禁忌），患者每日白天摄入液体2000～3000ml。因多饮水可增加尿量，对膀胱的刺激增加以促进排尿反射的恢复，还可预防尿路感染。入睡前限制饮水，减少夜间尿量，以免影响患者休息。

（2）**膀胱功能训练**　向患者及家属说明膀胱功能训练的目的，并说明训练的方法和所需的时间，以取得患者和家属的配合。合理安排排尿时间，定时使用便器，建立规则的排尿习惯，初始时白天每隔1～2小时使用便器一次，夜间每隔4小时使用便器一次。以后间隔时间逐渐延长，以促进排尿功能的恢复。使用便器时，用手按摩膀胱，促进排尿，注意按摩力度要适度。

（3）**肌肉力量的锻炼**　指导患者进行骨盆底部肌肉的锻炼，以增强控制排尿的能力。具体方法是患者取立、坐或卧位，试做排尿（排便）动作，先慢慢收紧盆底肌肉，再缓缓放松，每次10秒左右，连续10遍，每日进行数次。以不感觉疲乏为宜。病情许可时，可做抬腿运动或下床走动，增强腹部肌肉的力量。

5. 导尿术　对长期尿失禁的患者，可进行留置导尿术，避免尿液浸渍皮肤，发生皮肤破溃。定时排放尿液，锻炼膀胱壁肌肉张力。

❤ **护爱生命**

孙思邈与导尿术

孙思邈，著名医药学家，其医德高尚，一生以解除患者痛苦为唯一原则，是我国医德思想的创始人，被西方称为"医学论之父"，是与希波克拉底齐名的世界三大医德名人之一，是中国古代当之无愧的著名科学家和思想家。

相传曾有一位患者因其腹胀难忍找到孙思邈，他的尿脬（膀胱）都快要胀破了，十分痛苦。孙思邈仔细观察该患者，只见他双手捂着高高隆起的腹部，呻吟不止。孙思邈见状心里非常难过，他想：尿流不出来的原因大概是排尿口不畅。尿脬盛不下这么多，吃药恐怕来不及了。如果想办法从尿道插进一根管，尿液也许就能排出来。于是，孙思邈决定试一试。可是，尿道很窄，到哪儿去找这种又细又软、能插进尿道的管子呢？正为难时，他忽然见邻居家的孩子正拿根葱管吹着玩。孙思邈眼睛一亮，"葱管细软而中空，我不妨用它试。"于是，他找来一根细葱管，切下尖头，小心翼翼地插入患者的尿道，并像那小孩一样，鼓足两腮，用劲一吹。果然，患者的尿从葱管里缓缓流了出来。待尿液放得差不多后，他将葱管拔了出来。患者转危为安，并将用葱管导尿成功的消息传遍古镇，人们称之为"神术"。孙思邈崇高的医德和高超的技术让人为之钦佩。

三、排尿护理技术

？ 想一想11-1

男、女性患者导尿术有何不同？

答案解析

（一）导尿术

导尿术是在严格无菌操作下，用无菌导尿管经尿道插入膀胱引流尿液的方法。导尿容易引起医源性感染，因为在导尿的过程中因操作不当极易造成膀胱、尿道黏膜的损伤及细菌侵入。如果细菌侵入，将很快扩散至整个泌尿系统，导致尿路感染。因此，导尿时必须严格遵守无菌操作原则。

【目的】

（1）为尿潴留患者引流出尿液，减轻其痛苦。

（2）协助临床诊断，如留取未受污染的尿标本做细菌培养；测量膀胱容量、压力及检查残余尿；进行尿道或膀胱造影等。

（3）为膀胱肿瘤患者进行膀胱化疗。

练一练11-1

盆腔器官手术者术前留置导尿的主要目的是（　　）。

A. 保持外阴清洁干燥　　　　B. 解除尿潴留　　　　C. 促进膀胱功能

D. 防止尿失禁　　　　　　　E. 避免手术中误伤膀胱

答案解析

【评估】

1. 患者的一般情况　年龄、病情、意识、生命体征、心理状况、膀胱充盈度、会阴部皮肤黏膜情况。

2. 患者的认知反应　生活自理能力、合作理解程度。

【计划】

1. 护士准备　着装整洁、修剪指甲，洗手、戴口罩。熟悉导尿术的操作程序，向患者解释导尿的目的及注意事项。

2. 用物准备　无菌导尿包（非一次性）、外阴初步消毒用物。

（1）无菌导尿包（非一次性）　内有弯盘2个，10号、12号导尿管各1根，小药杯1个（内盛4个棉球），血管钳2把，润滑油棉球瓶1个，标本瓶1个，洞巾1块，纱布1块，治疗巾1块，包布1块。

（2）外阴初步消毒用物　治疗碗1个（内盛消毒液棉球10余个、弯血管钳1把）、弯盘1个、手套1只或指套2只、纱布1块。

（3）其他　无菌持物钳和容器1套、无菌手套1双、消毒溶液、治疗车1辆、小橡胶单和治疗巾1套、浴巾1条、便盆及便盆巾、屏风。

（4）导尿管的种类　一般分为单腔导尿管（用于一次性导尿）、双腔气囊导尿管（用于留置导尿）、三腔导尿管（用于膀胱冲洗或向膀胱内滴药）三种。导尿管有各种型号，一般儿童用8～10号，成人用10～12号。

3. 患者准备 患者和家属了解导尿的目的、过程和注意事项，并了解如何配合操作。根据患者的自理能力嘱其清洁外阴或给予协助。如患者不能配合时，协助维持适当的姿势。

4. 环境准备 关闭门窗，屏风遮挡，光线充足。

【实施】

实施导尿术必须掌握男、女性尿道的解剖特点。女性尿道短，为 3～5cm，富有扩张性，尿道外口位于阴蒂下方，呈矢状裂。男性尿道长 18～20cm，有两个弯曲（即耻骨前弯和耻骨下弯）和三个狭窄（即尿道内口、膜部和尿道外口）。

1. 操作步骤 见表 11－1。

表 11－1 导尿术

操作程序	操作步骤	要点说明
1. 核对解释	携用物至床旁，核对患者床号、姓名、腕带，解释导尿术的目的、过程及配合事项	确认患者，取得合作，认真执行查对制度，避免发生差错。注意礼貌称呼患者并主动询问患者需求
2. 环境准备	关闭门窗，拉隔帘遮挡，调节室温和灯光	维护患者自尊
3. 安置体位	协助患者取屈膝仰卧位，两腿略外展，暴露会阴	便于操作
	帮助患者脱对侧裤腿，盖在近侧腿部，并盖上浴巾，对侧腿用盖被遮住	避免过多暴露患者，防止着凉
4. 垫巾置盘	将小橡胶单和治疗巾垫于臀下，将污物盘置于床尾。在患者两腿间打开导尿包，取出消毒用物，关闭导尿包，将弯盘置于近外阴处，治疗碗放于患者两腿之间	防止污染床单 保证操作的无菌性、预防感染的发生
5. 消毒导尿		
▲女性患者		
初步消毒	操作者戴上手套，一手持镊子夹取消毒棉球初步消毒阴阜、大阴唇外侧及大阴唇，另一手持纱布分开大阴唇，消毒小阴唇和尿道口；污棉球置于弯盘内；消毒完毕，脱手套置于弯盘内，将治疗碗和弯盘移至床尾处	每个棉球限用一次，消毒顺序由外向内，自上而下 消毒顺序：阴阜→对侧、近侧大阴唇外侧→对侧、近侧大阴唇→对侧、近侧小阴唇→尿道口至肛门 血管钳不可接触肛门区域
开包铺巾	消毒手后，将无菌导尿包（非一次性）置于患者两腿之间，按无菌要求打开导尿包内层包布，用无菌持物钳显露小药杯，倒消毒液于药杯内，浸湿棉球。戴无菌手套，铺洞巾于患者外阴处，暴露会阴部	嘱患者保持安置体位，以免污染无菌区 洞巾和治疗巾内层形成一连续无菌区，扩大无菌区域，利于操作，避免污染
润滑管道	按操作顺序整理好用物，取出导尿管，润滑导尿管前段，根据需要将导尿管和集尿袋的引流管连接	方便操作 润滑管道可减轻尿管对黏膜的刺激和插管时的阻力 选择合适的导尿管，导管过粗容易损伤尿道黏膜，过细尿液自尿道口流出，达不到导尿目的
再次消毒	弯盘置于会阴处，一手持纱布用拇指与示指分开并固定小阴唇，一手持镊子夹取消毒液棉球，依次消毒尿道口、两侧小阴唇、尿道口。污棉球、镊子、小药杯放于床尾弯盘内	充分暴露尿道口，便于消毒 每个棉球限用一次，消毒顺序：内→外→内，自上而下依次消毒。消毒尿道口时停留片刻，达到最佳消毒的目的 不可松开固定小阴唇的手，否则会污染已消毒的尿道口
插导尿管	将无菌盘置于洞巾口旁，嘱患者张口呼吸，用另一血管钳夹持导尿管对准尿道口轻轻插入尿道 4～6cm，见尿液流出再插入 1cm 左右，松开固定小阴唇的手，固定导尿管，将尿液引入弯盘内或集尿袋内（图 11－1A）	深呼吸可减轻腹肌和尿道括约肌的紧张，便于插管 插管时，动作要轻柔，避免损伤尿道黏膜 老年女性尿道口回缩，插管时应仔细观察辨认 注意观察患者表情，询问患者感受及有无不适

续表

操作程序	操作步骤	要点说明
▲男性患者		
初步消毒	操作者一手持镊子夹取消毒棉球初步消毒阴阜、阴茎、阴囊，另一戴手套的手用无菌纱布裹住阴茎将包皮向后推，暴露尿道口，自尿道口向外向后旋转擦拭尿道口、龟头及冠状沟。污棉球、纱布置弯盘内；消毒完毕，脱下手套置弯盘内，将碗和弯盘移至床尾处	每个棉球限用一次 自阴茎根部向尿道口消毒 包皮和冠状沟易藏污垢，应注意仔细擦拭，预防感染
开包铺巾	消毒手后，将导尿包（非一次性）置于患者两腿之间，按无菌要求打开导尿包内层包布，用无菌持物钳显露小药杯，倒消毒液于药杯内，浸湿棉球。戴无菌手套，铺洞巾于患者外阴处，暴露阴茎	嘱患者保持安置体位，以免污染无菌区 洞巾和治疗巾内层形成一连续无菌区，扩大无菌区域，利于操作，避免污染
润滑管道	按操作顺序整理好用物，取出导尿管，润滑导尿管前段，根据需要将导尿管和集尿袋的引流管连接	方便操作；润滑管道可减轻尿管对黏膜的刺激和插管时的阻力；选择合适的导尿管，导管过粗容易损伤尿道黏膜，过细尿液自尿道口流出，达不到导尿目的
再次消毒	弯盘移至近外阴处，一手用无菌纱布裹住阴茎将包皮向后推，暴露尿道口，一手持镊子夹取消毒液棉球，再次消毒尿道口、龟头及冠状沟。污棉球、镊子、小药杯放床尾弯盘内	每个棉球限用一次，避免污染已消毒的部位
插导尿管	一手用无菌纱布固定阴茎并提起，使之与腹壁成60°。将无菌盘置于洞巾口旁，嘱患者张口呼吸，用另一血管钳夹持导尿管对准尿道口轻轻插入尿道20～22cm，见尿液流出再插入1～2cm，将尿液引入弯盘内或集尿袋内（图11-1B）	使耻骨前弯消失，利于插管；深呼吸可减轻腹肌和尿道括约肌的紧张，便于插管；插管时，动作要轻柔，男性尿道有3个狭窄，切忌用力过快、过猛而损伤尿道黏膜；注意观察患者表情，询问患者感受及有无不适
6. 倾倒尿液	当弯盘内盛2/3满尿液，用血管钳夹住导尿管尾端，将尿液倒入便盆内，再打开导尿管继续放尿或将尿液引流入集尿袋内至合适量	第一次放尿不得超过1000ml。大量放尿可使腹腔内压急剧下降，血液大量滞留在腹腔内，导致血压下降而虚脱；另外膀胱内压突然降低，还可导致膀胱黏膜急剧充血，发生血尿
7. 留取标本	若需做尿培养，用无菌标本瓶接取中段尿液5ml，盖好瓶盖，放置合适处	避免碰洒或污染
8. 整理记录	导尿完毕，轻轻拔出导尿管，撤下洞巾，擦净患者外阴，撤出患者臀下的小橡胶单和治疗巾放治疗车下层，收拾导尿用物弃于垃圾桶内。脱去手套，消毒双手，协助患者穿裤子，取舒适卧位，整理床单元 清理用物，测量尿量，尿标本贴标签后送检 洗手，记录	使患者舒适，保护患者隐私 标本及时送检，避免污染 记录导尿的时间、尿量、颜色及性质，患者的反应等

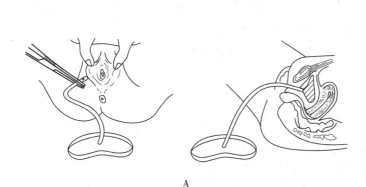
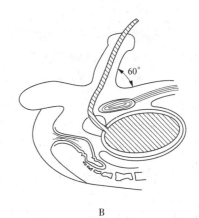

A   B

图 11-1　导尿术
A. 女性患者导尿；B. 男性患者导尿

2. 注意事项

（1）严格执行查对制度，遵守无菌技术操作原则。

（2）在操作过程中注意保护患者隐私，采取措施防止着凉。

（3）老年女性尿道口回缩，插管时要仔细观察、辨认，避免误入阴道。

（4）为女性患者插尿管时，如导尿管误入阴道，应另换无菌导尿管重新插管。

（5）对膀胱高度膨胀且又极度虚弱的患者，第一次放尿不得超过1000ml。因为大量放尿可使腹腔内压急剧下降，血液大量滞留在腹腔内，导致血压下降而虚脱；且膀胱内压突然降低，导致膀胱黏膜急剧充血，发生血尿。

【评价】

（1）操作方法和步骤正确、熟练。

（2）无菌观念强，操作无污染。

（3）护患沟通有效，患者主动配合操作，顺利完成导尿术。

（二）留置导尿术

留置导尿术是在导尿后，将导尿管保留在膀胱内，引流尿液的方法。

【目的】

（1）抢救危重患者时正确记录每小时尿量、测量尿比重，以观察患者的病情变化。

（2）为盆腔器官手术患者排空膀胱，使膀胱保持空虚状态，避免术中误伤。

（3）某些泌尿系统疾病手术后留置导尿管，便于引流和冲洗，并可减轻伤口的张力，促进伤口的愈合。

（4）为尿失禁或会阴部有伤口的患者引流尿液，保持会阴部的清洁干燥，避免皮肤受尿液浸渍。

（5）为尿失禁患者训练膀胱功能。

【评估】

1. 患者的一般情况 年龄、病情、意识、生命体征、心理状况、膀胱充盈度、会阴部皮肤黏膜情况。

2. 患者的认知反应 生活自理能力、合作理解程度。

【计划】

1. 护士准备 着装整洁、修剪指甲，洗手、戴口罩。熟悉留置导尿术操作程序，向患者解释留置导尿的目的及注意事项。

2. 用物准备 除导尿用物外，另备无菌双腔气囊导尿管1根、10ml无菌注射器1个、无菌生理盐水10~40ml，无菌集尿袋1只、安全别针1个。普通导尿管需备胶布。

3. 患者准备 患者和家属了解留置导尿的目的、过程和注意事项，学会在活动时如何防止尿管脱落等。必要时，协助维持合适的体位。

4. 环境准备 关闭门窗，屏风遮挡，光线充足。

【实施】

1. 操作步骤 见表11-2。

表 11 -2　留置导尿术

操作程序	操作步骤	要点说明
1. 核对解释	携用物至床旁，核对患者床号、姓名，腕带，解释留置导尿的目的、过程及配合事项	确认患者，取得合作，认真执行查对制度，避免发生差错。注意礼貌称呼患者并主动询问患者需求
2. 环境准备	关闭门窗，拉隔帘遮挡，调节室温和灯光	维护患者自尊
3. 安置体位	协助患者取屈膝仰卧位，两腿略外展，暴露会阴帮助患者脱对侧裤，盖在近侧腿部，并盖上浴巾，对侧腿用盖被遮住	便于操作避免过多暴露患者，防止着凉
4. 垫巾置盘	将小橡胶单和治疗巾垫于臀下，将污物盘置于床尾。在治疗车上层打开导尿包，取出消毒用物，关闭导尿包，将弯盘置于近外阴处，治疗碗放于患者两腿之间	防止污染床单保证操作的无菌性、预防感染的发生
5. 消毒导尿	同导尿术初步消毒，再次消毒会阴部及尿道口，插入导尿管	严格按无菌操作进行，防止尿路感染
6. 固定尿管	见尿液流出再插入 7 ~ 10cm。夹住导尿管尾端或连接集尿袋，根据导尿管上注明的气囊注入等量的 0.9% 氯化钠溶液，轻拉导尿管有阻力感，即证实导尿管固定于膀胱内	气囊导尿管：因导尿管前端有一气囊，当向气囊注入一定量的液体后，气囊膨大可将导尿管头端固定于膀胱内，防止尿管滑脱注意：膨胀的气囊不宜卡在尿道内口，以免气囊压迫膀胱内壁
7. 固定引流	导尿成功后，夹闭引流管，撤下洞巾，擦净外阴，将集尿袋的引流管用安全别针固定在床单上，集尿袋妥善固定在低于膀胱的高度，开放导尿管	引流管留出足够的长度，以防因翻身牵拉不慎将导尿管拉出；防止尿液逆流，引起逆行感染；别针固定要稳妥，既避免伤害患者，又不能使引流管滑脱
8. 整理宣教	协助患者穿裤子，取舒适卧位，整理床单元向患者及家属宣讲留置尿管的注意点整理导尿用物弃于医用垃圾桶内，撤出患者臀下的小橡胶单和治疗巾放治疗车下层，脱去手套	使患者舒适，保护患者隐私
9. 准确记录	洗手，记录	记录留置导尿的时间，尿的颜色、性质、量，患者的反应等

2. 注意事项

（1）双腔气囊导尿管固定时要注意膨胀的气囊不能卡在尿道内口，以免气囊压迫膀胱壁，造成黏膜损伤。

（2）留置尿管如采用普通导尿管，女性患者在操作前应剃去阴毛，便于胶布固定。

（3）向患者及家属讲解避免导尿管和引流管受压、扭曲、堵塞等的意义，示范保持尿液引流通畅的护理方法，以避免感染的发生。

（4）告知患者下床活动时应将导尿管远端固定在大腿上，以防管道脱落。集尿袋不得超过膀胱高度并避免挤压，防止尿液反流。

4. 留置导尿管患者的护理

（1）**防止尿路感染**　①保持尿道口清洁，女性患者用消毒液棉球擦拭外阴及尿道口，男性患者用消毒液棉球擦拭尿道口、龟头及包皮，每天 1 ~ 2 次；②每日定时更换集尿袋，及时排空集尿袋，并记录尿量；③每周更换导尿管 1 次，硅胶导尿管可酌情延长更换时间。

（2）在病情允许的情况下鼓励患者多饮水，以产生足够的尿液冲洗尿道，每天应维持尿量在 2000ml 左右，预防尿路感染和尿路结石的形成。

（3）训练膀胱反射功能，可采用间歇性夹管方式，夹闭导尿管，每 3 ~ 4 小时开放一次，使膀胱定时充盈和排空，促进膀胱功能的恢复。

（4）注意倾听患者的主诉并观察尿液情况，发现尿液混浊、沉淀、有结晶时，应及时处理，每周检查尿常规一次。

【评价】

（1）操作正确、熟练，无菌观念强，操作中无污染。

（2）能正确地进行健康教育，护患沟通有效。

（3）患者留置导尿后护理措施及时、有效，无并发症发生。

（三）膀胱冲洗

膀胱冲洗是利用三通的导尿管，将溶液灌入到膀胱内，再应用虹吸原理将灌入的液体引流出来的方法。

【目的】

（1）对留置导尿管的患者，保持其尿液引流通畅。

（2）清除膀胱内的血凝块、黏液、细菌等异物，预防感染的发生。

（3）治疗某些膀胱疾病，如膀胱炎、膀胱肿瘤。

【评估】

（1）患者的病情、临床诊断、膀胱冲洗的目的。

（2）患者的意识、生命体征、心理状况、合作程度、自理能力。

【计划】

1. 护士准备 着装整洁、修剪指甲，洗手、戴口罩。熟悉膀胱冲洗的操作程序，向患者解释膀胱冲洗的目的及注意事项。

2. 用物准备 除导尿用物外，另备密闭式膀胱冲洗术用物。

（1）无菌治疗盘内置治疗碗2个、镊子1把、70%乙醇棉球数个、无菌膀胱冲洗装置1套、血管钳1把、手套。

（2）开瓶器1个、输液网套1个、输液架1个、便盆及便盆巾。

（3）常用冲洗溶液　0.9%氯化钠溶液、0.02%呋喃西林液、3%硼酸液、氯己定液、0.1%新霉素溶液。

（4）灌入溶液温度为38~40℃。若为前列腺肥大摘除术后患者，用4℃左右0.9%氯化钠溶液灌洗。

3. 患者准备 患者及家属了解膀胱冲洗的目的、过程和注意事项，能配合操作。

4. 环境准备 酌情关闭门窗，屏风遮挡。

【实施】

1. 操作步骤 见表11-3。

表11-3　膀胱冲洗

操作程序	操作步骤	要点说明
1. 核对解释	携用物至床旁，核对患者床号、姓名、腕带，解释膀胱冲洗的目的、过程及配合事项	确认患者，取得合作，认真执行查对制度，避免发生差错。注意礼貌称呼患者并主动询问患者需求
2. 导尿固定	按留置导尿安置固定好导尿管，带上手套，将患者尿液排空	便于冲洗液顺利滴入膀胱。有利于药液与膀胱壁充分接触，并保持有效浓度，达到冲洗的目的
3. 准备冲洗	连接冲洗液体与膀胱冲洗器，将冲洗液倒挂于输液架上，排气后关闭导管	瓶内液面距床面约60cm，以便产生一定的压力，使液体能够顺利滴入膀胱

续表

操作程序	操作步骤	要点说明
	分开导尿管与集尿袋引流管接头连接处,消毒导尿管尾端开口和引流管接头,将导尿管和引流管分别与Y型管的两个分管相连接,Y型管的主管连接冲洗导管	膀胱冲洗装置类似静脉输液导管,其末端与Y型管的主管连接,Y型管的一个分管连接引流管,另一个分管连接导尿管。应用三腔导尿管时,可免用Y型管
4. 冲洗膀胱	关闭引流管,开放冲洗管,使溶液滴入膀胱内,调节滴速。待患者有尿意或滴入溶液200～300ml后,关闭冲洗管,放开引流管,将冲洗液全部引流出来后,再关闭引流管(图11-3) 按需要如此反复冲洗	滴速一般为60～80滴/分,滴速不宜过快,以免引起患者强烈尿意,迫使冲洗液从导尿管侧溢出尿道外。冲洗过程中询问患者感受,观察患者的反应及引流液性状,若患者出现不适或有出血等情况,立即停止冲洗,并报告医生
5. 整理记录	冲洗完毕,取下冲洗管,消毒导尿管口和引流管接头并连接。清洗患者外阴部,固定好导尿管 协助患者取舒适卧位,整理床单元,清理用物,洗手,记录	减少外阴部细菌的数量 记录冲洗液名称、冲洗量、引流量、引流液性质,冲洗过程中患者的反应等

2. 注意事项

(1) 严格执行无菌技术操作,防止逆行感染。

(2) 避免用力回抽造成黏膜损伤。若引流的液体少于灌入的液体量,应考虑是否有血块或脓液阻塞,可增加冲洗次数或更换导尿管。

(3) 冲洗的滴速不宜过快,以免引起患者强烈尿意,导致冲洗液从导尿管侧溢出尿道外。冲洗时嘱患者深呼吸,尽量放松,以减少疼痛。若患者有腹痛、腹胀、膀胱剧烈收缩等情形,应暂停冲洗,并通知医生。

(4) 冲洗过程中及冲洗后要密切观察,如出血较多或血压下降,应立即报告医生给予处理,并注意准确记录冲洗液量及性状。

【评价】

(1) 操作正确、熟练,无菌观念强,操作中无污染。

(2) 操作中关心、保护患者。

(3) 患者膀胱炎等症状减轻。

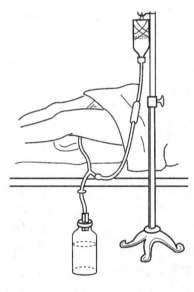

图11-3 膀胱冲洗

第二节 排便护理

当食物由口进入胃和小肠消化吸收后,残渣贮存于大肠内,其中除一部分水分被大肠吸收外,其余均经细菌发酵和腐败作用后形成粪便。通常情况下,粪便的性质与形状可以反映整个消化系统的功能状况。因此护士通过对患者排便活动及粪便的观察,可以及早发现和鉴别消化道疾病,有助于诊断和选择适宜的治疗、护理措施。

一、排便活动的评估

(一) 排便的评估内容

1. 排便次数 因人而异,一般成人每天排便1～3次,婴幼儿每天排便3～5次。成人每天超过3次或每周少于3次,应视为排便异常,如腹泻、便秘。

2. 排便量 每日排便量与膳食种类、摄入量、液体摄入量、排便次数及消化器官的功能有关。正常成人每天排便量为 100～300g。进食大量蔬菜、水果等粗粮者粪便量较多，进食膳食纤维含量少、高蛋白等精细食物者粪便量少而细腻。当消化器官功能紊乱时，也会出现排便量的改变，如肠梗阻、腹泻等。

3. 形状与软硬度 正常人的粪便为成形软便，不粘连。便秘时坚硬、呈栗子样；消化不良或急性肠炎时可为稀便或水样便；肠道部分梗阻或直肠狭窄时，粪便常呈扁条形或带状。

4. 颜色 正常成人的粪便呈黄褐色或棕黄色，婴儿的粪便呈黄色或金黄色。因摄入食物或药物种类的不同，粪便颜色可发生变化，如摄入大量绿叶蔬菜，粪便可呈暗绿色；摄入动物血或含铁制剂，粪便可呈无光样黑色。如果粪便颜色改变与上述情况无关，表示消化系统有病理变化存在。如柏油样便提示上消化道出血；暗红色血便提示下消化道出血；陶土色便提示胆道梗阻；果酱样便见于阿米巴痢疾、肠套叠；粪便表面有鲜血或便后滴血，常见于痔疮或肛裂。

5. 内容物 粪便内容物主要为食物残渣、脱落的肠上皮细胞、细菌及机体代谢后的废物，如胆色素衍生物和钙、镁、汞等盐类。正常粪便中混有少量肉眼看不见的黏液。若粪便中混有大量的黏液及血液，提示消化道有感染或出血发生。肠道寄生虫感染者，粪便中可查见蛔虫、蛲虫、绦虫节片等。消化不良患者因食物未完全消化吸收，粪便中可见大量的脂滴。

6. 气味 粪便气味是由食物残渣与结肠中的细菌发酵而产生的，与食物种类及肠道疾病有关。肉食者味重，素食者味轻。严重腹泻者因未消化的蛋白质与腐败菌的作用，粪便呈碱性反应，气味恶臭；上消化道出血的柏油样便呈腥臭味；下消化道溃疡、恶性肿瘤患者的粪便呈腐败臭；消化不良、乳儿因糖类未充分消化或吸收脂肪酸产生气体，粪便呈酸性反应，气味为酸败臭。

（二）影响排便因素的评估

1. 便秘 指正常的排便形态改变，排便次数减少，排出过干、过硬的粪便，且排便不畅、困难或常有排便不尽感。

（1）原因 排便习惯不良，某些器质性病变，中枢神经系统功能障碍，排便时间或活动受限制，强烈的情绪反应，各类直肠肛门手术，某些药物不合理的使用，膳食中缺乏粗纤维，饮水量不足，滥用轻泻药、栓剂、灌肠，长期卧床或活动减少等均可抑制肠道功能而导致便秘的发生。

（2）症状和体征 粪便干硬，触诊腹部较硬实且紧张，有时可触及包块，肛诊可触及粪块，有时伴有腹胀、腹痛、消化不良、食欲不佳、舌苔变厚等全身症状。

2. 粪便嵌塞 指粪便持久滞留堆积在直肠内，坚硬不能排出。常发生于慢性便秘的患者。

（1）原因 便秘未能及时解除，粪便滞留在直肠内，水分被持续吸收而乙状结肠推进的粪便又不断加入，最终使粪块变得坚硬过大不能排出，发生粪便嵌塞。

（2）症状和体征 患者有排便冲动，腹部胀痛，直肠肛门疼痛，肛门处有少量液化的粪便渗出，但不能排出粪便。

3. 腹泻 指正常的排便形态改变，排便次数增加，排出松散稀薄的粪便甚至水样便。腹泻时肠蠕动增加，肠黏膜吸收水分障碍，胃肠内容物迅速通过胃肠道，水分不能在肠道内被及时吸收；又因肠黏膜受刺激，肠液分泌增加，进一步增加了粪便的水分，因此，当粪便到达直肠时仍然呈液体状态，并排出体外，形成腹泻。短时的腹泻可以帮助机体排出刺激物质和有害物质，是一种保护性反应。但持续严重的腹泻可使机体内的大量水分和肠液丧失，导致水、电解质和酸碱平衡紊乱。长期腹泻者还会因机体无法吸收营养物质而导致营养不良。

（1）原因 饮食不当、使用泻剂不当、情绪焦虑紧张、消化系统发育不成熟、胃肠道疾病、某些内分泌疾病如甲亢可导致肠蠕动增加等，导致腹泻。

（2）症状和体征 排便次数增加，粪便稀薄或呈液体样。伴有腹痛、肠痉挛、疲乏、恶心、呕吐、肠鸣、有急于排便和难以控制的感觉。

4. 排便失禁　指肛门括约肌不受意识的控制而不自主地排便。

（1）原因　神经肌肉系统的病变或损伤，如瘫痪、胃肠道疾病、精神障碍、情绪失调等。

（2）症状和体征　患者不自主地排出粪便，肛周组织受粪便刺激后发红，严重时会出现糜烂。

5. 肠胀气　指胃肠道内有过量气体积聚，不能排出。一般情况下，胃肠道内的气体只有 150ml 左右，胃内的气体可通过口腔嗝出。肠道内的气体部分在小肠被吸收，其余的可通过肛门排出，不会导致不适。

（1）原因　肠蠕动减少、肠道梗阻及肠道手术后；食入过多产气性食物；吞入大量空气。

（2）症状和体征　腹胀、痉挛性疼痛、呃逆、肛门排气过多；腹部膨隆、叩诊呈鼓音；当肠胀气压迫膈肌和胸腔时，可出现气促和呼吸困难。

二、排便异常及护理

（一）便秘患者的护理 🅔 微课

1. 心理护理　便秘患者痛苦难受，情绪焦躁不安。应耐心解释产生便秘的原因，消除患者紧张焦虑情绪。调动患者积极性来帮助排便，不随意使用轻泻药及灌肠等方法帮助排便。

2. 建立正常的排便习惯　指导患者养成每天固定时间排便，理想的时间是饭后（早餐后），因进食后可引起较强的胃－结肠反射和十二指肠－结肠反射，使结肠出现集团蠕动而引起排便反射。

3. 选取适宜的排便姿势　床上使用便盆时，除非有特别禁忌，最好采取坐姿或抬高床头，利用重力作用增加腹内压促进排便。病情允许时让患者下床如厕排便。对手术患者，在手术前应有计划地训练在床上使用便器。

4. 合理安排膳食　多摄取可促进排便的食物和饮料，如蔬菜、水果、粗粮等高纤维食物；餐前提供开水、柠檬汁等热饮料，促进肠蠕动，刺激排便反射；适当提供轻泻食物如梅子汁等促进排便；多饮水，病情许可时每日液体摄入量不少于 2000ml；适当食用油脂类的食物，可以促进排便。

5. 鼓励适当运动　根据病情及个人需要拟订规律的活动计划，协助患者进行运动，如散步、做操、打太极拳等，卧床患者可进行床上活动。此外还应指导患者进行增强腹肌和盆底部肌肉的运动，以增加肠蠕动和肌张力，促进排便。

6. 腹部按摩　指导患者排便时用手自右沿结肠解剖位置向左环形按摩，可促使降结肠的内容物向下移动，并可增加腹内压，促进排便。

7. 遵医嘱用药　口服轻泻药可使粪便中的水分含量增加，刺激肠蠕动，加速肠内容物的运行，而发挥导泻的作用。但使用时应根据患者的特点及病情选用。对于老人、小孩应选择作用缓和的泻剂，慢性便秘者可选用蓖麻油、番泻叶、酚酞（果导）、大黄等接触性泻剂。使用轻泻药可暂时解除便秘，但长期使用或滥用又常成为慢性便秘的主要原因。其机制是服用轻泻药后结肠内容物被彻底排空，随后几天无足量粪便刺激不能正常排便，没有排便又再次使用轻泻药，如此反复，其结果使结肠的正常排便反射失去作用，反射减少造成结肠扩张弛缓，这样结肠就只对轻泻药、栓剂、灌肠等强烈刺激作出反应，产生对轻泻药的生理依赖，失去正常排便的功能，导致慢性便秘。

8. 使用简易通便剂　常用的简易通便剂有开塞露、甘油栓等。其作用机制是软化粪便，润滑肠壁，刺激肠蠕动促进排便。

9. 灌肠　上述方法均无效时，遵医嘱给予灌肠。

（二）粪便嵌塞患者的护理

（1）早期可使用栓剂、口服轻泻药来润肠通便。

（2）必要时先行油类保留灌肠，2～3 小时后再做清洁灌肠。

（3）进行人工取便　在灌肠无效后按医嘱进行人工取便。术者戴上手套，将涂润滑剂的示指轻轻插入患者直肠内，触到硬物时注意大小、硬度，然后机械破碎粪块，慢慢取出，操作时应注意动作轻柔，避免损伤直肠黏膜。人工取便易刺激迷走神经，故心脏病、脊椎受损者应慎重使用。如操作中患者出现心悸、头昏等症状须立即停止操作。

（三）腹泻患者的护理

（1）去除病因　消除导致腹泻的原因，如立即停止进食可能被污染的食物、饮料，如肠道感染者遵医嘱给予抗生素治疗。

（2）卧位休息　卧床休息，减少肠蠕动，注意腹部保暖。对不能自理的患者及时给予便盆，使之达到充分休息的目的。

（3）饮食调理　鼓励患者多饮水，根据病情给予清淡的流质或半流质饮食，避免油腻、辛辣、高纤维食物。腹泻严重的患者暂禁食。

（4）防止水和电解质紊乱　按医嘱给予止泻剂、口服补盐液或静脉输液，以补充体内的水和电解质。

（5）皮肤护理　注意肛周皮肤清洁，减少刺激。特别是婴幼儿、老人、身体衰弱者，每次便后用软纸轻擦肛门、温水清洗，并在肛周涂油膏保护皮肤。

（6）密切观察病情　观察、记录粪便的性质及排便的次数等，必要时留取样本送检，病情危重者，注意生命体征变化。如疑为传染病者按肠道隔离原则护理。

（7）心理支持　腹泻患者常感到焦虑不安。应主动关心帮助患者，给予心理支持和安慰，消除焦虑不安的情绪。

（8）健康教育　向患者讲解有关腹泻的知识，指导患者注意饮食卫生，养成良好的卫生习惯，不吃生食和不洁食物。

（四）排便失禁患者的护理

1. 心理护理　大便失禁的患者心情紧张、窘迫，感到自卑和忧郁，期望得到理解和帮助。护理人员应尊重、理解患者，主动给予心理安慰和疏导。帮助患者树立信心，配合治疗和护理。

2. 保护皮肤　床上铺橡胶单和中单或一次性尿布，如污染应及时更换。每次便后用温水洗净肛门周围及臀部皮肤，保持皮肤清洁干燥；必要时，肛门周围涂软膏保护皮肤，避免破损感染。并注意观察骶尾部皮肤变化，发现异常及时处理，预防压疮的发生。

3. 帮助患者重建控制排便能力

（1）了解患者排便时间，掌握规律，定时给予便器。指导患者在使用便盆时试图自己排便，以达到促使患者自行排便的目的。

（2）遵医嘱定时应用导泻栓或灌肠，以刺激定时排便。

（3）教会患者进行肛门括约肌及盆底部肌肉收缩锻炼。指导患者取坐或卧位，试做排便动作，先慢慢收缩肌肉，然后再慢慢放松，每次 10 秒左右，连续 10 次，每次锻炼 20～30 分钟，每日数次，以患者感觉不疲乏为宜。

4. 合理饮食及适当运动　如无禁忌，保证患者每天摄入足够的液体，适当增加食物纤维的含量和适当运动。

5. 保持清洁　及时更换污湿的衣裤被单，保持床褥、衣裤清洁。定时开窗通风，除去不良气味。

❓ 想一想11-2

如何护理便秘与腹泻患者？

答案解析

（五）肠胀气患者的护理

1. 健康教育　指导患者养成细嚼慢咽的良好饮食习惯。

2. 去除引起肠胀气的原因　少食或不吃产气食物和饮料，积极治疗肠道疾病。

3. 适当活动　协助患者下床活动，卧床患者经常变换体位或做床上活动，以促进肠蠕动，减轻肠胀气。

4. 其他　轻微胀气时，可行腹部热敷或按摩、针刺疗法；严重胀气时，遵医嘱给予药物治疗或行肛管排气。

👁 看一看

腹泻给老年人带来的危害

1. 低血糖　腹泻时一般食欲下降，摄入食物不足，而老年人肝糖原贮存不足，无法转换为糖，使老年人容易出现疲乏无力、出汗、心悸、面色苍白甚至晕厥等低血糖表现。

2. 心脑血管意外　急性腹泻时由于水、电解质丧失，会使人处于脱水状态，导致血容量减少、血液黏滞度增加，血流缓慢，明显增加患脑梗死的机会。电解质紊乱会影响神经传导功能，引起严重心律紊乱，甚至诱发心源性猝死等意外情况发生。慢性腹泻可影响蛋白质、脂肪、碳水化合物及维生素的吸收，导致营养不良、贫血、免疫功能低下和继发感染等。

三、排便护理技术

（一）灌肠法

灌肠法是将一定量的液体通过肛管由肛门经直肠灌入结肠，以帮助患者排便、排气、清洁肠道或由肠道供给药物，达到缓解症状、协助诊断和治疗疾病为目的的方法。

根据灌肠的目的可分为保留灌肠和不保留灌肠。不保留灌肠按灌入液体量分为大量不保留灌肠和小量不保留灌肠。如为了达到清洁肠道的目的，而反复使用大量不保留灌肠，则为清洁灌肠。

大量不保留灌肠法

【目的】

（1）解除便秘、肠胀气。

（2）清洁肠道，为肠道手术、检查或分娩做准备。

（3）稀释并清除肠道内有害物质，减轻中毒。

（4）为高热患者降温。

【评估】

1. 患者的一般情况　年龄、病情、意识、生命体征、心理状况、排便情况、肛周皮肤黏膜情况。

2. 患者的认知反应　灌肠理解程度、配合能力。

【计划】

1. 护士准备 着装整洁、修剪指甲，洗手、戴口罩。熟悉大量不保留灌肠的操作程序，向患者解释大量不保留灌肠的目的及注意事项。

2. 用物准备

（1）治疗盘内 灌肠筒一套（橡胶管全长120cm、玻璃接管、筒内盛灌肠液）、肛管、血管钳（或液体调节开关）、润滑剂、棉签、手套。

（2）治疗盘外 橡胶单或塑料单、治疗巾、水温计、弯盘、卫生纸、便盆、便盆巾、输液架、屏风。

（3）灌肠溶液 常用0.1%~0.2%的肥皂液、生理盐水。成人每次用量为500~1000ml，小儿200~500ml。溶液温度一般为39~41℃，降温时用28~32℃，中暑则用4℃。

3. 患者准备 了解灌肠目的、过程、注意事项并配合操作，灌肠前协助患者排尿。

4. 环境准备 关闭门窗，屏风遮挡。

【实施】

1. 操作步骤 见表11-4。

表11-4 大量不保留灌肠法

操作程序	操作步骤	要点说明
1. 核对解释	携用物至床旁，核对患者床号、姓名、腕带及灌肠溶液，解释灌肠目的、过程及配合事项	确认患者，取得合作，认真执行查对制度，避免发生差错，注意礼貌称呼患者并主动询问患者需求 正确选用灌肠溶液，掌握溶液的温度、浓度和量。肝性脑病患者禁用肥皂液灌肠；充血性心力衰竭和水钠潴留患者禁用生理盐水灌肠；急腹症、消化道出血、妊娠、严重心血管疾病等患者禁忌灌肠
2. 环境准备	关闭门窗，拉隔帘遮挡，调节室温和灯光	保护患者隐私
3. 安置体位	协助患者取左侧卧位，双膝屈曲，褪裤至膝部，臀部移至床沿 不能自我控制排便的患者取仰卧位，臀下垫便盆，及时盖被，暴露臀部，消毒双手	左侧卧位使乙状结肠、降结肠处于下方，利用重力作用使灌肠液顺利灌入 维护患者自尊，使其保暖
4. 垫巾置盘	将橡胶单和治疗巾垫于臀下，弯盘置于臀边	防止污染床单
5. 挂筒排气	取出灌肠筒，关闭引流管上的开关，将灌肠液倒入灌肠筒内，测量温度，将灌肠筒挂于输液架上，使筒内液面距肛门40~60cm	保持一定灌注压力和速度。灌肠筒过高、压力过大、液体流入速度过快，不易保留，而且易造成肠道损伤。伤寒患者灌肠时灌肠筒内液面不得高于肛门30cm，液体量不得超过500ml
	戴上手套，连接肛管，润滑肛管前端，排尽管内气体，关闭开关	防止气体进入直肠
6. 插管灌液	一手垫卫生纸分开臀部，暴露肛门，嘱患者深呼吸，一手将肛管轻轻插入直肠7~10cm，固定肛管 打开开关，使液体缓缓流入（图11-4）	使患者放松，便于插入肛管。插管时应顺应肠道解剖，勿用力，以防损伤肠黏膜 如插管受阻，可退出少许，旋转后缓缓插入；小儿插入深度为4~7cm
7. 观察处理	观察筒内液面下降及患者情况，如液面下降过慢或停止，可移动或挤捏肛管 如患者感觉腹胀或有便意，可嘱其张口深呼吸以放松腹部肌肉，并降低灌肠筒的高度以减慢流速或暂停片刻 如患者出现脉速、面色苍白、出冷汗、剧烈腹痛、心慌气促，应立即停止灌肠，通知医生，及时处理	液面下降过慢或停止，多由于肛管前端孔道被阻塞，移动或挤捏肛管可使堵塞管孔的粪便脱落 转移患者注意力，减轻腹压，减少灌入溶液的压力 患者可能发生肠道剧烈痉挛或出血
8. 拔管嘱咐	待灌肠液即将流尽时夹管，用卫生纸包裹肛管轻轻拔出，弃于垃圾桶内。擦净肛门，脱下手套，消毒双手	避免拔管时，空气进入肠道及灌肠液和粪便随管流出

续表

操作程序	操作步骤	要点说明
	协助患者取舒适体位，嘱其尽量保留溶液 5～10 分钟再排便	使灌肠液在肠中有足够的作用时间，以利粪便充分软化容易排出
	扶助能下床的患者如厕排便；对不能下床的患者，给予便器，将卫生纸、呼叫器放于易取处	降温灌肠时，液体应保留 30 分钟再排便，排便后 30 分钟，测体温并记录
9. 整理记录	排便后及时取出便盆，擦净肛门，协助患者穿裤，整理床单元，开窗通风	保持病房整洁，去除异味
	观察大便性状，必要时留取标本送检	
	清理消毒用物	防止病原微生物传播
	洗手，记录	在体温单大便栏目处记录灌肠结果，如灌肠后解便一次为 1/E，灌肠后无大便记为 0/E 记录灌肠时间，灌肠液的种类、量，患者的反应等

2. 注意事项

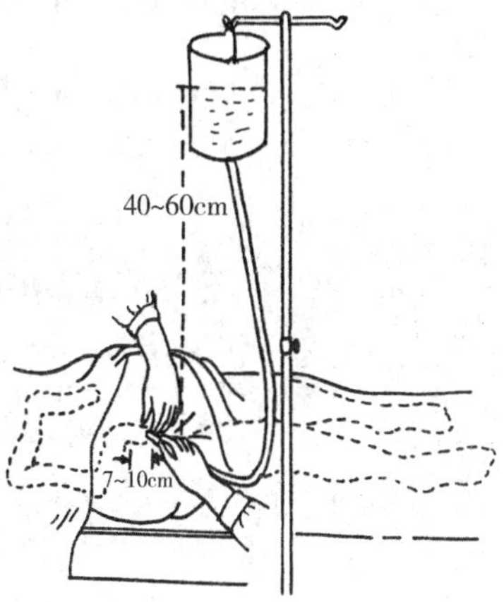

（1）急腹症、消化道出血、妊娠、严重心血管疾病等患者禁忌灌肠。

（2）准确掌握灌肠液的量、温度、浓度、流速和压力。伤寒患者灌肠时，液量要少，不得超过 500ml，压力要低，不得高于肛门 30cm。

（3）为肝性脑病患者灌肠时，禁用肥皂水，以减少氨的产生和吸收；充血性心力衰竭和水钠潴留患者禁用生理盐水灌肠。

（4）灌肠过程中应随时观察患者病情变化，如发现脉速、面色苍白、出冷汗、剧烈腹痛，心慌气促时，应立即停止灌肠并及时通知医生，采取急救措施。

（5）灌肠时患者如有腹胀或便意，应嘱患者做深呼吸，并将灌肠筒适当放低，以减轻不适。

【评价】

（1）操作方法和步骤正确、熟练。

（2）患者排出大便和肠道积气，感觉舒适。

（3）患者体温较前有所下降。

图 11-4 大量不保留灌肠

小量不保留灌肠法

适用于年老体弱、危重患者、小儿及孕妇、腹部或盆腔手术后的患者。

【目的】

（1）软化粪便，解除便秘。

（2）排除肠道内的气体，减轻腹胀。

【评估】

1. 患者的一般情况 年龄、病情、意识、生命体征、心理状况、排便情况、肛周皮肤黏膜情况。

2. 患者的认知反应 灌肠理解程度、配合能力。

【计划】

1. 护士准备 着装整洁、修剪指甲，洗手、戴口罩。熟悉小量不保留灌肠的操作程序，向患者解释小量不保留灌肠的目的及注意事项。

2. 用物准备

（1）治疗盘内注洗器、量杯或小容量灌肠筒、肛管、温开水 5～10ml、血管钳，遵医嘱准备灌肠液、润滑剂、棉签、橡胶单、治疗巾、弯盘、卫生纸、手套。

（2）另备便盆及便盆巾、输液架、屏风。

（3）常用溶液 "1、2、3"溶液（50%硫酸镁30ml、甘油60ml、温开水90ml）；甘油50ml加等量温开水；各种植物油120~180ml。溶液温度为38℃。

3. 患者准备 了解灌肠目的、过程、注意事项并配合操作，灌肠前协助患者排尿。

4. 环境准备 关闭门窗，屏风遮挡。

【实施】

1. 操作步骤 见表11-5。

表11-5 小量不保留灌肠法

操作程序	操作步骤	要点说明
1. 核对解释	携用物至床旁，核对患者床号、姓名，腕带及灌肠溶液，解释灌肠目的、过程及配合事项	确认患者，取得合作，认真执行查对制度，避免发生差错。注意礼貌称呼患者并主动询问患者需求
2. 环境准备	关闭门窗，拉隔帘遮挡，调节室温和灯光	保护患者隐私
3. 安置体位	协助患者取左侧卧位，双膝屈曲，褪裤至膝部，臀部移至床沿	利用重力作用使灌肠液顺利灌入
4. 垫巾置盘	将橡胶单和治疗巾垫于臀下，弯盘置于臀边 盖好被子，暴露臀部	防止污染床单 注意保暖
5. 连接管道	测量灌肠液温度，戴手套，用注洗器抽吸灌肠液，连接肛管 润滑肛管前端，排尽管内气体，夹闭管道	如用小容量灌肠筒，液面距肛门不超过30cm 减少插管时阻力和对黏膜的刺激
6. 插管灌液	一手垫卫生纸分开臀部，暴露肛门，嘱患者深呼吸，一手将肛管轻轻插入直肠7~10cm 固定肛管，松开血管钳，缓慢注入溶液，注毕夹管，取下注洗器再吸取溶液，松夹后再行灌注。如此反复直至灌肠液全部注入完毕	使患者放松，便于插入肛管 插管时应顺应肠道解剖，勿用力，以防损伤肠黏膜 注入速度不得过快，以免刺激肠黏膜，引起排便反射 注意观察患者的反应，询问患者的感受
7. 拔管嘱咐	血管钳夹闭或反折肛管尾端，用卫生纸包裹肛管轻轻拔出放入弯盘内 擦净肛门，脱下手套，消毒双手 协助患者取舒适体位，嘱其尽量保留溶液10~20分钟再排便 对不能下床的患者，给予便器，将卫生纸、呼叫器放于易取处。扶助能下床的患者如厕排便	使灌肠液在肠中有足够的作用时间，以利粪便充分软化容易排出
8. 整理记录	整理床单元，开窗通风 清理消毒用物 洗手，记录	保持病房整洁，去除异味 防止病原微生物传播 在体温单大便栏目处记录灌肠结果，如灌肠后解便一次为1/E，灌肠后无大便记为0/E。记录灌肠时间、灌肠液的种类和量、患者的反应等

2. 注意事项

（1）灌肠时压力宜低，灌肠液注入的速度不宜过快。

（2）每次抽吸灌肠液时应反折肛管尾段，防止空气进入肠道，引起腹胀。

【评价】

（1）操作方法和步骤正确、熟练。

（2）患者排出大便和肠道积气，感觉舒适。

（3）护患沟通有效，患者能配合操作。

清洁灌肠

清洁灌肠是反复多次进行大量不保留灌肠的一种方法。其目的是彻底清除滞留在肠道内的粪便。

常用于直肠、结肠 X 线摄片和手术前的肠道准备。操作过程为首次用 0.1% ~0.2% 肥皂液灌肠，排便后再用生理盐水灌肠数次，直到排出液体澄清无粪质为止。注意灌肠时压力要低（液面距肛门不超过40cm），每次灌肠后让患者休息片刻。

保留灌肠

将药液灌入直肠或结肠内，通过肠黏膜吸收达到治疗疾病的目的。

【目的】

（1）镇静、催眠。

（2）治疗肠道感染。

【评估】

1. 患者的一般情况 年龄、病情、意识、生命体征、心理状况、排便情况、肛周皮肤黏膜情况、肠道病变部位。

2. 患者的认知反应 灌肠理解程度、配合能力。

【计划】

1. 护士准备 着装整洁、修剪指甲，洗手、戴口罩。熟悉保留灌肠的操作程序，向患者解释保留灌肠的目的及注意事项。

2. 用物准备

（1）治疗盘内 小容量灌肠筒或注洗器、量杯（内盛灌肠液）、肛管（20 号以下）、遵医嘱准备灌肠液、温开水 5 ~10ml、血管钳、润滑剂、棉签、橡胶单、治疗巾、弯盘、卫生纸、手套。

（2）小垫枕、输液架、屏风。

（3）常用溶液 药物及剂量遵医嘱准备，灌肠溶液量不超过 200ml，溶液温度 38℃。①镇静、催眠用 10% 水合氯醛，剂量按医嘱准备。②抗肠道感染用 2% 小檗碱，0.5% ~1% 新霉素或其他抗生素溶液。

3. 患者准备 了解灌肠目的、过程、注意事项并配合操作，灌肠前协助患者排尽大小便。

4. 环境准备 关闭门窗，屏风遮挡。

【实施】

1. 操作步骤 见表 11 -6。

表 11 -6 保留灌肠法

操作程序	操作步骤	要点说明
1. 核对解释	携用物至床旁，核对患者床号、姓名、腕带及灌肠溶液，解释灌肠目的、过程及配合事项	确认患者，取得合作，认真执行查对制度，避免发生差错。注意礼貌称呼患者并主动询问患者需求 以晚上睡前灌肠为宜，因为此时活动减少，药液易于保留吸收
2. 环境准备	关闭门窗，拉隔帘遮挡，调节室温和灯光	保护患者隐私
3. 安置体位	根据病情选择不同卧位，双膝屈曲，褪裤至膝部，臀部移至床沿，抬高臀部约 10cm（用小垫枕）	慢性细菌性痢疾的病变部位多在直肠或乙状结肠，取左侧卧位；阿米巴痢疾的病变部位多在回盲部，取右侧卧位，以提高疗效
4. 垫巾置盘	将橡胶单和治疗巾垫于臀下，弯盘置于臀边 盖好被子，暴露臀部	防止药液溢出，污染床单 注意保暖
5. 连接管道	戴手套，用注洗器抽吸灌肠液，连接肛管 润滑肛管前端，排尽管内气体，夹闭管道	减少插管时阻力和对黏膜的刺激

操作程序	操作步骤	要点说明
6. 插管灌液	一手垫卫生纸分开臀部，暴露肛门，嘱患者深呼吸，一手将肛管轻轻插入直肠 15～20cm 固定肛管，松开血管钳，缓慢注入药液，药液注入完毕，再注入 5～10ml 温开水，抬高肛管末端，使管内溶液全部注完	使患者放松，便于插入肛管 插管时应顺应肠道解剖，勿用力，以防损伤肠黏膜 注入速度不得过快，以免刺激肠黏膜 注意观察患者的反应，询问患者的感受
7. 拔管嘱咐	血管钳夹闭或反折肛管尾端，用卫生纸包裹肛管轻轻拔出放入弯盘内 擦净肛门，脱下手套，消毒双手 协助患者取舒适体位，嘱其尽量保留药液 1 小时以上再排便	 使药液充分被吸收，达到治疗目的
8. 整理记录	整理床单元，开窗通风 清理消毒用物 洗手，记录	保持病房整洁，去除异味 防止病原微生物传播 记录灌肠时间、灌肠液的种类和量、患者的反应等

2. 注意事项

（1）灌肠前了解灌肠目的和病变部位，以确定患者的卧位和插入肛管的深度。

（2）保留灌肠前嘱患者排便，使肠道排空有利于药液吸收。

（3）保留灌肠时肛管选择要细、插入要深，液量不宜过多，压力要低，灌入速度宜慢，以减少刺激，使灌入的药液能保留较长时间，有利于肠黏膜吸收。

（4）肛门、直肠、结肠手术后患者及大便失禁患者，不宜做保留灌肠。

【评价】

（1）操作方法和步骤正确、熟练。

（2）灌肠筒的高度、肛管插入的深度、注入药液的速度合适。

（3）护患沟通有效，患者能配合操作，肠道感染症状减轻，到达治疗效果。

口服高渗溶液清洁灌肠

1. 原理　高渗溶液进入肠道，在肠道内形成高渗环境，使肠道内水分大量增加，从而软化粪便，刺激肠蠕动，加速排便，达到清洁肠道的目的。适用于直肠、结肠检查和手术前肠道准备。

2. 方法

（1）甘露醇法　患者术前 3 天进半流质饮食，术前 1 天进流质饮食，术前 1 天 14：00～16：00 口服甘露醇溶液 1500ml（20% 甘露醇 500ml + 5% 葡萄糖 1000ml 混匀）。一般服用后 15～20 分钟即反复自行排便。

（2）硫酸镁法　患者术前 3 天进半流质饮食，每晚口服 50% 硫酸镁 10～30ml。术前 1 天进流质饮食，术前 1 天 14：00～16：00 口服 25% 硫酸镁 200ml（50% 硫酸镁 100ml + 5% 葡萄糖盐水 100ml）后再服温开水 1000ml。一般服后 15～30 分钟即可反复自行排便，2～3 小时内可排便 2～5 次。

在实施口服高渗溶液清洁灌肠的过程中，护士应观察患者的一般情况，并注意记录排便的次数和粪便性质，如排出的粪便呈液状、澄清无粪便，表明已达到清洁肠道的目的。

（二）简易通便法

【目的】

采用简便经济有效的措施，协助患者解除便秘。适用于体弱老人和久病卧床便秘者。

【评估】

1. 患者的一般情况　年龄、病情、意识、生命体征、心理状况、排便情况、肛周皮肤黏膜情况。

2. 患者的认知反应　灌肠理解程度、配合能力。

【计划】

1. 护士准备　着装整洁、修剪指甲，洗手、戴口罩。熟悉简易通便法的操作程序，向患者解释简易通便法的目的及注意事项。

2. 用物准备　通便剂、剪刀、卫生纸、手套。

3. 患者准备　了解简易通便法目的、过程和注意事项，能配合操作

4. 环境准备　屏风遮挡，维护患者自尊。

【实施】

1. 开塞露法　开塞露由甘油或山梨醇制成，装在塑料容器内。成人用量20ml，小儿用量10ml。使用时戴手套，剪去封口端，先挤出少许药液润滑开口处，患者左侧卧位，做排便动作，放松肛门外括约肌，将开塞露的前端轻轻插入肛门后将药液全部挤入直肠内（图11-5），保留5~10分钟后排便。

2. 甘油栓法　甘油栓是用甘油和明胶制成的栓剂。使用时戴手套，一手捏住甘油栓底部轻轻插入肛门至直肠，抵住肛门处轻轻按摩，保留5~10分钟排便。

3. 肥皂栓法　将普通肥皂削成圆锥形（底部直径1cm，长3~4cm），使用时戴手套，将肥皂栓蘸热水后轻轻插入肛门。如有肛门黏膜溃疡、肛裂及肛门剧烈疼痛者，不宜使用此法。

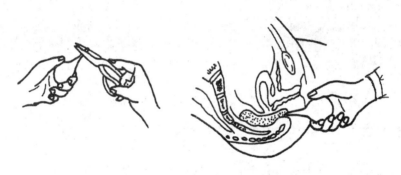

图11-5　开塞露简易通便法

【评价】

（1）操作方法正确、熟练，能正确选用通便剂。

（2）维护患者自尊。

（3）护患沟通有效，患者能配合操作，达到通便目的。

（三）肛管排气法

将肛管从肛门插入直肠，以排除肠腔内积气的方法。

【目的】

帮助患者解除肠腔积气，减轻腹胀。

【评估】

1. 患者的一般情况　年龄、病情、意识、生命体征、心理状况、腹胀情况。

2. 患者的认知反应　合作程度、配合能力。

【计划】

1. 护士准备　着装整洁、修剪指甲，洗手、戴口罩。熟悉肛管排气法的操作程序，向患者解释肛管排气法的目的及注意事项。

2. 用物准备　治疗盘铺治疗巾，内备肛管、玻璃接头、橡胶管、玻璃瓶（内盛水3/4满，瓶口系带）、润滑油、棉签、胶布（1cm×15cm）、别针、手套，另备屏风。

3. 患者准备　了解肛管排气法目的、过程和注意事项，能配合操作。

4. 环境准备　关闭门窗，屏风遮挡。

【实施】

1. 操作步骤　见表 11 – 7。

表 11 – 7　肛管排气法

操作程序	操作步骤	要点说明
1. 核对解释	备齐用物，携用物至床旁，核对患者床号、姓名，解释肛管排气目的、注意事项	确认患者，取得合作，认真执行查对制度，避免发生差错。注意礼貌称呼患者并主动询问患者需求
2. 环境准备	关闭门窗，屏风遮挡，请无关人员回避	维护患者自尊
3. 安置卧位	协助患者取左侧卧位，双腿屈曲，裤腿至膝部，盖好被子，暴露臀部	
4. 系瓶接管	将玻璃瓶系于床边，橡胶管一端插入玻璃瓶液面下，另一端与肛管相连	防止空气进入直肠，加重腹胀。观察气体排出量的情况。减少插管时阻力和对黏膜的损伤
5. 插管固定	戴手套，润滑肛管前端，左手垫卫生纸分开臀部，暴露肛门，嘱患者深呼吸，右手将肛管轻轻插入直肠 15～18cm，用胶布将肛管固定于臀部，橡胶管留足够长度用别针固定在床单上	使患者放松，便于插入肛管。插管时应顺应肠道解剖，勿用力，以防损伤肠黏膜便于患者翻身
6. 观察记录	观察和记录排气情况，如排气不畅，帮助患者更换体位或按摩腹部	若有气体排出，可见瓶内液面下有气泡逸出。更换体位或按摩腹部可促进排气
7. 拔管	保留肛管不超过 20 分钟，拔出管道，清洁肛门，取下手套	长时间留置肛管，会降低肛门括约肌的反应，甚至导致肛门括约肌永久性松弛
8. 整理记录	协助患者取舒适体位，询问腹胀有无减轻，整理床单元，观察患者反应，洗手，记录	操作中体现人文关怀；需要，间隔 2～3 小时后再行肛管排气

2. 注意事项

（1）插管动作轻稳，防止损伤肠黏膜。

（2）插管的深度要合适，保留肛管的时间不超过 20 分钟，时间过长易导致肛门括约肌永久性松弛，需要时，间隔 2～3 小时后再插管排气。

【评价】

（1）操作方法和步骤正确、熟练。

（2）肛管插入深度合适，留置时间正确，患者舒适。

（3）护患沟通有效，患者能配合操作，达到排气目的。

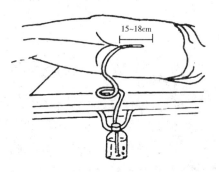

图 11 – 6　肛管排气法

练一练11-2

患者林某，因直肠癌住院，遵医嘱做肠道手术前准备，护士正确的做法是（　　）。

A. 行小量不保留灌肠一次，排除粪便和气体

B. 行大量不保留灌肠一次，排除粪便和气体

C. 行保留灌肠一次，刺激肠蠕动，加强排便

D. 口服甘露醇溶液清洁肠道

E. 采用开塞露通便法，排除粪便和气体

答案解析

答案解析

目标检测

[A1 型题]

1. 胆道阻塞患者的大便颜色呈（ ）。

　　A. 黑色　　　　　　B. 黄褐色　　　　　C. 陶土色　　　　　D. 暗红色　　　　　E. 鲜红色

2. 小儿肠套叠时，大便的特点是（ ）。

　　A. 黏液便　　　　　B. 脓血便　　　　　C. 柏油样便　　　　D. 陶土色　　　　　E. 果酱样便

3. 禁忌大量不保留灌肠的是（ ）。

　　A. 肝性脑病　　　　　　　　　　　　　　B. 充血性心力衰竭

　　C. 糖尿病者　　　　　　　　　　　　　　D. 伤寒

　　E. 急腹症

4. 小量不保留灌肠适用于（ ）。

　　A. 镇静催眠　　　　　　　　　　　　　　B. 肠道感染

　　C. 消化道出血　　　　　　　　　　　　　D. 降温

　　E. 为年老体弱者减轻便秘

5. 小量不保留灌肠时使用的"1、2、3"溶液的成分是（ ）。

　　A. 50% 硫酸镁 20m、甘油 40ml、温开水 60ml

　　B. 50% 硫酸镁 10ml、甘油 20ml、温开水 30ml

　　C. 50% 硫酸镁 40ml、甘油 50ml、温开水 60ml

　　D. 50% 硫酸镁 30ml、甘油 60ml、温开水 90ml

　　E. 50% 硫酸镁 50ml、甘油 100ml、温开水 150ml

6. 为慢性菌痢患者保留灌肠，正确的是（ ）。

　　A. 应在晚间睡眠前灌入　　　　　　　　　B. 灌肠时取右侧卧位

　　C. 肛管插入 7 ~ 10cm　　　　　　　　　　D. 液面距肛门 40cm

　　E. 灌肠宜保留 20 ~ 30 分钟

7. 多尿是指 24 小时尿量超过（ ）。

　　A. 1000ml　　　　B. 1500ml　　　　C. 2000ml　　　　D. 2500ml　　　　E. 3000ml

8. 正常人尿液的 pH 值为（ ）。

　　A. 4.3 ~ 7.5　　　B. 4.5 ~ 7.1　　　C. 4.5 ~ 7.5　　　D. 5.5 ~ 7.5　　　E. 4.5 ~ 6.5

9. 排尿时可有尿频、尿急、尿痛的疾病是（ ）。

　　A. 肾炎　　　　　　B. 膀胱炎　　　　　C. 尿失禁　　　　　D. 尿潴留　　　　　E. 多尿

10. 尿液呈酱油色的疾病是（ ）。

　　A. 阻塞性黄疸　　　B. 急性溶血　　　　C. 丝虫病　　　　　D. 肾结石　　　　　E. 尿路感染

11. 正常成人的尿比重是（ ）。

　　A. 1.010 ~ 1.012　B. 1.015 ~ 1.025　C. 1.020 ~ 1.030　D. 1.030 ~ 1.035　E. 1.035 ~ 1.045

[A2 型题]

12. 患者，男，26 岁。肠道内积聚过量气体不能排除，伴腹胀与腹痛。下列护理措施错误的是（ ）。

　　A. 向患者解释胀气的原因　　　　　　　　B. 进行腹部热敷

C. 必要时肛管排气
        D. 鼓励患者适当运动

E. 指导患者服用易消化的食物，多喝牛奶

13. 患者，男，70 岁。胸闷、憋气 1 个月，加重 1 周，伴双下肢中度水肿。住院期间食欲低下，卧床息，1 周后出现便秘。为解除便秘，采取的处理措施不妥的是（ ）。

 A. 口服轻泻药

 B. 用 500ml 生理盐水灌肠

 C. 如患者有便意，可灌注开塞露

 D. 顺时针方向按摩腹部，促进肠蠕动

 E. 饮食中增加粗纤维食物如菠菜、芹菜、白菜等

14. 某伤寒患者，需做大量不保留灌肠，为此患者灌肠的液量及液面与肛门的距离是（ ）。

 A. 1000ml，不超过 50cm
      B. 1000ml，不超过 30cm

 C. 500ml，不超过 20cm
       D. 500ml 以内，不超过 30cm

 E. 500ml 以内，不超过 40cm

15. 患者，男，70 岁。现术后 8 小时，仍未排尿，主诉下腹胀痛。查体见下腹膀胱区隆起，耻骨联合上叩诊呈实音。目前其主要护理问题是（ ）。

 A. 下腹疼痛
         B. 潜在呼吸道感染

 C. 体液过多
         D. 尿潴留

 E. 有皮肤完整性受损的危险

16. 患者，女，62 岁，尿路感染。该患者排出的新鲜尿液气味是（ ）。

 A. 氨臭味   B. 粪臭味   C. 芳香味   D. 硫化氢味   E. 烂苹果味

[A3 型题]

(17～19 题共用题干)

患者，男，因外伤导致尿失禁，现遵医嘱为该患者进行留置导尿。

17. 为患者留置导尿的目的是（ ）。

 A. 记录每小时尿量
      B. 引流尿液保持会阴部清洁干燥

 C. 持续保持膀胱空虚状态
    D. 测量尿比重

 E. 预防尿路感染

18. 导尿管插入的深度是（ ）。

 A. 4～6cm   B. 8～12cm   C. 12～16cm   D. 16～20cm   E. 20～22cm

19. 为使耻骨前弯消失，应提起阴茎与腹壁成（ ）。

 A. 20°   B. 40°   C. 60°   D. 80°   E. 90°

（陈晓莉）

书网融合……

  重点回顾   微课   习题

第十二章　冷、热疗护理

PPT

📖 **导学情景**

情景描述：患者，女，21岁，因不慎右踝关节扭伤来医院就诊，现右踝部明显肿胀、疼痛。

情景分析：患者右踝关节扭伤后，因局部毛细血管扩张、通透性增加而导致肿胀、疼痛，应立即采取冷敷措施，以减轻肿胀，减轻疼痛。

讨论：1. 护士应为患者做何处理？

　　　　2. 护士如何指导患者48小时后的处理？

学前导语：冷、热疗是常用的物理治疗方法，应根据患者情况选择合适的方法，正确使用，达到有效治疗的目的。

冷、热疗是利用低于或高于人体温度的物质作用于人体的局部或全身，通过神经传导引起皮肤和内脏器官血管收缩或扩张，改变机体血液循环和新陈代谢，达到止痛、止血、消炎、降温、增进舒适、减轻症状的目的。护理人员应及时、有效地评估患者局部或全身状况，能正确地应用冷、热疗来满足患者的身心需要，防止不良反应的发生，以确保患者的安全，达到治疗目的。

第一节　冷疗护理 🇪 微课

冷疗是用低于人体温度的物质，作用于机体的局部或全身，以达到止血、止痛、消炎、退热的治疗作用。冷疗分局部用冷法与全身用冷法两类：局部用冷法有冰袋、冰囊、冰槽、冰帽、冷湿敷等；全身用冷法有酒精擦浴、温水擦浴。

一、冷疗的作用

1. 控制炎症扩散　冷可使局部血管收缩，血流量减少，细菌的活力和细胞的代谢率降低，从而控制炎症扩散及抑制化脓。适用于炎症早期。

2. 减轻疼痛 冷可抑制细胞的活动，降低神经末梢的敏感性，从而减轻疼痛；同时，用冷后血管收缩，渗出减少，局部组织的张力减轻，从而减轻局部组织肿胀而缓解疼痛。适用于牙痛、烫伤和软组织扭挫伤早期。

3. 减轻局部充血或出血 冷可使局部毛细血管收缩，血管通透性降低，减轻局部组织的充血和水肿；冷还可使血液循环减慢，血液黏滞度增加，促进血液凝固而控制出血。适用于鼻出血、扁桃体摘除术后。

4. 降温 冷直接与皮肤接触，通过传导散热，降低体温；适用于高热、中暑患者降温。头部用冷可降低脑细胞代谢，提高脑组织对缺氧的耐受性，减少脑细胞损害；适用于脑外伤、脑缺氧的患者。

二、影响冷疗的因素

1. 方式 冷疗方式不同，效果也不同。水是良好的导体，其传导能力和渗透力比空气强，湿冷法的效果优于干冷法。在临床应用中应根据患者情况选择适当的方式。

2. 时间 冷应用需要达到一定的时间才能产生效应，冷疗时间一般为 20 ~ 30 分钟。在一定时间内，冷疗效应随时间的延长逐渐增强。但如果时间过长，则会产生继发效应，从而抵消其治疗效应，有时还可引起不良反应，如冻伤等。

3. 温度 冷疗的温度与体表的温度相差越大，机体对冷刺激的反应越强烈，反之则反应越小。此外，环境温度也会影响用冷效果，如室温高于或等于机体温度时，则传导散热慢，冷效应降低；而在干燥的冷环境中用冷，冷效应则增强。

4. 部位 用冷部位不同，产生的冷效应不同。皮肤厚的区域（如脚底、手心）对冷刺激的耐受力强，用冷效应差；而躯体的皮肤较薄，对冷刺激敏感性强，用冷效果好；血管粗大、血流丰富的体表部位，用冷效果好。因此，高热者物理降温时选用颈部、腋下、腹股沟等处用冷或全身冷疗以增强降温效果。

5. 面积 冷疗面积与效应成正比。应用面积越大，产生的效应越强；应用面积越小，效应就越弱。但面积过大，机体的耐受性差，易引起全身反应。

6. 个体差异 年龄、性别、身体状况、居住习惯、神经系统调节功能等有所差异，所以，同一温度的冷刺激会产生不同的效应。老年人体温调节功能减退，对冷刺激的敏感性降低；婴幼儿体温调节中枢尚未发育成熟，对冷刺激的适应能力有限；女性对冷刺激较男性敏感。身体虚弱、感觉迟钝、意识不清、麻痹或血液循环受阻的患者，对冷的敏感性降低，用冷时尤应严密观察，防止冻伤。

三、冷疗的禁忌证

（一）禁用冷疗的患者

1. 局部血液循环明显不良者 用冷会加重血液循环障碍，导致局部组织缺血、缺氧而变性坏死。如大面积组织损伤、休克、水肿等。

2. 慢性炎症或深部化脓病灶者 用冷可使毛细血管收缩，血流量减少，防碍炎症的吸收。

3. 组织损伤、破裂 用冷可降低血液循环，增加组织损伤，而且影响伤口愈合。

4. 对冷敏感者 用冷后可出现皮疹、关节疼痛、肌肉痉挛等现象。

（二）禁用冷疗的部位

1. 枕后、耳郭、阴囊处 用冷易引起冻伤。

2. 心前区 用冷易引起反射性心率减慢、心律不齐、心房纤颤或心室纤颤。

3. 腹部 用冷易引起腹泻、腹痛。

4. 足底 用冷易引起反射性末梢血管收缩而影响散热或反射性地引起一过性冠状动脉收缩。

？想一想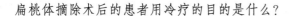

扁桃体摘除术后的患者用冷疗的目的是什么？

答案解析

四、常用的冷疗技术

（一）局部冷疗技术

冰袋、冰囊的使用

【目的】

降温、镇痛、局部消肿、止血、抑制炎症扩散。

【评估】

（1）患者病情、年龄、治疗情况、局部皮肤状况、活动能力。

（2）患者对用冷的心理反应和合作程度。

【计划】

1. 护士准备　洗手、戴口罩、衣帽整洁。熟悉冰袋的用法，向患者解释使用冰袋的作用及注意事项。

2. 用物准备　冰袋或冰囊（图 12－1）、布套、冰块、帆布袋、木槌、脸盆、冷水、勺、毛巾。

3. 患者准备　患者清楚用冷的目的、部位及配合要点。

4. 环境准备　病室温度适宜，酌情关闭门窗或遮挡患者。

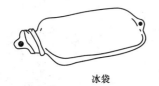
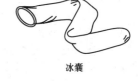

冰袋　　　　　　　　　　冰袋　　　　　　　　　　冰囊

图 12－1　冰袋、冰囊

【实施】

1. 操作步骤　见表 12－1。

表 12－1　冰袋、冰囊的使用

操作程序	操作步骤	要点说明
1. 备冰装袋	备冰：将冰块装入帆布袋，用木槌敲碎，放入盆内用冷水冲去棱角 装冰袋：将小块冰装袋 1/2～2/3 满 驱气：排出冰袋内空气并夹紧袋口 检查：用毛巾擦干冰袋，倒提，检查 加套：将冰袋装入布套内	以防患者不适，以防损坏冰袋 便于冰袋与皮肤接触 空气加速冰的融化 检查冰袋有无破损漏水
2. 核对解释	将用物携至床旁，核对床号、姓名、向患者或家属解释以取得配合	确认患者，取得配合
3. 放置冰袋	置冰袋于前额、头顶或置于身体大血管处（颈部两侧、腋窝、腹股沟等）；扁桃体手术后冰袋置于颈前颌下（图 12－2） 放置时间不超过 30 分钟	以防产生继发效应

操作程序	操作步骤	要点说明
4. 观察效果	观察冰袋或冰囊有无漏水，布套潮湿或冰块融化应及时更换	局部皮肤发紫、麻木等停用
5. 整理记录	30分钟后，取下冰袋。记录用冷部位、时间、效果、反应	冰袋内冰水倒空，倒挂、晾干、放阴凉处备用

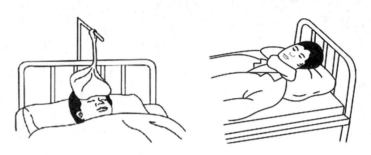

图 12-2 冰袋、冰囊的放置

2. 注意事项

（1）使用冰袋时，随时观察冰袋有无漏水、冰块是否融化，以及时更换。

（2）注意观察用冷部位血液循环状况，如出现皮肤苍白、青紫等，立即停用。

（3）用冷最长时间不超过30分钟，如物理降温，应在用冷30分钟后测量体温并记录。

【评价】

（1）冰袋完整、无漏水，布套干燥。

（2）患者舒适，无冻伤发生，达到冷疗目的。

冰帽、冰槽的使用

【目的】

头部降温，预防脑水肿。

【评估】

同"冰袋、冰囊的使用"。

【计划】

1. 护士准备 洗手、戴口罩、衣帽整洁。熟悉冰帽的用法，向患者解释使用冰帽的目的及注意事项。

2. 用物准备 冰帽（冰槽）（图12-3）、帆布袋、冰、木槌、盆及冷水、勺、海绵垫3块、水桶、肛表、冰槽降温时备不脱脂棉球及凡士林纱布2块、治疗碗。

3. 患者准备 了解冰帽（冰槽）的作用，同意使用冰帽（冰槽）。

4. 环境准备 病室温度适宜，酌情关闭门窗。

【实施】

1. 操作步骤 见表12-2。

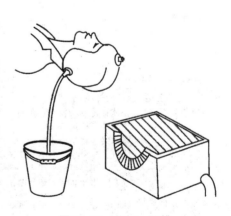

图 12-3 冰帽、冰槽

表 12 - 2　冰帽、冰槽的使用

操作程序	操作步骤	要点说明
1. 准备冰帽（冰槽）	将冰块放入帆布袋内，用木槌敲碎，放入盆内用冷水冲去棱角，用勺将冰块装入冰帽（冰槽）内，擦干水迹	避免棱角引起患者不适
2. 核对解释	携用物至床旁，核对床号、姓名，向患者或家属解释以取得配合	确认患者，取得配合
3. 保护患者	患者后颈部、接触冰块的部位和双耳外面垫以海绵垫；用冰槽时，双耳道塞不脱脂棉球；双眼覆盖凡士林纱布（图 12 - 3）	防止冻伤；防止水流进患者耳内；保护角膜
4. 放置冰帽（冰槽）	将冰帽或冰槽置于患者头部，戴好冰帽。使用冰槽者将患者头部置于冰槽中。将冰帽或冰槽的排水管置于水桶内	注意水流情况
5. 观察效果	观察效果与反应	每 30 分钟测体温 1 次，维持肛温在 33℃左右，不可低于 30℃，以防心室纤颤等并发症发生
6. 整理记录	用毕，去掉冰帽（冰槽），协助患者取舒适卧位，洗手，记录用冷部位、时间、效果、反应	冰帽处理同冰袋，冰槽将水倒掉后备用

2. 注意事项

（1）观察冰帽有无漏水，冰帽（冰槽）内的冰块融化后，应及时更换或添加。

（2）每 30 分钟测量生命体征 1 次，肛温不低于 30℃。

（3）观察头部皮肤变化，尤其注意患者耳郭部位有无青紫、麻木及冻伤。

（4）用冷时间不超过 30 分钟，以防产生继发效应。

【评价】

（1）操作方法正确，患者未发生不良反应。

（2）患者感觉舒适、安全。

冷湿敷法

【目的】

降温、止血、早期扭伤、挫伤的消肿、止痛。

【评估】

同"冰袋、冰囊的使用"。

【计划】

1. 护士准备　洗手、戴口罩、衣帽整洁。熟悉冷湿敷的目的、方法，向患者解释冷湿敷的作用及注意事项。

2. 用物准备　小盆内盛冰水、敷布 2 块、敷钳 2 把、棉签、小橡胶单及治疗巾、毛巾、凡士林、纱布。

3. 患者准备　了解冷湿敷的作用，同意并能配合冷湿敷操作。

4. 环境准备　病室温度适宜，酌情关闭门窗或遮挡患者。

【实施】

1. 操作步骤　见表 12 - 3。

表 12 – 3　冷湿敷法

操作程序	操作步骤	要点说明
1. 核对解释	备齐用物至床旁，核对患者，做好解释	确认患者，取得配合
2. 局部准备	暴露局部，在冷敷部位下垫橡胶单治疗巾，冷敷部位涂凡士林，上盖一层纱布	
3. 湿敷患处	将敷布浸入冰水中，用敷钳拧至半干（图 12 – 4），抖开敷于患处；高热者敷于前额部，每 3~5 分钟更换敷布一次，持续 15~20 分钟	敷布要浸透，拧至不滴水为度，湿敷部位有伤口，按外科换药法处理
4. 观察效果	在湿敷过程中观察局部皮肤颜色	每 30 分钟测体温 1 次，维持肛温在 33℃ 左右，不可低于 30℃，以防心室纤颤等并发症发生
5. 整理记录	湿敷完毕后，撤掉敷布，用纱布擦净凡士林，协助患者取舒适卧位，洗手，记录	记录湿敷部位、效果、反应 降温后的体温绘制在体温单上

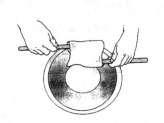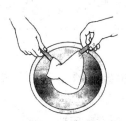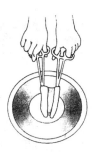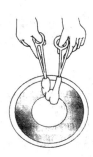

图 12 – 4　拧敷布法

2. 注意事项

（1）观察局部皮肤变化及患者的全身反应。

（2）湿敷过程中，检查湿敷情况，及时更换敷布。

（3）如湿敷部位为开放性伤口，需按无菌技术操作，冷敷后按外科换药法处理伤口。

【评价】

用冷的时间正确，达到冷疗目的，患者无不适感。

（二）全身冷疗技术

酒精擦浴法

【目的】

为高热患者降温。

【评估】

同"冰袋、冰囊的使用"，同时评估患者有无乙醇过敏史。

【计划】

1. 护士准备　洗手、戴口罩、衣帽整洁。熟悉酒精擦浴法的目的、方法，向患者解释酒精擦浴的目的及注意事项。

2. 用物准备　治疗碗内盛 25%~35% 的乙醇 100ml~200ml（温度 32~34℃）、小毛巾 2 块、大毛巾、热水袋及布套、冰袋及布套、清洁衣裤，必要时备清洁大单、被套、便器。

3. 患者准备　了解酒精擦浴的目的，同意并能配合操作，排空大、小便。

4. 环境准备　病室温度适宜，酌情关闭门窗或用屏风遮挡患者。

【实施】

1. 操作步骤　见表 12 – 4。

表 12 – 4　酒精擦浴法

操作程序	操作步骤	要点说明
1. 核对解释	备齐用物至床旁，核对患者，做好解释	确认患者，取得配合
2. 安置患者	松开床尾盖被，置冰袋于头部，置热水袋于足底，脱去患者上衣，松解裤带	头部置冰袋有助于降温并防止脑部充血而致头痛；足底置热水袋，促进下肢血管扩张，有利于散热、减轻头部充血，使患者感觉舒适
3. 正确拭浴	方法：大毛巾垫于擦拭部位下，小毛巾浸入乙醇中，拧至半干，缠于手上成手套状，以离心方向拍拭后，用大毛巾拭干皮肤 顺序： 双上肢：颈外侧→肩→上臂外侧→手背；侧胸→腋窝→上臂内侧→手心。先近侧后对侧 背、腰部：协助患者侧卧→背部→腰部→臀部，拭浴毕，穿好上衣，脱裤 双下肢：髋部→下肢外侧→足背；腹股沟→下肢内侧→内踝；股下→腘窝→足跟。先近侧后对侧，穿好裤子，去掉热水袋 时间：每侧（四肢、背腰、臀部）各 3 分钟，全过程不超过 20 分钟	腋窝、肘窝、手心、腹股沟稍用力，并延长停留时间以促进散热
4. 整理记录	整理用物，洗手，记录	记录拭浴时间、效果、反应
5. 观察处置	擦浴后 30 分钟测量体温，并绘制于体温单上	体温降至 39℃以下，去掉冰袋

2. 注意事项

（1）擦浴过程中观察患者反应，如出现面色苍白、寒战、呼吸异常等，应立即停止拭浴，通知医生，给予相应的处理。

（2）禁忌拍拭胸前区、腹部、后颈部、足底等部位，以免引起不良反应。

（3）血液病患者和新生儿禁用酒精擦浴。

【评价】

（1）患者体温下降，感觉舒适。

（2）达到治疗目的，无不适反应。

✎ 练一练

患者，男，20 岁，鼻唇沟处有一疖肿，能否用热敷方法处理？

答案解析

温水擦浴法

常用于小儿、老人及体质虚弱患者的降温。用 32 ~ 34℃温水拍拭，其目的、准备、操作步骤及注意事项同"酒精擦浴法"。

◉ 看一看

冰毯机的使用

冰毯机是利用半导体制冷原理，将水箱内蒸馏水冷却后通过主机与冰毯内的水进行循环交换，促进与毯面接触的皮肤进行散热，以达到降温的目的。冰毯机有两种应用方法：单纯降温法用于高热降温，亚低温治疗法用于严重颅脑损伤的患者。

第二节　热疗护理

热疗法是一种利用高于人体体温的物质，作用于机体的局部或全身，以达到促进血液循环、消炎、解痉、解除疲劳的目的。分为干热疗法和湿热疗法两类。

一、热疗的作用

1. 促进炎症消散和局限　热疗使血管扩张，血液循环加快，增强新陈代谢和白细胞的吞噬功能。因而炎症早期用热疗，可促进炎症渗出物的吸收和消散；炎症后期用热疗，可促进白细胞释放蛋白溶解酶，溶解坏死组织，促进炎症局限。

2. 减轻疼痛　热可降低痛觉神经的兴奋性，改善血液循环，加速组胺等致痛物质排出；减轻炎症水肿，解除局部神经末梢的压力；使肌肉、肌腱、韧带松弛，增强肌肉组织的伸展性，增加关节的活动范围，减少肌肉痉挛和关节强直，从而解除或减轻疼痛。

3. 减轻深部组织充血　热可使体表血管扩张，血流量增加，使平时大量呈闭锁状态的动静脉吻合支开放，导致全身循环血量重新分布，皮肤血流量增加，深部组织血流量减少，从而减轻深部组织充血。

4. 保暖与舒适　热使局部血管扩张，促进血液循环，使患者感到温暖舒适。适用于年老体弱、早产儿、末梢循环不良、危重的患者。

二、影响热疗的因素

1. 方式　热疗分为干热和湿热两类。使用干热时，因有空气，热传导能力降低；使用湿热时，因水是良好的导体，其传导能力和渗透力比空气强，湿热法的效果优于干热法。临床上应根据不同的病变部位与治疗要求选择合适的用热方式。

2. 时间　热应用需要达到一定的时间才能产生效应，热疗时间一般为 20～30 分钟。在一定时间内，热疗效应随时间的延长逐渐增强。但如果时间过长，则会产生继发效应，从而抵消其治疗效应，甚至引起不良反应，如烫伤等。

3. 温度　一般干热为 50～70℃；湿热为 40～60℃，应根据用热目的和患者的耐受性而定。热疗的温度与体表的温度相差越大，机体对热刺激的反应越强烈，反之则反应越小。此外，环境温度也会影响热效应，室温过低，则散热过快，热效应降低。

4. 部位　身体皮肤有厚薄之分，用热部位不同，产生的热效应不同。皮肤厚的区域，如脚底、手心，对热刺激的耐受力强，用热效应差；而躯体的皮肤较薄，对热刺激敏感性强，用热效果好。

5. 面积　热应用面积与热效应成正比。应用面积越大，产生的效应越强；应用面积越小，效应就越弱。但用热面积越大，患者耐受性越差。实施大面积用热或全身用热时，应密切观察局部或全身反应。

6. 个体差异　不同个体对用热的敏感性和耐受性有所差异，同一温度的热刺激会产生不同的效应。婴幼儿由于神经系统发育未成熟，对热刺激的适应能力有限；而老年人对热刺激的反应较迟钝；女性比男性对热刺激敏感；身体虚弱、意识不清、感觉迟钝、血液循环受阻的患者，对热刺激的敏感性降低。故用热时应特别警惕烫伤的发生。

三、热疗的禁忌证

1. 急腹症未明确诊断前　因用热可减轻疼痛，从而掩盖病情真相而贻误诊断和治疗。

2. 面部危险三角区感染时　面部危险三角区血管丰富，与颅内海绵窦相通，用热可使该处血管扩张，血流量增加，导致细菌和毒素进入血液循环，易引起颅内感染或败血症。

3. 各种脏器内出血时　用热可使血管扩张，促进血液循环，增加脏器的血液供应，加重出血。

4. 软组织损伤或扭伤早期　软组织损伤或扭伤 24 ~ 48 小时内，用热可使血管扩张，通透性增高，加重皮下出血和肿胀，从而加重疼痛。

5. 其他

（1）心、肝、肾功能不全　热疗使皮肤血管扩张，减少脏器的血液供应，加重病情。

（2）皮肤疾病　患某些皮肤病时不用热，如湿疹、开放性引流伤口处，用热会加重皮肤损坏，增加患者不适。此外，非炎性水肿时不用热，因用热会加重水肿。

（3）孕妇腹部　热疗影响胎儿的生长。

（4）急性炎症　热疗可使局部温度升高，有利于细菌繁殖及分泌物增多，加重病情。

（5）金属移植物部位　金属是热的良好导体，易造成烫伤。

（6）恶性肿瘤　热疗可使癌细胞加速新陈代谢，从而加重病情，同时使肿瘤扩散转移。

（7）麻痹、感觉异常者慎用。

四、常用的热疗技术

（一）干热疗法

热水袋的使用

【目的】

保暖、舒适、解痉、镇痛。

【评估】

（1）患者病情、年龄、体温、意识状态、治疗情况。

（2）局部皮肤状况，如颜色、有无硬结、开放伤口等，有无感觉障碍、对热的耐受性。

（3）患者活动能力、合作程度。

【计划】

1. 护士准备　衣帽整洁，洗手、戴口罩，熟悉热水袋的用法，向患者解释使用热水袋的目的及注意事项。

2. 用物准备　热水袋及布套、水温计、水壶内盛热水（水温 60 ~ 70℃）、干毛巾。

3. 患者准备　了解热水袋热疗的作用，配合要点。

4. 环境准备　调节室温，热水放置于安全处。

【实施】

1. 操作步骤　见表 12 - 5。

表 12 - 5　热水袋的使用

操作程序	操作步骤	要点说明
1. 备热水袋	备热水：测量、调节水温至 60 ~ 70℃ 灌热水袋：放平热水袋、去塞、一手提袋口边缘，一手灌水至 1/2 ~ 2/3（图 12 - 5） 驱气：缓慢放平热水袋，排出袋内空气并拧紧塞子 检查：用毛巾擦干，倒提，检查 加套：将热水袋装入布套	昏迷、感觉迟钝，循环不良等患者水温应低于 50℃ 以防影响热的传导 检查热水袋有无漏水 避免热水袋直接与皮肤接触
2. 核对解释	用物携至床旁，核对患者，做好解释	确认患者，取得配合
3. 置热水袋	放置热水袋于所需部位	袋口朝向身体外侧
4. 观察效果	观察用热期间局部皮肤颜色，询问患者感觉	以防烫伤
5. 整理记录	用毕，取下热水袋，将热水倒空，倒挂，晾干，吹气，拧紧塞子，放阴凉处备用。布套洗净后备用。洗手、记录	记录用热部位、效果、反应

2. 注意事项

（1）用热水袋过程中观察局部皮肤，如发现潮红、疼痛等，应立即停用，并在局部涂凡士林保护皮肤。

（2）小儿、老年人、意识不清、麻醉未清醒、末梢循环不良、感觉障碍等患者，用热水袋水温不超过 50℃，热水袋布套外再包一块毛巾，并加强巡视，防止烫伤。

（3）用热水袋要交接班，治疗时间不超过 30 分钟，如持续使用，应及时更换热水。

【评价】

（1）达到热疗的目的，患者感觉舒适、安全。

（2）患者无心慌、头晕等感觉，无烫伤发生。

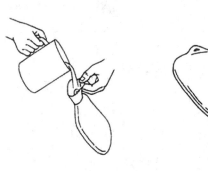

图 12 - 5　灌热水袋法

烤灯的使用

烤灯的种类很多，主要是利用红外线、可见光线、电磁波等的辐射热产生热效应而起治疗作用，临床上常用的烤灯有鹅颈灯、红外线灯、特定电磁波治疗器等。

【目的】

消炎、消肿、解痉、镇痛，促进创面干燥、结痂和肉芽组织生长。

【评估】

同"热水袋的使用"。

【计划】

1. 护士准备　洗手、戴口罩，衣帽整洁，熟悉烤灯的使用方法和作用，向患者解释使用烤灯的目的和注意事项。

2. 用物准备 鹅颈灯、红外线灯，必要时备有色眼镜或纱布、屏风。

3. 患者准备 了解烤灯的热疗作用，同意并配合使用烤灯。

4. 环境准备 调节室温，酌情关闭门窗或遮挡患者。

【实施】

1. 操作步骤 见表12 – 6。

表12 – 6 烤灯的使用

操作程序	操作步骤	要点说明
1. 准备烤灯	根据治疗部位选择不同功率的灯泡：胸、腹、腰、背 500 ~ 1000W，手、足部250W 调节室温，屏风或床帘遮挡。照射前胸、面颈，患者戴有色眼镜或纱布遮盖	保护患者自尊；保护眼睛
2. 核对解释	携用物至床旁，核对床号、姓名，向患者或家属解释以取得配合	确认患者，取得配合
3. 照射患处	协助患者取舒适体位，暴露患处，烤灯对准治疗部位，灯距30 ~ 50cm，照射时间20 ~ 30分钟	照射胸前、面部时，应给患者戴有色眼镜或用纱布遮盖
4. 观察效果	照射期间观察局部皮肤，出现桃红色均匀红斑为合适剂量，如出现紫红色应停止照射，并局部涂凡士林以保护皮肤	观察患者有无过热、心慌、头昏等感觉
5. 整理记录	照射完毕，撤去烤灯，协助患者取舒适卧位，清理用物洗手、记录	记录照射部位、时间、效果、反应

2. 注意事项

（1）密切观察照射部位皮肤情况。

（2）照射过程中，使患者保持舒适体位。

（3）意识不清、局部感觉障碍、血液循环障碍、有瘢痕者，治疗时应加大灯距，防止烫伤。

（4）照射完毕，嘱患者休息15分钟后方可外出，防止感冒。

【评价】

（1）患者体位舒适，无过热、心慌、头晕等感觉。

（2）照射过程中，患者无眼睛受伤、无烫伤。

（二）湿热疗法

热湿敷法

【目的】

促进血液循环、消炎、消肿、减轻疼痛。

【评估】

同"热水袋的使用"。

【计划】

1. 护士准备 洗手、戴口罩，衣帽整洁，熟悉热湿敷的作用和方法，向患者解释热湿敷的目的、作用及注意事项。

2. 用物准备 治疗盘内：小盆内盛热水（水温50 ~ 60℃）、敷布2块、敷钳2把、弯盘、纱布、凡士林、棉签、小橡胶单及治疗巾、塑料纸、棉垫、大毛巾、水温计。酌情备热源、热水袋、屏风。

3. 患者准备 了解热湿敷的作用，并能配合热湿敷法。

4. 环境准备 根据情况关闭门窗，调节室温，必要时用屏风遮挡。

【实施】

1. 操作步骤 见表12 - 7。

表12 - 7 热湿敷法

操作程序	操作步骤	要点说明
1. 核对解释	用物携至床旁,核对患者,做好解释	确认患者,取得配合
2. 局部准备	协助患者取舒适体位,暴露患处,在其下垫橡胶单、治疗巾,热敷部位涂凡士林,上盖一层纱布	保护皮肤和床单位;如暴露身体,用屏风遮挡
3. 热敷患处	将敷布浸入热水中,用敷钳拧至不滴水,抖开,用手腕试温,以不烫手为宜,敷于患处,上盖塑料纸及棉垫,3~5分钟更换一次敷布,持续15~20分钟	用热源维持水温或更换盆内热水,若患处不忌压,可用热水袋放置敷布上,再盖一大毛巾
4. 观察效果	热敷期间观察局部皮肤及全身情况	感觉过热时,可揭开敷布一角散热,以防烫伤
5. 整理记录	湿敷毕,擦净热敷部位,清理用物,洗手,记录	记录热敷部位、时间、效果、反应

2. 注意事项

(1) 注意水温的调节,水温过高容易烫伤,水温过低达不到治疗效果。

(2) 热敷过程中注意观察局部皮肤,防烫伤。

(3) 伤口部位热敷,须按无菌操作,热敷后按换药法处理伤口。

(4) 面部热敷者,热敷后15分钟方可外出,以防感冒。

【评价】

患者无不适感觉,无烫伤发生。

热水坐浴

【目的】

消炎、消肿、止痛,用于会阴部、肛门疾病及手术后。

【评估】

同"热湿敷法"。

【计划】

1. 护士准备 衣帽整洁、洗手、戴口罩,熟悉热水坐浴的方法,向患者解释热水坐浴的目的、方法及注意事项。

2. 用物准备 坐浴椅上置坐浴盆(图12 - 6)、热水、药液(遵医嘱)、无菌纱布、毛巾、水温计、浴巾、屏风,必要时备外科换药用物。

3. 患者准备 排空大小便及清洗坐浴部位。了解坐浴的目的,能主动配合。

4. 环境准备 根据情况关闭门窗,调节室温,必要时用屏风遮挡。

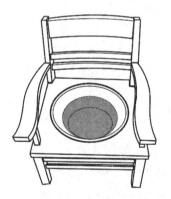

图12 - 6 坐浴椅

【实施】

1. 操作步骤 见表12 - 8。

表12 - 8 热水坐浴

操作程序	操作步骤	要点说明
1. 核对解释	用物携至床旁,核对患者,做好解释	确认患者,取得配合
2. 协助坐浴	测水温(40~45℃),将配好的药液倒入坐浴盆内至1/2满,协助患者脱裤至膝部,先用纱布蘸药液擦洗外阴部皮肤,然后将臀部完全浸入盆中,持续15~20分钟	适应水温,防烫伤

操作程序	操作步骤	要点说明
3. 观察效果	随时观察患者反应及局部皮肤	若出现面色苍白、脉搏加快、眩晕应停止坐浴
4. 整理记录	坐浴毕，用毛巾擦干坐浴部位，协助患者穿好裤子，取舒适卧位休息，整理床单位、洗手、记录	记录坐浴的时间、效果、反应

2. 注意事项

（1）坐浴前应先排尿、排便，避免坐浴时因热水刺激会阴、肛门而引起排尿、排便反射。

（2）坐浴过程中，注意安全，随时观察患者，倾听患者主诉，如有异常，应停止坐浴，扶患者上床休息。

（3）坐浴部位如有伤口，须备无菌坐浴盆及药液，坐浴后按换药法处理伤口。

（4）女性患者月经期、妊娠后期、产后 2 周内、阴道出血、急性盆腔炎症均不宜坐浴，以免引起感染。

【评价】

患者无不适感觉，无烫伤发生。

温水浸泡

【目的】

消炎、镇痛、清洁和消毒伤口，用于手、足、前臂、小腿部位的感染。

【评估】

同"热水坐浴"。

【计划】

1. 护士准备　衣帽整洁、洗手、戴口罩，熟悉温水浸泡的作用、方法，向患者解释温水浸泡的方法及注意事项。

2. 用物准备　浸泡盆、热水（水温 43 ~ 46℃）、药液（遵医嘱）、无菌纱布、长镊子、毛巾、水温计。

3. 患者准备　了解温水浸泡的作用，并同意配合操作。

4. 环境准备　调节室温，根据情况关闭门窗。

【实施】

1. 操作步骤　见表 12 - 9。

表 12 - 9　温水浸泡

操作程序	操作步骤	要点说明
1. 核对解释	用物携至床旁，核对患者，做好解释	确认患者，取得配合
2. 协助浸泡	测水温，将药液倒入热水中，搅匀 暴露患处，将肢体慢慢放入浸泡盆内，必要时用长镊子夹纱布反复擦拭创面，使之清洁（图 12 - 7），治疗时间为 15 ~ 20 分钟	随时调节水温，防烫伤 镊子尖端勿接触创面，保持浸泡液的温度
3. 观察效果	随时观察患者反应及局部皮肤	有无发红、疼痛等反应
4. 整理记录	浸泡完毕，用毛巾擦干肢体，撤去用物，整理床单位，洗手记录	记录浸泡部位、时间、效果、反应

2. 注意事项

（1）浸泡过程中随时观察局部皮肤情况，如出现发红、疼痛等反应，应及时处理。

（2）浸泡部位有伤口，需用无菌浸泡盆及药液，浸泡后按换药法处理伤口。

【评价】

患者无不适感觉，无烫伤发生。

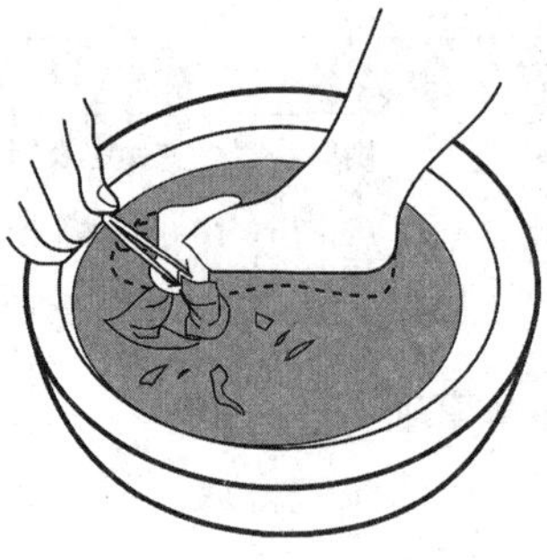

图 12 -7　温水浸泡

❤ **护爱生命**

人们常常采用热水袋、电热毯、暖宝宝等取暖，方法简单，便于使用。但如果方法使用不当、使用流程不规范，责任心不强，不注意仔细观察，特别是晚上睡觉不易苏醒的人和感觉迟钝的人（尤以婴幼儿、糖尿病、脉管炎、中风后遗症等患者以及老年人为主），由于皮肤对外界温度不敏感，接触热源的部位长期不变换位置，有时醒来后就会发现有水疱，起初水疱部位不会很疼，往往几天后才出现红肿，因处理不及时继而发生感染，严重的甚至形成慢性溃疡，并因此留下瘢痕。

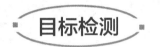

目标检测

答案解析

[A1 型题]

1. 为患者保暖解痉最简便的方法是（　　）。

　　A. 热水袋　　　　B. 热水坐浴　　　　C. 热湿敷　　　　D. 温水浴　　　　E. 红外线照射

2. 冷疗的作用不包括（　　）。

　　A. 减轻出血　　　　　　　　　　　　　B. 促进炎症的消散

　　C. 减轻疼痛　　　　　　　　　　　　　D. 降低体温

　　E. 减轻局部充血

3. 不可用冷疗的患者是（　　）。

　　A. 鼻出血　　　　　　　　　　　　　　B. 头皮下血肿的早期

　　C. 压疮　　　　　　　　　　　　　　　D. 中暑

　　E. 牙痛

4. 热坐浴的禁忌证是（　　）。

　　A. 妊娠后期痔疮疼痛　　　　　　　　　B. 外阴部炎症

　　C. 肛门部充血　　　　　　　　　　　　D. 肛门周围感染

　　E. 痔疮手术后

[A2 型题]

5. 有一产妇，分娩时会阴部撕伤、创面红肿痛，需进行热湿敷，应注意的是（　　）。

　　A. 床单上垫橡胶单　　　　　　　　　　B. 严格执行无菌操作

　　C. 皮肤涂凡士林　　　　　　　　　　　D. 保持合适的水温

　　E. 及时更换敷料

[A3 型题]

(6~8 共用题干)

患者，女，32 岁，阴道产后 3 天，会阴侧切伤口红肿，给予红外线灯照射。

6. 用红外线灯照射创面的作用不包括（　　）。

    A. 消炎   B. 镇痛

    C. 促进创面干燥结痂   D. 促进肉芽组织生长

    E. 抑制微生物的生长

7. 照射时灯距应为（　　）。

    A. 5~10cm   B. 10~20cm   C. 20~30cm   D. 30~50cm   E. 50~70cm

8. 照射时间应为（　　）。

    A. 3~5 分钟   B. 5~10 分钟

    C. 10~20 分钟   D. 20~30 分钟

    E. 30~60 分钟

（左凤林）

书网融合……

 重点回顾   微课   习题

第十三章　药物疗法

学习目标

知识目标：

1. 掌握　药物的保管原则、药疗原则和注射原则；掌握各种注射方法的目的、常用部位及注意事项。

2. 熟悉　给药途径、次数和时间间隔；影响药物疗效的因素。

3. 了解　药物的种类和领取；局部给药的方法。

技能目标：

能正确完成发药操作；能正确进行超声雾化吸入法、氧气雾化吸入法操作；能正确实施各种药物抽吸操作、各种注射法操作。

素质目标：

具有严谨、踏实的工作态度，关心、关爱患者；仪表端庄整洁，沟通有效；严格遵守操作规程，确保用药的安全。

📖 导学情景

情景描述：患者，男，65 岁，既往"慢性支气管炎"病史 20 年，7 天前受凉后出现咳嗽、咳痰、气喘，当地医院给予"抗炎"等治疗 5 天后出现上腹痛、恶心、呕吐，来院就诊，以"慢性阻塞性肺疾病急性加重、胃炎"收住入院。查体：T 37.2℃，P 90 次/分，R 24 次/分，BP 140/80mmHg，神志清楚，口唇发绀，双肺闻及干、湿啰音。医嘱给予：头孢噻肟 3g ivgtt bid，氨溴索 30mg iv bid，布地奈德 1mg + 特布他林 2ml 雾化吸入 bid，奥美拉唑 20mg ac po qd，治疗 7 天，患者症状明显减轻。

情景分析：结合患者的病情及医嘱的内容，护士执行医嘱，安全正确及时给药，使药物治疗达到最佳效果，患者症状明显减轻。

讨论：1. iv、ivgtt、po、qd、bid 分别代表什么意思？

2. 看到医嘱之后同学们知道如何执行给药操作吗？

3. 在药物治疗过程中应该遵循什么原则？

学前导语：药物对疾病的预防、诊断和治疗有重要作用。药物治疗是临床中最常用的治疗方法。在临床护理工作中，护士是药物治疗的实施者，也是用药治疗过程中的监护者。为了合理、准确、安全、有效地给药，护士必须了解患者的病情及用药史，掌握相关的药理学知识，熟练掌握正确的给药方法和技术，正确评估者用药后的疗效与反应，正确指导患者合理用药，使药物治疗达到最佳效果。

第一节　概　述

PPT

护士在对患者给药治疗的过程中，不仅要熟悉药物的药理学知识，还要掌握药物的领取与保管方法、安全给药原则。根据患者的具体情况正确给药，以使药物治疗达到最佳效果。

一、药品管理

（一）药物的种类

常用的药物根据给药途径不同分为以下四类。

1. 内服药 分为固体剂型和液体剂型，固体剂型包括胶囊、片剂、散剂、丸剂等；液体剂型包括口服液、酊剂和合剂等。

2. 外用药 包括膏剂、洗剂、擦剂、滴剂、栓剂、膜剂、酊剂、搽剂等。

3. 注射药 包括水剂、油剂、结晶、粉剂、混悬液等。

4. 其他类 包括中草药、粘贴敷片、植入性慢溶片、胰岛素泵等。

（二）药物的领取

药物的领取必须凭医生的处方进行。一般情况下门诊患者按医生处方在门诊药房自行领取药物；住院患者药物的领取方法各个医院的规定不一。

1. 病区 病区内设有药柜，备有一定数量的常用药物，由专人负责管理，定期根据消耗量填写领药单，到中心药房进行领取和补充。患者使用的贵重药物和特殊药物，由护士凭医生处方领取后方可给患者使用。剧毒药和麻醉药（如吗啡、盐酸哌替啶等）病区内有固定基数，加双锁保管，班班交接，用后凭医生专用处方和空安瓿领取补充。

2. 中心药房 医院内设有中心药房，中心药房的人员负责摆药，病区护士核对并取回，按时给患者服用。

（三）药物的保管

1. 药柜放置 药物应放在药柜内贮存，药柜应放在通风、干燥、光线明亮处，避免阳光直射。药柜应保持整洁、干燥，由专人负责，定期检查药品质量，以确保药品安全。

2. 分类放置 药品应按内服、外用、注射、剧毒等分类放置，并根据药物有效期的先后顺序有计划地使用，以免失效。贵重药、麻醉药、剧毒药应有明显标记，加锁保管，专人负责，专本登记，严格交接。

3. 标签明显 不同的药物选择不同颜色的标签，内服药物用蓝色边标签，外用药用红色边标签，剧毒药用黑色边标签。标签上应标明药名（中、英文对照）、浓度、剂量，标签应字迹清楚。

4. 定期检查 药物要定期检查，如有过期、受潮、霉变、异味、混浊、沉淀等现象或标签脱落、辨认不清等情况时，应立即停止使用。

5. 按药物性质保管 根据药物性质妥善保管，避免药物变质影响疗效或增加毒性反应。

（1）易挥发、潮解或风化的药物 如乙醇、碘酊、过氧乙酸、糖衣片、酵母片等，应装密封瓶，用后盖紧瓶盖，置于阴凉干燥处。

（2）易氧化和遇光易变质的药物 如维生素C、氨茶碱、盐酸肾上腺素等，应装在棕色瓶内或避光容器内，放于阴暗处保存。如肾上腺素类、硝普钠等，使用时也应遮光或避光。

（3）易被热破坏的药物 如疫苗、蛋白制剂、抗毒血清、益生菌、干扰素、青霉素皮试液等，应置于2～10℃的冷藏环境中保存。

（4）易燃易爆的药物 如乙醇、乙醚、环氧乙烷等，应单独存放，远离明火，密闭瓶盖置于阴凉低温处。

（5）易过期的药物 如胰岛素、各种抗生素等，应按有效期的先后有计划地安排使用，避免因药物过期造成浪费。

（6）患者个人专用的贵重或特殊药物　应单独存放，注明床号、姓名。

二、药疗原则

药疗即药物治疗，药疗原则是一切用药的总则，在执行药疗时必须严格遵守。

（一）根据医嘱准确给药

给药属于非独立性的护理操作，必须严格根据医嘱执行。因此，在给药中护士必须严格遵照医嘱执行，不得擅自更改。一般情况下护士只执行医生签名后的书面医嘱。紧急情况下，如抢救和手术过程中执行口头医嘱时，护士必须向医生复述一遍，双方确认无误后方可执行，抢救或手术结束后需由医生在指定时间内及时补写医嘱，并签上全名。护士具有一定的药理学知识，应熟悉常用药物的作用、副作用、毒性反应、用法等，如对医嘱有疑问，应及时向医生提出，查实无误后方可给药，切不可盲目机械地执行医嘱。

（二）严格执行查对制度

护士在给药的过程中必须严格执行"三查八对"制度。

1. 三查　操作前、操作中、操作后查（查八对内容及药物质量）。

2. 八对　对床号、姓名、药名、浓度、剂量、用法、时间及药物有效期。

❤ **护爱生命**

黎秀芳，女，生于1917年3月，祖籍湖南湘潭人。1936年8月考入南京中央高级护士学校。1941年，她不顾家人反对，来到兰州中央医院工作，先后担任护士长、护理部副主任等职务。1947年，黎秀芳参与筹建西北第一所护士学校——兰州中央医院附设高级护士学校，并先后担任该校教务部主任、副校长、校长。新中国成立后，历任西北军区第一陆军医院附设护士学校校长，兰州军区卫生学校副校长，兰州军区军医学校训练部副部长、主任护师，中华护理学会副理事长、护理教育学术委员会副主任委员。

黎秀芳长期从事护理教育工作，从严治校，从严治学，把毕生的心血献给了祖国的大西北。她创建了全国沿用至今的"三级护理"办法、发药治疗和护理文书的"查对制度"及"对抄勾对"等护理操作制度，为护理专业建设做出了卓越的贡献。她先后荣获"模范护理专家"和"中华护理学会先进工作者"称号，1991年被批准为国家级专家，享受政府特殊津贴。她一生立志像英国杰出女性、近代护理学创始人南丁格尔一样，献身医学护理事业。1997年，黎秀芳获得国际护理界最高荣誉奖——南丁格尔奖章，圆了她一生的梦想和追求。

（三）安全正确用药

1. 做到"五准确"　要将准确的药物，按准确的剂量，用准确的途径，在准确的时间内给予准确的患者。

2. 用药前评估指导　给药前应评估患者的病情、治疗方案、过敏史和所用的药物，向患者解释，以取得合作，并给予相应的用药指导，提高患者自我合理用药的能力。

3. 按需做药物过敏试验　对易发生过敏反应的药物，给药前应了解患者的过敏史、用药史和家族史，按需做药物过敏试验，结果为阴性者方可使用。

4. 注意配伍禁忌　两种或两种以上药物配伍使用时，要注意配伍禁忌，杜绝药源性疾病发生。

5. 及时给药　备好的药物要及时使用，避免久置造成药物污染或药效降低。

（四）做好用药指导

给药前应向患者解释，取得配合。给药过程中应根据药物性质给予相应的指导，提高患者用药的能力和自我保护措施。

（五）密切观察用药反应

给药后护士要监测患者的病情变化，动态评价药物疗效和不良反应，并做好记录。

三、给药途径

依据药物的性质、剂型、机体组织对药物的吸收情况和治疗需要等，选择不同的给药途径。常用的给药途径有口服给药、舌下给药、直肠给药、皮肤黏膜给药、吸入给药、注射给药（皮内注射、皮下注射、肌内注射、静脉注射）。除动、静脉注射药液直接进入血液循环外，其他药物均有一个吸收过程，吸收顺序依次为：静脉注射 > 雾化吸入 > 舌下含服 > 直肠给药 > 肌内注射 > 皮下注射 > 口服给药 > 皮肤给药。

四、给药次数和时间间隔

给药次数与时间间隔取决于药物的半衰期，以能维持药物在血液中的有效浓度为最佳选择，同时考虑药物的特性及人体的生理节奏。临床工作中常用外文缩写来描述给药时间、给药部位和给药次数等（表 13 - 1，表 13 - 2）。

表 13 - 1　常用给药的外文缩写及中文译意

缩写	中文译意	缩写	中文译意
qh	每 1 小时一次	am	上午
q2h	每 2 小时一次	pm	下午
q3h	每 3 小时一次	12n	中午 12 点
q4h	每 4 小时一次	12mn	午夜 12 点
q6h	每 6 小时一次	hs	睡前
qd	每日一次	ac	饭前
bid	每日两次	pc	饭后
tid	每日三次	st	立即
qid	每日四次	DC	停止
qod	隔日一次	sos	必要时（限用一次 12 小时内有效）
biw	每周两次	prn	需要时（长期）
qm	每晨一次	Ad	加至
qn	每晚一次	Aa	各
Rp，R	处方	Co	复方
Inj	注射	Tab	片剂
PO	口服	Pil	丸剂
ID	皮内注射	Caps	胶囊
H	皮下注射	Pulv	粉剂、散剂
IM/im	肌内注射	Lip	液体
IV/iv	静脉注射	Mist	合剂

续表

缩写	中文译意	缩写	中文译意
ivgtt	静脉滴注	Sup	栓剂
OD	右眼	Tr	酊剂
OS	左眼	Ung	软膏
AD	右耳	Lot	洗剂
AS	左耳	Ext	浸膏
AU	双耳	gtt	滴

表 13 – 2　医院常用给药时间安排

给药时间缩写	给药时间安排	给药时间缩写	给药时间安排
q2h	6am，8am，10am，12n……	qd	8am
q3h	6am，9am，12n，3pm……	bid	8am，4pm
q4h	8am，12n，4pm，8pm……	tid	8am，12n，4pm
q6h	8am，2pm，8pm，2am	qid	8am，12n，4pm，8pm
qm	6am	qn	8pm

第二节　口服给药

PPT

一、概述

口服给药是药物经口服或胃管灌入胃内后，被胃肠道黏膜吸收入血，从而达到局部或全身治疗目的的给药方法，是临床上最常用、最方便且较经济、安全的给药方法。但由于口服给药吸收较慢且不规则、易受胃内容物的影响、药物产生效应的时间较长，故不适于急救、意识不清、频繁呕吐及禁食的患者。

【目的】

（1）减轻症状。

（2）治疗疾病。

（3）维持正常生理功能。

（4）协助诊断和预防疾病。

【评估】

1. 患者的一般情况　年龄、性别、体重、病情、用药史和过敏史、治疗情况、肝肾功能等情况。

2. 患者的认知反应　对治疗的态度、对所用药物的认识程度、心理状态及合作程度。

3. 患者吞咽功能　有无口腔、食管疾病，有无恶心、呕吐症状，有无因检查、手术需禁食情况。

【计划】

1. 护士准备　衣帽整洁、洗手、戴口罩；掌握沟通交流技巧。

2. 用物准备　药盘、药杯、小药卡、服药本、量杯、滴管、研锤、药匙、包药纸、弯盘、湿纱布、水壶、饮水管、治疗巾。

3. 患者准备　了解服药目的、方法、注意事项和配合要点，取舒适体位。

4. 环境准备　室温适宜、光线充足、安静。

【实施】

1. 操作步骤 见表 13 – 3。

表 13 – 3 口服给药法

操作程序	操作步骤	要点说明
1. 备药		
核对备物	核对医嘱、服药本和小药卡，按照床号顺序将小药卡插入药盘中，放好药杯，备好用物	严格执行三查八对制度
准确配药	核对服药本、小药卡，无误后配药	配好一个患者的药物后，再配另一个患者的药物，防止发生差错
2. 取药		先摆固体药、后摆水剂或油剂药
固体药	用药匙取出所需剂量后放入药杯内，同一患者同一时间内服用的数种固体药可放入一个药杯内	粉剂、含化片用纸包好放入药杯内
水剂药	摇匀药液，取量杯，一手拇指置于所需刻度，使所需刻度与视线平齐，另一手持药瓶（标签向掌心）倒药液至所需刻度（图 13 – 1），用纸巾或湿纱布擦净瓶口，药瓶放回原处	量取不同药液须清洗量杯；同一患者的不同种水剂应分别放置，以免发生化学反应
油剂或不足1ml的药液	应用滴管吸取，先加少量温开水于药杯内再取药，防止药液黏附杯内，影响剂量。滴药时应使滴管稍倾斜，以保证药量准确	以 15 滴为 1ml 计算
核对整理	取药完毕，根据医嘱、服药本、药物重新核对一遍，用治疗巾覆盖备用。整理药柜及用物，洗手	严格执行三查八对制度
3. 发药		
核对	发药前根据服药本与另一名护士再次核对	确保用药安全
准备	洗手，在准确的时间内携服药本、发药盘、温开水至患者床旁	
核对解释	核对床号、姓名、药名、浓度、剂量、用法和用药的时间，解释用药的目的和注意事项	更换药物或停药时，应告知患者
发药	按患者床号的顺序将药发给患者，同一患者的所有药物应一次取出；不同患者的药物应分别取出	避免发错药物
协助服药	协助患者取舒适卧位后服药，对自理服药有困难的患者提供帮助，确认患者服下药物后再离开，特别是麻醉药、催眠药、抗肿瘤药	鼻饲患者应将药物研碎、溶解后由胃管注入
发药后	再次核对，协助患者取舒适卧位	
	随时观察药效和不良反应	如有异常，及时报告医生
	收回药杯：药杯浸泡于消毒液中，冲洗、清洁，再次消毒后备用	一次性药杯集中消毒处理后方可丢弃
	清洁药盘	
	洗手、记录	

2. 注意事项

（1）严格遵守安全给药原则，执行查对制度，防止差错事故发生，确保患者安全。

（2）发药前收集患者有关资料，如遇患者不在病室或进行特殊检查、手术需禁食者暂不发药，并做好交班。

（3）发药时倾听患者的意见，如患者有疑问，护士需重新核对，确认无误后向患者做好解释，再给患者服下。增加或停用某种药物时，应及时告知患者。注意药物之间的配伍禁忌。

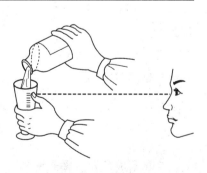

图 13 – 1 倒取药液法

（4）发药后随时观察药物的治疗效果和不良反应，如有异常及时报告医生，酌情处理。

3. 健康教育

（1）重视患者的用药指导，特别是婴幼儿和老年人。

（2）详细解释用药的目的和注意事项。

（3）对于慢性病患者和出院需继续服药的患者，特别强调遵医嘱按时、安全、正确服药的重要性。

【评价】

（1）患者了解安全用药的知识，服药后达到预期疗效。

（2）护士安全正确给药，无差错及不良反应发生。

（3）护患沟通有效，能主动配合，彼此需要得到满足。

二、安全用药指导

根据药物的特性进行安全用药指导。

（一）一般用药指导

（1）需吞服的药物，用温开水送服，不宜干咽或用饮料、茶水等送服。

（2）胶囊、缓释片、肠溶片等吞服时不可嚼碎。

（3）舌下含片应放在舌下或两颊黏膜与牙齿之间待其溶化。

（4）对于慢性病和出院后需要继续服用药物的患者，应使其了解用药的相关知识和服药中的注意事项，增加用药的依从性，并且有助于减少不良反应。

（二）特殊用药指导

（1）准时服药，确保疗效　如抗生素及磺胺类药物应准时服药，以确保维持有效的血药浓度；催眠药物宜在睡前服用；驱虫药宜在空腹或半空腹服用。

（2）按要求注意服药时间　健胃药及增进食欲的药物宜在饭前服用，因可刺激味觉感受器，使消化液分泌物增多，增加食欲。助消化药及对胃黏膜有刺激性的药物宜饭后服用，使药物和食物混合，有利于消化或减少药物对胃黏膜的刺激。

（3）避免对牙齿的腐蚀和染色　如酸剂对牙齿有腐蚀作用、铁剂对牙齿有染色作用，服用这些对牙齿有腐蚀作用或使牙齿染色的药物应使用吸管服用，服药后立即漱口。服用铁剂时，应忌饮茶，以免妨碍铁的吸收。

（4）止咳糖浆服后不宜立即饮水　止咳糖浆对呼吸道黏膜有安抚作用，服后不宜立即饮水以免降低药效；若同时服用多种药物，止咳糖浆应最后服用。

（5）磺胺类药和退热药服后宜多饮水　磺胺类药经肾脏排出，尿少时易析出结晶堵塞肾小管，服药后要多饮水；服退热药后多饮水以增加发汗，有利于降温，增强药物疗效。

（6）强心苷类药物服用前应测脉（心）率及节律　脉率<60次/分或节律异常应暂停服药，并报告医生。

（7）注意配伍禁忌　有配伍禁忌的药物不能同时或在短时间内服用，如胃蛋白酶忌与碳酸氢钠等碱性药物同时服用。

👁 **看一看**

全自动口服药品摆药机的应用

口服药品摆药机摆药流程为：医生下达电子医嘱，医嘱信息通过医院的 HIS 系统发送至药房，中央控制系统自动接收、监控信息，并将信息发送到摆药机，当摆药机接收到信息后开始自动摆药，将一次药量的药片或胶囊自动包入同一药袋内。同时，还可根据用药要求进行药品的分类单独包装，如中、西药分开包装，有备注信息的药品分开包装等。包装机打印出来的药袋上有患者的姓名、病区、床号、药品名称、用药日期、服用数量、服用时间等信息，护士只需要按照药袋上的说明进行药品的发放，减少了核对医嘱环节。其优点有：①摆药机能够快速、集中处理医嘱，并将摆药和核对同时进行，大大节省了时间，提高了工作效率；②药品包装提高发药准确率，为患者的用药安全提供了保证；③患者更加明确药品的服用方法；④有效地避免了摆药过程中的二次污染，使住院患者避免二次感染。

药房应用全自动口服药品摆药机提高医院药学服务水平，已成为医院药房的发展趋势。

✕ 练一练

如何为口服给药的患者做安全用药指导？

答案解析

第三节 雾化吸入法

PPT

雾化吸入法是应用雾化装置将药液分散成细小的雾滴，经鼻或口吸入呼吸道，以达到预防和治疗疾病的目的。吸入药物除了对呼吸道局部产生作用外，还可通过肺组织吸收而产生全身性疗效。雾化吸入用药具有起效较快、药物用量小、不良反应轻的优点，临床应用广泛。常用的雾化吸入法有氧气雾化吸入法、手压式雾化器雾化吸入法和超声雾化吸入法。

一、常用吸入药物及作用

1. 抗生素类药物 常用庆大霉素、红霉素、卡那霉素和头孢类药物等，可以控制呼吸道感染，消除炎症。

2. 解痉平喘药物 常用氨茶碱、沙丁胺醇等，可以解除支气管痉挛，改善通气功能。

3. 稀释痰液药物 常用 α-糜蛋白酶、乙酰半胱氨酸等，可以稀释痰液，易于排出。

4. 糖皮质激素类药物 常用地塞米松等，与抗生素同时使用可以增加抗炎效果，减轻呼吸道黏膜水肿。

二、常用吸入法

（一）氧气雾化吸入法

氧气雾化吸入法是利用高速的氧气气流，将药液吹成雾状，随呼吸进入呼吸道的方法。目前临床上使用的雾化器有玻璃氧气雾化器、吸嘴式氧气雾化器、面罩式氧气雾化器三种（图13-2），由口含嘴（或面罩）和贮药罐构成。

氧气雾化吸入器作用的基本原理是利用高速氧气气流通过毛细管口产生负压，将药液由相邻的管口吸出，所吸出的药液又被毛细管口高速的氧气气流撞击成细小的雾滴，成气雾状喷出，随患者呼吸进入呼吸道而达到治疗的作用。

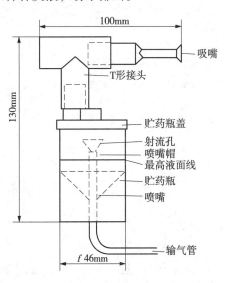

图13-2 氧气雾化吸入器

【目的】

1. 控制感染　消除炎症，控制呼吸道感染。常用于咽喉炎、支气管扩张、肺炎、肺脓肿、肺结核等患者。

2. 改善通气　解除支气管痉挛，保持呼吸道通畅。常用于支气管哮喘等患者。

3. 祛痰镇咳　减轻呼吸道黏膜水肿，稀释痰液，帮助祛痰。

4. 湿化气道　常用于呼吸道湿化不足、痰液黏稠、气道不畅者，也可作为气管切开术后的常规治疗手段。

【评估】

1. 患者的一般情况　年龄、病情、治疗情况、用药史、所用药物的药理作用。

2. 患者的认知反应　意识状态、自理能力、合作程度及对雾化吸入法的认识。

3. 治疗局部　患者呼吸道状况、面部及口腔黏膜情况。

【计划】

1. 护士准备　衣帽整洁，洗手、戴口罩；掌握沟通交流技巧。

2. 用物准备

（1）治疗车上层　氧气雾化吸入器、氧气装置一套、医嘱用药、弯盘。

（2）治疗车下层　生活垃圾桶、医疗垃圾桶、锐器盒。

3. 患者准备　了解氧气雾化吸入法的目的、方法、注意事项及配合要点，取卧位或坐位等舒适体位接受雾化治疗。

4. 环境准备　室内温湿度适宜、光线充足、安静。

【实施】

1. 操作步骤　见表 13-4。

表 13-4　氧气雾化吸入法

操作程序	操作步骤	要点说明
1. 准备	检查氧气雾化吸入器各部件连接是否完好	严格查对，正确操作
	遵医嘱将药液稀释至 5ml，并注入雾化器内	
2. 核对解释	携用物至床旁，核对患者床号、姓名及腕带信息，解释操作目的、配合要点及注意事项，并根据患者病情协助患者取舒适体位	确认患者，取得合作，注意礼貌称呼患者并主动询问患者需求
3. 连接雾化器	连接雾化器的进气口与氧气装置的输出口	勿漏气
4. 调节氧流量	调节氧流量为 6～8L/min	
5. 开始雾化	嘱患者手持雾化器，将吸嘴放入口中，紧闭口唇深吸气，用鼻呼气，如此反复直至药液吸完	患者深吸气使药液充分到达细支气管和肺内，提高治疗效果
6. 观察	观察患者有无不良反应及装置情况	操作中严禁烟火和易燃品，注意用氧安全
7. 结束雾化	取下口含嘴，关闭氧气开关。协助患者清洁口腔，擦干面部，安置舒适卧位	
8. 用物处理	温水冲洗雾化器后浸泡消毒 1 小时，再洗净晾干备用（一次性雾化器按规定处理）	用物分类处理
9. 洗手记录	观察疗效与不良反应，洗手记录	

2. 注意事项

（1）使用前检查雾化器连接是否漏气；吸入过程中正确使用供氧装置，注意用氧安全，严禁接触烟火和易燃品，室内避免火源；氧流量不可过大，以免损坏雾化器。

（2）氧气湿化瓶内勿装水，以免液体进入雾化吸入器内使药液稀释影响疗效。

（3）吸入过程中，指导患者做深呼吸动作，口含嘴应放到舌根部，尽可能深长吸气，吸气后屏气1~2秒效果更好。

（4）观察患者痰液排出情况，如痰液仍未咳出，予以拍背、吸痰等方法协助排痰。

【评价】

（1）护士操作规范，护患沟通有效，用氧安全。

（2）患者明确操作目的并主动配合，达到预期疗效。

（3）护士操作严格查对，准确给药，无差错及不良反应发生。

（二）手压式雾化吸入法

手压式雾化吸入法是利用雾化器内腔的高压，将其倒置，用食指和拇指按压雾化器，使药液从喷嘴喷出（图13-3），由形成雾滴作用于口腔及咽部、气管、支气管黏膜而被其吸收的治疗方法。

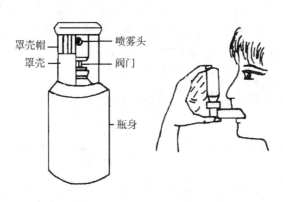

图13-3 手压式雾化吸入器

【目的】

1. 湿化呼吸道 常用于呼吸道湿化不足所致的痰液黏稠。

2. 预防和控制呼吸道感染 减轻和消除炎症及呼吸道黏膜水肿，常用于咽喉炎、支气管扩张。

3. 改善呼吸功能 解除支气管痉挛，保持呼吸道通畅，常用于支气管哮喘等患者。

【评估】

同"氧气雾化吸入法"。

【计划】

1. 护士准备 衣帽整洁，洗手、戴口罩；掌握沟通交流技巧。

2. 用物准备 手压式雾化吸入器、医嘱用药。

3. 患者准备 了解手压式雾化吸入的目的及注意事项，能正确配合雾化吸入操作。

4. 环境准备 室温适宜、光线充足、安静。

【实施】

1. 操作步骤 见表13-5。

表13-5 手压式雾化吸入法

操作程序	操作步骤	要点说明
1. 检查备药	检查手压式雾化吸入器 遵医嘱将药液注入雾化器内	严格查对，正确操作
2. 核对解释	携用物至床旁，核对患者床号、姓名及腕带信息，解释操作目的、配合要点及注意事项，并根据患者病情协助患者取舒适体位	确认患者，取得合作，注意礼貌称呼患者并主动询问患者需求

续表

操作程序	操作步骤	要点说明
3. 摇匀药液	取下雾化器保护盖，充分摇匀药液	
4. 开始雾化	协助患者取舒适卧位，雾化器倒置，口含嘴放入口中，平静呼吸，吸气开始时，按压气雾瓶顶部，使之喷药，深吸气→屏气→呼气，反复1~2次	紧闭口唇；深呼吸，尽可能延长屏气时间
5. 结束雾化	取下雾化器，协助患者清洁口腔，擦干面部，安置舒适卧位	
6. 用物处理	清理用物	用物分类处理
7. 洗手记录	观察疗效与不良反应，洗手记录	

2. 注意事项

（1）使用前检查雾化器各部件是否完好，有无松动、脱落等情况。

（2）每次1~2喷，药液随着深吸气进入呼吸道，尽可能延长屏气时间，然后呼气。两次使用间隔时间为3~4小时。

（3）使用吸入器3分钟后要用清水漱口，去除咽部残留的药物，以免引起霉菌感染，导致声音嘶哑、口腔不适等。

（4）喷雾器使用后应放置阴凉处保存（30℃以下），外壳定期用温水清洁。

【评价】

（1）护士正确指导，护患有效沟通。

（2）患者掌握手压式雾化吸入器给药方法，症状改善。

（三）超声雾化吸入法

超声雾化吸入法是应用超声波声能将药液变成细微的气雾，再由呼吸道吸入，以预防和治疗呼吸道疾病的方法。超声雾化吸入的特点为雾量大小可以调节；雾滴小而均匀（直径 <5μm）；患者感觉温暖舒适（雾化器电子部分产热，对雾化液起轻度加温的作用）；治疗效果好（药液可被吸入到终末细支气管和肺泡）。

1. 超声雾化吸入器的构造　超声雾化吸入器由四部分组成（图13-4）。①超声波发生器：通电后可输出高频电能，其面板上有电源和雾量调节开关，指示灯及定时器。②水槽与晶体换能器：水槽内盛冷蒸馏水，其底部有一晶体换能器，接收发生器输出的高频电能，并将其转化为超声波声能。③雾化罐与透声膜：雾化罐盛药液，其底部为一半透明的透声膜，声能可透过此膜与罐内药液作用，产生雾滴喷出。④螺纹管和口含嘴（或面罩）。

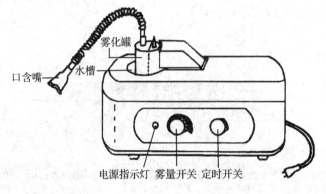

图13-4　超声雾化吸入器组成

2. 超声雾化吸入器的作用原理　超声波发生器通电后输出的高频电能通过水槽底部晶体换能器转换为超声波声能，声能震动并透过雾化罐底部的透声膜作用于罐内的药液，使药液表面张力破坏而成为细微雾滴，通过导管在患者深吸气时进入呼吸道。

【目的】

1. 湿化气道　常用于呼吸道湿化不足、痰液黏稠、气道不畅者，稀释痰液、帮助祛痰，改善通气功能。常用于气管切开术后、呼吸道湿化不足、痰液黏稠等患者。

2. 预防和控制呼吸道感染　消除炎症，减轻呼吸道黏膜水肿，保持呼吸道通畅。预防呼吸道感染，常用于胸部手术前后、呼吸道感染等患者。

3. 改善通气功能　解除支气管痉挛，保持呼吸道通畅，常用于支气管哮喘等患者。

4. 治疗肺癌　间歇吸入抗癌药物治疗肺癌。

【评估】

1. 患者的一般情况　年龄、病情、治疗情况、用药史、所用药物的药理作用。

2. 患者的认知反应　意识状态、自理能力、合作程度及对雾化吸入法的认识。

3. 治疗局部　患者呼吸道状况、面部及口腔黏膜情况。

【计划】

1. 护士准备　衣帽整洁，洗手、戴口罩；掌握沟通交流技巧。

2. 用物准备

（1）治疗车上层　超声雾化吸入器一套、水温计、弯盘、冷蒸馏水、生理盐水、按医嘱准备药物。

（2）治疗车下层　生活垃圾桶、医疗垃圾桶、锐器盒。

3. 患者准备　了解超声雾化吸入法的目的、方法、注意事项及配合要点，取卧位或坐位等舒适体位接受雾化治疗。

4. 环境准备　室温适宜、光线充足、安静。

【实施】

1. 操作步骤　见表13－6。

表13－6　超声雾化吸入法

操作程序	操作步骤	要点说明
1. 准备雾化器	检查超声雾化吸入器各部件性能是否完好，连接是否正确，有无松动、脱落等异常情况	确认雾化器性能正常
	在水槽内加冷蒸馏水约250ml，要求浸没雾化管底部的透声膜，水位达到雾化器规定的水位高度	勿加入温水或热水，水槽无水时不可开机，以免损坏机器
2. 核对加药	核对医嘱，将药液用0.9%氯化钠溶液稀释至30～50ml注入雾化罐内，检查无漏水后，将雾化罐放入水槽，盖紧水槽盖	严格查对，药物剂量准确 水槽底部的晶体换能器和雾化罐底部的透声膜薄而质脆，易损坏，动作应轻柔
3. 核对解释	携用物至床旁，核对患者床号、姓名及腕带信息，解释操作目的、配合要点及注意事项，并根据患者病情协助患者取舒适体位	确认患者，取得合作，注意礼貌称呼患者并主动询问患者需求
4. 调节雾量	接通电源，打开开关，预热3～5分钟，调节定时开关及雾量大小	一般每次吸入时间为15～20分钟
5. 开始雾化	将面罩放于患者口鼻部或将口含嘴放入患者口中，指导患者闭口深呼吸	嘱患者做深而慢的呼吸
6. 观察	观察患者有无不良反应及雾化装置情况	发现水槽内水温超过50℃或水量不足应关机，更换或加入冷蒸馏水

续表

操作程序	操作步骤	要点说明
7. 结束雾化	治疗完毕，取下口含嘴或面罩，关闭雾化开关，再关电源开关。协助患者清洁口腔，擦干面部，安置舒适卧位	按流程操作，不然易损坏电子管；连续使用雾化器时，需间隔30分钟
8. 用物处理	倒净水槽内的水并擦干，雾化罐、螺纹管、口含嘴浸泡消毒1小时，洗净晾干后备用	用物分类处理
9. 洗手记录	观察疗效与不良反应，洗手记录	

2. 注意事项

（1）治疗前，应认真检查机器各部件，确保性能良好和连接正确；使用后及时消毒雾化管道，避免交叉感染。

（2）水槽底部的晶体换能器和雾化罐底部的透声膜薄而质脆，在操作及清洗过程中动作要轻，防止损坏。

（3）护士熟悉雾化器性能，水槽内应保持足够的水量（虽有缺水保护装置，但不可在缺水状态下长时间开机），水槽和雾化管内不可加温水或热水，水温不宜超过50℃。若水槽内水温超过50℃或水量不足，应先关机，再更换冷蒸馏水。

（4）观察患者痰液排出是否困难，若因黏稠的分泌物经湿化后膨胀致痰液不易咳出时，应予以拍背以协助痰液排出，必要时吸痰。

（5）治疗过程需加入药液时，不必关机，直接从盖上小孔内添加即可。

（6）一般治疗时间为15~20分钟，连续使用时，应间歇30分钟后再开机使用。

（7）呼吸道疾病患者需要雾化时，雾化量的调节应采用渐进式，雾化时间不宜过长，同时要密切观察有无缺氧表现，以免因雾化吸入不当引发或加重缺氧。

【评价】

（1）患者呼吸道炎症减轻或消除，痰液能顺利咳出，呼吸困难缓解或消除。

（2）机器性能良好，护士操作规范，护患沟通良好。

PPT

第四节　注射给药法

注射给药法是将无菌药液或生物制剂注入体内，以达到预防、诊断和治疗疾病目的的一种给药方法。注射给药法具有药物吸收快、血药浓度升高迅速、进入体内的药量准确等优点，适用于需要药物迅速发生作用或因各种原因不能经口服给药的患者。但注射给药法是一种侵入性操作，会造成一定程度的组织损伤，引起疼痛以及潜在并发症。另外，因药物吸收快，某些药物的不良反应出现迅速，处理也相对困难。因此，护士要严格执行注射原则，确保安全用药。常用的注射给药法包括皮内注射、皮下注射、肌内注射及静脉注射。

一、注射原则

注射原则是一切注射给药的总则，护士必须严格遵守。

（一）严格执行查对制度

1. 严格执行"三查八对"制度　在注射前、中、后均应仔细查对患者的床号、姓名、药名、浓度、剂量、用法、时间及药物有效期。

2. 认真检查药物质量 如发现药液过期、混浊、沉淀、变质、变色、药液瓶身有裂痕、瓶盖有松动及标签模糊等现象，均不能使用。

3. 查对配伍禁忌 如同时注射多种药物，应查对药物有无配伍禁忌。

（二）**严格遵守无菌操作原则**

1. 环境 注射场所环境，符合无菌操作要求。

2. 护士 注射前护士必须修剪指甲、洗手、戴口罩、衣帽整洁，必要时戴手套。注射后护士应洗手。

3. 用物 注射器的针尖、针梗、乳头、空筒内壁、活塞及活塞轴必须保持无菌。

4. 注射局部皮肤严格消毒 注射部位皮肤按要求进行消毒，并保持无菌。常用的消毒方法有：①用棉签蘸取 2% 碘酊，以注射点为中心，由内向外螺旋式旋转涂擦，消毒范围直径 >5cm，待干后，用 75% 乙醇同法脱碘 2 次，范围大于碘酊消毒面积，待乙醇干后即可注射；②安尔碘或 0.5% 碘伏同法消毒 2 遍，无需脱碘。

（三）**严格执行消毒隔离制度**

1. 注射时一人一套注射用物 注射器、针头、止血带、治疗巾、棉垫等注射用物一人一套，以防交叉感染。

2. 按消毒隔离原则处理用物 所用物品须按消毒隔离制度处理。对一次性物品应按规定处理（针头置于锐器盒，集中焚烧；注射空筒与活塞分离，毁形后集中置于医用垃圾袋中统一处理），不可随意丢弃。

（四）**选择合适的注射器和针头**

（1）根据药物剂量、黏稠度、刺激性强弱及注射部位的不同选择合适的注射器和针头。

（2）注射器应完整、无裂痕、不漏气；针头应锐利、无钩、无锈、无弯曲、型号合适；注射器和针头衔接紧密。

（3）一次性注射器包装密封，不漏气，在有效期内使用。

（五）**注射药液现用现配**

注射药液在规定注射时间内临时抽取，即刻注射，以防药物被污染或药效降低。

（六）**选择合适的注射部位**

（1）注射部位应避开神经、血管（动、静脉注射除外）处。

（2）注射部位应避开炎症、瘢痕、硬结、损伤及皮肤病等部位。

（3）对需长期注射的患者，应经常更换注射部位。

（七）**注射前应排尽空气**

（1）注射前应将注射器内的空气排尽，尤其是动、静脉注射，以防空气栓塞的形成。

（2）排气时应避免浪费药液和污染针头。

（八）**掌握合适的进针角度和深度**

（1）各种注射法分别有不同的进针角度和深度要求（图 13 - 5）。

（2）进针时不可将针梗全部刺入注射部位，以防不慎断针增加处理的难度。

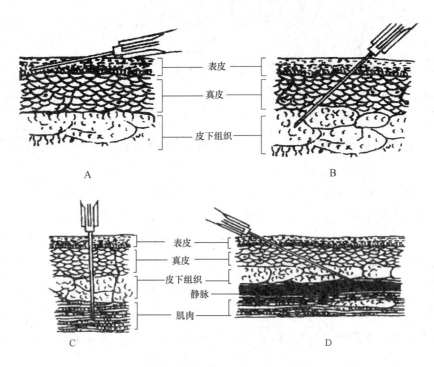

图 13 – 5 各种注射法的进针深度
A. 皮内注射；B. 皮下注射；C. 肌肉注射；D. 静脉注射

（九）注药前检查回血

进针后、注射药液前，应抽动注射器活塞，务必检查有无回血。动、静脉注射必须见有回血后方可注入药物。皮下、肌内注射无回血方可注射，如有回血应拔针更换注射部位重新注射，切不可将药液注入血管内。

（十）应用无痛注射技术

（1）做好解释和安慰工作，消除或减轻患者的顾虑和恐惧，分散其注意力。

（2）协助患者取舒适体位，使肌肉放松，易于进针。

（3）注射时做到"两快一慢加匀速"，即进针和拔针快，推药速度缓慢而均匀。

（4）注射刺激性强的药液或油剂时应选择稍长针头，进针要深。

（5）同时注射多种药物时，应先注射刺激性弱的药物，再注射刺激性强的药物。

二、注射用物准备

（一）治疗车上层

1. 基础注射盘 注射盘内置：皮肤消毒液（常用 0.5% 碘伏、安尔碘或 2% 碘酊和 75% 乙醇）、无菌棉签、弯盘、砂轮、启瓶器、无菌持物钳及罐、无菌纱布缸，静脉注射时需有止血带和小垫枕。

2. 注射器及针头 注射器由空筒和活塞组成。空筒前端为乳头，表面有刻度。活塞由活塞体、活塞轴和活塞柄组成，针头由针尖、针梗和针栓三部分组成（图 13 – 6）。常用注射器的规格及针头型号有多种（表 13 – 7）。

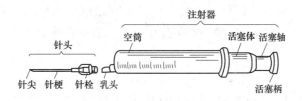

图 13 - 6　注射器、针头的构造

表 13 - 7　无菌包使用法

注射器	针头	用途
1ml	4~4.5 号	皮内注射、注射小剂量药液
1ml，2ml	5~6 号	皮下注射
2ml，5ml，10ml	6~7 号	肌内注射、静脉采血
5ml，10ml，20ml，50ml，100ml	6~9 号	静脉注射、静脉采血

👁 **看一看**

注射器的发明及创新

注射器是一种常见的医疗用具。我国汉代医学家张仲景在《伤寒论》中有所记载，注射器出现的最初形态是灌肠器。早在 15 世纪，意大利人卡蒂内尔就提出了注射器的原理：主要用针头抽取或者注入气体或者液体。

注射器的出现是医疗用具领域一次划时代的革命。注射器针筒可以由塑料或玻璃制成，并且通常上面都有表示注射器中液体体积的刻度指示。玻璃注射器可以用高压灭菌器进行消毒，但是因为塑料注射器的处理成本较低，所以现代医疗注射器多数是用塑料制成的。

世界上第一只无针注射器产品于 1992 年在德国上市，获批专用于注射胰岛素。无针注射器是无需针头、凭借高速气流推动将药液扩散注入患者体内的注射器。其优点是药液进入皮下均匀散开，起效快，增加吸收率，长时间注射不易起硬结。可消除患者对针头的恐惧，缩短注射时间，避免注射划伤、针头折断对人体的危害，降低感染率。

在应对新冠疫苗的接种工作中，我国科研人员发明了预灌封注射器。

3. 注射药物　按医嘱准备。

4. 注射卡或注射本　根据医嘱准备注射本或注射卡，是注射给药的依据，便于"三查八对"，避免给药错误。

5. 手消毒液

（二）治疗车下层

治疗车下层备生活垃圾桶、医疗垃圾桶、锐器盒。

三、药物抽吸法

药物抽吸法是指运用无菌技术从安瓿或密封瓶内准确、无污染地抽吸药液的方法。

【目的】

遵医嘱准确进行药液抽吸，为各种注射做准备。

【评估】

1. 核对医嘱　操作前核对医嘱，确定患者床号、姓名、所用药物并确认用药合理性。

2. 评估药物 检查药物名称、剂量、浓度、用法、有效期，观察瓶身有无裂痕，瓶盖有无松动，观察药液有无变色、混浊、沉淀、絮状物，有无配伍禁忌，青霉素核对批号。

【计划】

1. 护士准备 衣帽整洁，修剪指甲，洗手、戴口罩。

2. 用物准备 基础注射盘、注射卡、药液、注射器（检查一次性注射器的名称、型号、有效期及包装密封性），另备分类处理用物容器。

3. 环境准备 室温适宜、光线充足、安静，符合无菌操作要求。

【实施】

1. 操作步骤 见表13-8。

表13-8　药液抽吸法

操作程序	操作步骤	要点说明
1. 核对铺盘	核对医嘱与注射卡，检查药物质量及有效期，铺无菌盘	严格查对，严格无菌操作
2. 抽吸药液		
▲自安瓿内抽吸药液	打开安瓿。轻弹安瓿顶端，使药液弹至体部，用砂轮在安瓿颈部锯痕，用安尔碘消毒锯痕处，以去除玻璃碎屑，折断安瓿（图13-7）	其颈部如有蓝点标记或在颈、体之间有一环形凹痕，无需砂轮锯痕，消毒后可直接折断安瓿
	连接注射器。检查并打开注射器后，取出注射器并检查，调整针头斜面与空筒刻度相反，拧紧针栓，抽动活塞柄	检查注射器型号、有效期、密封情况，检查针头质量
	抽吸药液。一手持安瓿，另一手持注射器并以示指固定针栓，将针尖斜面向下放入安瓿内的液面下，抽动活塞，吸取药液（图13-8，图13-9）	针栓不能进入安瓿内，手不可污染活塞体，针头不可触及安瓿外口
▲自密封瓶内抽吸药液	去盖消毒。用启瓶器去除密封瓶铝盖中心部分，常规消毒瓶塞及周围，待干	
	连接注射器。检查并打开注射器后，取出注射器并检查，调整针头斜面与空筒刻度相反，拧紧针栓，抽动活塞柄	检查注射器型号、有效期、密封情况，检查针头质量
	注入空气。注射器内先抽入与所需药量等量的空气，以示指固定针栓，将针头刺入瓶内，注入空气	增加瓶内压力，利于抽药
	抽吸药液。倒转密封瓶，使针头在液面以下，抽吸药物至所需刻度。右手示指固定针栓，拔出针头（图13-10）	结晶、粉剂药物时先用0.9%氯化钠溶液、注射用水或专用溶媒充分溶解后再抽吸；油剂可稍加温或双手对搓药瓶后，用稍粗针头抽吸
3. 排尽空气	将针头垂直向上，一手示指固定针栓，一手轻拉活塞柄使针梗内的药液流入注射器内，轻弹注射器空筒外壁使气泡集中在乳头根部，轻推活塞排出气体	排气时勿浪费药液或污染针头
4. 妥善放置	将空安瓿、原装密封瓶或针头保护套套在针梗上保护针头，再次查对后放于无菌盘内备用	
5. 整理用物	用物放回原处，分类处理垃圾，洗手	

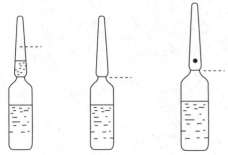

图13-7　安瓿使用前的处理

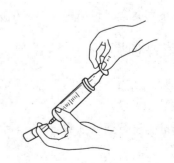

图13-8　自小安瓿抽吸药液法

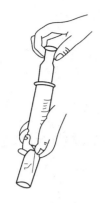

图 13-9 自大安瓿抽吸药液法

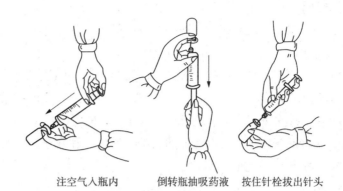

注空气入瓶内　倒转瓶抽吸药液　按住针栓拔出针头

图 13-10 自密封瓶抽吸药液法

2. 注意事项

（1）严格执行无菌技术操作原则和查对制度。

（2）折断安瓿时应避免用力过猛捏碎安瓿上端，必要时垫无菌纱布折安瓿，避免锐器伤。

（3）自安瓿内抽药时，安瓿倾斜度不能过大，以免药液流出，要抽尽安瓿内药液。

（4）抽吸药液时手只能触及活塞柄，不可触及活塞体部，以免污染空筒内壁和药液。排气时用示指固定针栓，不能触及针梗和针尖，轻推活塞排气，不可浪费药液，确保药量准确。

（5）根据药液的性质抽药　结晶和粉剂需按要求先用无菌生理盐水、注射用水或专用溶媒等充分溶解后再抽吸；混悬液摇匀后抽吸；油剂和混悬液抽吸时，应选用较粗的针头。

（6）操作中要仔细谨慎，防止针刺伤。配制化疗药物时做好个人防护。

（7）药液抽取后要及时注射，以免药液污染和效价降低。

（8）用尽药液的安瓿或密封瓶不可立即丢弃，以备注射时查对。

【评价】

（1）严格执行查对制度和无菌操作原则。

（2）操作规范、熟练，药量准确，防护得当。

（3）药液抽吸过程中无污染和差错发生。

四、常用注射法

常用注射法包括皮内注射、皮下注射、肌内注射、静脉注射。

（一）皮内注射

皮内注射（intradermal injection，ID）是将少量的无菌药液或生物制剂注入表皮和真皮之间的方法。

【目的】

（1）做药物过敏试验，以观察有无过敏反应。

（2）预防接种。

（3）局部麻醉的起始步骤。

【评估】

1. 患者的一般情况　年龄、性别、体重、病情、治疗情况、用药史、过敏史及家族史。

2. 患者的认知反应　意识状态、心理状态、对用药的认知及合作程度。

3. 患者注射部位局部皮肤情况　根据皮内注射的目的选择注射部位，药物过敏试验选取前臂掌侧下段；预防接种（卡介苗）选择上臂三角肌下缘；局部麻醉的起始步骤在局部麻醉处。

【计划】

1. 护士准备　衣帽整洁，洗手、戴口罩；熟悉皮内注射操作方法。

2. 用物准备

（1）治疗车上层　基础注射盘、按医嘱备药、1ml 注射器（带 4 ~ 4.5 号针头）、注射卡、手消毒液等。药物过敏试验需另备 0.1% 盐酸肾上腺素 1 支、2ml 注射器 1 支。

（2）治疗车下层　生活垃圾桶、医疗垃圾桶、锐器盒。

3. 患者准备　了解皮内注射的目的、方法、注意事项、配合要点、药物作用及副作用，能配合操作；取舒适体位并暴露注射部位。

4. 环境准备　室温适宜、光线充足、安静，符合无菌操作要求。

【实施】

1. 操作步骤　见表 13 - 9。

表 13 - 9　皮内注射

操作程序	操作步骤	要点说明
1. 查对备药	核对医嘱、注射卡、药物，检查用物，铺无菌盘，抽吸药液，排气后将针尖斜面调至与空筒刻度一致，套安瓿放入无菌盘内	严格无菌操作和查对制度
2. 核对解释	携用物至患者床旁，核对床号、姓名及腕带信息，确认患者，向患者解释注射目的、注意事项，取得合作	确认患者，取得合作，注意礼貌称呼患者并主动询问患者需求；药物过敏试验应再次询问"三史"
3. 选择部位	协助患者取合适体位，根据皮内注射的目的选择注射部位	药物过敏试验选取前臂掌侧下段，该处皮肤较薄，肤色浅，易于注射和分辨过敏反应
4. 消毒皮肤	用 75% 的乙醇消毒皮肤	忌用碘酊或碘伏消毒，以防对碘过敏或影响局部反应的观察
5. 核对排气	再次核对患者床号、姓名和药物后，排尽注射器内空气	操作中查对
6. 穿刺注射	操作者左手绷紧注射部位皮肤，右手持注射器，示指固定针栓，针尖斜面向上与皮肤成 5° 刺入，待针尖斜面完全进入皮内后，放平注射器，左手拇指固定针栓，右手推入药液 0.1ml，使局部隆起呈一圆形皮丘，可见皮肤发白，毛孔增大（图 13 - 11）	进针角度不可过大，否则会刺入皮下注入剂量要准确
7. 拔针观察	注药毕，快速拔针，勿按压针眼，再次核对床号、姓名及药物	嘱患者勿按揉局部，勿离开病房，15 ~ 20 分钟后观察结果，如有心慌、眩晕、恶心等不适立即告知
8. 整理	整理床单位，协助患者取舒适卧位，清理用物分类放置	按消毒隔离制度处理用物
9. 洗手记录	洗手，记录结果	

2. 注意事项

（1）严格执行查对制度、消毒隔离制度和无菌操作原则。

（2）做药物过敏试验前，护士应详细询问患者的用药史、过敏史及家族史，备 0.1% 盐酸肾上腺素。如患者对需要注射的药物有过敏史，则不可进行皮试，应及时与医生联系，更换其他药物。

（3）做药物过敏试验消毒皮肤时忌用含碘消毒剂，以免着色影响对局部反应的观察及与碘过敏反应相混淆。

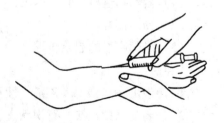

图 13 - 11　皮内注射

（4）掌握正确的进针角度和深度，以免将药液注入皮下或药液漏出。

（5）拔针后嘱患者勿按揉皮丘或揉擦局部，以免影响局部反应的观察。

（6）药物过敏试验结果如为阳性反应，告知患者或家属，不能再用该种药物，并记录在病历上。如皮试结果不能确认或怀疑假阳性时，应采取对照试验，方法为：更换注射器及针头，在另一侧前臂相应部位注入 0.1ml 生理盐水，20 分钟后对照观察反应。

【评价】

（1）严格执行查对制度、消毒隔离制度和无菌操作原则。

（2）操作规范、熟练，无污染。

（3）护患沟通良好，患者主动配合，无不适。

（二）皮下注射

皮下注射（hypodermic injection，H）是将少量的无菌药液或生物制剂注入皮下组织的方法。

【目的】

（1）用于某些不宜口服给药，又需要在一定时间内达到药效的小剂量药物，如胰岛素、肾上腺素等。

（2）预防接种。

（3）局部麻醉用药。

【评估】

1. 患者的一般情况 年龄、性别、体重、病情、治疗情况、用药史、过敏史。

2. 患者的认知反应 意识状态、心理状态、肢体活动能力、对用药的认知及合作程度。

3. 患者注射部位局部皮肤及皮下组织的情况 常用注射部位为上臂三角肌下缘、上臂外侧、两侧腹壁、后背、大腿前侧和外侧（图 13-12）。

【计划】

1. 护士准备 衣帽整洁，洗手、戴口罩；熟悉皮下注射操作方法。

2. 用物准备

（1）治疗车上层 基础注射盘、注射卡、按医嘱备药、1~2ml 注射器（带 5~6 号针头）、注射卡、手消毒液等。

（2）治疗车下层 生活垃圾桶、医疗垃圾桶、锐器盒。

3. 患者准备 了解皮下注射的目的、方法、注意事项、配合要点、药物作用及副作用，能配合操作；取舒适体位并暴露注射部位。

4. 环境准备 室温适宜、光线充足、安静，符合无菌操作要求，必要时用屏风遮挡患者。

【实施】

1. 操作步骤 见表 13-10。

表 13-10 皮下注射

操作程序	操作步骤	要点说明
1. 查对备药	核对医嘱、注射卡、药物，检查用物，铺无菌盘，抽吸药液，排气后将针头套安瓿放入无菌盘内	严格无菌操作和查对制度
2. 核对解释	携用物至患者床旁，核对床号、姓名及腕带信息，确认患者，向患者解释注射目的、注意事项，取得合作	尊重患者，有效沟通，取得合作
3. 选择部位	协助患者取合适体位，选择合适注射部位	
4. 消毒皮肤	常规消毒皮肤待干	消毒面积≥5cm×5cm

续表

操作程序	操作步骤	要点说明
5. 核对排气	再次核对患者床号、姓名和药物后，排尽注射器内空气	操作中查对
6. 穿刺进针	操作者左手绷紧注射部位皮肤，右手持注射器，示指固定针栓，针尖斜面向上与皮肤成30°~40°，迅速刺入针梗的1/2~2/3（图13-13）	进针角度不可超过45°，以免刺入肌层
7. 回抽注药	松开绷紧皮肤的左手，抽动活塞柄，如无回血，缓慢注入药物	确保针头未刺入血管，如有回血，拔针止血，更换注射部位重新注射
8. 拔针按压	注药毕，用无菌干棉签放于针刺处，快速拔针，按压 再次核对患者和药物，询问患者有无不适	操作后查对
9. 整理	整理床单位，协助患者取舒适卧位，清理用物分类放置	按消毒隔离制度处理用物
10. 洗手记录	洗手，记录	记录给药名称、患者反应并签名

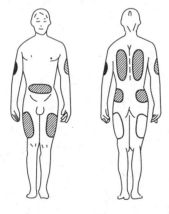

图 13-12 皮下注射的部位

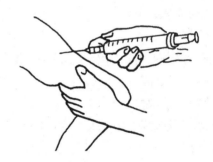

图 13-13 皮下注射

2. 注意事项

（1）严格执行查对制度、消毒隔离制度和无菌操作原则。

（2）刺激性强的药物或剂量较大的药物不宜用皮下注射。

（3）进针角度不宜超过45°（胰岛素专用针除外），以免刺入肌层。过瘦者或小儿可捏起局部组织，并适当减小进针角度。在三角肌下缘注射者，进针方向稍向外侧，可避免药液注入肌层。

（4）注射药液量少于1ml时，必须使用1ml注射器，保证药物的剂量准确。

（5）对长期皮下注射者，应有计划地经常更换注射部位，防止局部产生硬结，影响药物吸收。

【评价】

（1）严格执行查对制度、消毒隔离制度和无菌操作原则。

（2）操作规范、熟练，无污染。

（3）护患沟通良好，患者主动配合，无不适。

（三）肌内注射 🅔微课

肌内注射（intramuscular injection，IM）是将一定量的无菌药液或生物制剂注入肌肉组织的方法。

【目的】

（1）用于需迅速发挥药效，但不宜经口服或静脉注射的药物。

（2）注射药量较大或刺激性较强的药物。

（3）预防接种。

【评估】

1. 患者的一般情况 年龄、性别、体重、病情、治疗情况、用药史、过敏史。

2. 患者的认知反应 意识状态、心理状态、肢体活动能力、对用药的认知及合作程度。

3. 患者注射部位局部皮肤及肌肉组织情况 人体的肌肉组织有丰富的毛细血管网，药液注入肌肉组织后，通过毛细血管壁进入血液循环。一般选择肌肉丰厚，且远离大血管、神经的部位。最常用的部位是臀大肌，其次为臀中肌、臀小肌、股外侧肌和上臂三角肌。

（1）臀大肌注射定位法 臀大肌起自髂后上棘与尾骨尖之间，肌纤维平行向外下方止于股骨上部。坐骨神经起自骶丛神经，自梨状肌下孔出骨盆至臀部，在臀大肌深部，约在坐骨结节与大转子之间中点处下降至股部，其体表投影为自大转子尖至坐骨结节中点向下至腘窝。注射时避免损伤坐骨神经。臀大肌注射的定位方法有两种（图13-14）。

①十字法：从臀裂顶点向左侧或右侧划一水平线，从髂嵴最高点作一垂线，将一侧臀部分为四个象限，其外上象限避开内角（从髂后上棘至股骨大转子连线截外上象限所成的角）即为注射部位。

②连线法：从髂前上棘至尾骨作一连线，其外上1/3处为注射部位。

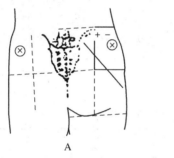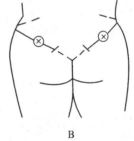

A   B

图13-14 臀大肌注射定位法

A. 十字法；B. 连线法

（2）臀中肌、臀小肌注射定位法 常用于小儿及不能翻身的患者。

①构角法：操作者以示指指尖和中指指尖分别置于髂前上棘和髂嵴下缘处，在髂嵴、示指、中指之间构成一个三角形区域，即为注射部位（图13-15）。

②三指法：取髂前上棘外侧三横指处（以患者的手指宽度为准）为注射部位。

（3）股外侧肌注射定位法 大腿中段外侧，一般成人在髋关节下10cm至膝关节上10cm，宽约7.5cm的范围为注射部位（图13-16）。此处大血管、神经干很少通过，且注射范围较广，适用于多次注射或2岁以下幼儿的注射。

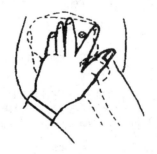

图13-15 臀中肌、臀小肌注射定位法

（4）上臂三角肌注射定位法 上臂外侧，肩峰下2~3横指处（图13-17）。此处肌肉较薄，只可小剂量注射。

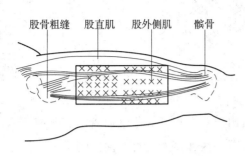

图 13-16 股外侧肌注射定位法

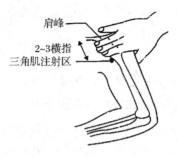

图 13-17 三角肌注射定位法

【计划】

1. 护士准备 衣帽整洁，洗手、戴口罩；熟悉肌内注射的操作方法。

2. 用物准备

（1）治疗车上层 基础注射盘、按医嘱备药、2～5ml注射器（带6～7号针头）、注射卡、手消毒液等。

（2）治疗车下层 生活垃圾桶、医疗垃圾桶、锐器盒。

3. 患者准备 了解肌内注射的目的、方法、注意事项、配合要点、药物作用及副作用，能配合操作；取舒适体位并暴露注射部位。

4. 环境准备 室温适宜、光线充足、安静，符合无菌操作要求，必要时用屏风遮挡患者。

【实施】

1. 操作步骤 见表13-11。

表 13-11 肌内注射

操作程序	操作步骤	要点说明
1. 查对备药	核对医嘱、注射卡、药物，检查用物，铺无菌盘，抽吸药液，排气后将针头套安瓿放入无菌盘内	严格无菌操作和查对制度
2. 核对解释	携用物至患者床旁，核对床号、姓名及腕带信息，确认患者，向患者解释注射目的、注意事项，取得合作	尊重患者，有效沟通，取得合作
3. 选择部位	根据病情协助患者取舒适的体位，根据药物性质选择注射部位（臀部肌内注射时患者可取坐位、仰卧位和侧卧位）。暴露注射部位准确定位	俯卧位：足尖相对，足跟分开 侧卧位：上腿伸直，下腿弯曲 使局部肌肉放松，减轻患者疼痛
4. 消毒皮肤	常规消毒皮肤待干	消毒面积≥5cm×5cm
5. 核对排气	再次核对患者床号、姓名和药物后，排尽注射器内空气	操作中查对
6. 穿刺进针	操作者左手拇指和示指分开并绷紧注射部位皮肤，右手握笔式持注射器，中指固定针栓，针头与皮肤成90°，迅速刺入针梗的1/2～2/3	勿将针头全部刺入，防止断针
7. 回抽注药	松开绷紧皮肤的左手，抽动活塞柄，如无回血，缓慢注入药物	确保针头未刺入血管，如有回血，拔针止血，更换注射部位重新注射
8. 拔针按压	注药毕，用无菌干棉签放于针刺处，快速拔针，按压（图13-18）	按压针眼处至不出血
	再次核对患者和药物，询问患者有无不适	操作后查对
9. 整理	整理床单位，协助患者取舒适卧位，清理用物分类放置	按消毒隔离制度处理用物
10. 洗手记录	洗手，记录	记录给药名称、患者反应并签名

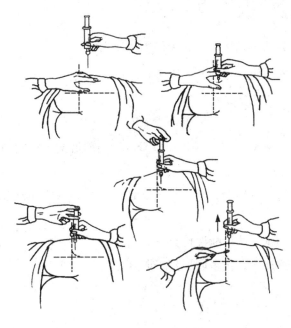

图 13-18 肌内注射

👁️看一看

肌内注射技巧

为减轻注射局部的疼痛，利于药液的吸收，在实施肌内注射的过程中还可配合使用以下两种技巧。

1. 留置气泡法 用于刺激性较强药物的肌内注射，其方法是用注射器抽吸药液后，再吸入0.2～0.3ml的空气。注射时，全部药液注入后，再注入空气。该方法可使所有药液全部进入肌肉组织内，防止拔针时药液渗入皮下组织，减轻组织受刺激的程度，减轻疼痛。此外，还起到使药液限制在注射肌肉局部利于吸收的作用。

2. Z型肌内注射法 适用于需长期接受肌内注射的患者或肌内注射刺激性较大的药物，目的在于防止药液外渗刺激皮下组织或沾染皮肤，起到减轻患者疼痛的作用，特别是减轻注射后疼痛。操作方法简便易行：①常规吸药后更换无菌针头；②将皮肤和皮下组织向一侧牵拉，按常规进行注射；③注药完毕拔出针头，让牵拉错位的皮肤和皮下组织复位，针刺通道随即闭合。如配合上述留置气泡技术使用，效果会更佳。

2. 注意事项

（1）严格执行查对制度、消毒隔离制度和无菌操作原则。

（2）两种或两种以上药物同时注射时，注意配伍禁忌。

（3）对2岁以下婴幼儿不宜选用臀大肌注射，因其臀大肌尚未发育好，注射时有损伤坐骨神经的危险，最好选择股外侧肌、臀中肌和臀小肌注射。肌注过程中，要固定好婴幼儿，不让其挣扎乱动，以免针头折断。

（4）注射中若针头折断，应先稳定患者情绪，并嘱其保持原位不动，固定局部组织，以防断针移位，同时尽快用无菌血管钳夹住断端取出；如断端全部埋入肌肉，应速请外科医生处理。

（5）对需长期注射者，应交替更换注射部位，并选用细长针头，以避免或减少硬结的发生。

（6）注射刺激性强的药物时，选用长针头深部注射，均匀缓慢推药，还可应用特殊的注射技术，防止药物渗漏至皮下组织，减轻损伤和疼痛。

【评价】

（1）严格执行查对制度、消毒隔离制度和无菌操作原则。

（2）操作规范、熟练，无污染。

（3）护患沟通良好，患者主动配合，无不适。

（四）静脉注射

静脉注射（intravenous injection，IV）是将一定量的无菌药液或生物制剂由静脉注入人体的方法。

【目的】

（1）注入药物，用于药物不宜口服、皮下注射、肌内注射，或需迅速发挥药效时，尤其是治疗急重症患者时。

（2）协助诊断，注入药物做某些诊断性检查。

（3）药物因浓度高、刺激性大、量多而不宜采取其他注射方法。

（4）经静脉输液或输血。

（5）静脉营养治疗。

【评估】

1. 患者的一般情况 年龄、性别、体重、病情、治疗情况、用药史、过敏史及家族史。

2. 患者的认知反应 意识状态、心理状态、对用药的认知及合作程度。

3. 患者注射部位局部皮肤及血管情况 选择粗、直、弹性好，易于固定的静脉，避开静脉瓣和关节。常用的静脉如下。

（1）四肢浅静脉 上肢常选用肘部浅静脉（头静脉、正中静脉、贵要静脉），腕部、手背的浅静脉（图13-19）；下肢常选用足背静脉、大隐静脉、小隐静脉。

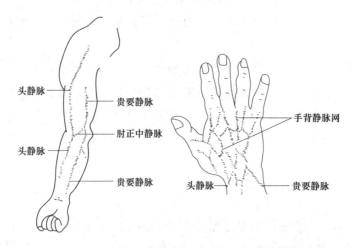

图13-19 四肢浅静脉

（2）头皮静脉 一般用于婴幼儿。小儿头皮静脉较为丰富，分支多，互相沟通交错成网且表浅易见，易于固定，便于保暖。常选用额静脉、颞浅静脉、耳后静脉和枕静脉（图13-20）。选择时应注意与头皮动脉相鉴别。

（3）股静脉 位于股三角区，在髂前上棘和耻骨结节连线的中点与股动脉相交，在股动脉的内侧0.5cm处（图13-21）。

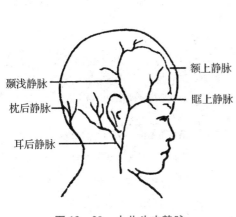

图 13－20　小儿头皮静脉

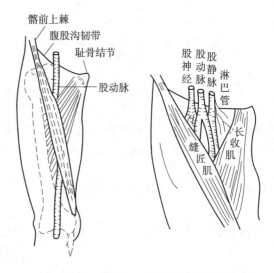

图 13－21　股静脉、股动脉的解剖位置

【计划】

1. 护士准备　衣帽整洁，洗手、戴口罩；熟悉静脉注射的操作方法。

2. 用物准备

（1）治疗车上层　基础注射盘、按医嘱备药、止血带、小垫枕及一次性治疗巾、一次性注射器、敷贴、注射卡、手消毒液等。必要时备头皮针、手套，股静脉注射备沙袋。

（2）治疗车下层　生活垃圾桶、医疗垃圾桶、锐器盒。

3. 患者准备　了解静脉注射的目的、方法、注意事项、配合要点、药物作用及副作用，能配合操作；取舒适体位并暴露注射部位。

4. 环境准备　室温适宜、光线充足、安静，符合无菌操作要求。

【实施】

1. 操作步骤　见表 13－12。

表 13－12　静脉注射

操作程序	操作步骤	要点说明
■四肢浅静脉注射法		
1. 查对备药	核对医嘱、注射卡、药物，检查用物，铺无菌盘，抽吸药液，排气后将针头套安瓿放入无菌盘内	严格无菌操作和查对制度
2. 核对解释	携用物至患者床旁，核对床号、姓名及腕带信息，确认患者，向患者解释注射目的、注意事项，取得合作	尊重患者，有效沟通，取得合作
3. 选择静脉	选择粗直、弹性好的、易固定的血管，将小垫枕垫在穿刺部位的肢体下	避开关节和静脉瓣
4. 消毒皮肤	在穿刺点上方6cm处扎止血带，常规消毒皮肤待干	止血带末端向上，以防污染无菌区域；消毒面积≥5cm×5cm
5. 核对排气	再次核对患者床号、姓名和药物后，排尽注射器内空气	操作中查对
6. 穿刺进针	一手绷紧静脉下端皮肤，固定静脉。另一手持注射器，示指固定针栓，针头斜面向上，与皮肤成15°～30°，在静脉上方或侧方刺入皮下后沿静脉走向潜行刺入。见回血后，放平针头再沿静脉进针少许（图13－22）	进针时迅速穿过真皮层，以减少患者疼痛；针进入到皮下后沉着冷静，一针见血，勿乱刺造成局部血肿；穿刺时一旦出现局部血肿，应立即拔出针头，按压局部，另选静脉重新穿刺

操作程序	操作步骤	要点说明
7. 缓慢推药	松止血带，嘱患者松拳，固定针头，缓慢推注药物（图13-23）	注意观察患者反应，防止针头滑出血管外
8. 拔针按压	注药毕，用无菌干棉签放于针刺处，快速拔针，嘱患者按压片刻	按压时勿按揉
	再次核对患者和药物，询问患者有无不适	操作后查对
9. 整理	整理床单位，协助患者取舒适卧位，清理用物分类放置	按消毒隔离制度处理用物
10. 洗手记录	洗手，记录	记录给药名称、患者反应并签名
■股静脉注射法		适用于急救时加压输液、输血
1. 查对备药	核对医嘱、注射卡、药物，检查用物，铺无菌盘，抽吸药液，排气后将针头套安瓿放入无菌盘内	严格无菌操作和查对制度
2. 核对解释	携用物至患者床旁，核对床号、姓名及腕带信息，确认患者，向患者解释注射目的、注意事项，取得合作	尊重患者，有效沟通，取得合作
3. 安置体位	协助患者取仰卧位，下肢伸直外展、外旋，在股三角内搏动最明显处作股动脉定位	充分暴露穿刺部位
4. 消毒皮肤	常规消毒皮肤待干	消毒面积≥5cm×5cm
5. 核对排气	再次核对患者床号、姓名和药物后，排尽注射器内空气，并消毒操作者左手的示指和中指	操作中查对
6. 穿刺进针	操作者以左手示指和中指扪及股动脉搏动点，右手持注射器，针头与皮肤成45°或90°角，在股动脉内侧0.5cm处刺入，右手固定针栓及注射器，左手抽回血，有暗红色血液抽出，提示进入股静脉，固定针头	如抽出血液为鲜红色，提示针头进入股动脉，立即拔出针头，用无菌纱布压迫穿刺部位5～10分钟，直至无出血为止。采集静脉血标本亦可用此法
7. 缓慢推药	右手固定针头，左手缓慢注入药液	注意观察患者反应，防止针头滑出血管外
8. 拔针按压	注药毕，用无菌纱布按压穿刺点3～5分钟	以免引起出血或形成血肿
	再次核对患者和药物，询问患者有无不适	操作后查对
9. 整理	整理床单位，协助患者取舒适卧位，清理用物分类放置	按消毒隔离制度处理用物
10. 洗手记录	洗手，记录	记录给药名称、患者反应并签名
■小儿头皮静脉注射法		
1. 查对备药	核对医嘱、注射卡、药物，检查用物，铺无菌盘，抽吸药液，更换型号合适的头皮针，排气后放入无菌盘内	严格无菌操作和查对制度
2. 核对解释	携用物至患儿床旁，核对床号、姓名及腕带信息，确认患者，向患儿家属解释注射目的、注意事项，取得合作	尊重患者，有效沟通，取得合作
3. 选择静脉	患儿仰卧或侧卧，指导和协助患儿家属固定患儿头部，注意保暖，选择合适的头皮静脉	必要时剃去注射部位毛发，易于固定
4. 消毒皮肤	常规消毒皮肤待干	消毒面积≥5cm×5cm
5. 核对排气	再次核对患儿床号、姓名和药物后，排尽注射器内空气	操作中查对
6. 穿刺进针	由助手固定患儿头部，操作者左手拇指、示指固定静脉两端，右手持头皮针针柄，以静脉最清晰点后约0.1cm处与皮肤成5°～10°向心方向刺入，见回血后推药少许，无异常后固定针头。	注意鉴别头皮动脉与头皮静脉

续表

操作程序	操作步骤	要点说明
7. 缓慢推药	缓慢匀速推注药物	注意观察患儿反应，防止其抓拽注射部位。注药过程中要试抽回血，以检查针头是否仍在静脉内。如有局部疼痛或肿胀隆起，回抽无回血，提示针头滑出静脉，应拔出针头，更换部位，重新穿刺
8. 拔针按压	注药毕，用无菌干棉签放于针刺处，快速拔针，按压片刻	按压时勿按揉
	再次核对患儿和药物	操作后查对
9. 整理	整理床单位，协助患儿取舒适卧位，清理用物分类放置	按消毒隔离制度处理用物
10. 洗手记录	洗手，记录	记录给药名称、患者反应并签名

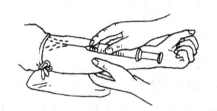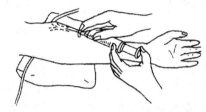

图 13-22 静脉注射进针法

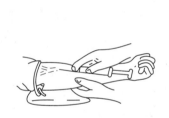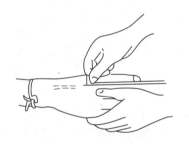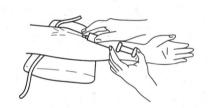

图 13-23 静脉注射推注药液法

2. 注意事项

（1）严格执行查对制度、消毒隔离制度及无菌操作原则。

（2）根据医嘱、药物性质及患者病情，掌握推药的速度，注意倾听患者的主诉及观察注射局部情况。

（3）对长期静脉给药的患者，为保护血管，应有计划地由远心端向近心端选择血管进行注射。

（4）注射对组织有强烈刺激性的药物，应另备有无菌生理盐水的注射器，穿刺后先注入少量生理盐水，确认针头在血管内，再换上内有药液的注射器推注，以防药液外溢造成组织坏死。

（5）股静脉注射时，如误入股动脉，应立即拔出针头，用无菌纱布紧压穿刺处 5~10 分钟，直至无出血为止。有出血倾向者禁忌股静脉注射。

【静脉注射失败常见原因及处理】（图 13-24）

（1）针头刺入过浅，未刺入静脉内　刺入过浅或因静脉滑动，针头未刺入静脉内。表现为抽吸无回血，推药时局部隆起，有疼痛感。此时再沿静脉走向进针少许至有回血或拔出针头重新选择血管穿刺。

（2）针尖斜面未完全进入静脉　穿刺成功后未平行进针或推进距离不够，针尖斜面一部分在血管内，一部分在血管外。表现为抽吸可有回血，但推药时局部隆起，有疼痛感。此时可沿静脉走向再进针少许或拔出针头重新穿刺。

（3）针头刺入较深，刺破对侧血管壁　针尖斜面部分在血管内，部分在血管外。表现为抽吸有回血，推入少量药液时局部可无隆起，但患者有痛感。此时应拔出针头重新穿刺。

（4）针头刺入过深，穿透对侧血管壁　表现为抽吸无回血，推药时无隆起、患者主诉疼痛。此时应拔出针头重新穿刺。

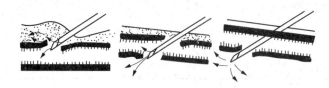

图 13 - 24　静脉注射失败的常见原因

【特殊患者提高穿刺成功率的方法】

1. 肥胖患者　肥胖者的皮下脂肪较厚，静脉位置较深，不明显。穿刺时，用消毒后的手指触摸静脉位置和走向，稍加大进针角度（30°~40°），沿静脉走向从静脉的正上方刺入。

2. 水肿患者　可沿静脉解剖位置，用手按揉局部，以暂时驱散皮下水分，使静脉显露后再穿刺。

3. 脱水患者　休克、脱水患者血管充盈不良，穿刺困难。可做局部热敷、按摩，待血管充盈后再穿刺。

4. 老年患者　老年人皮下脂肪较少，静脉易滑动且脆性较大，针头难以刺入或易穿破血管对侧。注射时，可用手指分别固定穿刺段静脉上下两端，再从静脉上方直接穿刺。

【评价】

（1）护士操作熟练、正确，无菌观念强，注意保护静脉。

（2）护患沟通良好，注射局部无渗出、肿胀、感染发生。

（五）微量注射泵应用

微量注射泵是将小剂量药液持续、均匀、定量、准确地注入人体静脉的注射装置。临床上常用于连续低剂量注射液体药剂，如注射麻醉剂、抗凝剂、升压药物或抗癌药物等。具有操作简便、精确控制药量、流速稳定、使用安全等特点。

【目的】

（1）方便进行动静脉给药。

（2）肿瘤患者化疗。

【评估】

1. 患者的一般情况　年龄、性别、体重、病情、治疗情况、用药史。

2. 患者的认知反应　意识状态、心理状态、对用药的认知及合作程度。

3. 患者注射部位局部皮肤及血管情况　同静脉注射。

【计划】

1. 护士准备　衣帽整洁，洗手、戴口罩；熟悉微量注射泵的操作方法。

2. 用物准备

（1）治疗车上层　基础注射盘、按医嘱备药、止血带、小垫枕及一次性治疗巾、一次性注射器、敷贴、注射卡、手消毒液等。另备电脑微量注射泵（图 13 - 25）、注射泵延长管等。

（2）治疗车下层　生活垃圾桶、医疗垃圾桶、锐器盒。

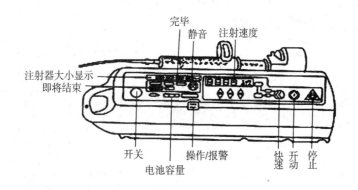

图 13 - 25　注射泵

3. 患者准备　了解微量注射泵注射的目的、方法、注意事项、配合要点、药物作用及副作用，能配合操作；取舒适体位并暴露注射部位。

4. 环境准备　室温适宜、光线充足、安静，符合无菌操作要求。

【实施】

1. 操作步骤　见表 13 - 13。

表 13 - 13　微量注射泵应用

操作程序	操作步骤	要点说明
1. 连接电源	连接交流电 220V，直流电 12V	机器内置电池连续充电 10 小时以上，可应急工作 3 小时以上
2. 检测	打开注射泵电源开关，机器自行进行检测	
3. 固定	将吸好药液的注射器稳妥地固定在机器上	
4. 设定流量	通过置数键调节所需流量	
5. 连接	将注射器与静脉穿刺针连接	注意无菌操作
6. 静脉穿刺	选择静脉，常规消毒皮肤，进行静脉穿刺，固定针头，按下启动键，注射泵开始注射	
7. 观察运行	注射泵注射药物的过程中，随时观察注射泵的运行以及药物输入的情况	询问患者感受，有无不适
8. 停止运行	药物注射完毕，按下停止键	
9. 拔出针头	拔出针头或松开注射器与静脉穿刺针的连接，取出注射器，关闭注射泵，切断电源	
10. 整理	整理床单位，协助患者取舒适卧位，清理用物分类放置	按消毒隔离制度处理用物
11. 洗手记录	洗手，记录	记录给药名称、患者反应并签名

2. 注意事项

（1）严格执行查对制度及无菌操作原则。连续注射 24 小时要更换注射器和泵管一次，若有污染要及时更换。

（2）在使用微量泵期间，应随时观察药液输入情况及患者的反应。

（3）密切观察注射泵的运行状态，遇有故障及时排除。

（4）严格遵医嘱调节注射速度及时间。

【评价】

（1）患者积极配合，无不适，护患沟通良好。

（2）护士无菌观念强，操作规范、熟练。

? 想一想

针对导学情景中的案例，作为责任护士该如何正确安全给药呢？

答案解析

第五节　局部给药

PPT

局部给药是使药物直接接触病变部位，具有治疗迅速、有效、全身不良反应少、方法简便等优点。根据各专科特殊治疗需要，可采用以下方法。

一、皮肤给药

皮肤给药是将药物直接涂于皮肤，药物通过皮肤渗透进入体内，以起到局部治疗的作用。皮肤外用药的剂型分溶液、糊剂、软膏、乳剂、酊剂、粉剂、硬膏、油剂等多种剂型。

【目的】

将药物直接涂抹在皮肤上，以起到局部治疗的作用。

【评估】

（1）患者局部皮肤情况。

（2）患者对用药知识的认知和配合程度，皮肤用药的自理能力。

【计划】

1. 护士准备　衣帽整洁，洗手、戴口罩；掌握沟通交流技巧。

2. 用物准备　皮肤用的药物、棉签、弯盘，需要时备清洁皮肤用物。

3. 患者准备　明确用药目的和注意事项，能配合操作。

4. 环境准备　室温适宜、光线充足、安静，关闭门窗，拉上围帘。

【实施】

1. 核对患者　携用物至床旁，核对患者，解释用药的目的及注意事项。

2. 清洁皮肤　涂药前先用温水和中性肥皂清洁皮肤，如有皮炎仅用清水清洁。

3. 涂药　根据药物剂型的不同，采用不同的方法护理。

（1）**溶液类**　将塑料布或橡胶单垫在患处下方，用持物钳直接夹取蘸湿药液的棉球，涂抹于患处，直至局部皮肤清洁后用干棉球擦干；也可用湿敷法给药。主要用于急性皮炎伴有大量渗液或脓液的患者。

（2）**软膏类**　用棉签将软膏涂于患处，不必涂药过厚，除局部有溃疡或大片糜烂时，一般不需要包扎。

（3）**糊剂类**　用棉签将药糊直接涂于患处，药糊不宜涂太厚，还可将药物涂于无菌纱布上，然后贴于受损皮肤处，包扎固定。主要用于亚急性皮炎，有少量渗液或轻度糜烂的患者。

（4）**乳膏类**　用棉签将乳膏涂于患处，具有止痒、保护、消除轻度炎症的作用，禁用于渗出较多的急性皮炎。

（5）酊剂类　用棉签将酊剂涂于患处，具有杀菌、消炎、止痒作用，注意因药物有刺激性，不宜用于有糜烂面的急性皮炎，黏膜以及眼、口周围。

（6）粉剂类　将药粉均匀扑撒在受损皮肤处，适应于急性或亚急性皮炎而无糜烂渗液的受损皮肤。

4. 涂药完毕　协助患者休息，开窗通风。保护好局部，防止污染被服，整理用物。洗手，记录。

5. 注意事项

（1）皮肤给药操作前了解患者对局部用药处的主观感觉，有针对性地做好解释工作。

（2）注意观察用药后局部皮肤反应情况，特别是小儿和老年患者。

（3）动态评价用药效果，并采取提高用药效果的措施。

【评价】

（1）护士操作方法正确。

（2）患者精神状态良好，局部用药后症状好转。

二、滴药法

滴药法是指将药液滴入眼、耳、鼻等处，以达到局部或全身治疗的目的，或者做某些诊断检查的一种给药方法。

（一）滴眼药

【目的】

用眼药滴瓶或滴管将药液滴入眼结膜囊，以达到消炎、杀菌、麻醉、收敛、散瞳等治疗作用或者做某些诊断检查。

【实施】

（1）护士备齐用物携至患者床旁，核对床号、姓名及腕带信息，确认患者，向患者解释目的及配合方法。

（2）协助患者取坐位或仰卧位，头略后仰。

（3）用干棉签拭去眼角分泌物，嘱患者眼睛向上注视。

（4）左手取一干棉球放于患者下眼睑处，用示指固定上眼睑，拇指将下眼睑向下牵拉，右手持滴管或滴瓶，手掌根部轻轻放于患者前额，滴管距离眼睑 1～2cm 处，滴 1～2 滴药液入结膜下穹隆中央。

（5）用干棉签拭去眼角分泌物，嘱患者眼睛向上注视。

（6）轻提上睑，使药液均匀扩散于眼球表面，以干棉球拭干流出的药液。

（7）涂眼药膏者，则将 1cm 左右长度的眼药膏挤入下穹隆部。

（8）整理用物，洗手并记录。

【注意事项】

（1）操作时严格执行无菌操作原则，预防交叉感染。

（2）认真核对，注意检查眼药水的质量和药液的性质。

（3）滴药时，一般先左后右，防止遗漏和差错。应用有致痛的眼药或散瞳药时，应事先告知患者以消除紧张。

（4）滴管口不可触及睫毛和眼睑，以防污染。

（二）滴耳药

【目的】

将药液滴入耳道，以达到清洁消炎的目的。

【实施】

（1）护士备齐用物携至患者床旁，核对床号、姓名及腕带信息，确认患者，向患者解释目的及配合方法。

（2）协助患者取侧卧位，患侧耳道向上。洗净耳道分泌物，必要时用3%过氧化氢溶液反复清洗耳道内分泌物，以便于药物发挥作用。

（3）再次查对后，护士一手持干棉球，将耳郭向后上方轻拉，使耳道变直。另一手持滴管，掌根置于耳郭旁，将2~3滴药物滴入耳道，并轻提耳郭或轻压耳屏，用干棉球塞入外耳道口。

（4）嘱患者保持原卧位数分钟，观察有无不良反应。

（5）协助患者取舒适卧位。

（6）整理用物，洗手并记录。

【注意事项】

（1）操作时严格执行无菌操作原则和查对制度。

（2）滴管口不可触及患者外耳道，防止交叉感染。

（3）滴入的药液温度要适宜，避免刺激内耳引起眩晕。

（4）如昆虫类进入耳道，可选用油剂药液，滴药后2~3分钟便可取出。

（5）清除耳内耵聍滴入软化剂后可有胀感，耵聍取出后胀感即消失，嘱患者不必紧张。

三、直肠和阴道给药

（一）直肠给药

【目的】

将栓剂药物插入直肠，以软化粪便、解除便秘、产生局部或全身治疗作用。

【实施】

（1）护士备齐用物携至患者床旁，核对床号、姓名及腕带信息，确认患者，向患者解释目的及配合方法。

（2）拉上床帘或用屏风遮挡。协助患者取侧卧位、膝部弯曲，暴露肛门。

（3）护士戴上手套或指套，查对无误后嘱患者张口深呼吸。

（4）一手分开臀裂，一手捏住栓剂底部轻轻插入肛门，并用示指将栓剂沿直肠壁向直肠深处送入6~7cm。

（5）嘱患者保持原卧位15分钟，以防药液融化溢出或滑脱。

（6）整理床单位，清理用物，脱手套，洗手并记录。

【注意事项】

（1）操作前嘱患者先排净大便，使药物与肠黏膜充分接触，增强效果。

（2）注意遮挡患者，保护患者隐私和自尊。

（3）插入动作轻柔，避免引起患者的不良反应。

（4）用示指将栓剂沿直肠壁向直肠深处送入，并使其紧贴直肠壁，促进吸收。

（5）嘱患者保留足够时间，否则影响药效，若栓剂滑脱出肛门外，应重新插入。

（二）阴道给药

【目的】

将消炎、抗菌栓剂插入阴道，达到局部治疗作用。

【实施】

（1）护士备齐用物携至患者床旁，核对床号、姓名及腕带信息，确认患者，向患者解释目的及配合方法。

（2）拉上床帘或用屏风遮挡。协助患者取屈膝仰卧位，分开双腿，暴露出会阴部，铺橡胶单及治疗巾于会阴下。

（3）护士戴上手套或指套，查对无误后嘱患者张口深呼吸。

（4）一手分开阴唇，另一手示指或中指将阴道栓剂沿阴道下后方向轻轻送入，达到后穹隆。

（5）嘱患者保持原卧位15分钟，并观察药物效果。

（6）整理床单位，清理用物，脱手套，洗手并记录。

【注意事项】

（1）操作时严格执行无菌操作原则和查对制度。

（2）操作时准确判断阴道口位置，必须置入足够深度，注意保护患者隐私。

（3）嘱患者保留时间要足够，以利于药物扩散和吸收。

（4）嘱患者在治疗期间避免性生活及盆浴。

（5）月经期和阴道出血患者禁用。

（6）为延长药物作用时间，应尽量晚上用药。

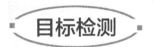

目标检测

答案解析

[A1 型题]

1. 执行给药原则中，最重要的一项是（　　）。

　　A. 给药途径要准确　　　　　　　　　　　　B. 给药时间要准确

　　C. 遵医嘱给药　　　　　　　　　　　　　　D. 注意用药不良反应

　　E. 给药后要注意观察药效

2. 嘱患者服药时，避免接触牙齿的药物是（　　）。

　　A. 布洛芬　　　　　　　　　　　　　　　　B. 阿莫西林

　　C. 洋地黄　　　　　　　　　　　　　　　　D. 硫酸亚铁糖浆

　　E. 硝酸甘油

3. 如脉率低于 60 次/分或节律异常应停服的药物是（　　）。

　　A. 磺胺药　　　　B. 铁剂　　　　C. 发汗药　　　　D. 止咳糖浆　　　　E. 强心苷类

4. 氧气雾化吸入时，氧流量应调至（　　）。

　　A. 1L/min　　　　　　　　　　　　　　　　B. 2～4L/min

　　C. 4～6L/min　　　　　　　　　　　　　　　D. 6～8L/min

　　E. 8～10L/min

5. 超声雾化器在使用中，水槽内水温超过（　　）时应调换冷蒸馏水。

　　A. 30℃　　　　B. 40℃　　　　C. 50℃　　　　D. 60℃　　　　E. 70℃

6. 发挥药效最快的给药途径是（　　）。

　　A. 静脉注射　　　　B. 皮下注射　　　　C. 口服　　　　D. 外敷　　　　E. 吸入

7. 静脉注射过程中，发现患者局部疼痛，试抽无回血，可能的原因是（　　）。

　　A. 静脉痉挛　　　　　　　　　　　　　　　B. 针头一半在血管外

C. 针头刺入皮下

E. 针头斜面紧贴血管壁

D. 针头刺入过深，穿破对侧血管壁

8. 上臂三角肌肌内注射的区域是（　　）。

A. 三角肌下缘 2～3 横指处

C. 上臂外侧，肩峰下 2～3 横指处

E. 肱二头肌下缘 2～3 横指处

B. 三角肌上缘 2～3 横指处

D. 上臂内侧，肩峰下 2～3 横指处

9. 静脉注射进针角度为（　　）。

A. 5°　　　　　B. 15°～30°　　　　　C. 30°～45°　　　　　D. 50°　　　　　E. 90°

[A2 型题]

10. 患者，女，78 岁，因患呼吸系统疾病，需同时服用以下几类药物，安排在最后服用的药物是（　　）。

A. 维生素 C　　　　B. 维生素 B_1　　　　C. 氨茶碱　　　　D. 止咳糖浆　　　　E. 复方川贝片

11. 患者，男，80 岁，患慢性支气管炎，近几天咳嗽加剧、痰液黏稠，不易咳出。为该患者做超声雾化吸入治疗，首选的药物是（　　）。

A. 青霉素　　　　B. 地塞米松　　　　C. 沙丁胺醇　　　　D. 氨茶碱　　　　E. α - 糜蛋白酶

12. 患者，男，50 岁，上呼吸道感染。医嘱口服磺胺药抗感染，护士嘱其服药后多饮水，目的是（　　）。

A. 维持血液 pH 值

C. 减轻胃肠道刺激

E. 加快药物溶解避免结晶析出

B. 增强药物疗效

D. 避免损坏造血系统

13. 患者，男，因结核性脑膜炎需肌内注射链霉素，患者取侧卧位时，正确的体位是（　　）。

A. 两腿伸直

C. 上腿伸直，下腿弯曲

E. 双膝向腹部弯曲

B. 两腿弯曲

D. 下腿伸直，上腿弯曲

[A3 型题]

(14～15 题共用题干)

患者，男，70 岁，患糖尿病 15 年，餐前 30 分钟常规注射胰岛素 8U，H，tid。

14. "H" 译成中文正确的含义为（　　）。

A. 皮内注射　　　　B. 皮下注射　　　　C. 肌内注射　　　　D. 静脉注射　　　　E. 即刻注射

15. 选择合适的注射部位是（　　）。

A. 上臂三角肌　　　　B. 臀大肌　　　　C. 臀中肌　　　　D. 腹部　　　　E. 股外侧肌

（王　聪）

书网融合……

🔖 重点回顾

🄴 微课

🄲 习题

第十四章 药物过敏试验法

导学情景

情景描述： 患者，女，31岁，因咳嗽3天就诊，自觉有痰，咳不出，右胸部咳嗽时疼痛，自诉有哮喘病史10余年，拒绝一切辅助检查，要求输液治疗。查体：BP 116/82mmHg。神志清楚，双肺呼吸音粗，右肺少量湿啰音，无哮鸣音，HR 89次/分，律齐无杂音，腹部无特殊，左下肢有一外伤性感染灶，大小约2cm×2cm。青霉素皮试（－），予生理盐水250ml＋青霉素800万U 50滴/分静脉滴注，输液30分钟后突然按铃。查体：面部皮肤红肿，患者诉呼吸困难，咽部疼痛，手足发麻。

情景分析： 对于青霉素类抗生素而言，其抗菌作用通常较强，并且疗效高及毒性低，其穿透力较强，如炎性组织等，因此青霉素在临床应用中较为广泛，但其较易导致过敏反应，在各类抗生素中，其过敏反应率最高，过敏反应类型较多，如皮疹、肺水肿等，严重者可导致过敏性休克。

讨论： 1. 请问患者出现了什么问题？

2. 针对患者的异常，应采取哪些护理措施？

学前导语： 有些患者在应用某些药物时，会发生不同程度的过敏反应，因此在使用致敏性较高的药物时，护理人员应详细询问患者用药史、家族史、过敏史，并做好药物过敏试验，掌握药物过敏试验的方法，正确判断皮试结果，同时掌握过敏反应处理方法。

药物过敏反应是异常的免疫反应，又称变态反应或超敏反应，仅发生于少数人。药物过敏反应的发生与人的过敏体质有关，与所用药物的药理作用和剂量无关，不同的人发生过敏反应的程度不同，大部分表现为发热、皮疹、血管神经性水肿、血清病等，严重者可发生过敏性休克而危及生命。

药物过敏发生的基本原因在于抗原抗体的相互作用。药物作为一种抗原，进入机体后，有些个体体内会产生特异性抗体（IgE、IgG和IgM），使T淋巴细胞致敏，当再次应用同类药物时，抗原抗体在致敏淋巴细胞上相互作用，引起过敏反应。

为防止过敏反应的发生，在使用致敏性高的药物前，除应详细询问患者的用药史、过敏史、家族史外，还应做药物过敏试验。皮肤过敏试验可以测定Ⅰ型皮肤过敏反应，对预防过敏性休克有参考价值，故结果阴性才可以用药。但应注意的是，有少数患者会呈假阴性反应，还有少数患者在皮肤试验期间即可发生严重的过敏性反应。

第一节　青霉素过敏试验

PPT

青霉素是目前常用的抗生素，具有疗效高、毒性低，但较易发生过敏反应的特点。对青霉素过敏的人，任何年龄、性别、给药途径（注射、口服、外用等）、剂量和剂型（钾盐、钠盐、长效、半合成青霉素）均可发生过敏反应。因此在使用青霉素之前，必须先进行药物过敏试验，结果阴性者方可用药。

一、发生青霉素过敏反应的原因

青霉素本身不具有免疫原性，其制剂中所含的高分子聚合物及其降解产物（青霉烯酸、青霉噻唑酸等）作为半抗原进入人体后，可与蛋白质、多糖及多肽类结合而成全抗原，使机体中的T淋巴细胞致敏，进而作用于B淋巴细胞，引起B淋巴细胞的分化增殖，转变为浆母细胞发展成浆细胞，进而产生特异性抗体IgE。IgE黏附于某些组织如皮肤、鼻、咽、声带、支气管黏膜下微血管周围的肥大细胞上及血液中的白细胞（嗜碱性粒细胞）表面，使机体对抗原呈现出致敏状态。当机体再次与该抗原接触时，抗原即与IgE相结合，导致肥大细胞破裂，释放出组胺、白三烯、缓激肽、5-羟色胺等血管活性物质作用于效应器，使平滑肌收缩，毛细血管扩张及通透性增强，继而出现荨麻疹、喉头水肿、休克等一系列过敏反应表现。此外，半合成青霉素（如阿莫西林、氨苄西林、羧苄西林等）与青霉素之间有交叉过敏反应，用药前同样要做药物过敏试验。

二、青霉素过敏反应的预防

1. 使用青霉素前必须做药敏试验　在使用各种剂型的青霉素之前，必须详细询问患者的用药史、过敏史、家族史并进行药敏试验。对已有过敏史的患者禁止做药敏试验；对接受过青霉素治疗的患者，停药3天后再用，或使用过程中药物的批号更换时，需重做药敏试验。

2. 正确实施药敏试验　试验液的配制、皮内注射的方法及剂量、试验结果的判断都应准确无误。

3. 严格执行查对制度　做药敏试验和用药过程中，护士应严格执行查对制度，同时应严密观察患者的反应并备好急救药品。注射后应观察30分钟以上，防止发生迟缓反应，并做好急救准备工作。

4. 青霉素溶液应现配现用　因为青霉素水溶液极不稳定，尤其是在室温下容易成倍产生过敏物质引起过敏反应，还可使药物效价降低，影响治疗效果。配制皮试液或稀释青霉素的生理盐水应专用。

5. 试验结果阳性　试验结果阳性者不可使用青霉素，并在医嘱单、体温单、病历卡、床头卡、门诊卡、注射卡上醒目地注明"青霉素阳性"，禁止使用青霉素，并告知患者及家属。

6. 对皮试结果有怀疑　在对侧前臂皮内注射生理盐水0.1ml，以作对照，确认青霉素皮试结果为阴性方可用药。另外，患者不要空腹做药物过敏试验，避免空腹注射用药时发生眩晕、恶心等反应与青霉素过敏反应相混淆。

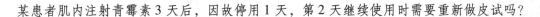

？ 想一想

某患者肌内注射青霉素 3 天后，因故停用 1 天，第 2 天继续使用时需要重新做皮试吗？

答案解析

三、青霉素过敏试验方法

青霉素过敏试验是以每毫升含青霉素 G 200～500U 的试验液为标准进行皮内注射，以判断试验结果，当结果阴性时才可以使用青霉素治疗。

【目的】

通过青霉素过敏试验，确定患者对青霉素是否过敏，以作为临床应用青霉素治疗的依据。

【评估】

（1）患者的病情、用药史、过敏史和家族史。如曾使用过青霉素，停药 3 天后再次使用，或在使用过程中改用不同生产批号的制剂时，需重做药敏试验。

（2）患者是否进食，空腹时不宜进行药敏试验。

（3）患者的注射部位皮肤情况、心理状态和合作程度。

【计划】

1. 患者准备　了解青霉素过敏试验的目的和意义，能积极配合。

2. 护士准备　衣帽整齐，洗手、戴口罩。

3. 物品准备

（1）治疗车上层　注射盘内放常规消毒液、无菌棉签、砂轮、弯盘、启瓶器、青霉素、10ml 生理盐水，一次性 1ml 或 5ml 注射器、注射卡、手消毒液；另备 0.1% 盐酸肾上腺素。

（2）治疗车下层　生活垃圾桶、医疗垃圾桶、锐器盒。

4. 环境准备　整洁、安静、清洁，温湿度适宜，符合无菌操作要求。

【实施】　e 微课

1. 试验液的配制　见表 14-1。

表 14-1　青霉素过敏试验液的配制（以青霉素钠 80 万 U 为例）

青霉素钠	加 0.9% 生理盐水（ml）	每毫升青霉素钠含量（U/ml）	要点说明
80 万 U	4	20 万	用 5ml 注射器，6～7 号针头
取上液 0.1ml	0.9	2 万	以下用 1ml 注射器，6～7 号针头
取上液 0.1ml	0.9	2000	每次稀释时均需将溶液摇匀，保证剂量准确
取上液 0.1ml 或 0.25ml	0.9 或 0.75	200 或 500	配制完毕换 4.5 号针头，妥善放置

2. 试验方法　询问患者，确定无青霉素过敏史，按皮内注射法在患者前臂掌侧注入青霉素过敏试验液 0.1ml（含青霉素 20 或 50U），20 分钟后观察结果。试验结果判断见表 14-2。

表 14 - 2　青霉素皮试试验结果的判断

结果	局部反应	全身情况
阴性	大小无改变，周围无红肿，无红晕	无自觉症状，无不适表现
阳性	皮丘隆起增大，出现红晕，直径大于1ml，周围有伪足伴局部痒感	可有头晕、心慌、恶心，甚至发生过敏性休克

【评价】

（1）患者理解试验的目的及注意事项，能主动配合。

（2）护士严格遵守操作规程，无菌观念强，操作熟练，动作轻巧。药液配制、试验方法和结果判断正确。

（3）护患沟通有效。

四、青霉素过敏反应的临床表现

1. 过敏性休克　是最为严重的一种过敏反应。可以发生在青霉素皮内试验时或注射用药后数秒或数分钟，也有患者在半小时以后出现症状，甚至有极少数患者发生于连续用药过程中。主要表现如下。

（1）呼吸系统症状　由喉头水肿和肺水肿所致，表现为胸闷、气急、呼吸困难、发绀、口吐白沫伴濒死感。

（2）循环衰竭症状　由于生物活性物质（如组胺、缓激肽等）的作用引起周围血管扩张，通透性增强，有效循环血量不足所致，患者表现为面色苍白、冷汗、发绀、脉细弱、血压下降、烦躁等症状。

（3）中枢神经系统症状　由于脑组织缺氧，表现为头晕、目眩、面及四肢麻木、意识丧失、抽搐、大小便失禁等。

（4）皮肤过敏反应症状　有瘙痒、荨麻疹及其他皮疹等。

（5）消化系统的症状　恶心、呕吐、腹痛与腹泻等。

在上述症状中，常以呼吸道症状和皮肤瘙痒最早出现，故必须注意倾听患者的主诉。

2. 血清病型反应　一般于用药后 7～12 天发生，临床表现和血清病相似，有发热、关节肿痛、皮肤瘙痒、荨麻疹、全身淋巴结肿大、腹痛等。

五、青霉素过敏性休克的急救措施

（1）立即停药，协助患者平卧，报告医生，就地抢救。

（2）立即皮下注射0.1%盐酸肾上腺素0.5～1ml，小儿酌减剂量。如症状不缓解，可每隔30分钟再皮下或静脉注射0.5ml，直至患者脱离危险。盐酸肾上腺素具有收缩血管、增加外围阻力、兴奋心肌、增加心输出量和松弛支气管平滑肌的作用，是抢救过敏性休克的首选药物。

（3）氧气吸入，保持呼吸道通畅，改善缺氧症状。呼吸受抑制时，应立即进行口对口人工呼吸，并肌内注射尼可刹米、洛贝林等呼吸兴奋剂。有条件的情况下进行气管插管，借助人工呼吸机辅助或控制呼吸。喉头水肿导致窒息时，应尽快实施气管切开。

（4）迅速建立静脉通道，根据医嘱给药。即刻静脉推注地塞米松 5～10mg 或氢化可的松 200～400mg 加入 5%～10% 的葡萄糖溶液 500ml 中静滴。此类药有抗过敏作用，能迅速缓解症状。此外应根据病情给予异丙嗪或苯海拉明等抗组织胺类药物，并纠正酸中毒。静脉点滴10%葡萄糖溶液或平衡溶液扩充血容量。如血压不升，可给予多巴胺或去甲肾上腺素静脉点滴。

（5）若患者出现心跳骤停，立即行心肺复苏术。

（6）密切观察病情　如观察患者的生命体征、意识、尿量及其他临床变化，并做好病情动态的护理记录。患者未脱离危险期不宜搬动。

练一练14-1

患者，男，38岁。因肺部感染来院，医嘱行青霉素皮试，皮试3分钟后患者突然出现呼吸困难，脉搏细弱，面色苍白，意识丧失。护士应立即采取的措施是（　　）。

A. 通知家属　　　　　　B. 报告医生　　　　　　C. 行心肺复苏术

D. 将患者送入抢救室　　E. 皮下注射盐酸肾上腺素

答案解析

第二节　其他过敏试验方法

PPT

一、氨苄西林过敏试验

氨苄西林为广谱半合成青霉素，毒性极低，抗菌谱与青霉素相似，对溶血性链球菌、肠球菌有较强的抗菌作用。

（1）试验药液的配制　以每毫升试验液含氨苄西林0.05mg为标准，配制方法见表14-3。

（2）试验的方法、结果判断、过敏试验的注意事项及过敏反应的处理同"青霉素过敏试验"。

表14-3　氨苄西林过敏试验液的配制

氨苄西林	加0.9%生理盐水（ml）	每毫升氨苄西林含量	要点说明
0.5g	2	250mg	用5ml注射器，6~7号针头
取上液0.2ml	0.8	50mg	以下用1ml注射器，6~7号针头
取上液0.1ml	0.9	5mg	每次稀释时均需将溶液摇匀，保证剂量准确
取上液0.1ml	0.9	500μg	配制完毕换4.5号针头，妥善放置

二、头孢菌素类药物过敏试验

头孢菌素类药物是一类高效、低毒、广谱而应用广泛的抗生素。因可致过敏反应，故用药前需做药物过敏试验，结果阴性方可使用。头孢菌素类药物过敏反应的机理与青霉素相似，主要是由于抗原与抗体的相互作用而引起。头孢菌素类药物和青霉素之间呈现不完全的交叉过敏反应，对青霉素过敏者有10%~30%对头孢菌素类药物过敏，而对头孢菌素类药物过敏者，绝大多数对青霉素过敏。以先锋霉素V、先锋霉素VI为例，介绍药物过敏试验液的配制。

（1）试验药液的配制　以每毫升试验液含先锋霉素500μg为标准，配制方法见表14-4，表14-5。

（2）试验的方法、结果判断、过敏试验的注意事项及过敏反应的处理同"青霉素过敏试验"。

表14-4　先锋霉素V过敏试验液的配制

先锋霉素V	加0.9%生理盐水（ml）	每毫升先锋霉素V含量	要点说明
0.5g	2	250mg	用5ml注射器，6~7号针头
取上液0.2ml	0.8	50mg	以下用1ml注射器，6~7号针头
取上液0.1ml	0.9	5mg	每次稀释时均需将溶液摇匀，保证剂量准确
取上液0.1ml	0.9	500μg	配制完毕换4.5号针头，妥善放置

表 14 – 5　先锋霉素Ⅵ过敏试验液的配制

先锋霉素Ⅵ	加生理盐水（ml）	每毫升先锋霉素Ⅵ含量	要点说明
1g	2	500mg	用5ml注射器，6~7号针头
取上液0.1ml	0.9	50mg	以下用1ml注射器，6~7号针头
取上液0.1ml	0.9	5mg	每次稀释时均需将溶液摇匀，保证剂量准确
取上液0.1ml	0.9	500μg	配制完毕换4.5号针头，妥善放置

三、链霉素过敏试验

由于链霉素本身的毒性作用（表现在对听神经的损害和低钙引起的急性毒性反应）及其所含杂质（链霉素胍和二链霉胺）具有释放组胺的作用，能引起毒性反应和过敏反应。所以在使用该药前应做药物过敏试验，用药过程中和用药后应加强观察，以防发生不良反应。

（一）链霉素过敏试验法

1. 试验液的配制　链霉素过敏试验是以每毫升含链霉素2500U的试验液为标准进行皮内注射，以判断试验结果，当结果阴性时才可以使用链霉素。配制方法见表14–6。

表 14 – 6　链霉素过敏试验液的配制

链霉素	加0.9%生理盐水（ml）	每毫升链霉素含量（U/ml）	要点说明
100万U	4	25万	用5ml注射器，6~7号针头，每次稀释时均需将溶液摇匀
取上液0.1ml	0.9	2.5万	换用1ml注射器，6~7号针头
取上液0.1ml	0.9	2500	配制完毕换4.5号针头

2. 试验方法　按皮内注射法在患者前臂掌侧下段注入链霉素试验液0.1ml（含链霉素250U），20分钟后观察结果。

3. 结果判断　同"青霉素过敏试验"。

（二）过敏反应的临床表现及急救措施

链霉素过敏反应临床上较少见，其表现同青霉素过敏反应，过敏性休克的发生率不高，但死亡率很高，处理措施与青霉素过敏反应的处理方法相同。链霉素的毒性反应较其过敏反应更常见，更严重、有全身麻木、抽出、肌肉无力、眩晕、耳鸣、耳聋等。若发生中毒症状，可静脉注射葡萄糖酸钙或氯化钙。因链霉素与 Ca^{2+} 络合，可使其毒性症状减轻。

四、破伤风抗毒素过敏试验法

破伤风抗毒素（tetanus antitoxin，TAT）是一种免疫马血清，对人体是一种异性蛋白，具有抗原性，能够中和破伤风梭菌产生的毒素，使机体产生被动免疫，起到预防疾病和有效控制病情发展的目的，但注射后易出现过敏反应，因此用药前应先做药敏试验。以前曾用过破伤风抗毒素，停药1周者再次使用者，需重新做皮内试验。

（一）破伤风抗毒素过敏试验法

1. 试验液的配制　破伤风抗毒素过敏试验是以每毫升含 TAT 150IU 试验液为标准进行皮内注射，以判断试验结果。

取每支1ml含1500IU的TAT药液（如果不到1ml，应先用生理盐水加至1ml），抽吸0.1ml，加生理盐水稀释至1ml，摇匀后即得 TAT 试验液（每毫升含 TAT 150IU）。

2. 试验方法　按皮内注射法在患者前臂掌侧下段注入 TAT 试验液 0.1ml（含 TAT 15IU），20 分钟后观察结果。

3. 结果判断

（1）阴性　局部皮丘无变化，全身无反应。

（2）阳性　局部皮丘红肿，硬结直径大于 1.5cm，红晕直径超过 4cm，有时出现伪足、瘙痒。全身过敏反应、血清病型反应同青霉素过敏反应。

（二）脱敏注射法

脱敏注射法是将破伤风抗毒素小剂量多次注入体内的方法。其机理是小量抗原进入人体后，与吸附于肥大细胞或嗜碱性粒细胞上的 IgE 结合，使其逐步释放出少量的组织胺等血管活性物质，不致对机体产生严重的损害，所以临床上患者可不表现出症状。经过多次小量的反复注射后，可将细胞表面的 IgE 抗体大部分、甚至全部被结合而消耗，最后可以全部注入所需的药量而不会发生过敏反应。所以，过敏药物的脱敏主要是逐步结合 IgE，消耗体内的 IgE 而使患者不出现过敏反应的一个过程。但这种脱敏只是暂时的，经过一定时间后，IgE 将再次产生而重建致敏状态。故日后如再用破伤风抗毒素，还需重做皮内试验。TAT 脱敏注射的步骤见表 14 - 7。

每隔 20 分钟注射一次，每次注射后应密切观察患者反应。如患者出现气促、发绀、荨麻疹等严重反应或发生过敏性休克，应立即停止注射，并迅速处理。若反应轻微，待症状消退后酌情增加注射次数，减少注射剂量，在严密观察注入余量，以达到给药目的。

表 14 - 7　破伤风抗毒素脱敏注射法

次数	抗毒血清（ml）	生理盐水（ml）	注射途径
1	0.1	0.9	肌内注射
2	0.2	0.8	肌内注射
3	0.3	0.7	肌内注射
4	余量	稀释至 1ml	肌内注射

练一练14-2

患者，男，40 岁。因在工地施工被锈钉刺伤后注射破伤风抗毒素，破伤风抗毒素过敏试验阴性。破伤风抗毒素的浓度是（　　）。

　A. 15IU/ml　　　B. 50IU/ml　　　C. 100IU/ml　　　D. 150IU/ml　　　E. 200IU/ml

答案解析

看一看

TAT 替代药品 - 人破伤风免疫球蛋白（HTIG）

人破伤风免疫球蛋白由乙型肝炎疫苗免疫后再经破伤风类毒素免疫的健康献血员中采集效价高的血浆或血清制成，主要用于预防和治疗破伤风。

人破伤风免疫球蛋白属于人工被动免疫，使用前不必做皮试，可以作为 TAT 的替代药物使用，注射后即刻产生免疫效果，但持续时间较短，免疫时间为 2 周，一般不超过 3 周。注射后一般无不良反应。极少数人有红肿、疼痛感，无需特殊处理，可自行恢复。

五、普鲁卡因过敏试验

普鲁卡因是一种常用的麻醉剂，可用于局部浸润麻醉、传导麻醉、腰椎麻醉及硬膜外麻醉，使用时偶有轻重不同的过敏反应。所以凡首次应用普鲁卡因或注射普鲁卡因青霉素者均应做药敏试验，结果阴性方可使用。

1. 过敏试验法 取0.25%普鲁卡因0.1ml做皮内注射，20分钟后观察试验结果。

2. 结果判断和过敏反应的处理 同"青霉素过敏试验"。

六、细胞色素C过敏试验

细胞色素C是一种细胞呼吸激活剂，在细胞的呼吸过程中起重要作用，是体内进行物质代谢所必需的辅酶，常用于组织缺氧治疗的辅助用药。由于它是一种含铁的蛋白质，可引起过敏反应，注射前应做过敏试验。

（一）试验方法

1. 皮内试验法

（1）试验液的配制 取细胞色素C（每支2ml含15mg）0.1ml，用生理盐水稀释至1ml，混匀后即得试验液（每毫升含细胞色素C 0.75mg）。

（2）过敏试验法 取细胞色素C试验液0.1ml（含细胞色素C 0.75mg）进行皮内注射。20分钟后观察结果。

2. 划痕试验法 在前臂掌侧下段用70%乙醇消毒局部皮肤，待干后，取细胞色素C原液（每毫升含7.5mg）1~2滴滴于局部，左手绷紧皮肤，右手持无菌针头在表皮上划痕两道，长度约0.5cm，深度以渗出组织液不出血为原则。将划痕局部的皮肤反复放松，绷紧1~2次，使药液充分渗入皮内，20分钟后观察结果。

（二）结果判断和过敏反应的处理

同"青霉素过敏试验"。

七、碘过敏试验

临床上碘化物可以作为对比剂做心脑血管、泌尿系统、周围血管及其他脏器、各种腔道、瘘管的造影，还常用于CT增强扫描。此类药物可使人发生过敏反应，因此在造影前1~2天须做药敏试验，结果阴性者方能进行碘造影检查。

（一）试验方法及结果判断

1. 口服法 于检查前3天口服5%~10%碘化钾5ml，每日3次，连服3天，观察结果。服药后出现口麻、头晕、心慌、恶心、呕吐、流泪、流涕、荨麻疹等症状为阳性反应。

2. 皮内注射法 取碘造影剂0.1ml进行皮内注射，20分钟后观察结果。局部出现红肿、硬结，直径大于1cm为阳性反应。

3. 静脉注射法 取碘造影剂1ml缓慢静脉注射，密切观察15分钟。有血压、脉搏、呼吸和面色等改变为阳性反应。

在静脉注射造影剂前，必须先做皮内试验，然后再做静脉注射试验。结果均为阴性者方可进行碘剂造影。

少数患者试验结果阴性，但在注射碘造影剂时仍可能发生过敏反应，所以造影时需备好急救药品。如发生过敏反应，处理措施同"青霉素过敏试验"。

💕 护爱生命

勇于探索

1928 年，亚历山大·弗莱明发现了青霉素并于 9 月 15 日在圣玛丽医学院公布了他的发现，但由于当时条件下青霉素提取困难，所以他的论文在当时并未引起重视，直到英国生物学家钱恩和病理学家弗洛里于 1938 年偶然读到弗莱明发表在《新英格兰医学杂志》上的论文，并在 1941 年成功分离出青霉素之后，青霉素才于 1944 年在美国投入量产。青霉素是第一种能够治疗人类疾病的抗生素，不但在第二次世界大战期间成功的挽救了成千上万患者的性命，而且使人的平均寿命延长了 15 年。1945 年，弗莱明和钱恩、弗洛里获得诺贝尔生理学或医学奖。这项发明与三位科学家多年的苦心寻觅、认真细致、勇于探索的工作态度是分不开的。作为一名医护人员，也要像三位科学家一样，在临床工作中慢慢培养起学思结合，不断创新，勇于探索的科学精神。

目标检测

答案解析

[A1 型题]

1. 在青霉素批号没有改变的情况下，使用时免做试验的时间间隔不超过（ ）。

　　A. 14 天　　　　B. 7 天　　　　C. 5 天　　　　D. 3 天　　　　E. 1 天

2. 破伤风抗毒素皮试液的浓度是（ ）。

　　A. 150IU/ml　　B. 50IU/ml　　C. 100IU/ml　　D. 200IU/ml　　E. 250IU/ml

3. 过敏性休克的临床表现不包括（ ）。

　　A. 面色苍白、出冷汗、血压下降　　　　　　　B. 胸闷、气急、濒死感

　　C. 全身淋巴结肿大　　　　　　　　　　　　　D. 皮肤瘙痒、荨麻疹

　　E. 头晕眼花

4. 青霉素皮试注射的剂量是（ ）。

　　A. 1500U　　　　B. 200U　　　　C. 150U　　　　D. 20U　　　　E. 15U

5. 注射青霉素前应询问患者的情况不包括（ ）。

　　A. 既往是否使用过青霉素　　　　　　　　　　B. 最后一次使用青霉素的时间

　　C. 有无其他药物或食物过敏　　　　　　　　　D. 是否对海鲜、花粉等过敏

　　E. 家属有无青霉素过敏

6. 抢救链霉素中毒反应的药物是（ ）。

　　A. 盐酸肾上腺素　　　　　　　　　　　　　　B. 阿托品

　　C. 葡萄糖　　　　　　　　　　　　　　　　　D. 葡萄糖酸钙

　　E. 异丙肾上腺素

7. 碘化物造影须做过敏试验，应在（ ）进行。

　　A. 造影前 1~2 小时　　　　　　　　　　　　B. 造影前 6~12 小时

　　C. 造影前 12~24 小时　　　　　　　　　　　D. 造影前 24~48 小时

　　E. 造影前 48~72 小时

[A2 型题]

8. 患者，男，20 岁。患急性扁桃体炎，医嘱青霉素皮试，皮试后 5 分钟患者出现胸闷、气促伴濒危感，皮肤瘙痒，面色苍白，出冷汗，脉细速，血压下降，烦躁不安，考虑患者出现了（　　）。

  A. 血清病型反应　　　　　　　　　　　　B. 青霉素毒性反应

  C. 呼吸道过敏反应　　　　　　　　　　　D. 过敏性休克

  E. 皮肤组织过敏反应

9. 患者，男，18 岁。患急性肺炎，注射青霉素数秒钟后出现胸闷、气短、面色苍白、出冷汗及濒危感，脉搏细弱。测血压 60/40mmHg，此时首先应采取的急救措施是（　　）。

  A. 注射强心剂　　　　　　　　　　　　　B. 给予胸外心脏按压

  C. 进行人工呼吸　　　　　　　　　　　　D. 皮下注射 0.1% 盐酸肾上腺素 1ml

  E. 给予呼吸兴奋剂

10. 患者，女，55 岁。诊断为宫颈癌，需行子宫切除术。术前进行青霉素过敏试验，皮试后 5 分钟患者出现胸闷、气促、皮肤瘙痒、面色苍白、脉搏细弱、血压下降、烦躁不安。针对该患者的处理方法，下列方案最佳的是（　　）。

  A. 停药、吸氧、保暖、注射地塞米松

  B. 停药、平卧、吸氧、注射抗组胺药物

  C. 平卧吸氧、保暖、注射阿拉明

  D. 停药、平卧测血压、注射呼吸兴奋剂

  E. 停药、平卧注射盐酸肾上腺素、保暖、吸氧

11. 患者，男，40 岁。右小腿丹毒，给予青霉素治行，进行皮肤试验局呈阳性反应，下列做法不妥的是（　　）。

  A. 报告医师，修改治疗方案　　　　　　　B. 告知患者本人，禁用青霉素

  C. 严格交班，并写入交班报告　　　　　　D. 继续使用，准备盐酸肾上腺素抢救

  E. 在治疗单、门诊卡、床头卡等地方注明青霉素阳性标记

12. 患者，女，20 岁。因扁桃体化脓性感染用青霉素治疗。皮试结果：皮丘红肿 1.2cm，皮肤痒、胸闷、面色苍白、出冷汗。为患者采取的护理措施首先是（　　）。

  A. 人工呼吸　　　　　　　　　　　　　　B. 皮肤涂氟轻松乳膏

  C. 注射盐酸肾上腺素　　　　　　　　　　D. 静滴地塞米松

  E. 吸氧

13. 患儿，男，10 岁。患急性肺炎，给予青霉素治疗，注射青霉素后患儿出现发热、淋巴结肿大、皮肤瘙痒等症状，考虑为血清病型反应，其常发生在用药后（　　）。

  A. 1 ~ 2 天　　　　B. 3 ~ 5 天　　　　C. 7 ~ 12 天　　　　D. 15 ~ 18 天　　　　E. 19 ~ 20 天

14. 患者，女，17 岁。行破伤风抗毒素过敏试验，20 分钟后结果显示局部皮丘红肿，硬结大于 1.5cm，红晕大于 4cm，自述有痒感，应采取的处理措施是（　　）。

  A. 将抗毒素分成四等份，分次注射　　　　B. 在对侧前臂做对照试验后再注射

  C. 将抗毒素稀释，分 2 次注射　　　　　　D. 待患者痒感消失后再全量注射

  E. 将抗毒素分 4 次逐渐增加剂量注射

15. 患者，男，50 岁。在建筑工地干活时被铁钉扎伤，医嘱予以破伤风肌内注射，护士在给患者做皮试。下列说法不正确的是（　　）。

  A. 当皮丘直径大于 1.5cm 时，红晕超过 4cm 可以判断为结果阳性

B. 试验结果为阳性时，可做破伤风脱敏注射

C. 破伤风皮试液的浓度是 1500IU/ml

D. 试验结果为阴性时，余液 0.9ml 与皮试剩余剂量做肌内注射

E. 当皮丘周围有伪足，痒感时可以判断为阳性

[A3 型题]

(16～17 题共用题干)

患者，男，36 岁，因淋病住院。医嘱：青霉素皮试；生理盐水 250ml + 青霉素 160 万 U，静脉滴注，bid。

16. 在配制青霉素皮试液时选择稀释的药液为（　　）。

A. 0.9% 氯化钠溶液

B. 5% 葡萄糖溶液

C. 10% 葡萄糖溶液

D. 5% 葡萄糖盐水

E. 注射用水

17. 当患者出现下列皮试结果时，可以注射青霉素的是（　　）。

A. 局部红晕直径 1cm 以上，无自觉症状

B. 局部红晕直径 0.5cm 以上，有胸闷、头晕

C. 局部红晕直径 0.5cm 以上，周围有伪足，有痒感

D. 局部红晕直径 0.7cm，无自觉症状

E. 局部红晕直径 1cm，周围有伪足，有痒感

（朱春风）

书网融合……

重点回顾　　微课　　习题

第十五章 静脉输液、输血

PPT

📖 导学情景

情景描述：患者，女，42 岁，因"呼吸困难，被迫坐位，大汗淋漓，咳嗽"来院就诊，拟诊为"支气管哮喘"收住入院，平车推入病房。患者既往有哮喘病史、花粉过敏史，入院查体：神志清楚，精神稍萎靡，气促明显，口唇发绀，两肺闻及广泛哮鸣音。查体：T 36.2℃，P 90 次/分，R 30 次/分，BP 130/80mmHg。医嘱：0.9% NaCl 250ml + 氨茶碱 10ml 静脉滴注。

情景分析：结合患者的临床表现、生命体征等，患者存在支气管哮喘，密切地监测生命体征变化可以及时了解患者疾病的发展，遵医嘱给药，保持呼吸道通畅、改善呼吸功能，能够缓解患者的不适症状。

讨论：1. 请问患者存在哪些主要的护理问题？

2. 针对患者的情况应选择何种输液工具？

3. 患者的输液目的是什么？完成医嘱的过程中应注意什么？

学前导语：静脉输液是临床常见的护理工作，护理人员应遵医嘱给药，熟悉给药目的，正确选择输液工具，在操作过程中严格执行查对制度，保障治疗安全有效进行。

静脉输液、输血是临床上常用的治疗和抢救患者的重要措施之一，在纠正人体水、电解质及酸碱平衡失调，恢复内环境稳定并维持机体正常生理功能方面起着重要作用。因此，护士必须熟练掌握有关静脉输液和输血的知识和技能，以保证在治疗疾病、确保患者安全和挽救患者生命过程中发挥积极、有效的作用。

第一节 静脉输液

静脉输液是将大量无菌溶液或药物直接输入静脉的治疗方法。护士应了解治疗目的，熟悉静脉输液常用的溶液及其作用，熟练掌握静脉输液技术，正确处理静脉输液不良反应。

一、静脉输液的原理及目的

（一）静脉输液的原理

静脉输液是利用大气压和液体静压形成的输液系统内压高于人体静脉压的原理将液体输入静脉内。

（二）静脉输液的目的

（1）补充水分和电解质，预防和纠正水、电解质和酸碱平衡紊乱　常用于各种原因导致的脱水、酸碱平衡失调的患者，如腹泻、剧烈呕吐、大手术后的患者等。

（2）补充营养，供给热能　常用于慢性消耗性疾病、不能经口进食的患者。可促进组织修复，增加体重，维持正氮平衡。

（3）输入药物，治疗疾病　常用于感染、中毒、组织水肿等患者。

（4）补充血容量，改善微循环，维持血压及微循环灌注量　常用于抢救严重烧伤、大出血、休克等患者。

二、静脉输液的常用溶液及作用

（一）晶体溶液

晶体的分子小，其溶液在血管内存留时间短，对维持细胞内外水分的相对平衡有重要作用，能有效纠正体液和电解质平衡失调。

1. 葡萄糖溶液　可补充热量和水分，减少组织分解和蛋白质消耗，防止酮体产生。常用溶液有5%葡萄糖溶液、10%葡萄糖溶液。

2. 等渗电解质溶液　用于补充水分和电解质，维持体液和渗透压平衡。常用溶液有0.9%氯化钠溶液、5%葡萄糖氯化钠溶液、复方氯化钠溶液（林格液）。

3. 碱性溶液　可纠正酸中毒，调节酸碱平衡。常用溶液有5%碳酸氢钠溶液、11.2%乳酸钠溶液等。

4. 高渗溶液　用于利尿脱水。常用溶液有20%甘露醇、25%山梨醇、25%~50%葡萄糖溶液。

（二）胶体溶液

胶体的分子大，其溶液在血管内存留时间长，能有效维持血浆胶体渗透压，增加血容量，改善微循环，提升血压。

1. 右旋糖酐　为水溶性多糖类高分子聚合物。常用的溶液有中分子右旋糖酐和低分子右旋糖酐。①中分子右旋糖酐：可提高血浆胶体渗透压，扩充血容量。②低分子右旋糖酐：可降低血液黏滞度，改善微循环。

2. 代血浆　作用与低分子右旋糖酐相似，可显著增加循环血量和心输出量，在体内停留时间较右旋糖酐长，且过敏反应少。常用的代血浆有羟乙基淀粉（706代血浆）、明胶多肽注射液等。

3. 血液制品　输入后能提高胶体渗透压，增加循环血容量，补充蛋白质和抗体，纠正低蛋白血症，有助于组织修复和提高机体抵抗力。常用的血液制品有5%白蛋白和血浆蛋白等。

（三）静脉营养液

可供给患者热能，维持正氮平衡，补充各种维生素和矿物质。常用的有复方氨基酸、脂肪乳剂等。

三、常用静脉输液部位

（一）周围浅静脉

1. 上肢浅静脉 常用手背静脉网以及肘部浅静脉（贵要静脉、肘正中静脉、头静脉）。手背静脉网是成人头皮针输液时的首选部位，留置针穿刺首选前臂静脉，采集血标本时多选用肘部贵要静脉、肘正中静脉和头静脉，经外周中心静脉置管（peripherally inserted central catheter，PICC）则首选贵要静脉。

2. 下肢浅静脉 常用足背静脉网、小隐静脉和大隐静脉。

（二）中心静脉

颈外静脉和锁骨下静脉常用于中心静脉插管，需要长期持续输液或需要静脉高营养的患者多选择此部位。

1. 颈外静脉 是颈部最大的浅静脉，沿胸锁乳突肌浅面斜向下后行，在锁骨中点上方 2～5cm 穿颈深筋膜注入锁骨下静脉或静脉角。体表投影为下颌角至锁骨中点的连线。其行径表浅且位置较固定，易于穿刺，但不宜多次穿刺。

2. 锁骨下静脉 位于锁骨后下方，自第 1 肋骨外缘由腋静脉延续而成，向内行于胸锁关节后方与颈内静脉汇合成头臂静脉。锁骨下静脉与附近筋膜结合紧密，位置较固定，管腔较大，可作为静脉穿刺或长期导管输液部位。

（三）头皮静脉

适合婴幼儿静脉输液使用。小儿从出生至 3 岁这一时期，头部皮下脂肪少，头皮静脉较为丰富，分支甚多，交错成网，表浅易见，不易滑动，易于固定，又不影响患儿肢体活动。常用的头皮静脉有颞浅静脉、额静脉、耳后静脉、枕静脉等。

四、常用静脉输液法

临床常用的静脉输液技术有密闭式周围静脉输液法和中心静脉输液法。常用的密闭式周围静脉输液法有头皮针静脉输液法、静脉留置针输液法；常用的中心静脉输液法有颈外静脉置管输液法、锁骨下静脉置管输液法和经外周中心静脉置管（PICC）输液法。

（一）密闭式周围静脉输液法

【目的】

同"静脉输液"。

【评估】

（1）患者的年龄、病情、意识状态、过敏史、静脉治疗方案、药物的性质等，选择合适的输液工具。

（2）患者穿刺部位皮肤、血管情况和肢体活动度。

（3）患者是否需要排尿、排便，其自理能力及合作程度。

（4）环境及输液架性能。

【计划】

1. 护士准备 仪表端庄，着装整洁，修剪指甲，洗手，戴口罩。

2. 患者准备 患者了解输液的目的、方法、注意事项及配合要点；排尿、排便，穿刺部位保暖。

3. 用物准备

（1）头皮针静脉输液法　①治疗车上层：输液治疗盘内备溶液和药物（遵医嘱）、碘伏消毒液、棉签、弯盘、输液器、小垫枕、一次性垫巾、止血带、输液卡、输液贴、输液瓶贴、启瓶器、砂轮、速干手消毒剂。②治疗车下层：锐器盒、生活垃圾桶、医疗垃圾桶。③必要时备夹板、棉垫及绷带和输液架。

（2）静脉留置针输液法　同头皮针静脉输液法，另备静脉留置针、无菌透明敷贴、肝素、等渗盐水、注射器或输液接头和预充式导管冲洗器。

（3）输液泵静脉输液法　同头皮针或静脉留置针输液法，另备输液泵、电源。

4. 环境准备　安静、整洁、温湿度适宜、光线适中，符合无菌操作要求。

【实施】

1. 操作步骤　见表 15 - 1。

表 15 - 1　密闭式周围静脉输液法

操作程序	操作步骤	要点说明
■头皮针静脉输液法		
1. 核对解释	二人核对医嘱、输液卡、输液瓶贴 检查药物标签名称、浓度、剂量、有效期 检查溶液瓶口有无松动、瓶身有无裂痕（溶液袋有无破裂） 检查溶液质量	严格执行查对制度，避免感染及差错事故的发生 对光检查溶液有无混浊、沉淀、变色及絮状物
2. 贴签加药	将填好的输液瓶贴倒贴在输液瓶上 去掉铝盖中心部分，套上瓶套；如为塑料瓶或袋装液体则直接拉环，常规消毒瓶口 按医嘱加入所需药物	输液瓶贴勿将瓶签覆盖，便于输液中巡视观察 消毒范围至瓶颈部 注意药物的配伍禁忌
3. 备输液器	检查输液器质量，打开外包装，将输液器针头插入瓶塞至针头根部，关闭调节器	输液器外包装无破损、密封良好，在有效期之内
4. 核对解释	备齐用物携至床旁，核对床号、姓名、腕带，做好解释	操作前查对，注意礼貌称呼患者并主动询问患者需求
5. 挂瓶排气	取下输液器外包装，旋紧头皮针，关闭调节器，倒挂输液瓶于输液架上，展开输液管 将茂菲滴管倒置，打开调节器，使药液流出，待茂菲滴管内液面达 1/2 ~ 2/3 满时，迅速倒转滴管，使药液顺输液管缓慢流至输液管与头皮针相交处，关闭调节器	保持茂菲滴管至头皮针无气泡，防止空气栓塞，如茂菲滴管下端输液管有气泡，可轻弹输液管，将气泡弹至茂菲滴管内
6. 安置患者	协助患者取舒适卧位，在穿刺静脉肢体下垫小垫枕，准备输液贴	
7. 扎带消毒	在穿刺点上方 6cm 处扎止血带，选择穿刺血管，常规消毒穿刺部位的皮肤，直径大于 5cm	止血带松紧度以能阻断静脉血流为宜，末端朝上
8. 核对排气	再次准确核对输液卡、输液瓶贴及患者腕带的信息 再次排气至有少量药液滴出，检查有无气泡	操作中查对
9. 静脉穿刺	取下护针帽，嘱患者握拳，左手拇指固定皮肤，右手持针，针头与皮肤成 15°~ 30° 在静脉上方或侧方穿刺，见回血后，将针头沿血管方向潜行送入少许	握拳是为了使静脉充盈 沿血管方向进针，防止刺破血管
10. 三松固定	一手固定针柄，一手松开止血带和打开调节器，嘱患者松拳，如输液通畅，即可用输液贴固定针柄、穿刺点及 "U" 形固定头皮针软管	"U" 形固定可以防牵拉针头
11. 调节滴速	根据患者病情、年龄和药物性质调节输液速度	一般成人 40 ~ 60 滴/分，儿童 20 ~ 40 滴/分
12. 再次核对	再次确认患者身份和药物信息准确无误	操作后查对

操作程序	操作步骤	要点说明
13. 安置交代	取出止血带和小垫枕，协助患者取舒适卧位，交代注意事项，将呼叫器放于患者易取之处	
14. 洗手记录	洗手，在输液卡上记录输液时间、滴速，签全名，挂于输液架上	
15. 巡视观察	在输液过程中定时巡视观察输液情况，核查药液和余量，记录输液卡	观察输液速度、输液余量；患者穿刺局部及全身反应，及时处理故障及不良反应
16. 更换液体	核对第二瓶（袋）液体，常规消毒瓶（袋）口后，挂于输液架上，从第一瓶（袋）内拔出输液针头，插入第二瓶（袋）内，待调节滴数、输液通畅后方可离开患者	每次更换液体均需记录 换瓶（袋）时，注意无菌操作，防污染
17. 拔针按压	查对医嘱，确定输液完毕，关闭调节器，除去输液贴，用无菌干棉签纵向轻轻按压穿刺点上方，迅速拔出针头，按压至不出血	使针头在低压下退出静脉，可减轻锋刃对血管造成的机械性损伤；纵向按压可按住皮肤和静脉两个穿刺点，不易出现皮下淤血
18. 整理记录	安置患者，整理床单位，询问需要 分离输液器针头，放入锐器盒，取下输液卡、输液瓶和输液管，分类处理用物 洗手，摘口罩，记录	按相关规定分类处理各项操作用物 防止针刺伤 记录输液结束时间、患者反应及签名

■静脉留置针输液法

操作程序	操作步骤	要点说明
1. 输液准备	按一次性使用静脉输液针输液法核对、检查、加药，插好输液器并排尽空气	注意无菌技术和操作前查对
2. 备留置针	检查静脉留置针和敷贴的型号合适、在有效期内、包装完好无漏气，打开备用	留置针（图15-1）外套管柔软、无刺激，有利于保护静脉，减轻反复穿刺给患者带来的痛苦；便于治疗和抢救，适用于需长期静脉输液及静脉穿刺困难的患者
3. 安置患者	协助患者取舒适卧位，肢体下垫铺有一次性垫巾的小垫枕	
4. 扎带消毒	首选前臂静脉，在穿刺点上方10cm处扎止血带，两次消毒穿刺点部位皮肤，消毒直径>8cm 止血带松紧度以能阻断静脉血流为宜，末端朝上	
5. 接留置针	取出静脉留置针，把输液器上的头皮针全部插入肝素帽，或用输液接头连接输液器和留置针	使用输液接头可防止针刺伤，能有效预防回血堵管、感染、静脉炎等
6. 排气核对	去除留置针护针帽，打开调节器，排尽空气，关闭调节器 再次核对输液卡、输液瓶贴及患者腕带信息，确认滴管下方无气泡	排气时勿污染针头 操作中查对
7. 穿刺送管	旋转针芯，松动外套管，调整针头斜面 嘱患者握拳，左手拇指固定皮肤，右手持针翼，针头与皮肤成15°～30°穿刺，见回血后，压低角度再进针0.2～0.3cm 左手固定针座，右手后撤针芯0.2～0.3cm后，将外套管和针芯一起送入静脉内，拔出针芯，置于锐器盒内	可避免外套管和针芯黏连造成穿刺失败 握拳是为了使静脉充盈 避免针芯刺破血管
8. 三松固定	"三松"：松开止血带；打开调节器；嘱患者松拳 用无菌透明敷贴妥善固定导管，并在透明膜上记录留置日期、时间（图15-2） 延长管和穿刺血管呈"U"形固定	无菌透明敷贴注意以穿刺点为中心固定，无张力贴膜，塑型导管，排除贴膜下空气 注意输液接头应高于穿刺点
9. 调节滴速	根据患者病情、年龄和药物性质调节输液速度	一般成人40～60滴/分，儿童20～40滴/分

操作程序	操作步骤	要点说明
10. 安置交代	取出止血带和小垫枕，协助患者取舒适卧位，再次查对，交代注意事项，将呼叫器放于患者枕边	交代患者避免留置针侧肢体过度活动、下垂、受压或持重物，保护无菌透明敷贴清洁干燥，防止卷边和翘起，其他同头皮针静脉输液法
11. 洗手记录	同头皮针静脉输液法	
12. 注液封管	输液完毕，关闭调节器，拔出输液头皮针头，常规消毒肝素帽胶塞，使用输液接头时，则需断开输液接头和输液器的连接处 将抽好封管液的注射器针头刺入肝素帽胶塞内，进行封管，脉冲式封管，一边推注一边退针，直至针头全部退出，输液接头需连接预充式导管冲洗器封管	确保正压封管。常用的封管液有：①无菌等渗盐水，每次 5~10ml，每隔 6~8 小时重复冲管一次；②稀释肝素溶液 0~10U/ml，每次 2~5ml
13. 再次输液	检查留置针是否在血管内，备好输液装置，排气 常规消毒肝素帽胶塞，先评估留置针导管功能，再连接输液器，使用输液接头则用酒精棉片擦拭接头处消毒，再评估导管功能，然后连接输液器，打开调节器，调节滴速，开始输液 输液前认真查对，以免出现差错事故	注意无菌原则
14. 巡视观察	同头皮针静脉输液法	注意观察穿刺部位有无红、肿、热、痛，透明敷贴有无潮湿，卷边；倾听患者主诉
15. 拔针处理	输液治疗结束或需要更换留置针时，关闭调节器，0°或180°移除透明敷贴，用干棉签纵向轻轻按压穿刺点上方，缓慢拔出留置针，按压至不出血 检查导管完整度	0°或180°移除透明敷贴可减轻医用黏胶相关皮肤损伤
16. 整理记录	同头皮针静脉输液法	
■输液泵输液法		
1. 输液准备	按静脉输液法做好操作前准备，检查准备好输液泵（图 15-3）	输液泵性能良好
2. 核对，解释	备物至床边向患者核对、解释，取舒适体位	操作前查对，注意礼貌称呼患者并主动询问患者需求
3. 固定仪器	将输液泵固定在输液架上，接通电源自检	固定输液架，调节输液泵高度适中
4. 挂瓶排气	将输液瓶（袋）悬挂在输液架上，初次排气，关闭调节器	
5. 放置管道	打开输液泵门，将输液管软管部分置于泵的管槽内，拉直绷紧，按顺序装好，关上泵门，打开调节器	
6. 设置参数	按模式键来设定专用输液器功能，当"专用输液器"闪烁时，按"确认"键即进入专用输液器模式。当"普通输液器"闪烁时，按"确认"键即进入普通输液器模式 按下"转换"键设定输液总量（ml）和输液速度（ml/h） 设定输液总量和速度后分别按下"确认"键确认	根据实际使用的输液器来选择相应模式
7. 再次查对	查对患者和药物并确认输液泵各参数	操作中查对
8. 扎带消毒	同头皮针静脉输液法或留置针静脉输液法	
9. 排气穿刺	按"启动"键并按"快排"键再次排气后，按"停止"键 穿刺同头皮针静脉输液或留置针静脉输液	
10. 三松固定	同头皮针静脉输液或留置针静脉输液	
11. 启动仪器	按"启动"键并查看点滴通畅后进入常规输液状态	

续表

操作程序	操作步骤	要点说明
12. 查对交代	再次查对 安置患者于舒适体位，向患者交代注意事项	操作后查对 输液泵使用需交代患者勿自行调节输液泵参数，如厕或遇仪器报警，应呼叫护士，其他注意点同头皮针或留置针静脉输液法
13. 巡视观察	检查输液泵工作状态 其他巡视内容同头皮针或留置针静脉输液法	及时处理故障，保证输液速度准确
14. 停止输液	预置量输完后，按"停止"键，结束输液，拔针并按压止血 打开泵门，取出输液管，关闭电源，关闭泵门 切断电源，自输液架上取下输液泵	
15. 整理记录	整理床单位，协助患者取舒适卧位 分类处理用物，清洁输液泵并放干燥稳妥处 洗手，处理医嘱，记录	

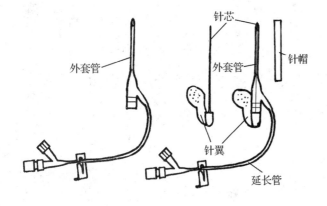

图 15－1　静脉留置针

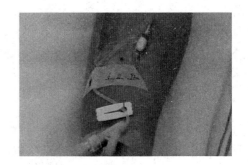

图 15－2　静脉留置针固定法

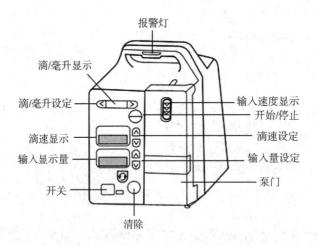

图 15－3　输液泵

2. 注意事项

（1）严格执行无菌操作和查对制度，预防不良反应和差错事故的发生。

（2）对需要长期输液的患者应注意保护静脉，合理使用，一般先从四肢远端小静脉开始。成人留置针静脉输液首选前臂静脉，在满足治疗的前提下，尽量选择型号小且软管短的留置针。

（3）根据病情、用药原则、药物性质，有计划地安排药物输液的顺序。如需加入药物，应注意配伍禁忌，合理安排，以尽快达到治疗目的。

（4）输液前必须排尽输液管及针头内的空气，输液中应防止液体流空，及时更换输液瓶，输液完毕应及时拔针，以预防空气栓塞。

（5）进针后，应确保针头在静脉内再输入药液，以免造成组织损伤。如需输入对血管刺激性大的药物，宜充分稀释，并待穿刺成功后再输入药物，输完应再输入一定量的 0.9% 氯化钠溶液，以保护静脉。

（6）根据患者的病情、年龄和药物的性质确定输液的速度，并根据患者的情况随时调整。对年老体弱、心肺功能不良者，输液速度宜慢；输注刺激性较强的药物如高渗性药物、含钾药物或升压药时，输液速度宜慢；对严重脱水、输注脱水剂和心肺功能良好者，输液速度可适当加快。

（7）输液过程中，应加强巡视，耐心倾听患者的主诉，严密观察输液情况，注意有无局部或全身反应，以便及时处理输液故障及输液反应。

（8）保持输液器及药液的无菌状态，连续输液超过 24 小时应每日更换输液器。

（9）防止交叉感染，应做到"一人一巾一带"，即每人一块治疗巾（或一次性垫巾）和一条止血带。

（10）《静脉治疗护理技术操作规范》中规定，在充分评估穿刺部位及血管无并发症的前提下，原则上外周静脉留置针在使用 72～96 小时后应进行更换。发生留置针相关并发症，应拔管重新选择血管穿刺。敷料、无针接头或肝素帽的更换及固定均应以不影响观察为基础。注意保护相应肢体，一旦发现针管内有回血，应立即用肝素液冲洗，以免堵塞管腔。

（11）护士应熟练掌握输液泵的使用和保养方法，正确放置输液泵、设定输液参数、排除故障等。使用中，如需更改输液速度，则先按"停止"键，重新设置后再按"启动"键，如需打开输液泵门，应先关闭输液调节器，防止药液输液过快输入。

【评价】

（1）护患沟通良好，患者理解输液目的，能主动配合。

（2）护士严格执行无菌技术操作和查对制度，动作规范熟练，无差错及不良反应发生。

（3）注重人文关怀，适时开展健康教育。

（二）头皮静脉输液法

【目的】

同"静脉输液"。

【评估】

头部皮肤完整性、静脉状况。余同密闭式周围静脉输液法。

【计划】

1. 护士准备 同密闭式周围静脉输液法。

2. 患者准备 同密闭式周围静脉输液法。

3. 用物准备

同密闭式周围静脉输液法，另备头皮针或留置针 1～2 枚、5ml 注射器 1 副（内盛无菌等渗盐水或所需补充的液体）、纱布、剃刀等。余同周围静脉输液法。

4. 环境准备 同密闭式周围静脉输液法。

【实施】

1. 操作步骤 见表15-2。

表 15-2 头皮静脉输液法

操作程序	操作步骤	要点说明
1. 输液准备	按密闭式周围静脉输液法	
2. 安置体位	将患儿安置为仰卧位或侧卧位，头下垫小枕 助手站在患儿的一侧或足端，固定其躯干、四肢和头部，操作者站在患儿头端	
3. 选择静脉	选择粗、直、弹性好的头皮静脉 剃去头部穿刺部位毛发，清洁穿刺局部的皮肤，以75%乙醇常规消毒穿刺点	注意鉴别头皮静脉与动脉 乙醇消毒易于辨认静脉血管
4. 穿刺固定	用一手拇指、示指分别固定静脉两端皮肤 沿静脉向心方向穿刺 一手持针，在距离静脉最清晰点向后移0.3cm处将针头近似平行刺入头皮，然后沿血管走向慢慢进针，当针头刺入静脉时阻力减少，有突破感，同时有回血，再将针头推进少许，用胶布固定针头 用注射器抽吸见回血，缓慢推注生理盐水无阻力	回血为暗红色即穿刺入静脉 确定穿刺成功
5. 调节滴速	分离针头和注射器，连接输液器，调节滴速一般不超过20滴/分 加强巡视，观察输液是否通畅、穿刺部位皮肤情况	
6. 安置交代	取出止血带和小垫枕，协助患者取舒适卧位，再次查对，交代注意事项，将呼叫器放于患者枕边 交代家属输液注意事项	不可随意调节滴速，注意保护输液部位，如发现输液部位肿胀、疼痛、溶液不滴、输液管内有气泡、溶液滴完及患儿不适，及时呼叫
7. 记录签名	再次核对，在输液巡视卡上记录输液滴速、时间、输液情况，签名后挂于输液架上 穿刺过程进行三次查对	
8. 巡视观察	在输液过程中定时巡视观察	观察患儿反应及输液情况
9. 拔针处理	输液完毕，关闭调节器，除去输液贴，用无菌纱布或棉签轻轻按压穿刺点上方，迅速拔出针头，按压至不出血	使针头在低压下退出静脉，可减轻针锋刃对血管造成的机械性损伤
10. 整理记录	安置患儿，整理床单位，清理消毒用物，取下输液巡视卡，洗手，记录	

2. 注意事项

（1）进行小儿头皮静脉输液时，应注意小儿头皮静脉与动脉的鉴别。

（2）操作过程中密切观察危重患儿的面色和一般情况，及时发现病情变化。

（3）长期输液的患儿应经常更换体位，以防发生压疮和坠积性肺炎。

（4）其他同密闭式周围静脉输液法。

【评价】

（1）护患沟通良好，患儿家长及年长患儿能理解输液目的并配合。

（2）护士严格执行无菌技术操作和查对制度，动作规范熟练，无差错及不良反应发生。

（3）注重人文关怀，适时开展健康教育。

（三）中心静脉输液法

中心静脉输液法包括颈外静脉置管输液法和锁骨下静脉置管输液法，目前临床上这两种中心静脉输液法的操作多由医生完成，护士的主要职责是术中配合以及插管后的输液及护理。

【目的】

（1）需要长期输液，而周围静脉不宜穿刺的患者。

（2）周围循环衰竭的危重患者，用以测量中心静脉压。

（3）长期静脉内滴注高浓度、刺激性强的药物，或采用静脉营养疗法的患者。

【评估】

（1）患者的病情、意识状态，普鲁卡因过敏史。

（2）穿刺部位皮肤情况，静脉充盈状况。

（3）患者对颈外静脉置管输液法或锁骨下静脉置管输液法目的的了解及配合的程度。

【计划】

1. 护士准备 仪表端庄，着装整洁，修剪指甲，洗手，戴口罩。

2. 患者准备 了解颈外静脉置管输液法和锁骨下静脉置管输液法的目的及配合的方法，排尿、排便，必要时做普鲁卡因过敏试验。

3. 用物准备

（1）颈外静脉置管输液法 注射盘内另加1%普鲁卡因注射液1支，无菌手套一副，宽胶布（2cm×3cm）、生理盐水。无菌穿刺包内有：穿刺针2个，硅胶管1条，8～9号平针头2个，5ml与10ml注射器各1副，7号针头2个，镊子、纱布、无菌巾各2块，弯盘。其他用物同周围静脉输液。

（2）锁骨下静脉置管输液法 注射盘内另加0.4%枸橼酸钠生理盐水、1%普鲁卡因、1%甲紫、宽胶布、无菌手套。无菌穿刺包内有：穿刺针2个，硅胶管2条，射管水枪，5ml注射器，8～9号平针头2个，镊子、纱布、无菌巾各2块，结扎线，弯盘。其他用物同周围静脉输液。

4. 环境准备 安静、整洁、温湿度适宜、光线适中。

【实施】

1. 操作步骤 见表15-3，表15-4。

表 15-3 颈外静脉输液法

操作程序	操作步骤	要点说明
1. 输液准备	按无菌技术要求检查穿刺包、局麻药、肝素盐水、消毒液、透明敷贴等穿刺药物和用物 确认签订知情同意书 密闭式周围静脉输液法	物品齐全，质量符合要求
2. 安置体位	协助患者取去枕仰卧位，头转向对侧，肩下垫小枕	使颈部伸直，充分暴露穿刺部位
3. 定穿刺点	术者站立于患者头侧，选择穿刺点并正确定位 助手协助在锁骨上缘中点与下颌角连线的上1/3处，颈外静脉外侧缘做好标志（图15-4）	
4. 消毒皮肤	常规消毒皮肤	消毒范围大于孔巾口
5. 开包铺巾	打开无菌穿刺包，戴无菌手套，铺孔巾	
6. 再次查对	再次核对患者和药液	操作中查对
7. 局部麻醉	操作者取5ml注射器，由助手协助抽吸1%普鲁卡因4～5ml，在穿刺部位局部麻醉 用10ml注射器吸满生理盐水，以平针头连接硅胶管，排尽空气备用	

续表

操作程序	操作步骤	要点说明
8. 穿刺进针	助手以手指按压颈外静脉三角处，拇指绷紧穿刺针上方皮肤，使静脉充盈 术者用引导针刺破穿刺点处皮肤，以减少进针时的皮肤阻力，术者右手持穿刺针与皮肤成45°进针，入皮后改为25°沿颈外静脉方向穿刺 见回血后，抽出穿刺针内芯，左手拇指用纱布按住针栓孔，右手持备好的硅胶管及与其连接的10ml注射器，将硅胶管快速由针孔插入10~12cm，同时助手配合持注射器，徐徐注入液体。压住颈外静脉近端，取下10ml注射器，退出穿刺针	可用刀片尖端刺破皮肤作引导，以减小穿刺进针阻力
9. 连接固定	再次抽回血检查是否在血管内，确定无误后移去洞巾，接上输液接头及输液器 用透明敷贴固定硅胶管及输液接头，注明插管日期、时间、插入导管长度等信息	
10. 调速核对	同密闭式周围静脉输液法	
11. 安置患者	嘱患者避免头部过度活动，转头或翻身时注意留置导管，勿受压或牵拉，如有呼吸困难、胸闷等不适，及时呼叫护士	防止导管堵管、移位、脱出、污染 防止血栓、气胸等并发症
12. 洗手记录	洗手，记录单上记录置管日期和时间、操作者、导管规格和型号、置入深度、患者反应等信息 其他同密闭式周围静脉输液法	
13. 暂停封管	输液完毕，关闭调节器，分离输液器和输液接头，连接预充式导管冲洗器冲封管 透明敷贴每周更换一次；污染或潮湿时立即更换	正压封管
14. 再次输液	消毒输液接头，评估导管功能后连接输液器，调节滴数，开始输液	输液前认真查对
15. 停用拔管	拔管时，在硅胶管末端连接注射器边抽吸边拔出硅胶管 拔管后按压穿刺点数分钟 消毒穿刺点皮肤，覆盖无菌纱布	防止残留小血块和空气进入血管，造成血栓

表15-4 锁骨下静脉输液法

操作程序	操作步骤	要点说明
1. 输液准备	同"颈外静脉输液法"	
2. 安置体位	确定穿刺部位（右或左锁骨下静脉） 协助患者去枕平卧位，头转向对侧，肩下垫小枕，穿刺侧的肩部略向上提、外展	可使上臂三角肌膨出变平，以利于穿刺
3. 定穿刺点	术者站立于患者头侧，选择穿刺点并正确定位 助手协助做好标记（图15-5）	胸锁乳突肌的外侧缘与锁骨所形成的夹角的平分线上，距顶点0.5~1cm处为穿刺点
4. 消毒皮肤开包	同"颈外静脉输液法"	
5. 铺巾		
6. 再次查对		
7. 局部麻醉		
8. 穿刺进针	助手协助包裹超声探头 术者用18GA穿刺针，在超声探头引导下，左手示指触摸锁骨上凹，拇指触压预定穿刺点，针尖指向胸骨上凹与下颌骨之间的方向，即穿刺针与人体纵轴成45°左右，向内、向上穿刺，针紧靠锁骨下缘缓缓推进 进针过程中，保持针筒呈负压，边穿刺边抽回血 见回血，再进针少许后抽回血并注入血液，检查通畅后，确认进针成功	探头适时监控穿刺针头方向、深度、位置 以胸骨下穿刺点为例（此穿刺点临床并发症相对较少） 进皮肤穿刺角度取决于锁骨后下与皮肤表面的关系，一般为15°~30° 注意抽出暗红色静脉血

续表

操作程序	操作步骤	要点说明
9. 插入导管	固定好穿刺针位置，插入导引导丝（深度 25～30cm） 固定导引导丝，退出穿刺针，纱布及时清理进针点血液 左手绷紧穿刺点皮肤，右手持扩张器尖端稳定进入并扩张穿刺点皮肤及皮下组织，退出时注意止血 将导管套入导引导丝并沿其进入 12～15cm 退出导引导丝，回抽血液通畅，安装输液接头	插管动作轻缓，防导管置入时打折或过硬刺破血管
10. 连接固定	同密闭式周围静脉输液法	
11. 调速核对		
12. 安置患者	嘱患者避免穿刺侧身体过度活动，翻身或起床时，注意导管勿受压或牵拉；观察穿刺点局部有无红肿、渗血、潮湿情况；有无输液速度变慢；有无呼吸困难或胸闷等情况。发现异常情况立即呼叫护士 其他同密闭式周围静脉输液	防止导管堵管、移位、脱出、污染；防止血栓、气胸等并发症
13. 洗手记录	同颈外静脉输液法	
14. 暂停封管		
15. 再次输液		
16. 停用拔管		

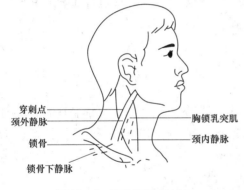

图 15－4　颈外静脉穿刺点

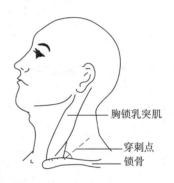

图 15－5　锁骨下静脉穿刺点

2. 注意事项

（1）严格执行无菌技术操作原则和查对制度，预防感染等不良反应和差错事故的发生。

（2）置管前，应严格掌握中心静脉穿刺的禁忌证，包括凝血功能障碍、中心静脉穿刺局部有感染、穿刺部位解剖异常以及躁动不安的患者。

（3）准确定位穿刺点，以免偏离要穿刺的静脉，误入周围静脉或动脉或刺破肺膜、肺尖等造成血肿、气胸等并发症，必要时行 B 超引导下静脉置管。

（4）穿刺、置入导丝或送套管动作要轻稳，遇阻力时切忌强行推入，以免损伤血管或周围组织，造成血肿、大出血、气胸等意外。导管置入后可 X 线摄片确认置管深度和位置，正确无误后方可输液。

（5）每次输液前，均应确认导管在静脉内方可输入药液。

（6）输入化疗药物、脂肪乳、氨基酸等高渗、强刺激性药物前后，应常规输入生理盐水及时冲管。

（7）严密观察导管、穿刺点及其周围皮肤的情况，如有异常及时处理。

（8）置管后，如发现硅胶管内有回血，应立即用肝素液冲洗，以免堵塞管腔。

（9）插管后应定期更换穿刺点覆盖的敷料。更换间隔时间：无菌纱布为 2 天，专用贴膜可至 7 天，但敷料出现潮湿、松动、沾污时应立即更换。

【评价】

（1）患者明确颈外静脉输液、锁骨下静脉输液的目的，积极、主动配合。

（2）操作规范，穿刺一次成功，穿刺局部无肿胀、感染，无误入动脉、气胸、空气栓塞、堵管及心律失常等并发症的发生。

（3）患者无痛苦、有安全感。

👁 **看一看**

输液工具知识拓展

1. 经外周静脉穿刺的中心静脉置管（peripherally inserted central venous catheters，PICC）　它是利用导管从外周手臂的静脉进行穿刺，导管直达靠近心脏的大静脉，避免化疗药物与手臂静脉的直接接触，加上大静脉的血流速度很快，可以迅速冲稀化疗药物，防止药物对血管的刺激。因此能够有效保护上肢静脉，减少静脉炎的发生，减轻患者的疼痛，提高患者的生命质量。实施 PICC 置管的护士，必须取得 PICC 置管资格证书。

2. 完全植入式静脉输液港（totally implantable venous access port，TIVAP），是完全植入人体内的闭合输液装置，包括尖端位于上腔静脉的导管部分及埋植于皮下的注射座。它是为了减轻化疗药物对患者血管的刺激而置入人体内，皮下植入注射座后，连接插入中心静脉的导管，建立长期血管通道，可以发挥类似港口的作用，故称"输液港"。TIVAP 由医生置入患者体内，但其后期的维护则由护理人员完成。

五、输液速度与时间的计算

在输液过程中，溶液每毫升的滴数（滴/毫升）称为该输液器的点滴系数。目前临床常用的有 10、15、20、50 等几种型号。计算时以生产厂家输液器外包装袋上标明的点滴系数为准。

（1）已知输入液体的总量和预计输完的时间，求每分钟滴数。

$$每分钟滴数 = \frac{液体总量（ml）\times 点滴系数}{输液时间（分钟）}$$

例如：某患者今日需输入液体总量为 1500ml，计划在 10 小时内输完，点滴系数为 20。请问每分钟的滴数应调节为多少？

$$每分钟滴数 = \frac{1500 \times 20}{10 \times 60} = 50 \text{ 滴}$$

（2）已知输入液体的总量和每分钟滴数，求输完液体所用的时间。

$$输液时间（小时） = \frac{液体总量（ml）\times 点滴系数}{每分钟滴数 \times 60（分钟）}$$

例如：某患者今日需输液总量为 2000ml，每分钟滴数为 40 滴，所用点滴系数为 15，请问需用多长时间输完？

$$输液时间（小时） = \frac{2000 \times 15}{40 \times 60} = 12.5 \text{ 小时}$$

六、常见输液故障及排除方法

（一）溶液不滴

1. 针头滑出血管外　液体注入皮下组织。表现为局部肿胀、疼痛，轻轻挤压输液管无回血。处理方法：拔针并更换针头，另选静脉重新穿刺。

2. 针头斜面紧贴静脉壁　表现为药液滴入不畅或不滴，局部无肿胀，轻轻挤压输液管有回血。处理方法：调整针头位置或适当变换肢体位置。

3. 针头阻塞　表现为药液不滴，局部无肿胀、疼痛，轻轻挤压输液管有阻力，且无回血，确定针头阻塞。处理方法：拔针并更换针头，重新穿刺。

4. 压力过低　由于输液瓶位置过低、患者肢体抬举过高或周围循环不良所致。处理方法：适当抬高输液架高度，或放低患者肢体。

5. 血管痉挛　由于穿刺肢体长时间暴露在冷环境中，或所输入的药液温度过低，导致静脉痉挛。处理方法：可进行局部热敷、按摩，使静脉扩张，促进血液循环。

（二）茂菲滴管内液面过高

1. 滴管侧壁无调节孔者　可将输液瓶取下并倾斜，使瓶内针头露出液面，待滴管内液面降至所需高度时，即可挂回输液架上，继续输液。

2. 滴管侧壁有调节孔者　可夹闭滴管上端的输液管，打开调节孔，待液面降至所需高度时，将调节孔关闭，并松开上端的输液管。也可采用与滴管侧壁无调节孔相同的方法处理。

（三）茂菲滴管内液面过低

1. 不论滴管侧壁有无调节孔　均可夹闭滴管下端的输液管，用手挤压滴管，待滴管内液面升至所需高度时，即可松开下端输液管，继续输液。

2. 滴管侧壁有调节孔者　可夹闭滴管下端的输液管，打开调节孔，当液面升高至所需高度时，即可关闭调节孔，松开下端输液管，继续输液。

（四）茂菲滴管内液面自行下降

输液过程中，如茂菲滴管内液面自行下降，应检查滴管上端输液管与茂菲滴管有无漏气或裂隙，必要时更换输液器。

七、常见输液反应及护理 🅔微课

（一）发热反应

1. 临床表现　发热反应多发生在输液后数分钟至 1 小时，主要表现为发冷、寒战、发热，轻症患者体温常在 38℃左右，可于停止输液数小时内恢复正常体温；严重患者寒战后，体温可达到 41℃，并伴有恶心、呕吐、头痛、脉速等全身不适症状。

2. 原因　发热反应是常见的输液反应。常因输入致热物质（致热原、死菌、游离的菌体蛋白或药物成分不纯）、输液器灭菌不彻底或再次被污染，有效期已过；输入的液体或药物制剂不纯、消毒灭菌不彻底或已经过期、变质；输液过程中未严格遵守无菌操作原则等导致。

3. 预防　严格执行无菌操作原则和查对制度。输液前严格检查药液及输液工具的标签、有效期、密封性及其质量。

4. 护理措施

（1）反应轻者可减慢输液速度或停止输液；重者须立即停止输液，通知医生，保留剩余药液和输液工具，以便送检，查找原因。

（2）密切观察病情及体温变化。

（3）对症处理　如有寒战应注意保暖，可适当增加盖被或给热水袋；高热者给予物理降温。

（4）必要时按医嘱给予抗过敏药物或激素治疗，针刺合谷、内关穴。

（二）循环负荷过重（急性肺水肿）

1. 临床表现　在输液过程中，患者突然出现呼吸困难，感到胸闷、气短、咳粉红色泡沫样痰，严重时稀痰液可由口鼻涌出，肺部可闻及湿啰音，心率快、心律不齐。

2. 原因　由于滴速过快，在短期内输入液体量过多，使循环血容量急剧增加，心脏负荷过重所致。

3. 预防　输液时应严格控制输液速度与输液量，对心肺功能不良的患者、年老体弱的患者和婴幼儿更应慎重，并密切观察。

4. 护理措施

（1）当出现肺水肿症状时，应立即停止输液，并通知医生，进行紧急处理。

（2）协助患者取端坐位，两腿下垂，以减少下肢静脉回流，减轻心脏负担。

（3）给予高流量氧气吸入，一般氧流量为 6～8L/min，使肺泡内压力增高，从而减少肺泡内毛细血管渗出液的产生；同时可将湿化瓶内放入 20%～30% 乙醇，因为乙醇可以减低肺泡内泡沫表面的张力，使泡沫破裂消散，以此改善肺部气体交换，减轻缺氧症状。

（4）遵医嘱给予镇静剂、平喘药、强心剂、利尿药和血管扩张药等。

（5）必要时进行四肢轮扎　即用止血带或血压计袖带给四肢适当加压，以阻断静脉血流（动脉血流保持通畅），可有效减少静脉回心血量，要求 5～10 分钟轮流放松一侧肢体的止血带。待症状缓解后，再逐渐解除止血带。

（6）做好心理护理　支持安慰患者，以缓解其紧张情绪，使患者有安全感和信任感。

（三）静脉炎

1. 临床表现　沿静脉走向出现条索状红线，局部组织出现发红、肿胀、灼热、疼痛，可伴有畏寒、发热等全身症状。

2. 原因

（1）由于长期输注浓度较高、刺激性较强的药物。

（2）静脉内放置刺激性强的导管，或导管放置时间过长，引起局部静脉壁的化学性炎症反应；导管固定不良造成移位；穿刺技术不熟练，损伤血管。

（3）输液过程中无菌操作不严，引起局部静脉感染。

3. 预防　严格执行无菌操作原则，以防感染；对血管壁有刺激性的药物，输液前应充分稀释，并减慢输液速度，防止药物溢出血管外；静脉使用要有计划，经常更换输液部位，以保护静脉；静脉置管时，应选择无刺激或刺激性小的导管，且置管时间不宜过长。

4. 护理措施

（1）立即停止局部输液，抬高患肢并制动，可在局部用 95% 乙醇或 50% 硫酸镁进行湿热敷，每日 2 次，每次 20 分钟。

（2）超短波理疗，每日 1 次，每次 15～20 分钟。

（3）中药外敷，将如意金黄散加醋调成糊状，局部外敷。

（4）如合并感染，可遵医嘱给予抗生素治疗。

（四）空气栓塞

1. 临床表现　输液过程中，患者感觉胸部异常不适或胸骨后疼痛，随即出现呼吸困难，严重发绀，伴濒死感，心前区听诊可闻及响亮的、持续的湿啰音，心电图可表现心肌缺血和急性肺心病的改变。

2. 原因

（1）输液管内空气未排尽；输液导管连接不紧密或有漏气。

（2）连续输液过程中，未及时添加药液或添加后未及时排尽空气。

（3）加压输液、输血时，无专人守护。

（4）拔除较粗、贴近胸腔的深静脉导管后，未及时封闭穿刺点，空气经穿刺点进入血管内。

空气进入静脉，可随血流先进入右心房，再进入右心室。如空气量少，则随着心脏的收缩被右心室压入肺动脉，并分散到肺小动脉内，最后经毛细血管吸收，因而损害较小；如空气量大，则空气在右心室内阻塞肺动脉入口，使血液不能进入肺内进行气体交换，引起机体严重缺氧，甚至导致患者死亡（图15-6）。

3. 预防

（1）输液前，必须认真检查输液器的质量，并将输液管内的气体排尽。

（2）输液过程中应加强巡视，以便及时更换输液瓶或添加药液，输液完毕及时拔针。加压输液、输血时，应安排专人守护。

（3）拔除较粗、贴近胸腔的深静脉导管后，必须严密封闭穿刺点。

4. 护理措施

（1）发生空气栓塞，应立即停止输液，通知医生进行抢救。

（2）立即使患者取左侧卧位和头低足高位。因为头低足高位在吸气时可增加胸腔内压力，从而减少空气进入静脉；左侧卧位可使肺动脉的位置低于右心室，使气泡向上飘移至右心室尖部，以避开肺动脉入口，并随着心脏的舒缩，空气被混成泡沫，使较大的气泡破碎，分次小量进入肺动脉内，逐渐被吸收（图15-7）。

（3）给予高流量氧气吸入，以提高血氧浓度，改善缺氧症状。

（4）密切观察病情，发现异常及时处理。

（5）如果患者预置有中心静脉导管，可由导管抽出空气。

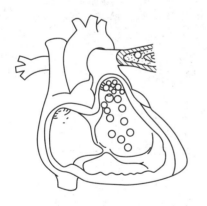

图15-6　空气在右心室内阻塞肺动脉入口

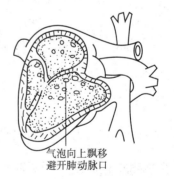

气泡向上飘移
避开肺动脉口

图15-7　气泡避开肺动脉入口

？ 想一想

　　患者，男，68岁。因慢性支气管炎急性发作住院，在输入生理盐水500ml加青霉素800万U的过程中，患者突然出现气急、咳嗽、咳粉红色泡沫痰。问：该患者可能发生了何种情况？护士发现后应如何处理？

答案解析

八、输液微粒污染及预防

（一）概念

输液微粒是指输入液体中的非代谢性颗粒杂质，其直径一般为 $1\sim15\mu m$，大的可达 $50\sim300\mu m$。输液微粒污染指在输液过程中，将输液微粒带入人体，对人体造成严重危害的过程。

（二）输液微粒污染的危害

（1）液体中微粒过多，直接堵塞血管，造成血管供血不足，组织缺血、缺氧，甚至坏死。

（2）微粒本身作为抗原，可引起机体发生过敏反应及出现血小板减少症。

（3）微粒进入肺毛细血管，可引起巨噬细胞增殖包围微粒，形成肺内肉芽肿。

（4）当红细胞聚集在微粒上，极易形成血栓，引起血管栓塞和静脉炎。

（三）输液微粒污染的来源

（1）药液生产的环境和生产过程中的各环节中混入异物与微粒，如不洁净的空气、水或工艺过程中的污染。

（2）盛放药液的容器不洁净。

（3）输液器不洁净。

（4）输液环境不洁净，操作过程的污染，如切割安瓿、开启瓶塞、反复穿刺橡胶瓶塞等。

（四）预防和消除微粒污染的措施

（1）保持输液环境中的空气净化。如在超净工作台内进行配液及添加药液的工作，定期对病室进行空气消毒或安装空气净化装置，减少病原微生物和尘埃的数量。

（2）选择有过滤装置的输液器。

（3）对输入药液及包装进行严格查对。

（4）输入药液最好现用现配，避免污染。

（5）严格无菌技术操作。在输液过程的各个环节均应严格操作规程，防止因操作不当可能造成的污染。

（6）选用工艺及技术先进厂家的制剂。

第二节　静脉输血

静脉输血是将全血或成分血通过静脉输入体内的方法，是急救和治疗的一项重要措施。

一、静脉输血的目的及原则

（一）静脉输血的目的

1. 补充血容量　常用于失血、失液导致的血容量减少或休克的患者。通过输血增加有效循环血量，升高血压，促进血液循环。

2. 补充血红蛋白，纠正贫血　常用于严重贫血和慢性消耗性疾病的患者。通过输血增加血红蛋白含量，促进携氧功能，改善组织缺氧状态。

3. 补充抗体和补体，增加机体免疫力　常用于严重感染的患者。通过输血补充抗体和补体等成分，提高机体抗感染的能力。

4. 补充血浆蛋白，纠正低蛋白血症　常用于低蛋白血症的患者。通过输血增加蛋白质，以维持血浆胶体渗透压，减少组织渗出和水肿。

5. 补充各种凝血因子和血小板　常用于凝血功能障碍的患者。通过输入新鲜血和血小板浓缩悬液等，改善凝血功能，达到止血目的。

6. 排出有害物质　常用于一氧化碳、苯酚等化学药物中毒的患者。通过换血疗法，把不能释放氧气的红细胞换出。

（二）静脉输血的原则

（1）输血前必须做血型鉴定及交叉配血试验。

（2）无论是输全血还是输成分血，均应选用同型血液输注。在紧急情况下，如无同型血，可选用 O 型血输给患者。AB 型血的患者除可接受 O 型血外，还可以接受 A 型血和 B 型血，但是要求直接交叉配血试验阴性（不凝集），间接交叉试验可以阳性（凝集），但是一次只能输入少量血，一般最多不超过 400ml，且要放慢输入速度。

（3）患者如需再次输血，则必须重新做交叉配血试验，以排除机体已产生抗体的情况。

（4）提倡成分输血　成分血一血多用，节约血源，且不良反应少，是目前临床上常用的输血类型。

二、血液制品的种类

（一）全血

全血指采集的血液经抗凝后的混合物，由血细胞和血浆组成，适用于各种原因引起的大出血。可分为新鲜血和库存血。

1. 新鲜血　在 2～6℃保存 5 天内的酸性枸橼酸盐葡萄糖（ACD）全血或保存 10 天内的枸橼酸盐葡萄糖（CPD）全血都是新鲜血，基本保留了血液中原有的各种成分。主要适用于血液病患者，可补充各种血细胞、凝血因子和血小板。

2. 库存血　在 2～6℃环境下保存 2～3 周的血液。库存血仅保存了血液中的血细胞及血浆蛋白，且时间越长，血液成分变化越大，即出现酸性增加，钾离子浓度升高，故大量输注库存血，要防止酸中毒和高钾血症。主要适用于各种原因引起的大出血。

3. 自体输血　无需做血型鉴定及交叉配血试验，还可节省血源，防止输血反应。

（二）成分血

成分血是指在一定条件下，将全血中的一种或多种血液成分分离出来而制成血液制剂与单采成分血的统称。成分输血是目前临床上常用的输血方法。优点：纯度高、针对性强、效能高、副作用小，可一血多用。常用的成分血如下。

1. 红细胞

（1）浓缩红细胞　是新鲜全血经过离心或沉淀去除血浆后剩余的部分，在 2～6℃环境下保存。适用于携氧功能缺陷和血容量正常的贫血患者。

（2）洗涤红细胞　红细胞经 0.9% 氯化钠溶液洗涤数次后，再加入适量 0.9% 氯化钠溶液而成。可以去除 99% 血浆、90% 白细胞及大部分血小板，2～6℃环境下保存时间不超过 24 小时，适用于免疫性溶血性贫血患者、脏器移植术后、需反复输血的患者等。

（3）去白细胞浓缩红细胞　全血或红细胞经过去白细胞过滤器后所得的红细胞，在 2～6℃环境下保存。适用于因白细胞抗体造成输血发热反应和原因不明的发热反应患者。

（4）悬浮红细胞　是全血经离心提取血浆后的红细胞加入等量红细胞保养液制成，在 2～6℃环境下保存。适用于战地急救和中小手术患者。

2. 血浆 全血经分离后所得的液体部分。主要成分为血浆蛋白，不含血细胞，也无凝集原，可用于补充血容量、蛋白质和凝血因子。常用的有以下几种。

（1）新鲜冰冻血浆 全血于采集 6 ~ 8 小时内离心分离出血浆后，在 – 18℃以下的环境下保存，保质期 1 年。适用于血容量及血浆蛋白较低的患者，输注前必须在 37℃温水中融化，并于 24 小时内输入，以免纤维蛋白原析出。

（2）冰冻血浆 新鲜冰冻血浆保存超过 1 年后继续保存，或新鲜冰冻血浆分离出冷沉淀层，或超过保质期 5 天以内的全血分离出血浆后保存在 – 18℃以下的环境下，成为冰冻血浆，保质期 4 年。

3. 白细胞浓缩悬液 新鲜全血经离心后取其白膜层的白细胞。于 4℃环境下保存，48 小时内有效。适用于粒细胞缺乏合并严重感染的患者。

4. 血小板浓缩悬液 新鲜全血经离心后所得，20 ~ 24℃环境下保存，24 小时内有效。适用于血小板减少或血小板功能障碍所致的出血患者。

5. 其他血液制品

（1）白蛋白液 从血浆中提取而成，临床上常用的是 5% 白蛋白液，可提高血浆胶体渗透压、增加血浆蛋白。适用于低蛋白血症患者。

（2）纤维蛋白原 适用于纤维蛋白缺乏症、弥散性血管内凝血（DIC）的患者。

（3）凝血因子制剂 适用于各种原因引起的凝血因子缺乏的出血性疾病。

三、血型鉴定及交叉配血试验

血型是对血液分类的方法，通常是指红细胞的分型，是以血液抗原形式表现出来的一种遗传性状。若将血型不兼容的两个人的血液滴加在玻片上并使之混合，则红细胞可凝集成簇，这个现象称为红细胞凝集。红细胞凝集的本质是抗原 – 抗体反应。凝集原的特异性取决于镶嵌于红细胞膜上的一些异蛋白或糖脂，他们在凝血反应中起抗原作用，称为凝集原。能与红细胞膜上的凝集原起反应的特异抗体则称为凝集素，凝集素存在于血浆中。凝集的红细胞在补体的作用下破裂发生溶血。当输入与受血者血型不兼容的血液时，在血管内可发生红细胞凝集和溶血反应，甚至可危及患者的生命。

目前，与临床关系最为密切的是 ABO 血型系统和 Rh 血型系统。为了避免输入不兼容的红细胞，供血者与受血者之间必须进行血型鉴定和交叉配血试验。

（一）血型鉴定

1. ABO 血型鉴定 通常采用已知的抗 A、抗 B 血清来检测红细胞的抗原，并确定人的血型（表 15 – 5）。

表 15 – 5 ABO 血型鉴定

血型	与抗 A 血清的反应（凝集）	与抗 B 血清
A	+	–
B	–	+
AB	+	+
O	–	–

2. Rh 血型鉴定 一般指 Rh 系统中 D 抗原的检测，根据患者红细胞是否带有 D 抗原，分为 Rh 阳性和 Rh 阴性。99% 的汉族人为 Rh 阳性，Rh 阴性者不足 1%。Rh 血型系统一般不存在天然抗体，故第一次输血时，不会发现 Rh 血型不合。但 Rh 阴性的受血者接受了 Rh 阳性血液后，可产生免疫性抗 Rh 抗体，如再次输入 Rh 阳性血液时，即可发生溶血性输血反应。

（二）交叉配血试验

为了确保输血安全，输血前除做血型鉴定外，还必须做交叉配血试验（cross‐matching）。交叉配血试验包括直接交叉配血试验（主侧试验）和间接交叉配血试验（次侧试验）两种（表 15‐6）。

1. 直接交叉配血试验 用受血者血清与供血者红细胞悬液做试验以发现受血者血清中是否含有与供血者红细胞反应的抗体，又称主侧配合。结果要求绝对不可以有凝集或溶血现象。

2. 间接交叉配血试验 用供血者血清与受血者红细胞做试验以发现供血者血清中是否有不合抗体，又称次侧配合。结果要求绝对不可以有凝集或溶血现象。

如果直接交叉配血试验和间接交叉配血试验都没有凝集反应，即交叉配血试验为阴性，为配血相合，方可进行输血。

表 15‐6 交叉配血试验

	直接交叉配血试验	间接交叉配血试验
供血者	红细胞	血清
受血者	血清	红细胞

四、静脉输血的方法

（一）输血前准备

1. 知情同意 输血前向患者告知输血的目的、存在的风险及可能产生的不良后果，征得患者理解，同意接受输血，并签署知情同意书。

2. 备血 根据医嘱抽取静脉血 2ml，与已填写的输血申请单一并送交血库，做血型鉴定和交叉配血试验。静脉输全血、红细胞、白细胞、血小板等血制品前必须做血型鉴定和交叉配血试验；输入血浆前必须做血型鉴定。

3. 取血 根据输血医嘱，凭取血单到血库取血，同时应与血库人员共同进行"三查八对"，"三查"即查对血液制品的有效期、血液制品的质量、输血装置是否完好；"八对"即对患者床号、姓名、住院号、血袋（瓶）号、血型、交叉配血试验结果、血制品的种类及剂量。查对准确无误，护士在交叉配血单上签全名，方可取回使用。

4. 取血后 血制品从血库取出后勿剧烈震荡，以免红细胞大量破坏而引起溶血；血制品不能加温，以免血浆蛋白凝固变性而导致输血反应；取回的血制品在室温下放置 15~20 分钟后再输入，一般应在 4 小时内输完。

5. 输血前 血制品取回病区后，在输血前应与另一护士再次核对，无误后方可输入。

练一练

患者，女，43 岁。因再生障碍性贫血收入院，拟对其进行输血。护士在进行输血前的准备时，不正确的操作是（ ）。

A. 进行血型鉴定和交叉配血试验

B. 提血时，和血库人员共同做好"三查八对"

C. 库存血取出后，如紧急需要，可低温加热

D. 输血前需与另一名护士再次核对

E. 输血前应征得患者同意并签署知情同意书

答案解析

（二）静脉输血的方法

目前临床均采用密闭式输血法，密闭式输血法有间接静脉输血法和直接静脉输血法两种。前者是将抽出的供血者血液按静脉输液法输给患者的方法；后者是将抽血的供血者血液按静脉注射法立即输给患者的方法，适用于无库存血而患者又急需输血及婴幼儿少量输血。

【目的】

同"静脉输血"。

【评估】

（1）患者年龄、病情、意识状态、血型、输血史和过敏史等。

（2）患者心理状态及合作程度。

（3）局部皮肤、血管情况及肢体活动度。

【计划】

1. 护士准备 仪表端庄，着装整洁，修剪指甲，洗手，戴口罩。

2. 患者准备 了解输血的目的、方法、注意事项及相关知识，排空大、小便，取舒适体位。

3. 用物准备

（1）间接静脉输血法 同一次性使用静脉输液针输液法，但用输血器代替输液器（输血器的茂菲滴管内有滤网）（图15-8），按医嘱备血液制品、0.9%氯化钠溶液、抗过敏药物、交叉配血报告单、输血执行单。

（2）直接静脉输血法 在静脉注射的基础上，加数支50ml注射器（根据输血量准备）、3.8%枸橼酸钠溶液（每50ml血液中加3.8%枸橼酸钠溶液5ml）、血压计袖带。

4. 环境准备 安静、整洁、温湿度适宜、光线充足。

【实施】

1. 操作步骤 见表15-7。

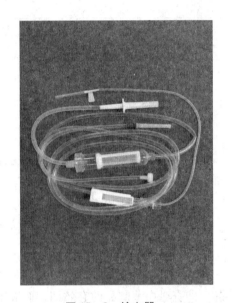

图15-8 输血器

表15-7 静脉输血法

操作程序	操作步骤	要点说明
■间接输血法		
1. 输血准备	完成输血前准备	
2. 核对解释	携用物至床旁，核对患者，做好解释，以取得患者合作	严格执行查对制度，避免差错事故发生，注意礼貌称呼患者并能主动询问患者需求
3. 穿刺冲洗	协助患者取舒适卧位；按密闭式输液法进行静脉穿刺，先输入少量0.9%氯化钠溶液	输入0.9%氯化钠溶液冲洗输血器管道
4. 三查八对	两名护士再仔细进行"三查八对"，核对无误后，两名护士分别签名	操作中查对
5. 摇匀血液	用手腕旋转动作将血液轻轻摇匀	避免剧烈振荡，以防止红细胞破坏
6. 连接血袋	戴手套，打开血袋封口，消毒开口处的胶管，将输血器针头插入血袋的输血接口内。缓慢将血袋轻轻倒转，挂于输液架上	

续表

操作程序	操作步骤	要点说明
7. 调节滴速	开始时缓慢滴入，速度不超过 20 滴/分，观察 15 分钟后如患者无不良反应，根据病情、年龄及输注血制品成分调节滴速	成人一般 40~60 滴/分，老人及儿童酌情减少
8. 核对交代	再次进行三查八对；向患者交代注意事项，整理床单位，清理用物，洗手，记录	
9. 巡视观察	加强巡视，密切观察有无输血反应	
10. 更换血袋	输入两袋以上血液时，应在两袋血液之间输入少量0.9% 氯化钠溶液，再按与第一袋血相同的方法连接血袋继续输血	避免两袋血之间发生反应输完血的血袋应保留，以备出现输血反应时查找原因
11. 冲管拔针	输血完毕，用生理盐水冲管，待输血管内血液全部输完后拔针，按压穿刺部位数分钟	保证血液全部输入患者体内
12. 整理记录	整理床单位，协助患者取舒适卧位分类处理用物，输血器针头剪入锐器盒血袋送回输血科低温保留 24 小时后按医疗废物处理洗手，记录	以备患者在输血后发生输血反应时检查分析原因记录的内容包括输血时间、种类、血量、血型、血袋号，有无输血反应
■直接输血法		
1. 核对解释	根据医嘱认真核对患者的床号、供血者及患者的姓名、血型、交叉配血试验的结果并做解释	注意礼貌称呼患者并主动询问患者需求
2. 安置准备	协助供血者和患者分别取仰卧位，露出合适的穿刺部位	
3. 抽抗凝剂	用 50ml 注射器抽取 3.8% 枸橼酸钠溶液 5ml 备用	避免血液凝固
4. 抽血输血	将血压计袖带在供血者上臂缠好，充好气选择静脉，常规消毒穿刺部位皮肤用含有抗凝剂的注射器，按静脉穿刺法抽取供血者的静脉血，立即按静脉注射法直接输给患者操作时需要三人合作，一人抽血，一人传递，另一人输注，如此连续进行	维持压力在 100mmHg 左右，使静脉充盈，易于抽血选择粗大静脉，多选肘正中静脉在连续抽血时，不必拔出针头，只需更换注射器，在抽血间期放松袖带，并用手指压迫穿刺部位前端静脉，以减少出血
5. 拔针按压	输血结束，拔出针头，用无菌纱布覆盖穿刺点压迫至不出血为止	
6. 整理记录	安置患者及供血者，整理床单位，清理用物，洗手摘口罩，并记录	询问患者感受，如有不适立即呼叫护士记录输液时间、剂量、血型、患者反应等信息

2. 注意事项

（1）采集血标本须根据医嘱及输血申请单，且每次只能为一位患者采集，严禁同时采集两位以上患者的血标本。

（2）护士应以高度的责任心，严格执行查对制度和无菌技术操作，输血时必须经两人查对方可输入。

（3）库存血输入前必须认真检查其质量。正常库存血分为两层，上层为血浆，呈淡黄色、半透明，下层为红细胞，呈均匀暗红色，两层之间界限清楚，无凝块；如血细胞呈暗紫色、血浆变红、血浆与血细胞的界限不清、有明显血凝块，提示血液可能溶血，不可再使用。

（4）输血前、后及输两袋血液之间，应输入少量 0.9% 氯化钠溶液，以免发生不良反应。

（5）血制品中不能随意加入其他药物，如钙剂、高渗或低渗溶液、酸性或碱性药物，以防血制品变质，出现血液凝集或溶解。

（6）输血过程中，应加强巡视，注意倾听患者的主诉，观察有无输血反应。如发生严重反应，必须立即停止输血，及时通知医生，并保留余血以备检查分析原因。

（7）冷藏血制品不能加温，以免血浆蛋白凝固变性而引起不良反应。

（8）加压输血时，必须有专人看护，以防血液输完后导致空气栓塞。

【评价】

（1）护患沟通良好，患者理解输血目的，能主动配合。

（2）护士严格执行无菌技术操作原则和查对制度，动作规范熟练，无差错及不良反应发生。

（3）注重人文关怀，适时开展健康教育。

五、自体输血

自体输血是指采集患者体内血液或术中收集患者自体失血，经过洗涤、加工，再回输给患者的方法，即回输自体血。自体输血是最安全的输血方法。

（一）自体输血的优点

（1）无需做血型鉴定及交叉配血试验。

（2）节省血源。

（3）避免血源传播性疾病。

（4）不会发生过敏反应，减少发生输血并发症的危险。

（二）自体输血的方式

自体输血常用的有三种方式：储存式自体输血、稀释式自体输血及回收式自体输血。这三种方式可以联合应用。

1. 储存式自体输血　是指择期手术患者在术前一段时间内采集一定量的自体血液贮存起来，在进行手术时再把自体血回输给患者。一般于术前 3～5 周开始采血，每周或隔周采血一次，每次 200～400ml；两次采血间隔时间不少于 3 天，直至手术前 3 日为止，以利于机体应对采血引起的失血，恢复正常的血浆蛋白水平。术前自体血贮存者应遵医嘱每日补充铁剂和给予营养支持。

2. 稀释式自体输血　一般是在麻醉后、手术主要出血步骤开始前，抽取患者一定量自身血在室温下保存备用，同时输入胶体溶液或等渗晶体溶液补充血容量，使血液适度稀释，降低血细胞比容，使手术出血时血液的有形成分丢失减少。然后根据术中失血及患者情况将自身血回输给患者。

3. 回收式自体输血　血液回收是指用血液回收装置，将患者体腔积血、手术中失血及术后引流血液进行回收、抗凝、滤过、洗涤等处理，然后回输给患者。血液回收必须采用合格的设备，回收处理的血必须达到一定的质量标准。体外循环后的机器余血应尽可能回输给患者。

回收式自体输血的禁忌证如下。

（1）血液流出血管外超过 6 小时。

（2）怀疑流出的血液被细菌、粪便、羊水或消毒液污染。

（3）怀疑流出的血液含有癌细胞。

（4）流出的血液严重溶血。

六、常见输血反应及护理

（一）发热反应

1. 临床表现　多发生在输血过程中或输血后 1～2 小时内，开始患者有发冷、寒战，继而体温升高，可达 38～41℃，持续时间由 30 分钟至数小时不等，可伴有皮肤潮红、头痛、恶心、呕吐等全身症状。严重者可出现呼吸困难、血压下降，甚至昏迷。

2. 原因

（1）主要与致热原有关，如血制品、保养液或输血器等被致热原污染，导致致热原进入血液，输血后即可发生发热反应。

（2）输血过程中，操作者违反无菌原则，造成污染而引起发热反应。

（3）多次输血后，血液中产生白细胞抗体和血小板抗体，当再次输血可发生抗原－抗体反应，从而引起发热反应。

3. 预防　去除致热原，严格管理血液制品及输血器；严格执行无菌操作原则，以防污染。

4. 护理措施

（1）出现发热反应时，症状轻的患者可减慢输血速度或暂停输血，一般症状可自行缓解；症状较严重应立即停止输血，维持静脉通道，及时通知医生，以便处理。

（2）对症处理，患者如有寒战，应注意保暖，饮热饮料或加盖被；如出现高热，应给予物理降温。

（3）严密观察病情，监测生命体征的变化。

（4）遵医嘱给予解热镇痛药、抗过敏药物或肾上腺皮质激素等。

（5）保留余血及输血器等，以便查明原因。

（二）过敏反应

1. 临床表现　大多数患者的过敏反应发生在输血后期或即将结束时，其表现轻重不一，一般症状出现越早，反应越严重；轻者表现为皮肤瘙痒、荨麻疹，可在局部或全身出现，也可出现血管神经性水肿，表现为眼睑、口唇水肿；严重者可因喉头水肿、支气管痉挛而导致呼吸困难，两肺可闻及哮鸣音，甚至发生过敏性休克。

2. 原因

（1）患者为过敏体质，所输入血液中的异体蛋白质与过敏机体的蛋白质结合，形成全抗原而导致过敏反应发生。

（2）所输入的血液中含有致敏物质，如供血者在献血前服用过可致敏的药物或食物等。

（3）因多次输血的患者，体内已产生过敏性抗体，当再次输血时，此抗体和抗原发生相互作用而导致过敏反应发生。

3. 预防

（1）加强对供血者的选择、管理及教育。如不选用有过敏史的供血者；供血者在献血前4小时内，不宜进食富含蛋白质和脂肪的食物，可饮糖水或少量清淡饮食；不宜服用易致敏的药物，以免血中含有致敏物质。

（2）对有过敏史的患者，可在输血前给予口服抗过敏药物，以预防过敏反应的发生。

4. 护理措施

（1）过敏反应轻者可减慢滴速，重者应立即停止输血，及时通知医生。

（2）对症处理，如有呼吸困难，应给予氧气吸入；如有喉头水肿并伴严重呼吸困难，应配合气管插管或进行气管切开；如出现循环衰竭，应立即进行抗休克治疗。

（3）严密观察病情及生命体征变化。

（4）遵医嘱给药，可皮下注射0.1%盐酸肾上腺素0.5~1ml，或给予异丙嗪、苯海拉明、地塞米松等抗过敏药物。

（5）保留余血及输血器等，以便查明原因。

（三）溶血反应

是输血中最严重的一种反应。由于所输入血的红细胞和患者的红细胞发生异常破坏，而使机体发生一系列临床症状。

1. 临床表现及发生机制　溶血反应通常在输入 10～15ml 血后，患者即可出现症状。按其临床表现可分为三个阶段。

（1）开始阶段　由于患者血浆中的凝集素和所输血中红细胞的凝集原发生凝集反应，导致红细胞凝集成团，阻塞部分小血管，从而造成组织缺血、缺氧；患者表现为头胀痛、四肢麻木、胸闷、腰背部剧烈疼痛等。

（2）中间阶段　由于凝集的红细胞发生溶解，大量血红蛋白散布到血浆中，患者出现黄疸和血红蛋白尿（酱油色），并伴有寒战、高热、呼吸急促、血压下降等。

（3）最后阶段　由于大量的血红蛋白从血浆进入到肾小管，遇酸性物质而变成结晶体，从而阻塞肾小管；同时由于抗原抗体相互作用，使肾小管内皮细胞缺血、缺氧，致坏死脱落，进一步使肾小管阻塞。患者出现急性肾衰竭症状，表现为少尿、无尿，严重者可致死亡。

2. 原因

（1）输入异型血　即供血者与受血者 ABO 血型不符而造成的溶血。反应发生迅速，输入 10～15ml 即可出现症状，后果严重。

（2）输入变质血　输血前红细胞已被破坏，发生溶解变质，如血液贮存过久、血液保存时温度过高或过低、血液受到剧烈振荡、血液被污染等；另外，血液中加入高渗或低渗溶液、加入对 pH 值有影响的药物等，均可使血液中红细胞被大量破坏。

（3）Rh 血型不合所致溶血　Rh 阴性的患者首次接受 Rh 阳性的血液不会发生溶血反应，仅在血清中产生抗体，当再次输入 Rh 阳性的血液时，才会发生溶血反应。因此 Rh 血型不合所致的溶血反应，一般发生在输血后几小时至几天，且反应较慢，症状较轻，也较少发生。

3. 预防

（1）加强责任心，认真做好血型鉴定、交叉配血试验。

（2）严格执行"三查八对"，认真履行操作规程，做好输血前的核对工作，以避免发生差错。

（3）严格执行血液采集、保存的要求，以防血液变质。

4. 护理措施

（1）发现症状，立即停止输血，并通知医生，进行紧急处理；保留余血，并采集患者血标本，重新做血型鉴定及交叉配血试验。

（2）维持静脉通道，以备急救时静脉给药。

（3）保护肾脏　可行双侧腰部封闭，或用热水袋在双侧肾区进行热敷，解除肾血管痉挛，保护肾脏。

（4）碱化尿液　遵医嘱口服或静脉注射碳酸氢钠溶液，使尿液碱化，增加血红蛋白的溶解度，以减少结晶，防止阻塞肾小管。

（5）密切观察并记录患者生命体征及尿量的变化，一旦出现尿少、尿闭，应按急性肾衰竭处理；如出现休克症状，立即配合医生进行抗休克抢救。

（6）做好心理护理，关心安慰患者，以缓解患者的焦虑及恐惧。

（四）大量输血后反应

大量输血是指 24 小时内紧急输血量大于或相当于患者的血液总量。常见的大量输血后反应有肺水肿、出血倾向、枸橼酸钠中毒反应、酸中毒和高钾血症等。

1. 肺水肿（心脏负荷过重）　其临床表现、原因及护理措施与静脉输液反应相同。

2. 出血倾向

（1）临床表现 在输血过程中或输血后，患者皮肤、黏膜出现瘀点、瘀斑，如静脉穿刺部位的皮肤出现大块瘀斑、手术伤口或切口处渗血、牙龈出血等。

（2）原因 由于长期反复输入库存血或短时间输入大量库存血所引起。因为库存血中的血小板基本已被破坏，凝血因子不足，使凝血功能障碍，导致出血。

（3）护理措施 ①密切观察患者出血倾向，注意皮肤、黏膜及伤口处有无出血，同时注意观察患者生命体征、意识状态的改变。②预防：如大量输库存血，应间隔输入新鲜血液、血小板浓缩悬液或凝血因子，以防出血发生。

3. 枸橼酸钠中毒反应

（1）临床表现 患者出现手足抽搐、出血倾向、心率缓慢、血压下降，甚至心搏骤停等。

（2）原因 库存血中含有枸橼酸钠，随患者静脉输血而进入体内，正常情况下枸橼酸钠在肝内代谢很快，因此血液输入缓慢不引起中毒；当输入大量库存血时，进入体内的枸橼酸钠也过量，如患者肝功能不全，枸橼酸钠未完全氧化，即可与血中游离钙结合，使血钙下降，导致凝血功能障碍、毛细血管张力降低、血管收缩不良、心肌收缩无力等。

（3）护理措施 ①严密观察病情变化及患者输血后的反应。②预防：每输入库存血超过 1000ml 以上时，可遵医嘱给予 10% 葡萄糖酸钙或氯化钙 10ml 静脉注射，以补充钙离子，防止低钙血症发生。

4. 酸中毒和高钾血症 因库存血随保留时间的延长，会导致酸性增加、钾离子浓度升高，故大量输入库存血，可导致酸中毒和高钾血症。

5. 其他反应

（1）空气栓塞 其临床症状、原因、护理措施与静脉输液反应相同。

（2）输血传染的疾病 供血者的某些疾病通过静脉输血传播给患者，如病毒性肝炎、艾滋病、疟疾、梅毒等。对此类反应，积极采取防范措施是非常重要的，如通过净化血源、加强供血者的管理，严格检测血液，以确保血液质量，减少疾病的传播。

（3）细菌污染反应 任何环节不遵守无菌操作规程，均可导致血液被细菌污染。

❤ 护爱生命

2019 年 9 月 11 日，一名 84 岁的女子在米兰蒙扎维梅尔卡特整形医院实施外科整形手术，术后在输血过程中，医护人员错把另外一名与她同名同姓患者所需血浆，输入了该患者体内，结果发生了溶血现象。发生溶血现象后，该患者立即转入重症监护室进行抢救，最终抢救无效，于当地时间 9 月 13 日凌晨 4 时宣布死亡。医疗事故发生后，米兰卫生局和检察院联合组成医疗事故调查组，对医疗事件展开调查。调查结果证实，事件发生时，确有两位同名同姓的患者需要输血，因血浆配送错误致一名患者死亡，而另一名患者则因血浆送达延后逃过一劫。护士是守卫患者健康的白衣天使，对待患者生命由不得半点马虎，输血中应严格遵守查对制度，为患者的生命安全筑起坚实的堡垒。

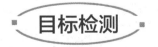

目标检测

答案解析

[A1 型题]

1. 属于高渗晶体溶液的是（　　）。

 A. 5% 葡萄糖   B. 11.2% 乳酸钠

C. 20%甘露醇

D. 低分子右旋糖酐

E. 羟乙基淀粉

2. 静脉留置针的保留时间通常为（　　）。

A. 24 ~ 48 小时

B. 48 ~ 72 小时

C. 72 ~ 96 小时

D. 7 天

E. 10 天

3. 对于需要静脉输液的成年人，使用头皮针进行静脉穿刺时优先选择的血管是（　　）。

A. 贵要静脉

B. 头静脉

C. 桡静脉

D. 手背静脉网

E. 肘正中静脉

4. 为慢性心力衰竭患者进行输液治疗时，输液速度宜控制在（　　）。

A. 10 ~ 20 滴/分钟

B. 20 ~ 30 滴/分钟

C. 30 ~ 40 滴/分钟

D. 40 ~ 50 滴/分钟

E. 50 ~ 60 滴/分钟

5. 颈外静脉穿刺点在下颌角与锁骨上缘中点连线（　　）。

A. 之上 1/3 处　　　B. 之上 1/2 处　　　C. 之下 1/3 处　　　D. 之下 1/2 处　　　E. 之中 1/3 处

6. 静脉输液时溶液不滴的原因不包括（　　）。

A. 压力过高

B. 静脉痉挛

C. 针头阻塞

D. 针头紧贴血管壁

E. 针头滑出血管外

7. 输液时沿静脉走向出现了一条红线，局部发红、疼痛，考虑发生了（　　）。

A. 发热反应　　　B. 过敏反应　　　C. 溶血反应　　　D. 静脉炎　　　E. 空气栓塞

8. 急性肺水肿给氧时，护士应选择的吸氧流量为（　　）。

A. 1 ~ 2L/min　　　B. 3 ~ 4L/min　　　C. 5 ~ 6L/min　　　D. 9 ~ 10L/min　　　E. 6 ~ 8L/min

9. 静脉输血的目的不包括（　　）。

A. 补充白蛋白

B. 补充血容量

C. 补充凝血因子

D. 增加血红蛋白

E. 降低颅内压、减轻脑水肿

10. 输血前准备及输血注意事项不正确的是（　　）。

A. 库存血需在室温下放置 15 ~ 20 分钟再输入

B. 血液从血库取出后勿剧烈振荡

C. 输血前须两人核对无误后再输入

D. 输血前输入少量生理盐水

E. 为防止患者发生枸橼酸钠中毒反应，可在血液中加入 10% 葡萄糖酸钙溶液

11. 关于输血的叙述错误的是（　　）。

A. 输血前需要两人查对

B. 输血前输入少量生理盐水

C. 输血后输入少量生理盐水

D. 在输血卡上记录输血时间、滴数、患者状况等

E. 输血完毕后将输血器、血袋等物品进行消毒、分类放置

12. 患者输血后出现皮肤瘙痒、眼睑和口唇水肿，应考虑发生了（　　）。

A. 枸橼酸钠中毒反应

B. 疾病感染

C. 过敏反应　　　　　　　　　　　　　D. 发热反应

E. 溶血反应

[A2 型题]

13. 患者，男，66 岁，因肥胖致静脉显露不清，护士建议用静脉留置针输液。以下说法不正确的是（　　）。

A. 在穿刺点上方 10cm 处扎止血带

B. 15°~30° 进针

C. 在透明膜上记录留置日期和时间

D. 封管使用 1000U/ml 的稀释肝素溶液

E. 注意正压封管

14. 护士巡视病房，发现溶液不滴，挤压输液管感觉有阻力，松手后无回血，可能是（　　）。

A. 输液压力过低　　　　　　　　　　　B. 针头滑出血管外

C. 静脉痉挛　　　　　　　　　　　　　D. 针头斜面紧贴血管壁

E. 针头阻塞

15. 患者，女，45 岁，因门脉高压大出血入院，医嘱输血 1000ml，遵医嘱给予 10% 葡萄糖酸钙 10ml。补钙的目的是（　　）。

A. 降低血压　　　　　　　　　　　　　B. 使钾离子从细胞外向细胞内转移

C. 纠正酸中毒　　　　　　　　　　　　D. 降低神经肌肉的应激性

E. 对抗钾离子对心肌的应激性

[A3 型题]

(16~17 题共用题干)

患者，女，36 岁，患急性淋巴细胞性白血病。医嘱浓缩红细胞 1U 和血小板 1U 输注，首先输注浓缩红细胞后患者出现全身皮肤瘙痒伴颈部、前胸出现荨麻疹。

16. 首先考虑患者发生了（　　）。

A. 发热反应　　　B. 溶血反应　　　C. 过敏反应　　　D. 超敏反应　　　E. 急性肺水肿

17. 护士在执行输注血小板的过程中，错误的是（　　）。

A. 双人核对　　　　　　　　　　　　　B. 输注前轻摇血袋

C. 直接缓慢输注血小板　　　　　　　　D. 血液不能加入其他药物

E. 记录输注时间及血型、血量

（朱　蓓）

书网融合……

📄重点回顾　　　　　　📱微课　　　　　　⏱习题

第十六章 标本采集

PPT

导学情景

情景描述：患者，男，52 岁，近 2 周来出现发热，T 38℃，厌食、消瘦，且有刺激性咳嗽，持续痰中带血。既往有吸烟史 30 余年。根据医嘱，护士要给其采集血标本。

情景分析：患者出现持续发热及咳嗽等症状，考虑出现了呼吸系统的感染症状，为进一步诊断，可采集血标本进行检验。

讨论：护士在采集标本时应遵循哪些原则？采集血标本时应注意什么？

学前导语：标本采集是临床常见的护理工作，不同标本的采集目的和方法不同，在采集过程中应遵循各标本采集的原则，作为一名临床护士，该如何正确地采集各种标本呢？

第一节 标本采集的意义和原则

一、标本采集的意义

标本采集是指采集患者少许的血液、排泄物（尿、粪）、分泌物（痰液、鼻咽部分泌物）、呕吐物、体液（胸腔积液、腹水）和脱落细胞（食管、阴道）等样本，通过物理、化学或生物学的实验室技术和方法进行检验。标本采集的意义是：协助明确疾病诊断；推测病程进展；制订治疗措施；观察病情。掌握正确的标本采集方法是保证检验质量的重要环节，是护士应该掌握的基本知识和基本技能之一。

二、标本采集的原则

为了保证标本的质量，在采集各种检验标本时，除个别特殊要求外，均应遵循以下基本原则。

1. 遵医嘱采集 由医生开具医嘱、填写检验申请单签全名后护士按医嘱采集标本。

2. 做好采集前准备

（1）采集标本前应明确标本的检验项目、检验目的、采集方法、采集量及注意事项，避免采集不当影响检验结果的准确性。

（2）根据检验目的选择合适的采集方法和标本容器，在检验单附联上标明科别、床号、姓名，检验目的和送检日期，然后将标签贴于容器外。

（3）采集前应认真核对医嘱、检验申请单、核对患者。

（4）向患者解释留取标本的意义、方法和注意事项，消除患者的思想顾虑，取得患者的信任与配合。

3. 确保标本质量

（1）采集标本的方法、采集量和采集时间要准确。如做妊娠试验要留取晨尿，因为晨尿中绒毛膜促性腺激素的含量高，容易获得阳性检验结果。

（2）标本要及时送检，不可放置过久，以免影响检查结果。

4. 培养标本的采集　采集培养标本应在使用抗生素前，若已使用，应在血药浓度最低时采集，并在检验单上注明。采集时应严格执行无菌操作，标本应放入无菌容器内，且容器无裂缝，瓶塞干燥，不可混入防腐剂、消毒剂及其他药物，培养液应足够，无混浊、变质等，以免影响检验结果。

第二节　各种标本采集方法

一、血液标本采集

血液标本检验是临床上最重要、最常见的检验项目，不仅可反映血液系统病变，也为全身性疾病的诊断、判断患者病情和治疗效果提供依据。血标本包括静脉血标本、动脉血标本、毛细血管标本。

（一）静脉血（全血、血清）标本采集

目前临床主要利用真空采血针与真空采血管进行采血（图 16－1）。真空采血针为双向针，一端（前针头）刺入静脉，一端（后针头）以密闭橡皮套包裹刺入真空采血管。真空采血管为全密闭式试管，采用国际通用的头盖和标签颜色显示试验用途，根据检验目的预制准确的真空量，采血时血液在负压作用下自动流入试管。由于在完全封闭状态下采血，避免了血液外溢引起的职业暴露与污染，也有利于标本的转运和保存，故广泛应用于临床。

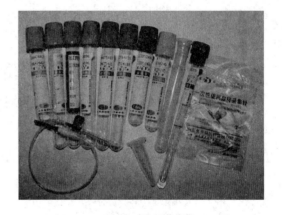

图16－1　真空采血针与真空采血管

【目的】

1. 全血标本　检测血液中某些物质的含量，如尿素氮、尿酸、肌酸、血氨、血糖等。

2. 血清标本　测定血清酶、脂类、电解质和肝功能等。

【评估】

（1）患者的年龄、病情、意识状态、治疗等情况。

（2）患者对静脉采血的认识、心理状态、理解及合作程度。

（3）患者穿刺部位的皮肤与静脉情况。

（4）患者是否需要禁食准备。

【计划】

1. 护士准备 着装规范，洗手、戴口罩；明确检验目的、熟悉采集方法和注意事项；掌握沟通交流技巧。

2. 用物准备 治疗盘内备：采血针、止血带、皮肤消毒液、棉签、真空采血管、标签或条形码；锐器盒、医疗垃圾与生活垃圾筒，必要时备无菌手套。

3. 患者准备 局部皮肤清洁，无破损、红肿、硬结、瘢痕及炎症；明确采血目的和配合要点。生化检验患者清晨禁食。

4. 环境准备 安静整洁、光线充足，符合静脉穿刺要求。

【实施】

1. 操作步骤 见表16-1。

表16-1 全血和血清标本采集

操作程序	操作步骤	要点说明
1. 备齐用物	查对医嘱和标签或条形码 备好各项用物	根据不同的检验目的计算所需采血量 根据检验目的选择合适的采血试管
	在采血试管外贴上标签或条形码（注明科室、床号、姓名、性别、检验目的及检验日期）	防止发生差错、保证检验结果准确
2. 核对解释	携用物至床旁，核对患者，解释采血目的及配合方法	确认患者，操作前查对，取得合作
3. 选择静脉	选择合适的静脉	
4. 消毒皮肤	将治疗巾铺于采血部位下方，于穿刺点上方约6cm处扎止血带，常规消毒皮肤，嘱患者握拳，使静脉充盈	
5. 穿刺采血		
▲采血针采血	取下前端采血针（穿刺针）的保护帽，检查针头是否符合穿刺要求 核对患者 手持采血针，按静脉输液法行静脉穿刺 穿刺成功，见回血后，将后端带皮套的采血针直接刺入真空管，松开止血带，血液自动流至所需量。如需多管采血，第一管采完后拔除真空管，将后端采血针连接另一真空管 抽血结束后，拔出真空管上的针 拔出患者穿刺点处的针头，以无菌棉签按压穿刺点3~5分钟	抗凝试管内的血液需轻轻摇动，使血液与抗凝剂充分混匀 注意棉签按压住静脉和皮肤两个穿刺点，防止皮下出血或瘀血 凝血功能障碍患者拔针后按压时间延长至10分钟
▲注射器采血	持一次性注射器，按静脉注射法行静脉穿刺，见回血后抽取所需血量 松止血带，嘱患者松拳，迅速拔出针头，以无菌棉签按压穿刺点3~5分钟 将血液注入标本容器 全血标本：取下针头，将血液沿管壁缓慢注入盛有抗凝剂的试管内，轻轻摇动，使血液与抗凝剂充分混匀 血清标本：取下针头，将血液沿管壁缓慢注入干燥试管内	勿将泡沫注入 防止血液凝固 勿将泡沫注入，避免振荡，以免红细胞破裂溶血
6. 整理记录	再次核对化验单、患者、标本 协助患者取舒适体位，整理床单位及用物 洗手、记录 将标本连同化验单及时送检	操作后查对 特殊标本注明采集时间 以免影响检验结果

2. 注意事项

（1）严格执行查对制度和无菌操作制度。

（2）严禁在输液和输血的针头处采集血标本，应在对侧肢体采集，以免影响检验结果。

（3）血液在清晨空腹时各种化学成分相对稳定，故生化检查应在清晨空腹时采集血标本，提前告知患者禁饮食。

（4）同时采集多种血标本时，应先将血液注入血培养瓶，再注入抗凝试管，最后注入干燥试管。

（5）真空管采血时，不可先将真空采血管与采血针头相连，以免试管内负压消失而影响采血。

【评价】

（1）无菌观念强，采集方法正确，保证质量。

（2）爱伤观念强，护患沟通有效，患者配合。

👁️ 看一看

临床静脉血标本采集试管的选择

红色管：肝肾功能、电解质、血脂、免疫、肿瘤标志物等。

紫色管：血常规、血型、交叉配血等。

蓝色管：凝血功能。

黑色管：红细胞沉降率。

绿色管：血液流变学、血液黏滞度、血氨等。

（二）静脉血培养标本采集

目前临床血培养是以需氧瓶 + 厌氧瓶，作为一套血培养的组合（图16-2）。

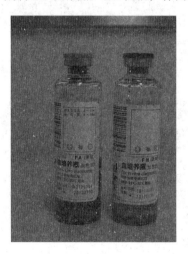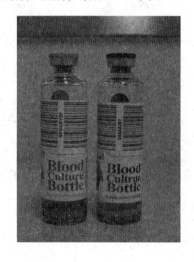

图 16-2 血培养采集瓶

【目的】

查找血液中的病原菌、进行药物敏感试验。

【评估】

（1）患者的年龄、病情、诊断、治疗（特别是抗生素的使用情况）、意识状态等。

（2）患者对静脉血培养的认识、心理状态、理解及合作程度

（3）患者穿刺部位的皮肤与静脉情况。

【计划】

1. 护士准备 着装规范，洗手、戴口罩；明确检验目的、熟悉采集方法和注意事项；掌握沟通交流技巧。

2. 用物准备 治疗盘内备：注射器、止血带、皮肤消毒液、棉签、组合血培养瓶、标签或条形码；无菌手套、锐器盒、医疗垃圾与生活垃圾筒。

3. 患者准备 局部皮肤清洁，无破损、红肿、硬结、瘢痕及炎症；明确采血目的和配合要点。

4. 环境准备 安静整洁、光线充足，符合静脉穿刺要求。

【实施】

1. 操作步骤 见表16-2。

表16-2 血培养标本采集

操作程序	操作步骤	要点说明
1. 备齐用物	查对医嘱和标签或条形码 备好各项用物 查对采血用物的外包装、有效期、培养基量与性状 按要求贴好标签或条形码	采血瓶过期、培养基量不足或性状改变时不得使用 防止发生差错、保证检验结果准确
2. 核对解释	携用物至床旁，核对患者，解释采血目的及配合方法	确认患者，操作前查对，取得合作
3. 选择静脉	选择合适的静脉	
4. 去盖消毒	揭去培养瓶盖，75%乙醇消毒橡皮塞，待干	
5. 消毒皮肤	将治疗巾铺于采血部位下方，于穿刺点上方约6cm处扎止血带，常规消毒皮肤，嘱患者握拳，使静脉充盈	
6. 穿刺采血	戴无菌手套 持一次性注射器，按静脉注射法行静脉穿刺，见回血后抽取所需血量	培养标本应在使用抗生素前采集，如已使用应在检验单上注明。一般血培养取血5ml，对亚急性细菌性心内膜炎患者，为提高培养阳性率，采血10~15ml
7. 拔针按压	松止血带，嘱患者松拳，迅速拔出针头，以无菌棉签按压穿刺点3~5分钟	注意棉签按压住静脉和皮肤两个穿刺点，防止皮下出血或瘀血。凝血功能障碍患者拔针后按压时间延长至10分钟
8. 注入标本	将血液注入培养瓶 轻轻混匀	一般先注入厌氧瓶，再注入需氧瓶。标本量不足时，优先需氧瓶再注入厌氧瓶，勿将空气注入 防止血液凝固
9. 整理记录	再次核对化验单、患者、标本 协助患者取舒适体位，整理床单位及用物 洗手、记录 将标本连同化验单及时送检	操作后查对 室温下保存不超过2小时，勿冷藏，防止低温状态下某些病原微生物死亡

2. 注意事项

（1）严格执行无菌操作，避免标本污染与穿刺部位感染。

（2）尽量在使用抗生素之前采集培养标本，以患者寒战、发热时采集为宜；已使用抗生素的患者最好在血药浓度最低时（下次用药前）采集。

（3）一般先注入厌氧瓶，再注入需氧瓶。标本量不足时，优先注入需氧瓶，再注入厌氧瓶。婴幼儿极少发生厌氧菌感染，无需常规做厌氧瓶培养。

【评价】

（1）无菌观念强，采集方法正确，保证质量。

（2）爱伤观念强，护患沟通有效，患者配合。

？ 想一想

采集细菌培养标本时，应遵循哪些原则？

答案解析

（三）动脉血标本采集

动脉血标本是自动脉抽取动脉血标本的方法。常用动脉有桡动脉和股动脉。

临床多采用动脉血气针（图16-3）进行标本的采集。其优点是预设了足量的固体肝素抗凝剂；可根据检验所需预设采血量；具有自动排气装置，完全迅速排出"死腔"气体和防止外界气体进入针筒；提供高密度针塞和针座帽以隔离空气，采样后可直接送检和保存标本。操作安全、简单、结果精确。

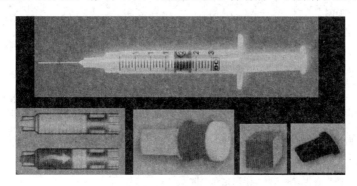

图16-3　动脉血气针

【目的】

（1）动脉血气分析，了解患者的呼吸功能。

（2）判断患者体内有无电解质、酸碱失衡。

【评估】

（1）患者病情、治疗情况、意识状态，对动脉血标本采集的认识及合作程度。

（2）吸氧情况及呼吸机参数。

（3）穿刺部位皮肤及动脉搏动。

（4）患者的凝血功能。

【计划】

1. 护士准备　着装规范，洗手，戴口罩；明确检验目的、熟悉采集方法和注意事项；掌握沟通技巧。

2. 用物准备　治疗盘内置动脉血气针或一次性注射器、止血带、皮肤消毒液、棉签、标签或条形码、无菌手套，锐器盒，医疗垃圾与生活垃圾筒等；注射器采血还需备好适量肝素、无菌软塞。

3. 患者准备　局部皮肤清洁，无破损、红肿、硬结、瘢痕、炎症；明确采血目的和注意事项。

4. 环境准备　安静整洁、光线充足。

【实施】

1. 操作步骤　见表16-3。

表 16－3　动脉血标本采集

操作程序	操作步骤	要点说明
1. 备好用物	核对医嘱、检验单、标签或条形码 备采血用物 查对采血针外包装与有效期	防止发生差错、保证检验结果准确
2. 核对解释	携用物至床旁，核对患者，做好解释	确认患者，操作前查对，取得合作
3. 摆好体位	桡动脉采血者掌心向上；股动脉采血者取仰卧位，下肢稍屈膝外展外旋	充分暴露穿刺部位
4. 选择动脉	首选桡动脉，穿刺点为前臂掌侧腕关节上 2cm、动脉搏动明显处；股动脉穿刺点在腹股沟股动脉搏动明显处	桡动脉做冠状动脉造影或搭桥的患者，选择股动脉、肱动脉等处；新生儿宜选择桡动脉穿刺，因股动脉穿刺垂直进针时易伤及髋关节
5. 铺巾消毒	将治疗巾铺于穿刺部位下，常规消毒皮肤，范围大于 5cm	
6. 再次核对	操作中查对	
7. 穿刺采血		
▲ 动脉血气针采血	取出并检查动脉血气针，将血气针活塞拉至所需的血量刻度，血气针筒自动形成吸引等量血液的负压 戴好无菌手套或消毒术者左手示指和中指	
	用左手示指和中指触及动脉搏动最明显处并固定动脉于两指间，右手持采血针在两指间垂直刺入或与动脉走向成 40°左右刺入动脉，见有鲜红色回血，固定血气针，血气针会自动抽取所需血量	根据检验项目确定采血量，一般 0.5～1ml 即可，血容量不足者可手动抽吸血液至所需量。暗红色血液提示误入股静脉，需更换部位与采血针重新采集
▲ 注射器采血	先抽吸肝素 0.5～1ml，湿润注射器管腔后弃去 戴好无菌手套或消毒术者左手示指和中指	防止血液凝固
	用左手示指和中指触及动脉搏动最明显处并固定动脉于两指间，右手持注射器在两指间垂直刺入或与动脉走向成 40°左右刺入动脉，见有鲜红色血液涌进注射器，即以右手固定穿刺针的方向和深度，左手抽取血液至所需量	取动脉血 1～2ml。暗红色血液提示误入股静脉，需更换部位与注射器重新采集
8. 拔针按压	采血毕，迅速拔出针头，局部用无菌纱布加压止血 5～10 分钟，必要时用沙袋压迫止血	直至无出血为止，凝血功能障碍患者拔针后延长按压时间
9. 插入软塞	针头拔出后立即刺入软塞，以隔绝空气，并轻轻搓动注射器使血液与肝素混匀	刺入软塞可隔绝空气，保证结果准确 防止标本凝固
10. 整理记录	再次核对化验单、患者、标本 协助患者取舒适体位，整理床单位及用物，并交代注意事项 洗手、记录 将标本连同化验单及时送检	操作后查对 以免影响检验结果，不能及时送检时冷藏保存，不超过 2 小时

2. 注意事项

（1）严格执行查对制度和无菌操作原则。

（2）标本应在患者安静状态下采集，紧张、恐惧心理会导致呼吸过度或屏气引起结果误差。

（3）拔针后局部用无菌纱布或砂袋加压止血，以免出血或形成血肿。

（4）血气分析标本必须与空气隔绝，立即送检。

（5）有出血倾向者慎用动脉穿刺法采集动脉血标本。

【评价】

（1）严格执行无菌操作原则，采集方法正确、过程顺利、质量符合要求。

（2）爱伤观念强、护患沟通有效。

二、尿标本采集 🅔微课

尿液是体内血液经肾小球滤过，肾小管和集合管重吸收、排泄、分泌产生的终末代谢产物。尿液的组成和性状不仅与泌尿系统疾病直接相关，而且还受机体各系统功能状态的影响，反映机体的代谢状况。临床上常采集尿标本做物理、化学、细菌学等检查，以了解病情、协助诊断或观察疗效。

尿标本分三种：尿常规标本、培养标本、12 小时或 24 小时标本。

【目的】

1. 常规标本　检查尿液的颜色、透明度、有无细胞及管型、测尿比重、做尿蛋白及尿糖定性检测。

2. 培养标本　取未被污染的尿液做细菌学检查或细菌药物敏感试验。

3. 12 小时或 24 小时尿标本　做尿的各种定量检查，如钠、钾、氯、17 - 羟类固醇、肌酐、肌酸及尿糖定量检查或尿浓缩查结核分枝杆菌等。

【评估】

（1）患者的病情、临床诊断、排尿情况、自理能力、意识状态及合作程度。

（2）患者对尿标本采集的认识及合作程度。

【计划】

1. 护士准备　着装规范，洗手，戴口罩；明确检验目的、熟悉采集方法和注意事项；掌握沟通技巧。

2. 用物准备

（1）常规标本　一次性清洁尿杯、清洁试管、标签或条形码。

（2）培养标本　消毒外阴用物、一次性无菌带盖尿杯、有盖无菌培养试管、无菌手套、标签或条形码，必要时备导尿包。

（3）12 小时或 24 小时尿标本　备容量在 3000ml 以上的清洁集尿瓶、防腐剂（表 16 - 4）、标签或条形码。

3. 患者准备　清洗会阴部，明确采集目的和注意事项。

4. 环境准备　室温适宜、光线充足。

表 16 - 4　常用防腐剂的作用及用法

防腐剂	作用	用法	临床应用
甲醛	防腐和固定尿中有机成分	每 100ml 尿液加 40% 甲醛 0.5ml	Addis 计数（12 小时尿细胞计数）等
浓盐酸	保持尿液在酸性环境中，防止尿中激素被氧化	24 小时尿中共加 10ml	内分泌系统的检查，如 17 - 酮类固醇、17 - 羟类固醇等
甲苯	保持尿中化学成分不变	第一次尿液倒入后，每 100ml 尿液中加 0.5% ~ 1% 甲苯 2ml，使之形成薄膜覆盖于尿液表面，防止细菌污染。如果测定尿中钠、钾、氯、肌酐、肌酸等则需加 10ml	尿蛋白定量、尿糖定量及钾、钠、氯、肌酐、肌酸定量

【实施】

1. 操作步骤 见表16－5。

表16－5 尿标本采集

操作程序	操作步骤	要点说明
1. 贴化验单	查对医嘱、标签或条形码 根据检验的目的,选择适当容器,贴上标签或条形码	防止发生差错 保证检验结果准确
2. 核对解释	携用物至患者床旁,核对患者,做好解释	确认患者,取得配合
3. 收集标本		
▲尿常规标本	自理患者:给予标本容器,嘱其将晨起第一次尿留于容器内,30～50ml即可,测定尿比重需留100ml 行动不便患者:协助患者在床上使用便器,收集尿液于标本容器中 留置导尿患者:拔去集尿袋,弃去导尿管前段尿液,采集无污染的膀胱内尿液	晨尿浓度较高,未受饮食的影响,所以检验结果较准确 注意使用屏风遮挡、保护患者隐私,卫生纸勿丢入便器内,婴儿或尿失禁患者可用尿套或尿袋协助收集
▲尿培养标本	中段尿留取法:遮挡屏风,协助患者取适宜的卧位,放好便盆,按导尿术清洁、消毒外阴及尿道口;戴无菌手套,嘱患者排尿,弃去前段尿,用无菌尿杯接取中断尿5～10ml,快速盖紧 导尿术留本:常用于昏迷、尿失禁、尿潴留患者(详见导尿术) 留置导尿术患者:拔去集尿袋,弃去导尿管前段尿液,采集无污染的膀胱内尿液	注意保护患者,防止外阴部细菌污染标本,消毒从上至下,一次一个棉球;在患者膀胱充盈时留取,前段尿起到冲洗尿道的作用;留取标本时勿触及容器口 勿从引流袋下端放尿处直接采集标本,长期留置尿管者换管后采集
▲12或24小时尿标本	将大口清洁集尿瓶置于阴凉处,注明留取尿液的起止时间 12小时尿标本:嘱患者于7pm排空膀胱后开始留取尿液至次晨7am留取最后一次尿液 24小时尿标本:嘱患者于7am排空膀胱后,开始留取尿液,至次晨7am留取最后一次尿液 嘱患者将尿液排于便盆或尿壶内,再倒入集尿瓶 留取最后一次尿液后,测总量,记录于检验单上	必须在医嘱规定的时间内留取,不可多于或少于12小时或24小时 开始留尿时的尿液为检查前存留在膀胱内的,不应留取 根据检验目的,选择防腐剂,在患者留尿液后加入集尿瓶内 方便收集尿液
4. 记录送检	洗手、记录 标本及时送检,用物按常规消毒处理	记录尿液总量、颜色、气味等 保证检验结果的准确性

2. 注意事项

(1) 女性患者月经期不宜留取尿标本;尿标本中不可混入粪便等。

(2) 会阴部分泌物过多时,应先清洁或冲洗再收集。

(3) 做早孕诊断试验应留取晨尿。

(4) 留取尿培养标本时,应严格执行无菌操作,防止标本污染,影响检验结果。

【评价】

(1) 患者无尿路感染发生。

(2) 标本留取方法正确。

(3) 护患沟通有效,患者能配合。

三、粪便标本采集

采集粪便标本检验,有助于评估患者消化系统功能和协助消化系统疾病的诊断和治疗。粪便标本包括常规标本、寄生虫及虫卵标本、培养标本、隐血标本。

【目的】

1. 常规标本 检查粪便的一般性状、代谢物及寄生虫等。

2. 寄生虫及虫卵标本 检查寄生虫、成虫、幼虫及虫卵。

3. 培养标本 检查粪便中致病菌。

4. 隐血标本 检查粪便中是否存在肉眼不能观察到的微量血液。

【评估】

（1）患者的意识状态、排便情况及自理能力。

（2）患者对粪便标本采集的认识，对病情的心理反应及合作能力。

【计划】

1. 护士准备 着装规范，洗手，戴口罩；明确检验目的、熟悉采集方法和注意事项；掌握沟通技巧。

2. 用物准备

（1）常规标本、隐血标本 清洁便盆、内附检便匙的检便盒、标签或条形码。

（2）寄生虫或虫卵标本 清洁便盆、内附检便匙的检便盒、标签或条形码、透明胶带及载玻片（查找蛲虫）。

（3）培养标本 消毒便盆、内附无菌检便匙的无菌检便盒、标签或条形码，必要时备直肠拭子、无菌生理盐水。

3. 患者准备 明确采集目的和注意事项。

4. 环境准备 整洁宽敞、光线充足、安全隐蔽。

【实施】

1. 操作步骤 见表16-6。

表16-6 粪便标本采集

操作程序	操作步骤	要点说明
1. 贴检验单	查对医嘱、标签或条形码，将标签或条形码贴于检便盒上	防止差错
2. 核对解释	携用物至患者床旁，核对患者，做好解释	确认患者，取得合作
3. 排出尿液	屏风遮挡 嘱患者排空膀胱	保护患者隐私 避免标本中混入尿液
4. 收集标本		
▲常规标本	嘱患者排便于清洁便盆内。用检便匙取中央部分或黏液、脓血部分约黄豆大小，置于检便盒内送检	腹泻患者取黏液、水样便15~30ml
▲培养标本	嘱患者排便于消毒便盆内。用检便匙取中央部分粪便或黏液脓血部分约黄豆大小，置于无菌培养瓶内，盖紧瓶塞送检	不易获得粪便的患者及幼儿，可用直肠拭子蘸取生理盐水插入肛门6~7cm，沿一方向旋转，退出后置于无菌培养容器中，加盖
▲隐血标本	按常规标本留取	采集隐血标本前3天，嘱患者禁食肉类、动物肝脏、血、绿叶蔬菜和含铁丰富的药物、食物，3天后采集标本，以免造成假阳性
▲寄生虫及虫卵标本	检查寄生虫及虫卵：嘱患者排便于清洁便盆内，用检便匙取不同部位黏液、带血部分于检便盒内送检	保证检验结果准确，尽量多处取标本，以提高检验阳性率。若患者已服用驱虫药或做血吸虫孵化试验检查，需留取全部粪便

续表

操作程序	操作步骤	要点说明
	检查蛲虫：嘱患者睡前或清晨未起床前，将透明胶带粘于肛门周围处。取下透明胶带面贴在载玻片上或将透明胶带对合，立即送检	蛲虫常在午夜或清晨爬到肛门处产卵，有时需要连续采集数天
	检查阿米巴原虫：将便器加温至接近人体的体温，排便后标本连同便盆立即送检	保持阿米巴原虫的活动状态，因阿米巴原虫在低温的环境下失去活力而难以查到；及时送检，防止阿米巴原虫死亡
5. 操作后处理	协助患者取舒适卧位，整理床单位与用物，进行健康宣教	
	用物按常规消毒处理	避免交叉感染
	洗手、记录	记录粪便的形状、颜色、气味等

2. 注意事项

（1）各种标本不得混入尿液、血液、消毒剂等无关成分。

（2）采集隐血标本前3天，嘱患者禁食肉类、动物肝脏、血、绿叶蔬菜和含铁丰富的药物、食物，3天后采集标本，以免造成假阳性。

（3）查阿米巴原虫时，在采集标本前几天，不可给患者服用钡剂、油剂、含金属的泻剂等，以免影响阿米巴虫卵或孢囊显露。

【评价】

（1）标本采集方法正确，质量符合要求。

（2）护患沟通有效，患者能够配合。

（3）标本送检及时。

练一练

做粪便隐血试验检查前3天内患者不能食用（　　）。

A. 猪肉　　　　　　　　B. 菠菜　　　　　　　　C. 白菜

D. 鸡蛋　　　　　　　　E. 猪肝

答案解析

四、痰标本采集

痰液是气管、支气管和肺泡的分泌物，在正常情况下，呼吸道分泌物很少，不引起咳嗽和咳痰，当上述器官发生病变时，呼吸道黏膜受刺激，分泌物增多，可有痰液咳出。痰液的性质、气味、量等检查对疾病的诊断具有重要意义。痰标本包括痰常规标本、24小时痰标本、痰培养标本。

【目的】

1. 常规标本　检查痰液的一般性状、痰内细菌、虫卵或癌细胞等（如涂片找革兰阳性菌、肺吸虫卵或癌细胞）。

2. 24小时痰标本　检查24小时痰量及性状。

3. 培养标本　检查痰液中的致病菌。

【评估】

（1）患者的病情、治疗情况、心理状态及合作程度。

（2）患者对痰标本采集的认识及合作程度。

【计划】

1. 护士准备　着装规范，洗手，戴口罩；明确检验目的、熟悉采集方法和注意事项；掌握沟通技巧。

2. 用物准备

（1）痰常规标本 一次性清洁痰盒、标签或条形码。

（2）痰培养标本 一次性无菌痰培养盒、标签或条形码、漱口液，必要时备吸痰用物。

（3）24 小时痰标本 一次性清洁广口集痰瓶（容量约 500ml）、标签或条形码。

3. 患者准备 了解采集痰标本的目的、方法，愿意配合。

4. 环境准备 安静整洁、光线充足。

【实施】

1. 操作步骤 见表 16 - 7。

表 16 - 7 痰标本采集

操作程序	操作步骤	要点说明
1. 核对解释	核对医嘱、标签或条形码 携用物至患者床旁，核对患者，做好解释 将标签或条形码贴在标本盒上	确认患者，取得合作
2. 留取标本		
▲常规标本	晨起清水漱口，深呼吸数次后用力咳出气管深处的痰液收集至痰盒中，加盖	去除口中杂质
▲痰培养标本	晨起朵贝尔溶液漱口，再用清水漱口，深呼吸数次后用力咳出气管深处的痰液收集至无菌痰培养盒中，加盖 无力咳痰或不合作者，可用无菌吸痰法吸取痰液 2～5ml	去除口中细菌和杂质
▲24 小时痰标本	在清洁痰盒内先加少量的清水，注明留痰的起止时间 指导患者留取早晨起床（7am）漱口后的第一口痰至次晨（7am）的全部痰液	防止痰液黏附于盒壁上，计算痰量时应减去加入的清水量
3. 洗手记录	协助患者取舒适卧位，整理床单位及用物。洗手，记录痰液的外观和性状，24 小时痰标本应记录总量	
4. 送检标本	将标本及时送检	

2. 注意事项

（1）采集痰液的时间宜选择清晨，此时痰量多，痰内细菌较多，以提高阳性率。

（2）痰液标本中不可混入唾液、漱口水、鼻涕等。

（3）如留取痰标本查癌细胞，应立即送检或用 95% 乙醇或 10% 甲醛固定痰液后送检。

（4）如患者胸腹部有伤口，因疼痛无法咳嗽，可适当压迫伤口，减轻伤口张力，减少咳嗽时的疼痛。

【评价】

（1）留取标本方法正确，质量符合要求。

（2）护患沟通有效，患者配合。

五、咽拭子标本采集

【目的】

取咽部及扁桃体分泌物做细菌培养或病毒分离以协助诊断。

【评估】

（1）患者的病情、治疗情况、意识状态。

（2）患者对留取咽拭子标本的理解和配合程度。

（3）患者进食时间、有无口腔疾病。

【计划】

1. 护士准备 着装规范，洗手，戴口罩；明确检验目的、熟悉采集方法和注意事项；掌握沟通技巧。

2. 用物准备 无菌咽拭子培养管、酒精灯、火柴、压舌板、标签或条形码，必要时备手电筒。

3. 患者准备 了解采集咽拭子培养标本的目的和配合方法。

4. 环境准备 病室整洁、温湿度适宜、光线充足。

【实施】

1. 操作步骤 见表 16 - 8。

表 16 - 8 咽拭子标本采集法

操作程序	操作步骤	要点说明
1. 核对解释	核对医嘱、标签或条形码；携用物至床旁，核对患者，做好解释；将标签或条形码贴在培养管上	确认患者，取得合作
2. 采集标本	暴露咽喉部，点燃酒精灯，嘱患者张口，发"阿"音用培养管内无菌长棉签快速擦拭两侧腭弓、咽、扁桃体上分泌物	必要时用压舌板轻压 动作轻柔、敏捷，减轻不适
3. 消毒试管	在酒精灯火焰上消毒培养管管口，然后将棉签插入试管中，塞紧	防止标本污染
4. 洗手记录	协助患者取舒适卧位，整理床单位及用物 洗手，在医嘱单上签名	促进患者舒适
5. 送检标本	将标本及时送检	

2. 注意事项

（1）避免在进食后 2 小时内留取标本，以防呕吐。

（2）最好在抗感染、抗病毒治疗前采集标本。

（3）注意棉签不要触及其他部位，防止污染标本，影响检验结果。

（4）做真菌培养时需在口腔溃疡面上采集分泌物。

【评价】

（1）留取标本方法正确，动作轻柔，患者无不适。

（2）无菌观念强，标本无污染。护士操作熟练、规范。

（3）护患沟通有效，患者能配合留取咽拭子标本。

❤ **护爱生命** —————

核酸检测是检测是否感染新型冠状病毒的重要手段，主要通过采集患者的鼻咽拭子、痰液、血液等，利用 PCR（聚合酶链式反应）技术明确样本中是否存在新型冠状病毒，具有简便、快速的特点。为更好地做好疫情防控，多地进行了全员核酸检测，作为护理人员，我们义不容辞。采集鼻咽拭子会有一定的不适，作为专业的护理人员，我们应该做到动作轻柔、精准，关注被采集者的身心状态，尽可能地减轻被采集者的不适。

答案解析

目标检测

[A1 型题]

1. 同时抽取不同种类的血标本时，注入试管的正确顺序是（ ）。

 A. 干燥管→抗凝管→血培养瓶   B. 干燥管→血培养瓶→抗凝管

 C. 抗凝管→血培养瓶→干燥管   D. 血培养瓶→干燥管→抗凝管

 E. 血培养瓶→抗凝管→干燥管

2. 尿标本采集方法错误的是（ ）。

 A. 女性患者在月经期可以留取尿标本   B. 尿培养标本取中段尿

 C. 做尿糖定量留取 12 小时或 24 小时尿   D. 检测尿比重收集晨尿 100ml

 E. 昏迷患者可通过导尿术留取标本

3. 粪标本采集方法错误的是（ ）。

 A. 腹泻应取粪含黏液部分

 B. 检查寄生虫卵，应取不同部位粪便

 C. 查阿米巴原虫应在采粪便前将容器用热水加温

 D. 做血吸虫孵化检查应留取全部粪便

 E. 粪培养标本采集时，用竹签取少量异常粪便即可

4. 采集血清标本做肝功能检查时，错误的方法是（ ）。

 A. 空腹采血   B. 用干燥试管

 C. 血液注入试管后要摇动   D. 血液泡沫不能注入试管

 E. 血液注入试管后不能摇动

5. 留 24 小时尿标本时，下列不妥的是（ ）。

 A. 备清洁带盖的大容器   B. 贴上标签，按要求注明各项内容

 C. 天气炎热，应选择合适的防腐剂   D. 告知患者晨 7 时开始留尿于容器内

 E. 嘱患者于晨 7 时排空膀胱后开始留尿

6. 不符合血培养标本采集原则的是（ ）。

 A. 标本容器外贴标签   B. 采集量一般为 3ml

 C. 在使用抗生素前采集   D. 采集时严格执行无菌操作

 E. 采集量为 5ml

7. 采集痰标本的目的不包括（ ）。

 A. 观察痰的性质、量、色、味   B. 涂片找细菌和虫卵

 C. 测比重及 pH 值   D. 找癌细胞

 E. 痰 24 小时标本用于检查一日的痰量，观察痰液的性状

8. 关于采集标本，错误的是（ ）。

 A. 尿糖定性，查 12 小时尿标本   B. 尿常规标本宜采集晨尿

 C. 痰培养标本采集前先漱口   D. 大便查阿米巴原虫，便盆应先加温

 E. 动脉采血常用于血液气体分析

9. 留取 24 小时尿标本做尿糖定量检查，加防腐剂为（ ）。

 A. 福尔马林   B. 浓盐酸   C. 甲苯   D. 冰硝酸   E. 甲醛

10. 咽拭子真菌培养时，采集标本的部位是（　　）。

    A. 腭　　　　　　B. 咽　　　　　　C. 扁桃体　　　　D. 口腔溃疡面　　E. 喉

[A2 型题]

11. 患者，女，50 岁，因尿路感染入院治疗，医嘱做尿培养检查，该患者神志清楚，护士在留取尿标本的方法时可采用（　　）。

    A. 留清晨第一次尿 100ml　　　　　　　　　B. 随机留尿 100ml

    C. 留取中段尿　　　　　　　　　　　　　　D. 收集 24 小时尿

    E. 行导尿术留尿

12. 患者，女，34 岁，遵医嘱进行血培养试验。该患者做血培养检查，护士应采血（　　）。

    A. 2ml　　　　　B. 4ml　　　　　C. 6ml　　　　　D. 8ml　　　　　E. 5ml

13. 患者，女，58 岁，昨日因心绞痛收入院。今晨护士为其抽取血标本完善入院检查。采集血标本不需要核对的项目是（　　）。

    A. 住院时间　　　B. 患者姓名　　　C. 床号　　　　　D. 申请项目　　　E. 送检日期

[A3 型题]

(14 ~ 17 题共用题干)

患者，男，29 岁，因血尿、蛋白尿、高血压、水肿入院，诊断为急性肾小球肾炎。

14. 遵医嘱行尿常规检查，下列说法错误的是（　　）。

    A. 可检查尿液的色泽　　　　　　　　　　　B. 可测定尿比重

    C. 可做尿的生化检查　　　　　　　　　　　D. 可检查尿液的细胞及管型

    E. 可做尿蛋白定性检查

15. 给患者做中段尿细菌培养，不正确的操作是（　　）。

    A. 清洁、消毒外阴，不铺洞巾　　　　　　　B. 采集中段尿于无菌容器

    C. 弃去前段尿　　　　　　　　　　　　　　D. 留取标本前嘱患者多饮水

    E. 采集中段尿 5ml

16. 做尿蛋白定性检查，正确的标本采集方法是（　　）。

    A. 留 24 小时尿　　　　　　　　　　　　　　B. 留晨起第一次尿约 100ml

    C. 留取中段尿 5ml　　　　　　　　　　　　D. 随时留尿 100ml

    E. 睡前留尿 50ml

17. 做尿蛋白定量检查，应加入防腐剂（　　）。

    A. 甲苯　　　　　B. 5% 碳酸氢钠　　C. 浓盐酸　　　　D. 10% 甲醛　　　E. 95% 乙醇

（张　晶）

书网融合……

    重点回顾　　　　　　　　微课　　　　　　　　习题

第十七章 危重患者的一般急救护理

PPT

知识目标：

1. 掌握 缺氧程度的判断、氧气疗法的目的及注意事项；吸痰的目的及注意事项；洗胃的目的、洗胃常用溶液、洗胃的注意事项；简易呼吸器的操作要点及注意事项；意识状态、意识障碍、浅昏迷、深昏迷、氧气疗法、洗胃及吸痰的概念。

2. 熟悉 病情观察的内容及方法；危重患者的护理措施；意识障碍的种类。

3. 了解 抢救室的设备管理要点。

技能目标：

能以正确的方法进行人工呼吸、吸痰操作；能按照正确的原则和方法完成各种洗胃法的操作；能根据患者的病情正确给予吸氧。

素质目标：

具有抢救患者生命的紧迫意识和严谨求实的工作态度。

导学情景

情景描述： 患者，男，17岁，广东人，因脑外伤1天急诊入院。查体：T 37℃，P 76次/分，R 20次/分，BP 110/70mmHg，双侧瞳孔等大等圆，对光反应存在，神志不清，压眶上神经有痛苦表情。次晨患者出现P 60次/分，R 14次/分，BP 84/40mmHg，双侧瞳孔不等大，对光反射消失。

情景分析： 结合患者的临床表现、生命体征及实验室检查等，患者存在颅脑损伤伴有意识障碍，需要严密观察生命体征变化，严防心跳呼吸骤停；密切观察双侧瞳孔的改变和意识状态动态变化；注意观察患者呼吸道通畅情况，防止窒息和吸入性肺炎的发生。

讨论： 1. 请判断入院当天患者处于何种意识状态？

2. 分析患者病情发生了什么变化？

3. 护理上应重点观察哪些内容？

4. 如何护理该患者？

学前导语： 病情观察是一项不可或缺的基本功。有时候，有的患者不舒服，他不会告诉你，而是要你主动去沟通，通过交流才会发现。有的患者，神志不清，不能言语；小孩子不能表达或表达不清，就更需要我们仔细地观察才能发现病情。也许生命会不经意地在你的手中和你的眼中逝去，所以，敏锐的观察力是护士必须具备的能力。通过观察患者生命体征的改变，瞳孔、意识状态的变化，排泄物、分泌物的异常，能发现病情加重的蛛丝马迹，并给予及时的处理，可以避免一切不利于病情恢复的可能，减轻患者的负担，甚至挽救患者的生命。

危重患者的特点是病情严重、病情变化快，随时可能出现危及生命的征象。因此危重患者的抢救与护理是医院护理工作的一项重要任务，护士应能运用科学的管理手段，充分利用医院中的抢救仪器与设备，以熟练的基础生命支持、氧气吸入、洗胃、吸痰等常用的抢救技术，配合医生及其他医务人员给危重患者提供有效的治疗和护理。

第一节 危重患者的支持性护理

病情观察，即医务人员在诊疗和护理工作中运用视觉、听觉、嗅觉、触觉等感觉器官及辅助工具来获得信息的过程。对患者的观察应是从症状到体征，从生理到精神、心理的全面、细致的观察，并应贯穿于患者疾病过程的始终。

一、危重患者的病情评估

病情观察在临床工作中具有重要的意义，具体表现在以下四个方面：①可以为诊断、治疗和护理提供科学依据；②有利于判断疾病的发展和转归，在患者的诊疗和护理过程中做到心中有数；③可以及时了解治疗效果和用药反应；④有助于及时发现危重患者病情变化的征象，以便采取有效措施，防止病情恶化，挽救患者生命。

在病情观察中要求医务人员做到：既有重点，又要认真全面；既要细致，又要准确、及时；护士在对患者的病情观察中要求具有去伪存真、详细分析、反复验证的能力，以便排除干扰，获取正确结果；同时应认真记录观察的内容。因此，护士必须具备一定的医学知识，严谨的工作作风，一丝不苟、高度负责的责任心及敏锐的观察力，要做到"五勤"，即勤巡视、勤观察、勤询问、勤思考、勤记录。通过有目的、有计划地观察，及时、准确地掌握和预见病情变化，为危重患者的抢救赢得时间。

（一）病情评估的方法

1. 视诊（inspection） 最基本的检查方法之一，是用眼睛来观察患者全身和局部的状况。如患者的营养状况、意识状态、面部表情、姿势体位等。例如：通过视诊可以了解乳房的对称性，乳房皮肤颜色、有无溃疡、回缩、色素沉着和瘢痕，乳头的位置、大小、有无倒置或内翻、有无分泌物，腋窝和锁骨上窝有无红肿、包块、溃疡、瘘管和瘢痕等。

2. 触诊（palpation） 通过手来感知患者身体有无异常的检查方法。如用手感知体表的温度、湿度、弹性、光滑度、柔软度及脏器的外形、大小、软硬度、移动度和波动感等。例如：通过触诊可以了解乳房的硬度、弹性、压痛及有无红肿、热痛和包块；乳头有无硬结、弹性消失和分泌物，还可以评估双侧腋窝、锁骨上窝及颈部的淋巴结有无肿大和其他异常等。

3. 叩诊（percussion） 指通过手指叩击或手掌拍击被检查部位的体表，使之震动而产生音响，根据所感到的震动和所听到的音响特点来了解被检查部位脏器的大小、形状、位置及密度，如确定肺下界、心界大小、有无腹水及腹水的量等。一般分直接叩诊法与间接叩诊法两种。①直接叩诊法：用右手中间三个并拢而微屈的手指掌面直接叩击检查部位。此法适用于检查胸、腹部面积较广泛的病变，如大量胸腔积液或腹水时。②间接叩诊法：将左手中指第二指节紧贴于被叩部位，其他各指稍抬起，以右手中指指端垂直地叩打左手中指的第二指节前端，叩打时要借腕关节和掌指关节的活动而避免肘关节及肩关节参加活动，这样连续叩打两次，听其音响，同时体察被叩打指下的感觉差异，判断其音响清浊、强弱与长短。叩击动作要灵活、短促、而富有弹性。叩击后右手中指应立即抬起，以免影响音响效果。

叩诊音共有清音、浊音、实音、鼓音、过清音五种，正常人肺部的叩诊音为清音。①清音：是正常肺部的叩诊音，提示肺组织的弹性、含气量、致密度正常。②浊音：在病理状态下如肺炎（肺组织含气量减少）的叩诊音呈浊音。③鼓音：如同击鼓声，是一种和谐的乐音，病理情况下可见于肺内空洞、气胸、气腹等。④实音：是一种音调较浊音更高、音响更弱，在病理状态下可见于大量胸腔积液或肺实变等。⑤过清音：介于鼓音与清音之间，正常成人是不会出现的一种病态叩击音。临床上常见于肺组织含气量增多、弹性减弱时，如肺气肿。正常儿童可叩出相对过清音。

4. 听诊（auscultation） 用耳朵或借助仪器听取患者身体各个部位发出的声音，分析判断声音所代表的不同含义。如通过咳嗽的不同声音、音调持续的时间、剧烈的程度以及声音的改变来分析患者疾病的状态，借助听诊器可以听到患者的心音、心率、呼吸音、肠鸣音。

5. 嗅诊（smelling） 用鼻子辨别来自患者身体的各种气味，判断其健康状况的检查方法。气味可以来自患者的皮肤、黏膜、呼吸道、胃肠道以及分泌物、呕吐物、排泄物等。例如呼气味：浓烈的酒味见于酒后或醉酒；刺激性蒜味见于有机磷农药中毒；烂苹果味见于糖尿病酮症酸中毒；氨味见于尿毒症；腥臭味见于肝昏迷。粪便味：具有腐败性臭味见于消化不良或胰腺功能不良者；腥臭味粪便见于细菌性痢疾；肝腥味粪便见于阿米巴性痢疾。

此外，还可以通过与其他医务人员、亲友的交流，阅读病历、检验报告、会诊报告及其他相关资料，获取有关病情的信息，达到对患者疾病全面、细致观察的目的。

（二）病情评估的内容

1. 一般情况的观察

（1）发育与体型

1）发育（development） 通常以年龄与智力、体格成长状态（如身高、体重及第二性征）之间的关系来进行综合判断。成人发育正常状态的判断指标常包括头部的长度为身高的 $1/7 \sim 1/8$、胸围约为身高的 $1/2$、双上肢展开的长度约等于身高、坐高约等于下肢的长度。

病态发育与内分泌的改变关系密切。在发育成熟前，垂体前叶功能亢进可致体格异常高大称为巨人症；垂体功能减退可致体格异常矮小称为垂体性侏儒症；甲状腺功能亢进可致体格高大；甲状腺功能减退可致体格矮小和智力低下称为呆小病。性激素决定第二性征的发育，性激素分泌受损时可致第二性征的改变。

2）体型（habitus） 是身体各部发育的外观表现，包括骨骼、肌肉的成长与脂肪分布的状态等，临床上把成人的体型分为三种。①均称型（正力型）：即身体各部分匀称适中。②瘦长型（无力型）：身体瘦长，颈长肩窄，胸廓扁平，腹上角 <90°。③矮胖型（超力型）：身短粗壮，颈粗肩宽，胸廓宽厚，腹上角 >90°。

异常体形分为两类。①矮小体型：成年男性身高低于 145cm，女性低于 135cm。见于发育成熟前腺垂体功能低下所致垂体性侏儒、小儿甲状腺功能减退所致呆小症和性早熟。②高大体型：见于骨骺闭合前腺垂体功能亢进，分泌过多生长激素导致体格异常高大的巨人症。骨骺闭合后生长激素分泌过多导致手、足、头骨、下颚等扩大及软组织增厚，引起的肢端肥大症。

（2）饮食与营养 在疾病治疗中占重要地位，并在对疾病的诊断、治疗中发挥一定的作用。因此应注意观察患者的食欲、食量、进食后反应、饮食习惯，有无特殊嗜好或偏食等情况。营养状态通常可根据皮肤的光泽度弹性、毛发指甲的润泽程度、皮下脂肪的丰满程度、肌肉的发育状况等综合判断。营养状态与食物的摄入、消化、吸收和代谢等因素有关，是判断机体健康状况、疾病程度以及转归的重要指标之一。临床上一般分为良好、中等和不良三个等级。①良好（well）：黏膜红润、皮肤光泽、弹性良好，皮下脂肪丰满而有弹性，皮褶厚度正常或增大、肌肉结实，指甲、毛发润泽，肋间隙及锁骨上窝深浅适中，肩胛部、股部肌肉丰满。体重和体重指数在正常范围或略高于正常。②不良（poorly）：皮肤黏膜干燥、弹性减低、皮下脂肪菲薄，皮褶厚度低于正常，肌肉松弛无力，指甲粗糙、毛发稀疏、无光泽，肋间隙、锁骨上窝凹陷，肩、肋骨和髂骨嶙峋突出。体重和体重指数明显低于正常。③中等（fairly）：介于上述两者之间。营养异常包括两类。

1）营养不良 由于摄食不足或消耗增多引起，多见于长期或严重的疾病。消瘦是指人体因疾病或某些因素而致体重下降，体内脂肪与蛋白质减少，低于标准体重的 10% 以上时为消瘦。病理性的消瘦一般都是短期内呈进行性的，有体重下降前后测得的体重数值对照，且有明显的衣服变宽松、腰带变松、鞋子变大以及皮下脂肪减少、肌肉瘦弱、皮肤松弛、骨骼突出等征象。主要见于甲状腺功能亢进、糖尿病等内分泌代谢疾病以及肝硬化、结核病、恶性肿瘤等慢性消耗性疾病，严重者称恶病质。

2）营养过度　是指一定程度的明显超重与脂肪层过厚，是体内脂肪，尤其是甘油三酯积聚过多而导致的一种状态。当体重超过理想体重的20%以上时即称为肥胖。它不是指单纯的体重增加，而是体内脂肪组织积蓄过剩的状态。由于食物摄入过多或机体代谢的改变而导致体内脂肪积聚过多，造成体重过度增长引起人体病理、生理改变或增加了心脑血管疾病的风险。①原发性肥胖：也称单纯性肥胖，常有遗传倾向，与家庭、个人生活习惯、社会经济发展、文化背景等环境以及不良的饮食习惯、运动不足有关。特点是全身脂肪分布均匀。②继发性肥胖：指患者肥胖是因同时患有另一种疾病所致，属于病理性肥胖。多因为内分泌代谢异常而引起的，肥胖者大都呈特殊体态，症状较单纯性肥胖明显，脂肪分布多有显著特征，如库欣综合征表现为向心性肥胖。引起成年人继发性肥胖的内分泌疾病主要是皮质醇增多症和甲状腺功能减退。儿童继发性肥胖则主要是下丘脑疾病造成的，如下丘脑部位的肿瘤等。

（3）面容与表情　疾病及情绪变化会引起面容及表情的变化。健康人表情自然、神态安怡。患病后因病痛困扰，常出现痛苦、忧虑、疲惫或者烦躁的面容与表情。某些疾病发展到一定程度时，尚可出现特征性的面容与表情，对疾病的诊断具有重要价值。通过视诊即可确定被评估者的面容和表情，临床上常见的典型面容改变有以下几种。

1）急性病容　面色潮红、兴奋不安、有时可有鼻翼扇动、口唇疱疹、表情痛苦。见于急性感染性疾病，如肺炎球菌性肺炎、疟疾、流行性脑脊髓膜炎等。

2）慢性病容　面容憔悴、面色晦暗、目光暗淡。见于慢性消耗性疾病患者，如恶性肿瘤、肝硬化、肺结核等。

3）贫血面容　面色苍白，唇舌色淡，表情疲惫。见于各类原因所致的贫血患者。

4）肝病面容　面色晦暗，额部、鼻背、双颊有褐色色素沉着。见于慢性肝脏疾病患者。

5）肾病面容　面色苍白，双睑、颜面水肿。见于慢性肾脏疾病患者。

6）甲状腺功能亢进面容　眼裂增宽、眼球凸出、目光炯炯、表情惊愕、兴奋易怒。见于甲状腺功能亢进患者。

7）二尖瓣面容　面色晦暗、双颊紫红、口唇轻度发绀。见于风湿性心瓣膜病二尖瓣狭窄患者。

8）苦笑面容　牙关紧闭、面肌痉挛、呈苦笑状。见于破伤风患者。

9）满月面容　面圆如满月、皮肤发红、常伴痤疮和胡须。见于库欣综合征及长期应用糖皮质激素者。

（4）体位　是指患者身体所处的状态。体位的改变对某些疾病的诊断具有一定的意义。常见的体位有以下几种。

1）主动卧位　患者根据自己的意愿和习惯采取的最舒适的，并能随意更换的体位，称主动卧位。见于病情较轻、术前及恢复期的患者。

2）被动卧位　患者没有变换卧位的能力，需由他人帮助安置的卧位，称被动卧位。常见于极度衰弱、昏迷、瘫痪的患者。

3）被迫卧位　指患者意识清楚，有变换卧位的能力，但由于疾病的影响或治疗的需要，被迫采取的卧位，称被迫卧位。临床上常见的被迫卧位可分为以下几种。①被迫仰卧位：患者仰卧，双腿蜷曲，借以减轻腹部肌肉的紧张程度，见于急性腹膜炎等。②被迫俯卧位：俯卧位可减轻脊背肌肉的紧张程度，见于脊柱疾病。③被迫侧卧位：有胸膜疾病的患者多采取患侧卧位，可限制患侧胸廓活动而减轻疼痛和有利于健侧代偿呼吸，见于一侧胸膜炎和大量胸腔积液的患者。④强迫坐位：亦称端坐呼吸，患者坐于床沿上，以两手置于膝盖或扶持床边。该体位可使膈肌下降，增加膈肌活动度，增加肺通气量，并可减少回心血量和减轻心脏负担，见于心、肺功能不全者。⑤被迫蹲位：患者在步行或活动过程中，因呼吸困难和心悸而停止活动并采用蹲踞位或膝胸位以缓解症状，见于先天性发绀型心脏病。⑥被迫停立位：在步行时心前区疼痛突然发作，患者常被迫立即站住，并以手按抚心前部位，待症状稍缓解后，才继续行走，见于心绞痛发作时。⑦辗转体位：患者辗转反侧，坐卧不安，见于胆石症、胆道蛔虫病、肾绞痛、肠绞痛等。⑧角弓反张位：患者颈及脊背肌肉强直，出现头向后仰，胸腹前凸，背过伸，躯干呈弓形，见于破伤风及小儿脑炎及脑膜炎。

（5）姿势与步态

1）姿势　是指一个人的举止状态，依靠骨骼、肌肉的紧张度来保持，并受健康状态及精神状态的影响。健康成人躯干端正，肢体动作灵活自如。患病时可以出现特殊的姿势，如腹痛时患者常捧腹而行；腰部扭伤身体的活动度受限，患者保持特殊的姿势。

2）步态　是指走动时所表现的姿态。健康人的步态因年龄、机体状态和所受训练的影响而有不同表现。当患某些疾病时可导致步态发生明显改变，并具有定的特征性，有助于疾病的诊断。常见的典型异常步态有以下几种。①蹒跚步态：走路时身体左右摇摆似鸭行。见于佝偻病、大骨节病、进行性肌营养不良或先天性双侧髋关节脱位等患者。②醉酒步态：行走时躯干重心不稳，步态零乱如醉酒状。见于酒精及巴比妥中毒患者。③共济失调步态：起步时一脚高抬，骤然垂落，且双目向下注视，两脚间距很宽，闭目时则不能保持平衡。见于脊髓结核患者。④慌张步态：起步后小步急速前冲、身体前倾、有难以止步之势。见于帕金森病患者。⑤跨阈步态：患足下垂，行走时必须抬高下肢才能起步。见于腓总神经麻痹患者。⑥剪刀步态：由于双下肢肌张力增高，移步时下肢内收过度，两腿交叉呈剪刀状。见于脑性瘫痪与截瘫患者。

（6）皮肤与黏膜　常可反映某些全身疾病的情况。主要观察皮肤和黏膜的颜色、温度、湿度、弹性及有无出血、水肿、皮疹、皮下结节、囊肿等情况。如贫血患者的口唇、结膜、指甲苍白；肺心病心力衰竭等缺氧患者的口唇、面颊、鼻尖等部位发绀；热性病患者皮肤发红；休克患者皮肤湿冷；严重脱水甲状腺功能减退者的皮肤弹性差；心源性水肿患者可表现为下肢和全身水肿；肾源性水肿患者，多于晨起眼睑、颜面水肿；慢性肝炎患者的大、小鱼际处皮肤常发红、加压后褪色，出现肝掌；痛风患者由于血液尿酸超过饱和浓度，尿酸盐针状结晶在皮下组织沉积形成痛风结石，多见于耳郭、指关节等部位。

2. 生命体征的观察　贯穿于对患者护理的全过程，在患者病情观察中占重要地位。体温、脉搏、呼吸、血压均受大脑皮质的控制和神经体液的调节，保持其相对恒定。当机体患病时，生命体征变化最为敏感，若体温不升多见于大出血休克患者；体温过高排除感染因素外，夏季应考虑是否因中暑所致；脉搏节律改变多为严重心脏病药物中毒、电解质紊乱等原因所致；出现周期性呼吸困难多为呼吸中枢兴奋性降低引起；收缩压、舒张压持续升高，应警惕发生高血压危象。

3. 意识状态的观察　意识是大脑功能活动的综合表现，即对周围环境及自身状态的识别和觉察能力。正常人意识清晰，定向力正常，反应敏锐精确，思维和情感活动正常，语言流畅、准确，表达能力良好，凡能影响大脑功能活动的疾病均可引起不同程度的意识改变，称为意识障碍。患者可出现昏迷或兴奋不安、思维混乱、语言表达能力减退或失常、情感活动异常、无意识动作增加等。

意识由意识内容和其"开关"系统组成。意识内容即大脑皮质功能活动，包括记忆、思维、理解、定向和情感等精神活动以及通过视、听、语言和复杂运动等与外界保持紧密联系的能力。意识的"开关"系统包括经典的感觉传导路径（特异性上行投射系统）及脑干网状结构（非特异性上行投射系统）。意识"开关"系统激活大脑皮质并使之维持一定水平的兴奋性，机体处于觉醒状态，从而在此基础上产生意识内容。清醒的意识活动有赖于大脑皮质和皮质下网状结构功能的完整性，任何原因导致大脑皮质弥漫损害或脑干网状结构损害，均可发生意识障碍。意识障碍可有以下不同程度的表现。

（1）嗜睡（somnolence）　是程度最轻的意识障碍，患者处于持续睡眠状态，可被唤醒，醒后能正确回答问题和做出各种反应，但当刺激去除后很快又再入睡。

（2）意识模糊（mental confusion）　是程度深于嗜睡的意识障碍。患者能保持简单的精神活动，但对时间、地点、人物的定向能力发生障碍，思维和语言不连贯，可有错觉、幻觉、谵妄等。谵妄是一种以兴奋性增高为主的高级神经中枢急性活动失调状态。表现为定向力丧失、感觉错乱（幻觉、错觉）、躁动不安、言语杂乱等。常见于急性感染的高热期、代谢障碍（如肝性脑病）、中枢神经系统疾病、某些药物中毒（如急性酒精中毒、颠茄类药物中毒）等。

（3）昏睡（sopor）　是接近于不省人事的意识状态，是较严重的意识障碍。患者处于熟睡状态，不容易唤醒，在压迫眶上神经、摇动身体等强烈刺激下可被唤醒，但很快又再入睡，醒时答话含糊或答非所问。

（4）昏迷（coma）　是最严重的意识障碍，表现为意识持续的中断或完全丧失，按其程度不同可分为两类。①浅度昏迷：意识大部分丧失，无自主运动，对声、光刺激无反应，对疼痛刺激尚可出现痛苦的表情或肢体退缩等防御反应，角膜反射、瞳孔对光反射、眼球运动、吞咽反射可存在。呼吸、心率、血压无明显改变，可有大小便失禁或潴留。②深度昏迷：意识完全丧失，全身肌肉松弛，对外界任何刺激完全无反应。深、浅反射均消失。机体仅能维持循环和呼吸的最基本功能，呼吸不规则、血压可下降，大小便失禁或潴留。

判断患者意识状态多采用问诊，通过交谈了解患者的思维、反应、情感、计算及定向力等方面的情况。对较为严重者，尚应进行痛觉试验、瞳孔对光反射等评估以确定患者的意识障碍的程度。临床上常采用格拉斯哥昏迷量表（Glasgow coma scale，GCS）对意识障碍进行分度。评估项目包括睁眼反应、运动反应和语言反应，分别检测3个项目并予以计分，再将各项目分值相加求其总分，即可得到意识障碍的客观评分（表17-1）。

表 17-1　Glasgow 昏迷量表

评分项目	反应	得分
睁眼反应	正常睁眼	4
	对声音刺激有睁眼反应	3
	对疼痛刺激有睁眼反应对	2
	对任何刺激无睁眼反应	1
运动反应	可按指令动作	6
	对疼痛刺激能定位	5
	对疼痛刺激有肢体退缩反应	4
	疼痛刺激时肢体过屈	3
	疼痛刺激时肢体过伸	2
	对疼痛刺激无反应	1
语言反应	能准确回答时间、地点、人物等定向问题	5
	能说话，但不能准确回答时间、地点、人物等定向问题	4
	用字不当，但字意可辨	3
	言语模糊不清，字意难辨	2
	任何刺激无语言反应	1

注：CCS 总分为 3~15 分，14~15 分为正常，8~13 分为意识障碍，≤7 分为浅昏迷，3 分为深昏迷。

练一练17-1

患者，女，50岁，家属主诉患者突然晕倒来院就诊，查体：体温 36.7℃，心率 78 次/分，呼吸 18 次/分，血压 190/110mmHg，患者双侧瞳孔等大等圆，对光反应灵敏，患者呼之不应，压眶上神经可睁开双眼，但回答问题含糊，刺激失去后又进入睡眠状态。该患者的意识是（　　）。

A. 嗜睡　　　　　　　B. 昏睡　　　　　　　C. 意识模糊

D. 浅昏睡　　　　　　E. 深昏睡

答案解析

4. 瞳孔的观察 患有颅内疾病，处于药物中毒昏迷等状态时，其病情变化的一个重要指征是瞳孔的变化。医护人员观察瞳孔时，主要注意两侧瞳孔的形状、对称性、边缘大小及对光反应的情况。

（1）瞳孔的形状、大小和对称性 正常情况下，瞳孔呈圆形，位置居中，边缘整齐，双侧等大等圆。瞳孔的形状改变常可因眼部疾病引起，如瞳孔呈椭圆形并伴散大，常见于青光眼等；不规则形则常见于虹膜粘连。在自然光线下，瞳孔的直径一般为 2～5mm，对光调节反射两侧一致。在患病的病理情况下，瞳孔的大小可出现一些变化。①变小：瞳孔缩小指其直径小于 2mm，如果瞳孔直径小于 1mm 称为针尖样瞳孔。单侧瞳孔缩小常可提示同侧小脑幕裂孔疝早期。双侧瞳孔缩小，见于有机磷农药、氯丙嗪、吗啡、毛果芸香碱等中毒。②变大：瞳孔直径大于 5mm 称为瞳孔散大，一侧瞳孔扩大固定，常提示同侧颅内血肿或脑肿瘤等颅内病变所致的小脑幕裂孔病的发生。双侧瞳孔散大，常见于颅内压增高、颅脑损伤颠茄类药物中毒及濒死状态。

（2）对光反应 瞳孔对光反应检查瞳孔功能活动的试验，检查时嘱患者注视正前方，用手电筒光直接照射一侧瞳孔，被照侧瞳孔立即收缩，移开光照后很快复原，称直接对光反射。以手隔开两眼，光照侧瞳孔，另侧瞳孔也同时收缩，称间接对光反射。正常情况下，瞳孔对光反应灵敏，在光亮处瞳孔收缩，昏暗处瞳孔扩大。如果瞳孔大小不随光线刺激的变化而变化时，称为瞳孔对光反应消失，一般见于危重或深昏迷患者。

看一看17-1

会说话的眼睛

美国芝加哥大学的心理学教授埃克哈特曾经做过一项实验。实验时，他随机给男女参与者看一些照片，然后观察他们瞳孔的变化。他发现女性看到怀抱孩子的母亲的照片时，瞳孔平均扩大25%；而男性看到心仪女性的照片时，瞳孔平均扩大了20%。实验结果表明，人类瞳孔的大小不仅会随周围环境的明暗发生变化，还受对目标关心和感兴趣程度的影响。

就像通常所说的"眼睛比嘴巴会说话"一样，人的心理活动全都显露在眼睛中。如果仔细观察瞳孔的变化，可以得知对方的心理状态。对方看上去心不在焉在听，可他黑眼珠深处的瞳孔却在渐渐扩大，由此可以断定他满不在乎的神情下掩饰的是对该话题的强烈关注。

5. 心理状态的观察 患者的心理状态是一般心理状态和患病时特殊心理状态的整合。如一般心理状态中的注意状态、情绪状态、认识状态、动机状态、意志状态，与患病的适宜状态，积极状态、主动的、自主状态、意识状态的统一。因此对患者心理状态的观察应从患者对健康的理解、对疾病的认识、处理和解决问题的能力、对疾病和住院的反应、价值观、信念等方面来观察其语言和非语言行为、思维能力、认知能力、情绪状态、感知情况等是否处于正常，是否出现记忆力减退，思维混乱，反应迟钝，语言、行为异常情况及有无焦虑、恐惧、绝望、抑郁等情绪反应。

6. 特殊检查或药物治疗的观察

（1）特殊检查和治疗后的观察　在临床实际中，会对未明确诊断的患者进行一些常规和特殊专科检查，如冠状动脉造影、胆囊造影、胃镜、腹腔镜检查、腰椎穿刺、胸膜腔穿刺、腹腔穿刺、骨髓穿刺等，这些检查均会造成不同程度的创伤，护士应重点掌握检查前后的注意事项，密切观察生命体征，倾听患者的主诉，防止并发症的发生。如冠状动脉造影后应根据采用的方法对患者的局部止血情况进行观察。由于患者疾病治疗的需要，患者可能应用引流管，因此在引流期间应注意观察引流液的性质、颜色、量，引流管是否通畅，有无扭曲、受压引流不畅等现象，引流袋（瓶）的位置等。

（2）特殊药物治疗患者的观察　药物治疗是临床最常用的治疗方法之一。护士应注意观察其疗效、副作用及毒性反应。如服用降压药的患者应注意血压的变化情况，应用止痛药应注意患者疼痛的规律和性质，用药后的止痛效果，如果药物具有成瘾性还应注意使用的间隔等；某些化疗药物既要注意观察患者全身的反应，又要注意局部反应。

7. 其他方面的观察　除了以上的观察内容外，还应该注意观察患者的睡眠情况以及患者的自理能力。了解患者的自理能力可以有助于护士对患者进行有针对性的护理，同时协助分析患者疾病的状况。自理能力可以通过量表测定，如用日常生活活动能力（ADL）量表可评定患者生活自理能力，包括生活料理、生活工具使用、总的生活能力状态，评定患者的病残程度。

二、危重患者的支持性护理

（一）危重患者的一般护理

基础护理是危重病护理的重要工作内容，以满足患者的基本生理功能、基本生活需要和安全的需求，并防止压疮、坠积性肺炎、失用性萎缩、退化和静脉血栓形成等并发症的发生。

1. 保证患者的个人卫生　每日为患者进行晨、晚间护理，对眼睑不能闭合的患者应注意眼睛护理，涂敷眼药膏或用盐水纱布覆盖患者双眼，以防角膜干燥而引起溃疡、结膜炎；根据需要进行口腔护理，保持充分的口腔卫生；排便后清洁会阴部，或定时进行会阴冲洗。

2. 皮肤护理　通过规律翻身变换体位，保持床单位清洁，随时更换污浊的被服、衣物等，使用缓解局部压力的装置来避免患者发生压疮。

3. 排便护理　协助患者大小便，必要时给予人工通便；有留置尿管的患者执行留置尿管护理常规。

4. 保持肢体功能　经常为患者翻身，做四肢的主动或被动运动，以防止肌肉萎缩、静脉血栓形成和足下垂等，必要时可给予矫形装置。

5. 防止坠积性肺炎　通过呼吸、咳嗽训练，肺部物理治疗、吸痰等，以预防呼吸道分泌物淤积、肺炎、肺不张等。

6. 注意安全　使用床挡、约束带等防止患者坠床或自行拔管，抽搐患者在上下磨牙间放置牙垫防舌咬伤。

7. 保证足够的营养和水分　加强营养以增强患者的身体抵抗力，可采用鼻饲或静脉高营养。

（二）危重患者的心理护理

危重患者常因病情危重而产生对死亡的恐惧；突然在短时间内丧失对周围环境和个人身体功能的控制，完全依赖于他人；为了获取医疗数据要求不断地进行身体检查，甚至被触及身体隐私部分；突然置身于一个完全陌生的环境，如 ICU 中各种监测、治疗仪器所产生的声音、影像、灯光等对患者的刺激；因气管插管和呼吸机治疗而引起的沟通障碍等均会给患者带来不良心理反应，如焦虑、恐惧、抑郁等。另外，患者家属也会因自己所爱的人的生命受到威胁而经历一系列心理应激反应。因此，心理护理是护士的另一个重要职责。

（1）对患者照顾、关心、同情、尊敬和接受。

（2）在任何操作前向患者做简单清晰的解释。

（3）对进行呼吸机治疗的患者，应向其解释呼吸机的使用意义，并向患者说明机械通气支持是暂时的。

（4）对因人工气道或呼吸机治疗而出现语言沟通障碍者，应与患者建立其他有效的沟通方式，鼓励患者表达感受，并让患者了解自己的病情和治疗情况，保证与患者的有效沟通。

（5）鼓励患者参与自我护理活动和治疗方法的选择。

（6）给予必要、适宜的触摸行为。

（7）鼓励家属及亲友探视患者，与患者沟通，向患者传递爱、关心与支持。减少环境因素刺激：病室光线宜柔和，夜间减低灯光亮度，使患者有昼夜差别感，防止睡眠剥夺，尽量降低各种机器发出的噪声及工作人员的说话声音；在病室内适当位置悬挂时钟，令患者有时间概念；在操作检查治疗时使用床帘，注意保护患者隐私。

第二节　抢救室的管理

危重患者是指那些病情严重，随时可发生生命危险的患者。这些患者通常患有多器官功能障碍综合征（NODS），病情重而且复杂，病情变化快，随时会有生命危险，故而需要严密地、连续地病情观察和全面地监护与治疗。对危重患者的抢救是医疗、护理的重要任务之一，因此必须做好全面、充分地准备工作，并且需要常备不懈，只有这样才能在遇有急危重患者时，全力以赴、及时地进行抢救，以挽救患者的生命。

抢救危重患者两个主要环节是：急救和重症监护。急救医学的任务及工作重点在于现场抢救、运送患者及医院内急诊三部分。重症监护主要以重症监护病房为工作场所，接受由急诊科和院内有关科室转来的危重患者。系统化、科学化的管理是保证成功抢救危重患者的必要条件。

抢救工作也是一项系统化的工作，对抢救工作的组织管理是使抢救工作及时、准确、有效进行的保证。

一、抢救工作的组织管理

1. 建立责任明确的系统组织结构　在接到抢救任务时，应立即指定抢救负责人，组成抢救小组，一般可分为全院性和科室（病区）性抢救两种。全院性抢救常用于大型灾难等突发情况，由院长（医疗院长）组织实施，各科室均参与抢救工作。科室内的抢救一般由科主任、护士长负责组织实施，各级医务人员必须听从指挥，在抢救过程中态度要严肃、认真，动作迅速准确，既要分工明确，又要密切配合。抢救时护士可在医生未到之前，根据病情需要，予以适当、及时地紧急处理，如止血、吸氧吸痰、人工呼吸、胸外心脏按压、建立静脉通道等。

2. 制订抢救方案根据患者情况　制订方案，护士应参与抢救方案的制订，使危重患者能及时、迅速得到抢救。护士应根据患者的情况和抢救方案制订抢救护理计划，明确护理诊断与预期目标，确定护理措施，解决患者现存的或潜在的健康问题。

3. 做好核对工作　各种急救药物须经两人核对，核对正确后方可使用。执行口头医嘱时，须向医生复述一遍，双方确认无误后方可执行，抢救完毕需及时由医生补写医嘱。抢救各种药物的空安瓿、输液空瓶、输血空瓶（袋）等应集中放置，以便统计和查对。

4. 及时、准确做好各项记录 一切抢救工作均应做好记录，要求字迹清晰、及时、准确、详细、全面，且注明执行时间与执行者。做好交接班工作，保证抢救和护理措施的落实。

5. 安排护士参加医生组织的查房会诊、病例讨论 熟悉危重患者的病情、重点监测项目及抢救过程，做到心中有数，以利于配合治疗和护理。

6. 严格执行"五定"制度 即定数量品种、定点安置、定专人保管、定期消毒灭菌、定期检查维修。急救物品一律不得外借，值班护士班班交接，并记录。护士需熟悉所有抢救物品的性能和使用方法，并能排除一般性故障，使急救物品完好率达100%。

7. 及时放回 抢救物品使用后，要及时清理，归还原处，并补充，要保持清洁、整齐。例如：传染病患者抢救应该按照传染病的要求进行消毒、处理并严格控制交叉感染。

二、抢救室的设备

1. 抢救室 急诊室和病区均应设单独抢救室。病区抢救室宜设在靠近护士办公室的房间内。要求宽敞、整洁、安静、光线充足。室内应备有"五机"（心电图机、洗胃机、呼吸机、除颤仪、吸引器）、"八包"（腰穿包、心穿包、胸穿包、腹穿包、静脉切开包、气管切开包、缝合包、导尿包）以及各种急救药品及抢救床。在抢救室内应设计环形输液轨道及各种急救设备。

2. 抢救床 最好为多功能床，必要时另备木板一块，以备作胸外心脏按压时使用。

3. 抢救车 应按照要求配制各种常用急救药品（表17-2）、急救用无菌物品以及其他急救用物。如各种无菌急救包、各种注射器及针头、输液器及输液针头、开口器、压舌板、舌钳、牙垫、各种型号的医用橡胶手套、各种型号及用途的橡胶或硅胶导管、无菌治疗巾、无菌敷料、皮肤消毒用物等。其他非无菌用物包括治疗盘、血压计、听诊器、手电筒、止血带、夹板、医用胶带、多头电源插座等。

4. 急救器械 氧气筒及给氧装置或者中心供氧系统、电动吸引器或中心负压吸引装置、心电监护仪、除颤仪、心脏起搏器、电动或者自动洗胃机、呼吸机等。

表17-2 常用急救物品

类别	常用药物
心三联	盐酸利多卡因、盐酸阿托品、盐酸肾上腺素
呼二联	尼可刹米、洛贝林
升压药	多巴胺
强心药	西地兰（毛花苷丙）
抗心绞痛药	硝酸甘油
平喘药	氨茶碱
促凝血药	垂体后叶素、维生素K
镇痛、镇静、抗惊厥药	哌替啶、地西泮、异戊巴比妥钠、苯巴比妥钠、氯丙嗪、硫酸镁
抗过敏药	异丙嗪、苯海拉明
激素类药	氢化可的松、地塞米松、可的松
脱水利尿药	20%甘露醇、25%山梨醇、呋塞米、利尿酸钠等
解毒药	阿托品、碘解磷定、氯解磷定、硫代硫酸钠、乙酰胺

练一练17-2

急救物品要做到"五定"是指（　　）。

A. 定时更换、定数量品种、定点安置、定人保管、定期消毒灭菌和定期检查维修

B. 定数量品种、定点安置、定人保管、定期消毒灭菌和定期检查维修

C. 定数量品种、定人保管、定期消毒灭菌、定期维修和定期检查

D. 定数量品种、定点安置、定人保管、定期消毒灭菌、定期维修

E. 定数量品种、定点安置、定人保管、定期消毒灭菌、定期检查

答案解析

第三节　危重患者的一般急救方法

一、氧气疗法

氧是生命活动所必需的物质，如果组织得不到足够的氧或不能充分利用氧，组织的代谢、功能、甚至形态结构都可能发生异常改变，这一过程称为缺氧。

氧气疗法（oxygen therapy）指通过给氧，提高动脉血氧分压（PaO_2）和动脉血氧饱和度（SO_2），增加动脉血氧含量（CaO_2），纠正各种原因造成的缺氧状态，促进组织的新陈代谢，维持机体生命活动的一种治疗方法。

（一）缺氧分类

1. 低张性缺氧　主要特点为动脉血氧分压降低，使动脉血氧含量减少，组织供氧不足。由于吸入气氧分压过低，外呼吸功能障碍，静脉血分流入动脉血所致。常见于高山病、慢性阻塞性肺疾病、先天性心脏病等。

2. 血液性缺氧　由于血红蛋白数量减少或性质改变，造成血氧含量降低或血红蛋白结合的氧不易释放所致。常见于贫血、一氧化碳中毒、高铁血红蛋白血症等。

3. 循环性缺氧　由于组织血流量减少使组织供氧量减少所致。其原因为全身性循环性缺氧和局部性循环性缺氧。常见于休克、心力衰竭、栓塞等。

4. 组织性缺氧　由于组织细胞利用氧异常所致。其原因为组织中毒、细胞损伤、呼吸酶合成障碍。常见于氰化物中毒、大量放射线照射等。

以上四类缺氧中，低张性缺氧（除静脉血分流入动脉外）由于患者PaO_2和SO_2明显低于正常，吸氧能提高PaO_2、SO_2、CaO_2，使组织供氧增加，因而疗效最好。

（二）缺氧程度的判断

根据缺氧的临床表现和血气分析的检查结果判断缺氧程度，其中血气分析检查是监测用氧效果的客观指标，当患者PaO_2（表17-3）低于50mmHg（6.6kPa）时应该给予吸氧。

表17-3　缺氧程度的判断

程度	呼吸困难	发绀	神志	血气分析	
				氧分压（kPa）	二氧化碳分压（kPa）
轻度	不明显	轻度	清楚	大于6.6	大于6.6
中度	明显	明显	正常或烦躁不安	4.0~6.6	大于9.3
重度	严重、三凹征明显	显著	昏迷或半昏迷	小于4.0	大于12.0

（三）供氧装置

临床上常使用氧气筒及中心供氧装置。家庭氧疗一般采用制氧器、氧气枕等方法。

1. 氧气筒及压力表装置

（1）氧气筒　是一个圆柱形无缝钢筒，筒内可耐高压达 14.7MPa（150kg/cm²）的氧，容纳氧气 6000L。

1）总开关　用来控制氧气的放出，在氧气筒的顶部。使用时，将总开关沿逆时针方向旋转 1/4 周，即可释放出足够的氧气，不用时将其沿着顺时针的方向旋转即可。

2）气门　是氧气自筒中输出的途径，与氧气表相连，在氧气筒顶部的侧面。

（2）氧气表

1）压力表　表上指针所指的刻度表示筒内氧气的压力，以 MPa（kg/cm²）表示。压力越大，表明氧气筒内贮存的氧气量越多。

2）减压器　可以将来自氧气筒内的压力减低至 0.2~0.3MPa，使流量平稳，保证安全，便于使用。

3）流量表　流量表内装有浮标，当氧气通过时，将浮标吹起，其上端平面所指的刻度，即表示每分钟氧气的流出量。

4）湿化瓶　瓶内装入 1/3~1/2 的冷开水或蒸馏水，通气管浸入水中，出气管和鼻导管相连。瓶内的水可湿润氧气，以免患者呼吸道黏膜受干燥气体的刺激。

5）安全阀　当氧气流量过大、压力过高时，其内部活塞即自行上推，使过多的氧气由四周小孔流出，以保证安全。

（3）装表法　氧气表装在氧气筒上，以备急用。简单归纳为一吹（尘）、二上（表）、三紧（拧紧）、四查（检查）。

1）吹尘　将氧气筒置于架上。将总开关逆时针旋转部分打开，使少量氧气从气门处冲出，随即迅速顺时针旋转关好总开关，以达清洁该处的目的，防止灰尘吹入氧气表内。

2）装表　将氧气表稍向后倾，置于氧气筒气门上，用手初步旋紧，再用扳手拧紧，使氧气表直立于氧气筒旁。

3）将湿化瓶接好。

4）检查　确认流量开关为关闭状态，先打开总开关，再打开流量开关，检查氧气流出是否通畅、各连接部位是否有漏气。流出通畅，关紧流量开关，推至病房。

2. 中心供氧装置　氧气通过医院集中提供。中心供养站可通过管道将氧气送至病房、门诊、急诊等。供氧站有总开关控制，各用氧单位配流量表，连接流量表即可使用。目前在各大医院均有使用。

3. 家庭氧疗　随着便携式供氧装置的问世和家庭用氧源的发展，一些慢性呼吸系统疾病和持续低氧血症的患者可以在家中进行氧疗，对改善患者的健康状况、提高他们的生活质量和运动耐力有显著疗效。

（1）氧立得　是一种便携式制氧器。原理为制氧剂 A 和催化剂 B 在反应仓中与水产生化学反应制造出氧气。优点包括以下 4 点。①纯度高：制氧纯度高，完全符合医用标准，纯度达 99.0% 以上。②供氧快：立用立得，方便快捷。③易操作：制氧器结构简单，易学易会。④易携带：制氧器小巧轻灵，便于携带。缺点是：一次反应制出的氧气仅能维持 20 分钟，维持时间短，患者如需反复用氧，要不断更换制剂。

（2）小型氧气瓶　小型瓶装医用氧，同医院用氧一样，属于天然纯氧。具有安全小巧、经济、实用、方便等特点。有 2L、2.5L、4L、8L、10L、12L、15L 等不同容量的氧气瓶，特别适用于冠心病、肺心病、哮喘、支气管炎、肺气肿等慢性疾病患者的家庭氧疗。

（四）氧疗方法

1. 鼻导管给氧法 是指通过鼻氧管吸入氧气的方法，分为单侧鼻导管给氧法和双侧鼻导管给氧法。前者比较节省氧气，但长时间吸氧会刺激鼻腔黏膜，给患者带来不适。后者患者多无不适，适用于长期恢复的患者。现临床上常用此方法给氧。氧流量需求在 1～5L/min 时，宜选择鼻导管给氧。

2. 鼻塞法 是一种用塑料支撑的球状物，类似于耳塞，有单侧和双侧鼻塞，适用于长期吸氧的患者。操作方法：清洁鼻腔，将鼻塞与橡胶管连接，调节适宜氧流量，将其塞入鼻孔，鼻塞大小以恰能塞住鼻孔为宜。此方法刺激性较小，患者较为舒适，两侧鼻孔可交替使用。

3. 面罩法 将面罩置于患者的口鼻部，并用松紧带固定，再将氧气接于面罩进口处，氧气自下端输入，呼出的气体从面罩两侧孔排出。适用于张口呼吸及病情较重的患者。操作方法：将氧气导管接于面罩上，调节氧流量为 6～8L/min，将面罩紧贴患者口鼻部用松紧带固定。氧流量需求在 5～10L/min，不存在高碳酸血症风险时，宜选择普通面罩；氧流量需求在 6～15L/min，不存在高碳酸血症风险时，宜选择储氧面罩；氧流量需求在 2～15L/min，不存在高碳酸血症风险时，宜选择文丘里面罩；氧流量需求在 8～80L/min，pH 值≥7.3 时，可选择经鼻高流量湿化氧疗，氧流量需求≥15L/min 者，尤其适用。

4. 漏斗法 使用简单，无刺激，但耗氧量大，适用于婴幼儿或气管切开的患者。操作方法：将氧气导管接于漏斗上，调节氧流量，将漏斗置于距离患者口鼻 1～3cm 处，用绷带固定好，以防移位。

5. 头罩法 将患儿的头部置于头罩内，罩面上有多个孔，可以保持罩内一定的氧浓度、湿度和温度。适用于患儿吸氧。操作方法：将患儿头部置于头罩内，注意头罩与颈部保持适当的空隙，将氧气导管接于氧气进气孔上，通过头罩顶部的小孔调节氧流量。

6. 氧气枕法 是一个长方形橡胶枕，枕的一角有橡胶管，上面有调节氧流量的开关。适用于家庭氧疗、抢救危重患者或转移患者途中。操作方法：将灌满氧气的氧气枕，接上湿化瓶，连接导管，调节氧流量，让患者头枕氧气枕，借重力使氧气流出。新购置的氧气枕首次使用，应先用水反复冲洗、揉搓，直至洁净，以免氧气枕内的粉尘吸入，引起吸入性肺炎，甚至窒息。

附：鼻导管给氧法

【目的】

纠正各种原因造成的缺氧状态，促进组织的新陈代谢，维持机体的生命活动。

【评估】

1. 患者的一般情况 患者的年龄、病情、意识状态、治疗等情况。

2. 患者的缺氧判断 患者缺氧程度、血气分析结果等。

3. 患者鼻腔情况 患者鼻腔有无分泌物堵塞、有无鼻中隔偏曲等情况。

4. 患者的认知反应 患者心理状态、合作程度。

【计划】

1. 护士准备 衣帽整洁、修剪指甲、洗手、戴口罩。

2. 用物准备

（1）治疗盘内 鼻导管、胶布、棉签、纱布、治疗碗（盛蒸馏水或冷开水）、弯盘、扳手。

（2）治疗盘外 氧气筒及氧气表、流量表、用氧记录单、笔、标志。

3. 患者准备 了解操作的目的，愿意合作，体位舒适，有安全感。

4. 环境准备 光线充足、安静，严禁明火和高温。

【实施】

1. 操作步骤 见表17 – 4。

表17 – 4 鼻导管吸氧法

操作程序	操作步骤	要点说明
1. 核对解释	将备好的用物推至床旁,妥善放置。核对患者、做好解释	确认患者,取得合作
2. 清洁检查	检查鼻腔并用棉签进行清洁	检查鼻腔有无分泌物堵塞及异常
3. 连接	连接鼻氧管与湿化瓶的出口	
4. 鼻导管给氧		
▲ 单侧鼻导管给氧法	准备两条胶布 打开流量调节阀,调节所需氧流量 将鼻氧管前端放入治疗碗的水中湿润、检查其是否通畅 测量导管插入长度(鼻尖至耳垂长度2/3),轻轻插入鼻腔内 一条胶布将鼻导管固定于一侧鼻翼,另一条胶布将鼻导管固定于同侧面颊部,用别针将通气导管固定于被单上	根据病情调节氧流量 有气泡逸出,则为通畅
▲ 双侧鼻导管给氧法	打开流量调节阀,调节所需氧流量 将鼻氧管前端放入治疗碗的水中湿润、检查其是否通畅 将鼻氧管轻轻插入双侧鼻孔1cm 将导管环绕患者耳部向下放置并调节松紧度	
5. 记录	记录用氧时间、氧流量及患者反应	
6. 观察	观察缺氧症状、实验室指标,氧气装置有无漏气、是否通畅,有无氧疗不良反应 观察患者的意识状态、心率、呼吸、发绀改善程度及氧疗并发症 观察鼻腔黏膜情况,黏膜干燥时宜使用水基润滑剂涂抹 观察管路与患者的连接情况,管道破损、断裂和可见污染时应立即更换。经鼻高流量管路存有积水时,应立即清除 评价 SPO_2 或动脉血气分析结果,未达目标 SPO_2 范围、临床表现或动脉血气分析结果未改善或进一步恶化,应及时告知医生	如有呼吸困难及发绀等异常,应立即与医生联系,及时处理 患者由烦躁不安转为安静、心率变慢、血压上升、呼吸平稳、皮肤红润温暖、发绀消失,说明缺氧症状改善 实验室指标:主要观察氧疗后 PaO_2(正常值12.6～13.3kPa或95～100mmHg)、$PaCO_2$(正常值4.7～5.0kPa或35～45mmHg)、SaO_2(正常值95%)等
7. 停止用氧	取下鼻导管,关闭总开关,放完余气,再关闭流量开关	
8. 安置患者	用松节油擦净面部胶布痕迹,协助患者取舒适卧位	
9. 记录	手消毒后,记录停氧时间、效果及氧气筒内剩余氧气	
10. 卸表	清洁消毒用物	

2. 注意事项

(1)严格遵守操作规程,注意用氧安全,做好"四防"、即防震、防火、防热、防油。①在搬运氧气筒时,避免倾倒,勿撞击,以防爆炸,因氧气筒内的氧气是以14.71MPa灌入的,压力很高;②氧气筒应放在阴凉处,在筒的周围严禁烟火和放置易燃品,距火炉至少5m,暖气至少1m;③氧气表及螺旋口上勿涂油,也不可用带油的手装卸,以免引起燃烧。

(2)使用氧时,应先调节氧流量,再插管应用;停用氧时应先拔管,再关氧气开关;中途改变氧流量时,应先将氧气管与吸氧管分开,调节好氧流量后再接上,以免因开错开关使大量气体突然冲入呼吸道而损伤肺组织。

（3）给氧时，护士应做到"先开后停"，即给氧时先调好流量，再插鼻导管；停氧时，先拔鼻导管，再关流量开关。

（4）用氧过程中，应密切观察患者缺氧症状有无改善，定时测量脉搏、血压；观察其精神状态、皮肤颜色及温度、呼吸方式等；还可测定动脉血气分析判断疗效，以便选择适当的用氧浓度。

（5）氧气筒内氧气不可用尽，压力表指针降至 0.5MPa 时，即不可再用，以防灰尘进入，再次充气时发生爆炸。

（6）持续鼻导管给氧的患者，鼻导管应每日更换 2 次以上，双侧鼻孔交替插管，以减少刺激鼻黏膜，及时清除鼻腔分泌物，以防堵塞鼻导管。鼻塞给氧应每日更换。面罩给氧应 4~8 小时更换一次。

（7）对已用空和未用的氧气筒应分别挂"完"或"满"的标志，以方便及时调换氧气筒，以免急用时因搬错氧气筒而影响抢救速度。

（8）使用鼻导管者，应将前端置于患者鼻孔中，深度为 1.5cm 内；使用普通面罩者，应置于患者面部，将系带放于枕后，松紧适宜，保持面罩与面部贴合；使用储氧面罩者，在连接患者前，应检查单项活瓣是否工作正常，调节氧流量，充盈储气袋。应置于患者面部，将系带放于枕后，松紧适宜，保持面罩与面部贴合，使用过程中应保持储气袋充盈避免塌陷；使用文丘里面罩者，应置于患者面部，将系带放于枕后，松紧适宜，保持面罩与面部贴合。应先设定吸氧浓度，再调节氧流量，氧流量与文丘里装置标记保持一致。

【评价】

（1）患者愿意配合，有安全感。

（2）患者及家属了解氧疗的相关知识。

（3）患者缺氧症状改善。

（4）患者无呼吸道损伤及其他意外发生。

（五）氧疗的不良反应及预防措施

氧气吸入浓度超过 60%、持续时间超过 24 小时或者吸入氧气浓度 100%、持续时间超过 4 小时，可出现氧疗副作用，常见的如下。

1. 氧中毒 表现为胸骨下不适、疼痛、灼热感，继而出现呼吸增快、恶心、呕吐、烦躁、持续的干咳。预防措施：避免长时间高浓度氧疗及经常做血气分析，动态观察氧疗的治疗效果。

2. 肺不张 吸入高浓度氧气后，肺泡内氮气被大量置换，且支气管有阻塞时，其所属肺泡内的氧气被肺循环血液迅速吸收，引起吸入性肺不张。表现为烦躁、呼吸、心率增快，血压上升继而出现呼吸困难、发绀、昏迷。预防措施：鼓励患者做深呼吸，多咳嗽和经常改变卧位、姿势，防止分泌物阻塞。

3. 呼吸道分泌物干燥 氧气是一种干燥气体，吸入后可导致呼吸道黏膜干燥，分泌物黏稠不易咳出，且有损纤毛运动。预防措施：氧气吸入前一定要先湿化再吸入，以减轻对呼吸道黏膜的刺激作用。

4. 晶状体后纤维组织增生 仅见于新生儿，以早产儿多见。由于视网膜血管收缩、视网膜纤维化，最后出现不可逆转的失明。预防措施：控制氧浓度和吸氧时间。新生儿氧疗时控制氧浓度 40% 以下，并控制吸氧时间。

5. 呼吸抑制 见于 II 型呼吸衰竭者（PaO_2 降低、$PaCO_2$ 增高），由于 $PaCO_2$ 长期处于高水平，呼吸中枢失去了对二氧化碳的敏感性，呼吸的调节主要依靠缺氧对外周化学感受器的刺激来维持，吸入高浓度氧，解除缺氧对呼吸的刺激作用，使呼吸中枢抑制加重，甚至呼吸停止。预防措施：对 II 型呼吸衰竭患者应给予低浓度低流量（1~2L/min）吸氧，维持 PaO_2 8kPa（60mmHg）即可。加强气道管理，保持气道通畅。

6. 高碳酸血症 患者出现 SPO_2 下降、神志改变、呼吸变快进而转慢、心率变快或减慢、尿量减少等变化，则有高碳酸血症可能，应根据医嘱给予动脉血气分析。预防措施：加强气道管理，保持气道通畅；存在高碳酸血症风险者，应给予控制性氧疗；在血气分析指导下调整氧疗方案，维持目标 SPO_2，密切监测 $PaCO_2$ 变化；必要时遵医嘱给予呼吸兴奋剂或机械通气以增加通气量从而纠正高碳酸血症。

7. 医疗器械相关压力性损伤 选择适宜型号的鼻导管、面罩，正确佩戴，对器械下方和周围受压皮肤进行评估；对易发生压力性损伤者，应增加皮肤评估频次，并采取有效预防措施。

❓ **想一想**

持续高浓度吸氧会对人体造成哪些损伤，应如何预防呢？

答案解析

（六）氧气吸入的浓度及公式换算法

1. 氧气吸入浓度

（1）如氧浓度低于 25%，则和空气中氧含量（占 20.93%）相似，无治疗价值。

（2）如氧浓度高于 60%，持续时间超过 24 小时，则会发生氧中毒，表现为恶心、烦躁不安、面色苍白、干咳、胸痛、进行性呼吸困难等。

（3）对缺氧和二氧化碳滞留同时并存者，应给予低流量、低浓度持续吸氧。原因：慢性缺氧患者因长期二氧化碳分压高，其呼吸主要依靠缺氧刺激颈动脉和主动脉体化学感受器沿神经上传至呼吸中枢，反射性地引起呼吸；如给予高浓度吸氧，则缺氧反射性刺激呼吸的作用消失，从而导致呼吸抑制，甚至呼吸停止。

2. 吸氧浓度和氧流量的换算法 吸氧浓度(%) = 21 + 4 × 氧流量(L/min)。

✂ **练一练17-3**

患者，女，60 岁。确诊为急性呼吸窘迫综合征，给予面罩吸氧。为了使吸入氧浓度能达到 53%，需将氧流量调到（ ）。

A. 10L/min   B. 8L/min   C. 6L/min

D. 4L/min   E. 2L/min

答案解析

👁 **看一看17-2**

成人氧气吸入疗法的护理

氧疗装置	提供氧流量	适用人群	优点	缺点
鼻导管	1~5L/min	无高碳酸血症风险的低氧血症患者	简便、快捷、价廉；满足大部分轻症患者需要；耐受性相对好，不影响患者进食和语言表达	吸入氧浓度不稳定，受潮气量、呼吸频率等因素影响；不能提供高浓度氧；长时间 5L/min 流量以上时湿化不足，耐受性变差
普通面罩	5~10L/min	严重的单纯低氧血症患者，不宜用于伴高碳酸血症的低氧血症患者	简便、经济；能利用呼出气体的湿热提供较好的湿化，适用于缺氧严重而无 CO_2 潴留的患者	幽闭感，影响进食和语言表达，有误吸的风险；氧流量 <5L/min 会导致重复吸入

氧疗装置	提供氧流量	适用人群	优点	缺点
储氧面罩	6～15L/min	高氧疗需求的患者。不宜用于有高碳酸血症风险的患者	提供更高浓度氧，适用于严重缺氧患者	幽闭感，影响进食和语言表达，有误吸风险；若氧流量不足，非重复呼吸面罩会增加吸气负荷；部分重吸面罩可能导致CO_2重复吸入，加重CO_2潴留
文丘里面罩	2～15L/min	低氧血症伴高碳酸血症的患者	精准给氧；患者呼吸模式不影响吸入氧浓度；基本无CO_2重复吸入	费用高，湿化效果一般，吸入氧浓度有限；氧流量与吸入氧浓度之间需匹配
经鼻高流量湿化氧疗装置	空氧混合气流量8～80L/min，氧浓度21%～100%	高浓度氧疗的患者，高碳酸血症患者慎用	精准给氧，良好湿化和温化，舒适性、依从性好；应用范围广泛，效果、舒适度优于普通氧疗	需专门设备和导管

二、吸痰法

吸痰是指利用机械吸引的方法，用导管经口、鼻腔、人工气道将呼吸道分泌物或误吸的呕吐物吸出，保持呼吸道通畅，预防吸入性肺炎、呼吸困难、发绀，甚至窒息的一种方法。临床主要适用于危重、年老体弱、昏迷、麻醉未清醒前、人工气道机械通气等各种原因引起的不能有效咳嗽、排痰的患者。

1. 临床上最常用的吸痰法 有电动吸引器吸痰法和中心负压吸引装置吸痰法两种。

（1）电动吸引器由马达、偏心轮、气体过滤器、压力表、安全瓶、贮液瓶、连接管等组成。安全瓶和贮液瓶贮液为1000ml，瓶塞上有两个玻璃管，并有橡胶管相互连接。电源接通后，可使瓶内产生负压，将痰液吸出。

（2）中心吸引器（中心负压装置）吸痰法是将吸引器管道连接到各病床床单位，使用时只需接上贮液瓶和吸痰导管，开启开关，选择正确压力范围即可使用。具体吸痰的方法和要求同电动吸引器吸痰法。紧急状态下，可用注射器吸痰和口对口吸痰。注射器吸痰是用50～100ml注射器连接吸痰管进行抽吸。口对口吸痰由操作者托起患者下颌，使其头后仰并捏住患者鼻孔，口对口吸出呼吸道分泌物，保持呼吸道通畅。

2. 气道内吸引方式 存在开放式和密闭式两种：①开放式气道内吸引指将患者的人工气道与呼吸机的连接断开后，吸引（吸痰）管通过人工气道置入气道内进行吸引的方法；②密闭式气道内吸引指将吸引装置与呼吸机结合，允许患者在呼吸机不断开的情况下，吸引（吸痰）管通过人工气道置入进行吸引的方法。一般情况下应选择开放式气道内吸引；如果符合以下条件之一［呼气末正压≥10cmH$_2$O；平均气道压≥20cmH$_2$O；吸气时间≥1.5s；吸氧浓度≥60%；断开呼吸机将引起血流动力学不稳定；有呼吸道传染性疾病（如肺结核等）、呼吸道多重耐药菌感染］，宜选择密闭式气道内吸引。

【目的】

（1）清除呼吸道分泌物，保持呼吸道通畅。

（2）促进呼吸功能，改善肺通气。

（3）预防肺不张、坠积性肺炎等并发症发生。

【评估】

1. 患者的一般情况 患者的年龄、病情、意识状态、治疗等情况。

2. 患者的排痰情况 患者缺氧程度、呼吸情况、自主排痰能力、听诊痰鸣音情况等。

3. 患者口腔、鼻腔情况 患者鼻腔有无分泌物堵塞、有无鼻中隔偏曲等情况；口腔是否有义齿。

4. 患者的认知反应 患者心理状态、合作程度。

【计划】

1. 护士准备 衣帽整洁、修剪指甲、洗手、戴口罩。

2. 用物准备

（1）吸痰装置 电动吸引器或中心负压吸引装置。

（2）治疗盘内 有盖罐2只（试吸罐和冲洗罐，内盛无菌生理盐水）、一次性无菌吸痰管数根、无菌纱布、无菌血管钳或镊子、无菌手套、干燥瓶、弯盘，必要时备压舌板、开口器、舌钳、电插板等。

3. 患者准备 了解操作的目的，愿意合作，体位舒适，情绪稳定。

4. 环境准备 整洁、安静、病室温湿度适宜。

【实施】

1. 操作步骤 见表17-5。

表17-5 吸痰法

操作程序	操作步骤	要点说明
1. 核对解释	将备好的用物，妥善放置。核对患者、做好解释	确认患者，取得合作
2. 检查仪器	连接并检查吸引器各部件，接通电源，打开开关，检查吸引器性能	
3. 调节负压	一般成人吸痰负压为40.0~53.3kPa；小儿应小于40kPa	压力过大容易导致气道黏膜损伤以及肺泡塌陷，甚至肺不张
4. 患者准备	协助患者将头部转向护士；检查口、鼻，如有活动义齿应取下；干燥瓶固定于床头	
5. 通畅导管	检查并撕开吸痰管外包装前端（保持吸痰管无菌状态）戴无菌手套（持吸痰管的手必须保持无菌）连接吸引管和吸痰管，先试吸少量生理盐水	注意无菌操作原则 密闭式气道内吸引应使用灭菌注射用水或无菌生理盐水，开放式气道内吸引可用清水
6. 抽吸痰液	护士一手反折吸痰管末端，另一手用无菌镊或止血钳夹住其前端，插入吸痰管，至（鼻）口咽部，放松吸痰管末端，进行吸痰，先吸净口腔咽喉的分泌物后再吸气管内分泌物；若气管切开吸痰，先吸气管切开处再吸口（鼻）部 吸痰方法：动作应轻柔，左右旋转，向上提拉，吸净痰液。每次吸痰时间应小于15秒，以防缺氧	昏迷患者可以使用压舌板、开口器协助张口插管时不可用负压，避免损伤呼吸道黏膜
7. 冲管	每次吸痰管退出后，冲洗吸痰管和吸引管	每根吸痰管只用一次，不可反复使用、反复上下提插；需要严格执行每部位更换吸痰管，并且冲洗后的吸引管不能再次直接进入气道
8. 观察	观察气道是否通畅；患者面色、呼吸、心率、血压等；吸出液的色、质、量	动态评估患者
9. 分离导管	吸痰毕，关闭吸引器开关，分离吸引管和吸痰管，将吸引管插入干燥瓶里	
10. 安置患者	擦净患者口鼻和面部，必要时做口腔护理，协助患者取舒适卧位，整理床单位	
11. 记录	洗手，记录吸痰时间、痰的性质、量、性状及患者呼吸情况	

2. 注意事项

（1）密切观察病情，观察患者呼吸道是否通畅，以及面色、生命体征的变化等，如发现患者排痰不畅或喉头有痰鸣音，应及时吸痰。

（2）如为昏迷患者，可用压舌板或开口器先将口启开，再进行吸痰；如为气管插管或气管切开患者，需经气管插管或套内吸痰，应严格无菌操作；如经口腔吸痰有困难，可由鼻腔插入吸引。

（3）吸痰管的选择应粗细适宜，不可过粗，特别是为小儿吸痰。

（4）吸痰时负压调节应适宜，插管过程中，不可打开负压，且动作应轻柔，以免损伤呼吸道黏膜。

（5）吸痰前后，应增加氧气的吸入，且每次吸痰时间应小于 15 秒，以免因吸痰造成患者缺氧。

（6）严格执行无菌操作，吸痰所用物品应每天更换 1~2 次，吸痰导管应每次更换，并做好口腔护理。

（7）如患者痰液黏稠，可协助患者变换体位，配合叩击、雾化吸入等方法，使之易于吸出。切不可增大负压，以防损伤黏膜。

（8）储液瓶内的吸出液应该及时倾倒，一般不超过瓶的 2/3，以免痰液吸入损坏机器。

（9）应"按需"而非"按时"实施气道内吸引，至少每 2 小时通过肺部听诊等方式评估一次气道内吸引指征，以免主观观察干扰客观评估结果。

【评价】

（1）患者愿意配合，有安全感；呼吸道黏膜未发生机械性损伤。

（2）患者呼吸道痰液及时吸出、气道通畅、呼吸功能改善。

✎ **练一练17-4**

关于电动吸引器吸痰的操作方法，错误的是（　）。

A. 成人吸引负压为 40.0~53.3kPa　　　B. 插管时，护士应反折吸痰管末端

C. 先吸气管内分泌物，再吸口腔内分泌物　　D. 导管退出后，应用生理盐水抽吸冲洗

E. 吸痰前，先用生理盐水试吸

答案解析

👁 **看一看17-3**

重型、危重型新冠肺炎患者的气道管理

重型、危重型新冠肺炎患者应该加强气道湿化，建议采用主动加热湿化器，有条件的使用环路加热导丝保证湿化效果；建议使用密闭式吸痰，必要时气管镜吸痰；积极进行气道廓清治疗，如振动排痰、高频胸廓振荡、体位引流等；在氧合及血流动力学稳定的情况下，尽早开展被动及主动活动，促进痰液引流及肺康复。

密闭式吸痰的优势：①吸痰过程密闭，尽可能杜绝开放吸痰过程中的各种接头端口污染而引起的肺部感染；②避免了吸痰过程中痰沫弥漫在空气中，而被他人吸入引起交叉感染；③有效避免可开放吸痰过程中，可能由于吸痰时间过长引起的肺泡塌陷、低氧血症；④保证患者机械通气治疗不间断。

三、洗胃

洗胃是利用胃内灌注溶液的方法来排除胃内毒物或潴留食物，以达到解除患者痛苦、抢救患者生命的方法。

【目的】

1. 解毒　清除胃内毒物或刺激物，避免毒物吸收，一般中毒后 6 小时内洗胃效果最佳。

2. 减轻胃黏膜水肿　幽门梗阻患者通过洗胃能将胃内潴留食物洗出，从而减轻胃黏膜水肿和炎症。

3. 某些手术或检查前作准备　对胃部检查或手术的患者，通过洗胃既有利于检查，又可以防止或减少术后感染。

【评估】

1. 患者的一般情况　患者年龄、病情、生命体征、意识状态、瞳孔等。

2. 患者的排痰情况 毒物的种类、剂型、浓度、量，中毒时间及途径等，是否采用过其他处理措施、有无洗胃禁忌证、呕吐物性质、气味。

3. 患者口腔、鼻腔情况 患者鼻腔有无分泌物堵塞、有无鼻中隔偏曲等情况；口腔是否有义齿。

4. 患者的认知反应 患者心理状态、合作程度、耐受力。

【计划】

1. 护士准备 着装整齐、洗手、戴口罩，熟悉洗胃的操作方法，向患者及家属解释洗胃的目的及注意事项，指导患者应如何合作。

2. 用物准备

（1）口服催吐法

1）治疗盘内备量杯、压舌板、水温计、塑料或橡胶围裙、漱口杯、毛巾。

2）根据毒物性质备洗胃溶液 10000~20000ml，温度 25~38℃，常见的洗胃溶液见表 17-6。

3）水桶 2 只（1 只盛洗胃液，另 1 只盛污水）。

（2）胃管洗胃法

1）洗胃设备 全自动洗胃机、电动吸引器漏斗胃管、50ml 注洗器。

2）治疗盘内备无菌洗胃包（内置洗胃管、短镊子、纱布、弯盘）、液状石蜡、治疗巾、棉签、胶布、量杯、水温计、50ml 注射器、听诊器、塑料围裙（橡胶单），必要时备无菌压舌板、张口器、牙垫、舌钳、检验标本容器或试管、毛巾等。

3）洗胃液 同口服催吐法溶液。

4）水桶 2 只（1 只盛洗胃液，另 1 只盛污水）。

3. 患者准备 了解操作的目的，清醒患者能配合；有活动义齿应先取下。

4. 环境准备 整洁、安静、病室温湿度适宜，必要时用围帘或屏风遮挡。

表 17-6 常见的洗胃溶液

中毒药物	洗胃溶液	禁忌药物
酸性物	镁乳、蛋清水、牛奶、米汤	强碱药物
碱性物	5%醋酸、白醋、蛋清水、牛奶	
敌敌畏	2%~4%碳酸氢钠、1%盐水、1:15000~1:20000 高锰酸钾	
氧化物	3%过氧化氢引吐后，用 1:15000~1:20000 高锰酸钾洗胃	
1605、1059、4049（乐果）	2%~4%碳酸氢钠	高锰酸钾
敌百虫	1%盐水或清水、1:15000~1:20000 高锰酸钾	碱性药物
DDT	温开水或生理盐水、50%硫酸镁导泻	油性药物
巴比妥类（安眠药）	1:15000~1:20000 高锰酸钾、硫酸钠导泻	硫酸镁
灭鼠药、抗凝血药（灭鼠药）	催吐、温水洗胃、硫酸钠导泻	碳酸氢钠
有机氟类（氟乙酰胺）	0.2%~0.5%氯化钙或淡石灰水洗胃、硫酸钠导泻、饮用豆浆、蛋白水、牛奶	
硫化锌	1:15000~1:20000 高锰酸钾、0.5%硫酸铜溶液、0.5%~1%硫酸铜溶液每次 10ml，每 5~10 分钟口服一次，配合用压舌板等刺激舌根引吐	鸡蛋、牛奶、脂肪及其他油类食物
发芽马铃薯、毒蕈、河豚、生物碱	1%~3%鞣酸、1%活性炭悬浮液	

注：①蛋清水、牛奶：可黏附于黏膜或创面上起保护性作用。②高锰酸钾：为氧化剂，能将化学性毒物氧化，改变其性能，从而减轻或去除其毒性；但 1605、1059、4049（乐果）等禁用高锰酸钾洗胃，因其可氧化成毒性更强的物质。③敌百虫中毒：禁用碱性药物洗胃，因敌百虫遇碱性药物可分解出毒性更强的敌敌畏。④巴比妥类药物中毒：采用硫酸钠导泻，因为硫酸钠可在肠道内形成高渗透压，从而阻止肠道水分和残留巴比妥类药物的继续吸收，促使其尽早排出体外，且硫酸钠对心血管和神经系统没有抑制作用，不会加重巴比妥类药物的中毒症状。⑤磷化锌中毒：口服硫酸铜催吐，可使其转化为无毒的磷化铜沉淀，而阻止其吸收，并促进其排出体外。但是，磷化锌易溶于油类，应忌用鸡蛋、牛奶、油类等脂肪类食物，以免加速磷的溶解，促进其吸收，加重中毒症状。

练一练17-5

患儿，男，3岁。误服灭鼠药物（磷化锌）后，被送至医院急诊。护士立即实施口服洗胃。首选的洗胃溶液是（　　）。

A. 1%氯化钠　　　　　　　B. 2%～4%碳酸氢钠　　　　　　C. 3%过氧化氢

D. 5%鞣酸　　　　　　　　E. 0.5%硫酸铜

答案解析

【实施】

1. 操作步骤　见表17-7。

表17-7　洗胃法

操作程序	操作步骤	要点说明
1. 核对解释	备齐用物，携至床旁，核对、解释，取得合作	确认患者，取得合作
2. 洗胃	连接并检查吸引器各部件，接通电源，打开开关，检查吸引器性能	
▲口服催吐法 安置体位	患者取坐位，围好橡胶单	适用于意识清醒且能配合的患者
刺激呕吐	患者自饮300～500ml洗胃液，可用压舌板刺激舌根部吐出	
反复灌洗	反复进行灌洗，直至吐出的液体澄清无味	
▲漏斗洗胃法 安置体位	协助患者取合适卧位 围好橡胶单与治疗巾，检查义齿是否取下；将弯盘置于口角旁，污水桶置床旁	中毒轻者取坐位或半坐卧位，重者取左侧卧位，昏迷患者采用去枕仰卧位，头偏向一侧
插入胃管	测量胃管插入长度，液状石蜡润滑胃管前中段，由口腔插入55～60cm，证实胃管在胃内后，胶布固定 将漏斗降至低于胃部水平位置，抽尽胃内容物	插管时动作轻柔、准确，尽量减少对患者的刺激
吸胃内容物	举漏斗高过头部30～50cm，将洗胃液缓缓倒入漏斗内300～500ml，当漏斗内尚余少量溶液时，速将漏斗放置低于胃部的位置，利用虹吸作用引出胃内灌洗液，并倒入污桶内 反复灌洗，直至洗出液体澄清无味为止	如吸引不畅，可挤压橡胶球
▲电动吸引器洗胃 调节吸引器	接通电源，检查吸引器功能，调节负压（保持吸引器负压在13.3kPa）；将输液管与Y型管主管相连，吸引器储液瓶的引流管、洗胃管末端分别与Y型管的两分支相连夹紧输液管，倒入灌洗液，挂于输液架上	
安置体位	协助患者取合适卧位，围好橡胶单与治疗巾，将弯盘置于口角旁，污水桶置床旁	中毒轻者取坐位或半坐卧位，重者取左侧卧位，昏迷患者采用去枕仰卧位，头偏向一侧
插入胃管	测量胃管插入长度，液状石蜡润滑胃管前中段，由口腔插入55～60cm，证实胃管在胃内，胶布固定	
吸胃内容物	开动吸引器，先吸出胃内容物	
反复灌洗	关闭吸引器，夹紧引流管 打开输液管，注入洗胃液300～500ml 夹紧输液管，打开引流管，开动吸引器，吸出灌入的液体 如此反复灌洗，直至洗出液澄清无味为止	每次灌入量和吸出量基本相等，避免造成胃潴留

操作程序	操作步骤	要点说明
▲全自动洗胃机洗胃 　调节洗胃机	接通电源，检查全自动洗胃机 将已配好的洗胃液倒入水桶内，将3根橡胶管分别与机器的药管（进液管）、胃管、污水管（出液管）相连 将药管的另一端放入洗胃液桶内，污水管的另一端放入空水桶内，胃管的另一端与已插好的患者胃管相连，调节好药量流速	
安置体位	同电动吸引器洗胃法	
插入胃管	同电动吸引器洗胃法	
吸胃内容物	同电动吸引器洗胃法	
自动洗胃	先按"手吸"键，吸出胃内容物 再按"自动"键，机器即开始对胃进行自动冲洗 若发现有食物堵塞管道，水流减慢，不流或发生故障时，可交替按"手冲"或"手吸"键重复冲吸数次，直至管路通畅 再按"手吸"键将胃内残留液体吸出后 按"自动"键，恢复自动洗胃，直至洗出液澄清无味为止	冲洗时，"冲洗"灯亮，吸引时"吸液"灯亮
	洗胃结束，反折胃管末端拔出	防止管内液体反流误入气管
清洗消毒	冲洗各管腔，消毒后备用	
3. 观察病情	洗胃过程中，注意观察患者面色、脉搏、呼吸和血压的变化，有无洗胃并发症	
4. 整理记录	协助患者漱口、洗脸，必要时更衣，嘱患者卧床休息 整理床单位，清理用物 记录灌洗液名称、量，呕吐物颜色、气味，患者的反应，必要时留取标本送检	

2. 注意事项

（1）急性中毒的患者应先迅速采用口服催吐法，必要时进行洗胃。

（2）插胃管时，动作应轻快，并将胃管充分润滑，以免损伤食管黏膜或误入气管。

（3）当中毒物质不明时，应先抽出胃内容物送检，以明确毒物性质，同时洗胃溶液可先选用温开水或0.9%氯化钠溶液。待毒物性质明确后，再采用对抗剂洗胃。

（4）若患者误服强酸或强碱等腐蚀性药物，则禁忌洗胃，以免导致胃穿孔。可遵医嘱给予药物解毒或物理性对抗剂，如豆浆、牛奶、米汤、蛋清水（用生鸡蛋清调水至200ml）等。

（5）肝硬化伴食管胃底静脉曲张、近期曾有上消化道出血、胃穿孔等患者禁忌洗胃；食管阻塞、消化性溃疡、胃癌等患者不宜洗胃；昏迷患者洗胃应谨慎，可采用去枕平卧位，头偏向一侧，以防窒息。

（6）在洗胃过程中，应密切观察患者病情、洗出液的变化。如果患者主诉腹痛，且流出血性灌洗溶液时或出现休克现象时应该立即停止洗胃，即刻通知医生，并配合抢救工作，在记录单上详细记录。

（7）选胃液每次灌入量以300~500ml为宜，不能超过500ml，并保持灌入量与抽出量的平衡。如灌入量过多，液体从口鼻腔涌出，易引起窒息；还可导致急性胃扩张，使胃内压升高促进中毒物质进入肠道反而增加毒物的吸收；突然胃扩张还可兴奋迷走神经，反射性地引起心脏骤停。首次洗胃总量一般在10000~20000ml，过多容易引起水中毒。

（8）为幽门梗阻患者洗胃，宜在饭后4~6小时或空腹时进行，并记录胃内潴留量，以便了解梗阻情况，为静脉输液提供参考。潴留量 = 洗出量 - 灌入量。

（9）使用自动洗胃机洗胃前，应检查机器运转是否正常，各管道衔接是否无误。

（10）电动洗胃机洗胃压力不宜过大，应保持在 13.3kPa（100mmHg），以免损伤胃黏膜。

【评价】

（1）患者胃内毒物被清除，中毒症状缓解。

（2）患者无不良反应和并发症。

（3）患者自尊得到保护，康复信心增强。

练一练17-6

患者，女，26 岁。因与男友发生口角服农药（具体不明），半小时后腹痛、恶心、呕吐来急诊。入院查体：神清，HR 80 次/分，R 16 次/分，BP 110/80mmHg，双侧瞳孔等大等圆，直径约 2.5mm。遵医嘱立即给予洗胃。下列护理措施正确的是（　　）。

答案解析

A. 使用 1：5000 高锰酸钾溶液作为洗胃液　　　B. 洗胃液温度 40℃ 左右为宜

C. 每次洗胃液量以 500 ~ 600ml 为宜　　　D. 洗胃前应先收集胃内容物做毒物鉴定

E. 按照慢进慢出，先出后入的原则洗胃

看一看17-4

虹吸原理

虹吸是利用液面高度差的作用力现象，将液体充满一根倒 U 形的管状结构内后，将开口高的一端置于装满液体的容器中，容器内的液体会持续通过虹吸管从开口口更低的位置流出。利用虹吸原理必须满足三个条件：①管内先装满液体；②管的最高点距离上容器的水面高度不得高于大气压支持的水柱高度；③出水口比上容器的水面必须低，保证水流出。日常生活中给鱼缸换水、汽车司机用橡胶管从油桶中吸出汽油或者柴油等均利用虹吸原理。医疗漏斗洗胃法中举漏斗高过头部 30 ~ 50cm（满足条件 2），将洗胃液缓缓倒入漏斗内 300 ~ 500ml（满足条件 1），当漏斗内尚余少量溶液时，速将漏斗放置低于胃部的位置（满足条件 3），就是利用虹吸作用引出胃内灌洗液，并倒入污桶内。

四、简易人工呼吸器的使用

简易呼吸器是进行人工呼吸最有效的方法之一，可用于各种原因所致的呼吸停止或呼吸衰竭的抢救或麻醉期间的呼吸管理。通过采用人工或机械装置产生通气，用以代替、控制或改变患者的自主呼吸运动，维持和增加机体通气，改善缺氧，纠正低氧血症。在未进行气管插管建立紧急人工气道之前，或呼吸机突然发生故障时使用。

【目的】

维持和增加机体通气量，纠正威胁生命的低氧血症。

【评估】

（1）患者有无自主呼吸、呼吸型态、呼吸道是否通畅。

（2）患者的意识、生命体征、血气分析等情况。

（3）患者心理状况及合作程度。

【计划】

1. 护士准备　着装整洁，洗手、戴口罩。

2. 用物准备

（1）简易呼吸器　由呼吸囊、呼吸阀、面罩、储氧袋及衔接管构成。

（2）吸氧装置。

3. 患者准备　向患者或家属解释使用简易呼吸器的目的和意义，使其情绪稳定，愿意配合；有活动义齿者需取下。

4. 环境准备　整洁、安全、温湿度适宜。

【实施】

1. 操作步骤　见表17-8。

表17-8　简易呼吸器的使用

操作程序	操作步骤	要点说明
1. 备好用物	备齐用物，携至床旁，检查简易呼吸器性能	
2. 核对患者	核对确认患者	
3. 清理气道	用纱布或吸痰管快速吸出口咽部痰液	
4. 开放气道	解开患者衣领、腰带，采用去枕仰卧位，头向后仰，扣紧面罩	避免漏气
5. 挤压气囊	"EC"手法反复有规律地挤压与放松呼吸囊，一次挤压400~600ml空气，挤压次数（10~12次/分）	有自主呼吸，注意同步挤压呼吸囊
6. 观察记录	观察缺氧症状	
7. 整理用物	抢救结束，整理用物，一次性面罩、衔接管弃于医疗垃圾桶，球囊、呼吸阀拆解后用含氯消毒剂浸泡30分钟，储氧袋用75%乙醇擦拭备用	

2. 注意事项

（1）使用人工呼吸器应维持患者呼吸道通畅（如果进入气体阻力增大，应首先检查是否气道通畅）。

（2）密切观察人工呼吸时胸部起伏状况，自主呼吸恢复情况和生命体征的变化。

（3）辅助加压呼吸时必须和患者自主呼吸同步：当胸廓上抬时挤压气囊送气，当胸廓回缩时手自然放松。

（4）加压握力适当（不可过大或过小）。

（5）挤压呼吸囊握力与节律要稳定（不可忽快忽慢）。

（6）小儿和儿童须打开人工呼吸器的减压阀，使进入肺部的气体压力较成人减少。

（7）通气量合适　吸气时胸廓隆起，呼吸音清晰，生命体征平稳。

（8）如简易人工呼吸器连接气管插管时，则不必双肩下垫枕头，头部后仰。但应保持人工呼吸器与气管插管连接紧密，用双手挤压呼吸囊时要保证送入气体和节律稳定。

【评价】

（1）患者呼吸道通畅，能有效地进行呼吸，低氧血症得到纠正，无并发症发生。

（2）护士操作规范，简易呼吸器性能完好。

❤护爱生命 ————————————————————————

　　金钰，辽宁援驰湖北医疗队队员，接手武汉协和江北医院重症监护室的工作。重症监护室大多数的患者处于镇静或昏迷状态，医护人员需要费力地搬动其身体进行气管插管。按照规定，为防止缺氧，医护人员每工作4小时就要出去休息1小时。但为了防止插管弯折阻碍通气，金钰常目不转睛地守在床头，根据呼吸机和监护仪的参数，不断吸痰清理呼吸道，帮助患者改善通气。她常常顾不得休息、吃饭和喝水，常常连续工作8小时，神经高度紧绷。有一次，当金钰准备进入ICU时已经没有面屏了，她依然毫不犹豫戴好护目镜和口罩为患者吸痰。金钰说："谁也不确定下一秒患者会出现什么样的状况，会不会呼吸困难，会不会需要吸痰……他们的一切都依靠我们。"

在救治患者的过程中，除了必须的医疗救助外，对患者的心理疏导也是医护人员重要的工作内容。ICU病房里有一位老大爷，核酸检测呈阳性，却嚷着要出去，情绪非常不稳定。了解到老人曾经是军人后，金钰连忙安抚他说："大爷，我们是东北来支援武汉的，您是革命老兵，您一定要对我有信心，我一定能护理好您，只要您好好配合治疗，一定能康复出院的！"暖暖的一席话，让老大爷为金钰竖起大拇指。

目标检测

答案解析

[A1 型题]

1. 氧气筒的减压器可将来自氧气筒内的压力降低至（　　）。

    A. 0.1~0.2MPa   B. 0.2~0.3MPa

    C. 0.3~0.4MPa   D. 0.4~0.5MPa

    E. 0.5~0.6MPa

2. 装氧气表前打开氧气筒总开关的目的是（　　）。

    A. 检查筒内是否有氧气   B. 测试筒内氧气压力

    C. 了解氧气流出是否通畅   D. 估计筒内氧气流量

    E. 清洁气门，防止飞尘吹入氧气表内

3. 单侧鼻导管给氧，导管插入的长度为（　　）。

    A. 鼻尖至耳垂   B. 鼻尖至耳垂的1/3

    C. 鼻尖至耳垂的1/2   D. 鼻尖至耳垂的2/3

    E. 鼻尖至耳垂的3/4

4. 采用面罩给氧时，氧流量一般为（　　）。

    A. 2~4L/min   B. 4~6L/min   C. 6~8L/min   D. 8~10L/min   E. 10~12L/min

5. 每次吸痰的时间不应超过（　　）。

    A. 5 秒   B. 10 秒   C. 15 秒   D. 20 秒   E. 25 秒

6. 吸痰时若痰液黏稠，护士可采取的措施不包括（　　）。

    A. 协助患者变换体位   B. 配合叩击

    C. 使用超声雾化吸入   D. 滴入化痰药物

    E. 增加负压

7. 下列关于电动吸引器吸痰的操作方法，错误的是（　　）。

    A. 操作前先检查吸引器性能   B. 调节负压至40.0~53.3kPa

    C. 痰液黏稠可叩拍胸背部   D. 可连续吸引1分钟

    E. 治疗盘内吸痰用物每天更换1~2次

[A2 型题]

8. 患儿，女，2岁。因呼吸困难需氧疗，最合适的给氧方法是（　　）。

    A. 鼻导管法   B. 鼻塞法   C. 面罩法   D. 氧气枕法   E. 头罩法

9. 患儿, 男, 3 岁。因高热后惊厥急送医院急诊科。从急诊科去病房的过程中, 最佳的吸氧方式是 ( )。

    A. 鼻导管   B. 面罩   C. 头罩   D. 鼻塞   E. 氧气枕

10. 患者, 女, 60 岁。因午饭时食用了发芽的马铃薯导致食物中毒, 到急诊就诊后医生要对其进行洗胃。首选的洗胃液为 ( )。

    A. 5% 醋酸   B. 1% ~3% 鞣酸

    C. 高锰酸钾溶液   D. 1% 活性炭悬浮液

    E. 硫酸镁

11. 患者, 男, 因敌百虫中毒急送医院, 护士为其洗胃时禁用的洗胃溶液是 ( )。

    A. 2% ~4% 碳酸氢钠溶液   B. 1 : 15 000 ~1 : 20 000 高锰酸钾溶液

    C. 5% 醋酸   D. 温开水或生理盐水

    E. 蛋清水

[A3 型题]

(12 ~13 题共用题干)

患者, 男, 29 岁, 安眠药中毒, 处于昏迷状态, 须立即进行漏斗法洗胃。

12. 适宜的洗胃液是 ( )。

    A. 1 : 15000 ~1 : 20000 高锰酸钾   B. 1% 盐水

    C. 2% ~4% 碳酸氢钠   D. 5% 醋酸

    E. 0.1% 硫酸铜

13. 每次灌入的洗胃液量为 ( )。

    A. 100 ~ 300ml   B. 300 ~500ml   C. 500 ~700ml   D. 700 ~900ml   E. 10000 ~20000ml

(14 ~16 题共用题干)

患者, 男, 60 岁。因脑血管意外昏迷入院。查体: 呼吸道有较多分泌物, 肺部听诊呈湿啰音。

14. 护士为该患者吸痰时, 错误的操作是 ( )。

    A. 调节负压至40.0 ~53.3kPa   B. 患者头部转向操作者

    C. 先插管再启动吸引器   D. 吸管从深部向上提出, 左右旋转吸痰

    E. 吸痰前采用超声雾化吸入

15. 该患者眼睑不能闭合, 眼部护理首选的措施是 ( )。

    A. 按摩双眼睑   B. 热敷眼部   C. 消毒纱布遮掩   D. 滴眼药水   E. 盖凡士林纱布

16. 为该患者吸氧时氧流量为2L/min, 其氧浓度是 ( )。

    A. 21%   B. 25%   C. 29%   D. 33%   E. 37%

(雷鹏琼)

书网融合……

重点回顾   习题

第十八章 临终患者的关怀护理

PPT

知识目标：

1. 掌握 死亡、临终关怀的概念；脑死亡的诊断标准；临终患者生理、心理变化及相应的护理措施。

2. 熟悉 死亡过程各期的特点；临终患者家属的护理；临终关怀的原则。

3. 了解 临终关怀的发展历程。

技能目标：

能够熟练、规范地完成尸体护理；能够应用所学知识对临终患者实施生理及心理护理。

素质目标：

具有严谨、踏实、认真的工作态度；尊重死者，能够和家属有效沟通。

导学情景

情景描述： 患者，男，68 岁，饮食下降，腹痛、腹胀，进行性体重下降 3 月余就诊。经检查，确诊为胃癌，并伴有淋巴结转移，家属要求住院治疗。患者在住院期间得知自己的病情后，情绪异常激动，一再强调是医生的诊断有误，强烈要求家属陪同去上级医院检查。

情景分析： 根据患者的诊断结果和表现可以确定：该患者得知自己患有不治之症时，情绪异常。一般情况下临终患者的心理会发生一系列的变化，而这些变化会影响患者的情绪，进一步影响治疗和护理的效果，因此护理人员需要掌握相关的知识和技能，做好临终患者的心理护理，提高临终患者的生活质量。

讨论： 1. 随着病情的进展，患者还会出现哪些心理变化？

2. 针对临终的心理反应，应该如何提供心理支持？

学前导语： 临终关怀是临床常见的护理工作。患者常随着疾病的发生、发展出现一系列生理、心理变化，护理人员应该根据其具体情况采取相应的护理措施，帮助临终患者减轻痛苦，提高生存质量，并引导其树立正确的死亡观，使其有尊严地走完生命的最后阶段；同时还应做好家属的护理，给予安慰与疏导，保持其良好的身心状态。

生老病死是人类自然的发展规律，死亡是不可避免的客观存在，是人生必然经历的最终阶段。在人生的最后阶段，患者需要更多的关怀和帮助。如何帮助临终患者舒适、有尊严地走完最后的旅程，是医护人员共同关注的问题。因此在护理临终患者时，既要掌握相关的理论知识和技能，还要给予患者心理的支持和精神的安慰，帮助临终患者减轻痛苦，尽可能提高生活质量；引导患者树立正确的死亡观，使其坦然面对死亡，平静地接受死亡，有尊严地度过生命的最后旅程；同时，医护人员还应做好临终患者家属的心理护理，给予其适当的安慰和指导，维持其良好的身心状态。

第一节　死亡教育

一、死亡的概念

死亡指的是个体的生命活动和新陈代谢永久性停止。传统的死亡是指心跳和呼吸功能停止。

心跳、呼吸功能的停止是沿用几千年的死亡标准，但随着医学技术的进步，各种维持生命的技术、仪器和药物的出现使得心跳、呼吸停止的患者如能得到及时的救治，则可以恢复有效的心搏。而心脏移植手术的开展意味着心跳停止并不是真正的死亡；呼吸机的使用可以使呼吸停止的患者能再度恢复呼吸。因此，传统的死亡标准受到质疑，心跳、呼吸停止不再作为判断死亡的标准。

1968年，美国哈佛大学医学院提出新的死亡概念，即脑死亡，包括大脑、中脑、小脑和脑干功能不可逆的丧失，并制定了世界上第一个脑死亡的诊断标准。

1. 对刺激无感受性和反应性　对任何刺激都不能做出反应，包括剧烈疼痛的刺激，都不能引起机体做出任何的反应。

2. 无运动，无呼吸　自发肌肉运动消失。临床观察至少1小时，停用呼吸机3分钟，仍无自主呼吸。

3. 无反射　对外界刺激无反射；瞳孔散大、固定，对光反射消失，无角膜反射，无吞咽反射。

4. 脑电波消失　脑电图示脑电波平直或等电位。

以上表现在24小时内反复观察没有改变，并排除低温（<32.2℃）和刚服用过中枢神经系统抑制剂（如巴比妥类药物）的影响，即可作出判断。

同年，WHO建立国际医学科学组织委员会，提出了相似的脑死亡标准：①对环境失去一切反应，无反射、无肌肉活动；②自发呼吸停止；③动脉压下降；④脑电波平直。

从传统的心跳、呼吸停止的死亡标准到脑死亡标准，是医学界对死亡认识的观念转变，标志着人类对死亡的认识更加科学、合理。现代脑死亡作为判断标准已经被很多国家医学界、伦理学界认可接纳，不仅能指导人们有效实施抢救，准确、科学地判断死亡，还有利于器官移植等手术开展，合理利用卫生资源。

目前全球已经有80多个国家承认脑死亡的标准，我国经过多年的研究和实践，于2020年修订和完善了《中国成人脑死亡判定标准与操作规范》（第二版）。

👁 看一看

《中国成人脑死亡判定标准与操作规范（第二版)》

第一部分　脑死亡判定标准

一、判定先决条件

（一）昏迷原因明确

（二）排除了各种原因的可逆性昏迷

二、临床判定标准

（一）深昏迷

（二）脑干反射消失

（三）无自主呼吸

依赖呼吸机维持通气，自主呼吸激发试验证实无自主呼吸。

以上三项临床判定标准必须全部符合。

三、确认试验标准

（一）脑电图（electroencephalogram，EEG）

EEG 显示电静息。

（二）短潜伏期体感诱发电位（short - latency somatosensory evoked potential，SLSEP）

正中神经 SLSEP 显示双侧 N9 和（或）N13 存在，P14、N18 和 N20 消失。

（三）经颅多普勒超声（transcranial Doppler，TCD）

TCD 显示颅内前循环和后循环血流呈振荡波、尖小收缩波或血流信号消失。

以上三项确认试验至少两项符合。

二、死亡教育

（一）死亡教育的发展概况

死亡教育最早兴起于美国。在 1963 年美国的明尼苏达州的大学里首次开设了美国大学的第一门正规死亡教育课程。1968 年在美国加州创建的"阿南达村"学校，倡导生命教育思想。在此背景下，西方国家开始了从幼儿园，小学到中学大学，甚至到医院、社会服务机构都可见到死亡教育课程。

我国的死亡教育从 20 世纪 80 年代开始，与西方发达国家相比，起步晚，但发展速度较快。1988年 7 月，天津医学院成立了国内首家临终关怀机构，并且于 1996 年召开了以死亡教育为主题的学术性会议。此后，一些大学逐步开设了死亡教育课程并举办了专题学术讲座等。

（二）死亡教育的含义

死亡教育是传授与生命和死亡相关的知识教育过程，是实施高质量临终关怀的条件之一。主要是指运用伦理学、医学、社会学和心理学等理论，与临终患者及家属一起探讨生与死的过程。对临终患者实施死亡教育的目的是帮助临终患者正确认识生命与死亡，做到正确对待死亡，消除对死亡的恐惧心理；对临终患者家属实施死亡教育的目的是帮助其适应患者病情的恶化和死亡，缩短悲伤的时间，认识到自身生存的意义和价值。

（三）死亡教育的内容

死亡教育的内容包括自然科学和社会科学，涉及医学、伦理学、心理学等领域，以及一切和死亡有关的知识和问题都属于死亡教育的内容。在设置死亡教育课程时，应根据不同的课程实施对象，制订不同的教育内容、教学计划和教学大纲。关于具体的内容，不同的学者有不同的阐述。

（1）莱维顿提出的死亡教育内容　死亡本质的认识，濒死及死亡引起的情绪问题，对待濒死和死亡的调试。

死亡的认识包括哲学、伦理学的观点；医学、社会学及法律上的定义；不同文化对死亡的认识。对濒死和死亡的态度主要体现在不同年龄阶段、文学和艺术作品中对死亡的描写、丧偶者和孤儿的心理测试等。

（2）罗森托儿提出的死亡教育内容　死别与悲痛，与死亡有关的宗教与文化，对生命的认识，死亡的原因，法律方面的问题，与死亡有关的经济问题以及和死亡有关的社会服务机构，死亡的定义、安乐死、自杀及其他和死亡有关的风俗等。

（3）博雅提出的死亡教育内容　死亡的定义、原因，社会学的定义，有关死亡文化的观点，死亡的社会资源，生命的周期，尸体的处理方式，法律和经济对死亡的解释等。

（4）格莱博森等人提出的死亡教育内容　大自然生命（植物、动物）循环的论述；出生、生长、老化、死亡的阐释；生物学对死亡的认识；经济学、法律层面对死亡的解释；社会和文化方面对丧葬风俗及死亡的描述；宗教关于死亡的看法，艺术作品中对死亡的描写；道德和伦理对自杀和安乐死的讨论；生死价值的讨论等。

三、死亡过程的分期

大量的医学资料和临床实践证明，死亡不是骤然结束的过程，而是人体的生理功能逐渐丧失直至完全停止的过程。医学上一般将死亡过程分为三期：濒死期、临床死亡期和生物学死亡期。

（一）濒死期

濒死期又称临终状态，是指人体的主要器官或系统的生理功能极度衰弱，逐步趋向停止的状态。主要特点是脑干以上神经中枢的功能抑制或丧失，而脑干以下功能尚存。患者可出现意识模糊、各种反射逐渐减弱或消失。循环系统功能减退，心跳减弱，血压下降，患者表现为四肢湿冷，皮肤发绀；呼吸系统功能减退，表现为呼吸微弱，出现潮式呼吸或间断呼吸；各种代谢减弱，肠蠕动逐渐停止，感觉减退或消失，视力下降。各种迹象显示生命即将结束，是死亡过程的开始阶段。濒死期持续时间可随着患者的机体死亡原因而异。年轻患者、慢性病患者濒死期较长；但某些疾病引起猝死的患者、严重颅脑疾病患者可直接进入临床死亡期。

（二）临床死亡期

临床死亡期又称个体死亡。此期的主要特点为中枢神经系统功能的抑制由大脑皮层扩展至皮层以下，延髓处于深度抑制状态。主要特点是心跳、呼吸完全停止，瞳孔散大，各种反射消失；但机体的组织细胞仍有微弱的代谢活动。此过程持续时间较短，一般为 5~6 分钟，如果能得到有效救治，患者仍有复苏的可能。

（三）生物学死亡期

生物学死亡期又称细胞死亡，指全身各组织、细胞的代谢相继停止，是死亡过程的最后阶段。此期整个中枢神经系统和各器官的代谢完全停止，并出现不可逆的变化。随着生物学死亡期的进展，患者的尸体会相继出现尸冷、尸斑、尸僵和尸体腐败等现象。

1. 尸冷 是死亡后最先出现的尸体现象。死亡后机体的产热停止，但散热继续，所以尸体的温度会逐渐下降，称之为尸冷。死亡后尸体下降的温度遵循一定的规律，一般死亡后 10 小时以内，尸体温度每小时下降 1℃，10 小时后为 0.5℃，约 24 小时后，尸体的温度和环境的温度接近。

2. 尸斑 机体死亡后，血液循环停止，由于地球引力的作用，血液会聚集在尸体的最低部位，该部位皮肤会出现暗红色条纹或红斑，称为尸斑。尸斑一般出现在死亡后的 2~4 小时。因此若患者死亡时为侧卧位，应改为仰卧位，以防止面部淤血变色。

3. 尸僵 尸体关节固定，肌肉僵硬称为尸僵。尸僵的形成和三磷酸腺苷（ATP）有关，机体死亡后，不能合成三磷酸腺苷（ATP），但分解继续致使肌肉收缩，尸体变僵。尸僵多从面部小肌肉开始，表现为先从咬肌、颈肌开始，逐渐发展到躯干、上肢和下肢。尸僵一般从死亡后 1~3 小时开始出现，4~6 小时扩展到全身，12~16 小时发展至高峰，24 小时后尸僵开始缓解，肌肉逐渐变软。

4. 尸体腐败 死亡后，机体组织的蛋白质、脂肪和碳水化合物在腐败细菌的作用下发生分解的过程称为尸体腐败，常表现为尸臭、尸绿等。一般在死亡后的 24 小时首先出现在右下腹，逐渐扩展到全腹，最后波及全身。尸臭是肠道有机物分解产生的气体从口、鼻、肛门等部位逸出而形成的。尸绿是尸体腐败时出现的色斑。

四、安乐死

安乐死指的是对没有救治希望的患者停止治疗，使其无痛苦地安然离世。安乐死包括两层含义：一是无痛苦的死亡；二是无痛致死技术。

对于安乐死的合法化问题，全国持有不同的态度。2004年1月1日，荷兰通过"安乐死法案"，成为世界上第一个合法实行安乐死的国家。在我国，由于安乐死涉及法律、伦理道德等问题，至今尚未立法。

第二节　临终关怀

一、临终及临终关怀的概念

（一）临终

临终即濒死，各种迹象显示生命即将结束，虽然意识清楚，但病情继续恶化，是生命活动的最后阶段。各国学者对临终没有明确的界定。在我国，一般认为，在经过积极治疗后仍然没有生存的希望，预计生存期在6个月以内的患者从当前到生命结束的这段时间称为"临终"。

（二）临终关怀

临终关怀又称善终服务、安息护理等，是指各阶层组成的团体（医生、护士、社会工作者、志愿者及慈善团体等）向临终患者和家属提供的护理，内容包括生理、心理和社会方面的支持与照护。

临终关怀是新兴的现代医学学科，涉及医学、护理学、心理学、伦理学，社会学等多个领域。主要目的是减轻临终患者疼痛，提高生命质量，增强和维护家属的身心健康，使患者有尊严、安然走完生命的最后阶段。因此，临终关怀不仅仅是一种服务，也是一门探讨临终患者生理、心理变化并为其提供全面照护的学科。

二、临终关怀的意义

临终关怀是社会的需求和人类文明发展的标志，对人类社会的进步具有重要意义。

（一）对临终患者的意义

随着社会的进步，人们对健康的要求越来越高，对生存和死亡的质量也提出了更高的要求。临终关怀可以减轻临终患者的痛苦，提高生命质量，使生命意义得到尊重，并使其在临终时能够无痛苦、宁静走完人生的最后旅程。临终关怀满足人类追求高水平生活质量的要求。

（二）对临终患者家属的意义

临终关怀可以减轻患者家属的痛苦，帮助其接受亲人死亡的现状，使家属能顺利度过居丧期，获得情感支持，尽快适应亲人离世的生活。同时也使家属的权利和尊严得到保护，让家属尽可能减少遗憾。

（三）对社会发展的意义

临终关怀反应社会文明发展水平，是社会文化中的信仰、价值观、伦理道德、宗教、风俗习惯、社会风气等的集中体现，是社会进步和历史发展的趋势，是人类对生命的尊重和对环境认识的提高。

（四）体现医护职业道德的高尚

医护职业道德的核心就是尊重患者，包括人格尊严和生命价值。通过对临终患者实施科学的身心全面护理、精湛的护理技术和针对性的护理措施，最大限度减轻患者的身心痛苦，提高生命质量；而医护人员作为直接的实施者，体现了以提高生命价值和生命质量为服务宗旨的高尚的职业道德。

三、临终关怀的发展

临终关怀的发展在西方可追溯到中世纪欧洲修道院为病重的朝圣者、旅游者提供照护和死亡后的护理；在我国可追溯到春秋战国时期人们对濒死者的关怀和照护。

现代的临终关怀开始于1967年，英国的桑德斯博士创办了世界上第一所临终关怀机构——圣克里斯多弗临终关怀医院，被誉为点燃了"世界临终关怀灯塔"，对世界各国开展临终关怀运动和研究死亡医学产生了巨大的影响。美国、法国、加拿大、芬兰、澳大利亚和中国等60多个国家相继开展临终关怀运动。到目前为止，全世界约有70个国家和地区建立了临终关怀机构，其中影响较大的有我国的北京松堂关怀医院，香港地区的白普里宁养中心；英国的圣克里斯多弗临终关怀医院和威林关怀院；俄罗斯的拉合塔关怀院。

我国的临终关怀开始于20世纪80年代。1988年，在美籍华人黄天中博士的帮助下、天津医学院崔以泰教授等专家的努力下，我国第一个临终关怀中心在天津医学院建立。同年10月，我国第一所临终关怀医院——南汇护理院成立。1992年，北京松堂关怀医院成立，主要接受濒危患者。随后，临终关怀委员会、临终关怀基金相继成立。《临终关怀杂志》的创刊，标志着我国临终关怀事业跻身于世界前列。沈阳、南京、西安等相继开展了临终关怀机构，数千人从事临终关怀工作。

自天津医学院开展临终关怀以来，我国临终关怀事业的发展大致经历三个阶段：理论引进和研究开始阶段、宣传普及和专业培训阶段、临床实践和学术研究全面发展阶段。目前，临终关怀正朝着管理规范化、教育普及化方向发展。

❤ 护爱生命

临终关怀是向临终患者和家属提供支持性的照护，使患者在生命的最后阶段安详到达终点。护理人员是临终关怀的主要执行者，因此在心理、身体、专业能力和职业道德方面都要严格要求自己，帮助临终患者度过生命的最后阶段。

1. **职业道德**　要有人道主义精神和强烈的责任感。临终患者各器官功能减退，生活不能自理，护理人员应该有不怕脏、不怕苦的精神，尊重患者的人格，特别是昏迷的患者，更应该体现"慎独"的职业要求。传统的观点对死亡持否定、负面的态度；而树立科学的死亡观对患者和家属都十分重要，因此护理人员首先要更新观念，树立正确的死亡观，自觉进行自我教育，并影响患者。

2. **心理素质要求**　护理人员要有爱心、耐心和同情心。临终患者由于个体素质、文化、性格等的差异，情绪波动较大，而且会将不满迁怒于医务人员，表现为对医疗护理不满意甚至不配合，加上临终护理工作琐碎、复杂，要求护理人员具备爱心、耐心和同情心，在工作中能够理解、安慰患者。

3. **专业能力**　首先要求具备灵活的应变能力，临终患者病情危重，病情复杂、变化快，这要求护士能灵活地应对各种复杂的病情变化，及时、有效地解决，赢得患者和家属的信赖。其次，要掌握扎实的理论知识和熟练的操作技能，技术熟练可以避免医源性因素造成的损伤与痛苦，使患者能够相信护士，积极配合治疗与护理。

四、临终关怀的护理原则

临终是一个特殊的时期，临终患者渴望得到更多的尊重和照顾，因此对临终患者实施护理时，应遵循一定的原则，维护患者的尊严和权利。

（一）以照顾为主

临终患者处于生命的最后阶段，所患疾病是目前的医疗手段和技术无法治愈的。对于这些患者，应从过去的治疗为主，转为以全面照顾为主，通过提供姑息性治疗，控制症状，减轻痛苦，消除其紧张和焦虑，提高生存的质量，并使其获得一种安宁的状态。

（二）提高生命质量

随着人们对健康认识的深入和提高，对临终患者的治疗和护理转为减轻痛苦，提高生命的质量，在有限的时间内能有清醒的头脑，在可以控制的痛苦中享受生活。

（三）尊重生命的尊严和权利

临终关怀强调尊重生命，要求护理人员尊重患者的尊严和权利，尊重其信仰和原有的生活习惯；在生命的最后阶段，仍有情感、思维和意识，在护理中应尽量满足其合理的要求，尊重患者的隐私和权利。

（四）注重心理支持

临终是生命的最后阶段，患者的心理经历复杂的反应过程，承受着绝望、抑郁等压力，因此在护理过程中应根据患者的年龄、文化程度、宗教信仰等，与患者及家属有效沟通，提供良好的护理和情感支持，帮助患者建立心理平衡、减少悲痛，树立正确的生死观。同时应注重对家属的心理支持，使其保持健康的心态，并积极参与患者的心理支持。

（五）提供灵性照护

灵性照护是指在临终患者身上发现灵性要求，使用灵性策略应对，使其得到满足后获得灵性平安。灵性指的是精神层次的表现，是人的内在力量，通过灵性，可以寻求生命的意义。灵性照护的方法有多种，如倾听患者对一生的回顾；帮助处理未完成或者遗憾的事情，实现其愿望；协助其和他人建立融洽的关系。灵性照护的主要目的是强化患者的社会责任感，鼓励其回归社会；引导患者积极评价，树立正确的生死观和人生观；鼓励和外界的共融，促进内心的平和；给予全方位的支持，提升患者的希望。

第三节　临终患者的护理

一、临终患者的生理变化及护理 📱微课

（一）临终患者的生理变化

临终患者的各器官功能衰竭，主要表现为以下几方面。

1. 肌张力丧失　肌肉失去张力，全身软弱无力。大小便失禁，吞咽困难，无法维持舒适的体位，不能进行自主的躯体活动。面部呈希氏面容，即面肌消瘦、面颊松弛、下颌下垂，双眼半睁，目光呆滞。

2. 循环系统功能减退　表现为面色苍白，皮肤湿冷，口唇、甲床青紫；脉搏细弱、不规则甚至测不出，心音低弱，心率失常；血压下降甚至测不出。

3. 呼吸系统功能减退　表现为呼吸表浅、急促或出现潮式呼吸、张口呼吸、间断呼吸等呼吸困难症状。因无力咳嗽，气管内分泌物较多，患者常伴有痰鸣音或鼾声呼吸。

4. 消化系统功能紊乱　主要表现为食欲下降、呃逆、恶心，腹胀、便秘、腹痛、腹泻，并常伴有

体重下降。

5. 感知觉的改变 主要表现为视觉逐渐减退，由视物模糊发展到只有光感；最后视力消失；眼睑干燥，分泌物增多；语言表达困难、混乱。听觉一般是最后消失的感觉。

6. 意识的改变 若病变没有侵犯中枢神经系统，患者可始终保持清醒；若病变影响中枢神经，患者可出现意识的改变，表现为嗜睡、意识模糊、昏睡甚至昏迷。

7. 疼痛 疼痛是临终患者，特别是晚期恶性肿瘤患者突出的症状，严重影响患者的睡眠、情绪、饮食和活动。主要表现为烦躁不安，血压、心率改变；出现瞳孔散大、眉头紧缩、牙关紧闭等痛苦面容。

（二）临终患者的生理护理

1. 促进患者的舒适

（1）帮助患者维持舒适的体位 定期翻身，建立翻身记录卡，翻身后检查受压部位的皮肤，避免局部组织长期受压影响血液循环，导致压疮。

（2）加强皮肤护理 对于大小便失禁的患者，注意保持肛门、会阴及周围皮肤的清洁。大量出汗者，及时更换床单、衣服；保持床单位的清洁、干燥、平整。

（3）加强口腔护理 晨起、睡前、餐后要协助患者做好口腔清洁或口腔护理；注意观察口腔黏膜，若出现口腔溃疡或真菌感染，要根据医嘱及时用药；口唇干裂者涂石蜡油，也可用湿棉签湿润口唇。

（4）保暖 四肢湿冷患者，可根据具体情况进行保暖，如提高室内温度；必要时使用热水袋，但要注意防止烫伤。

2. 改善呼吸功能

（1）每天定时通风，以保持室内空气清新。

（2）根据患者病情，可采取合适的体位。如清醒患者可采取半坐卧位；昏迷患者取去枕仰卧位，防止分泌物误入气道引起窒息或肺部并发症。

（3）保持呼吸道通畅，可行雾化吸入或拍背协助排痰，必要时使用吸引器吸出痰液。

（4）根据病情给予氧气吸入，缓解患者的缺氧症状。

3. 增加食欲，保证营养

（1）创造良好的进食环境，暂停非紧急治疗和护理。

（2）尽量符合患者的饮食习惯，注意食物的色、香、味、形；鼓励患者少食多餐。食物应多样化，营养充足易消化。

（3）对于吞咽困难的患者，应给予流质或半流质饮食，必要时采用鼻饲法或采用完全胃肠外营养，以保证患者的营养摄入。

（4）加强电解质指标和营养的监测；以便及时调整，满足患者的需要。

4. 减轻感知觉改变的影响

（1）保持病房安静、温湿度适宜、光线适当。

（2）保持眼部清洁，及时擦拭分泌物。对于眼睑不能闭合的患者，要覆盖凡士林纱布或涂抹红霉素眼膏，防止出现角膜溃疡或结膜炎。视力下降或丧失时，可采用触摸的方式与患者保持联系。

（3）由于听力是最后消失的感觉，所以切忌在床边讨论病情，避免不良刺激、增加患者的心理压力。和患者交流时，应语气柔和，说话清晰，同时可配合触摸等非语言沟通方式。

5. 减轻疼痛

（1）注意观察疼痛的部位、性质、程度、持续的时间及发作的规律等。

（2）采取有效的方法减轻患者的疼痛，可采用药物止痛法和非药物止痛法。非药物止痛可用音乐疗法、按摩、针灸疗法等减轻疼痛。对于疼痛较重的患者，可根据医嘱采用 WHO 推荐的三阶梯疗法控制疼痛，合理安排药物的用量和次数，注意观察用药后的反应，达到有效控制疼痛的目的。

6. 观察病情

（1）观察患者的生命体征、意识和瞳孔的变化。

（2）监测心、肺、脑等重要脏器的情况。

（3）注意观察治疗效果和不良反应。

？想一想

如何采用 WHO 推荐的三阶梯疗法为患者止痛？

答案解析

二、临终患者的心理变化及护理

（一）临终患者的心理变化

临终患者的心理反应是非常复杂的。美国医学博士布勒·罗斯通过对 400 位临终患者的观察，将临终患者的心理反应过程总结为 5 个阶段，即否认期、愤怒期、协议期、忧郁期和接受期。

1. 否认期 当患者得知自己患了不治之症时，第一反应是"不可能，肯定是搞错了"，极力否认，拒绝接受事实，会迫切求医，希望是误诊。这种反应是临终患者的一种心理防卫机制，可以减少对患者的不良刺激，从而有更多的时间来调整自己，正确看待死亡。否认期持续的时间因人而异，有的患者很快接受事实，有的则可持续到死亡。

2. 愤怒期 当病情加重，否认难以维持，患者常常表现为愤怒与生气，产生"为什么是我？太不公平了"的心理，且将愤怒、怨恨的情绪迁怒于家人、医护人员，对医院的规章制度、治疗和护理等表示不满，变得不合作或难以接近，以此表达内心的愤懑。

3. 协议期 愤怒的心理消失后，患者会逐渐接受临终的事实。此期患者为了延长生命，会积极配合治疗和护理，并且以承诺作为交换条件，出现"只要让我好起来，我一定会……"的表达。有些患者对过去做的错事表示忏悔，变得和善，对自己的生存抱有希望。

4. 忧郁期 随着病情的进展，患者意识到自己正逐渐接近死亡，会产生很强的失落感，并出现悲伤、情绪低落、抑郁甚至绝望等一系列心理反应。患者的主要表现为对周围事物淡漠，言语减少。此阶段，患者开始交代后事，要求与亲朋好友见面，希望喜爱的亲友陪伴。

5. 接受期 患者经过一番努力、挣扎后，对死亡已经做好准备，恐惧、焦虑、悲哀都消失，变得平静。会产生"既然是我，就去面对吧"的心理。此阶段患者表现为安静、坦然，喜欢独处，有的进入嗜睡状态，等待死亡的来临。

布勒·罗斯认为，临终患者的心理反应经历的 5 个阶段，并不一定按照顺序发展，因人而异，有的提前，有的延后，各阶段持续时间的长短也不固定。因此，临床护理人员应该根据具体情况采取针对性护理措施。

（二）临终患者的心理护理

1. 否认期 护理人员应该真诚与患者沟通，坦诚面对患者，不要急于揭穿患者的防卫机制。应该根据患者对疾病的认识程度温和、认真回答患者的问题。同时要和家属保持一致的口径，在交谈中应因势利导，帮助患者树立正确的生死观，给予患者更多的关心和支持。

2. 愤怒期 首先应认识到患者的愤怒是发自内心的恐惧和绝望，允许其以抱怨、不合作方式等宣泄，不宜回避。但对情绪过度引起的破坏性行为要及时制止，必要时遵医嘱使用药物来稳定患者的情绪。做好家属的工作，多陪伴患者。

3. 协议期 此期的心理反应对患者是有利的。护理人员应该积极主动关心患者，加强护理。满足患者合理的需要，使其更好地配合医疗和护理，控制症状、减轻痛苦。鼓励患者说出内心的感受，尊重其信仰。

4. 忧郁期 应该给予患者更多的同情和照顾，允许患者用不同的方式表达自己的情感，宣泄忧伤。尽量让家属陪伴在患者身旁，注意安全；观察患者的不良心理反应，防止意外的发生。

5. 接受期 护理人员为患者提供舒适的环境，继续加强基础护理；不强迫患者与他人交流，尊重患者，减少外界的干扰，让其安详、平静、有尊严地离开人世。

三、临终患者家属的护理

临终患者的家属经历患者生病、濒死直至死亡的整个过程，身体、精神都承受着巨大的压力，是临终关怀不可忽视的群体。因此，在护理临终患者的同时，也应该做好患者家属的关怀与照顾。

（一）临终患者家属的心理反应

在临终关怀中，家属不仅仅承担照顾患者的角色，也是医护人员服务的对象。承担心理、精神、经济、社会等各方面巨大的压力。患者的临终过程也是家属心理应激的过程，会出现苦恼、烦躁不安、愤怒、无助等情绪的变化。具体表现为以下三方面。

1. 个人需求延后或放弃 家中有临终患者，会改变一个家庭的经济状况，增加经济压力。家庭成员会对自己扮演的家庭角色进行调整，往往会导致推迟或放弃一些活动，如放弃升学、就业的机会，推迟结婚等。

2. 家庭角色的调整 临终患者的角色减退或丧失，促使家人重新调整并承担新的角色，如慈母兼严父、长姐如母、长父如兄等，以维系家庭功能的完整。

3. 压力增加，社会活动减少 临终患者的照料期间，家属因体力、精力、精神等的消耗会感到身心疲惫，导致正常的生活秩序被打乱，减少与他人交往的时间和机会。由于传统因素和患者病情的影响，常常对患者隐瞒病情，因此家属既要压抑自我的悲伤，又要避免患者知道真实的病情，导致进一步增加了家属的心理压力。

（二）临终患者家属的护理

1. 满足家属照顾患者的需要 尽可能满足家属照顾患者的需要，使其了解患者的病情进展和预后。为家属安排和患者单独相处的时间和空间，与家属一起讨论照顾患者的护理计划。

2. 指导家属照顾患者 护理人员协助家属了解临终患者的身心变化的特点，指导家属掌握必要的护理知识和技能，从身体和心理等方面给患者更好的照顾，使家属在照顾过程中获得安慰。

3. 关心家属，提供心理支持 关心、体贴家属，和家属建立良好的信任关系。允许家属发泄自己的情绪，鼓励家属说出自己的困难。尽量满足家属提出的要求，给予更多的关心和理解。

第四节　死亡后的护理

死亡后护理是临终关怀的重要组成部分，主要包括尸体护理和丧亲者的护理。做好尸体护理不仅是对死者的人格的尊重，也是对家属心灵上的安慰。尸体护理应在确认患者已经死亡，医生开出死亡诊断书以后尽快进行，既可以防止尸体僵化，也可以避免给其他患者带来不利影响。在尸体护理过程中，应尊重患者的遗愿，满足家属的要求和风俗习惯。

一、尸体护理

【目的】

（1）使尸体清洁，维持良好的外观，易于辨认。

（2）安慰家属，减轻悲痛。

【评估】

（1）患者的诊断、抢救过程，死亡时间及原因。

（2）尸体的清洁度，有无引流管、伤口，死者有无传染病等。

（3）死者的遗愿，民族、宗教信仰及风俗习惯。

（4）病房环境。

（5）死者家属有无特殊的要求。

【计划】

1. 护士准备 衣帽整洁，洗手、戴口罩、戴手套。

2. 环境准备 安静、肃穆、用拉帘或屏风遮挡，请其他人员回避。

3. 用物准备

（1）治疗车上层 衣裤、尸单或尸袋、尸体识别卡3张；治疗盘内备血管钳、不脱脂棉球、剪刀、梳子、松节油、绷带、擦洗用具、手消毒液。有伤口者备换药敷料；必要时备隔离衣。

（2）治疗车下层 生活垃圾桶、医疗垃圾桶。

【实施】

1. 操作步骤 见表18-1。

表18-1 尸体护理的方法

操作程序	操作步骤	要点说明
1. 核对填卡	核对死者的姓名，填写尸体识别卡	
2. 备齐用物	备齐用物，携至床旁，用屏风或拉帘遮挡	尊重死者，维护隐私；减少对同病室其他患者的影响
3. 安慰家属	安慰家属节哀保重，使其暂离病房	若家属不在，应尽快通知
4. 撤去治疗	撤去一切治疗	撤去一切治疗仪器，去除所有导管
5. 安置体位	将床头放平，尸体仰卧，头下置一软枕，移去盖被，大单遮盖尸体	头下垫软枕，防止面部淤血变色
6. 清洁面部	清洁面部，有义齿者代为装上	可避免脸部变形
7. 填塞孔道	用血管钳将棉球填塞于口、鼻、耳、肛门、阴道等	避免体液外流，棉花不可外漏
8. 清洁全身	脱掉衣裤，清洁全身。依次擦洗上肢、胸部、腹部、背部及下肢等部位；有伤口者，更换敷料，有引流管拔除后需要封闭或缝合创口，如有胶布痕迹可用松节油擦净，更换衣服，梳理头发	使尸体清洁，维持良好的外观
9. 包裹尸体	将第一张尸体识别卡系在死者的右手腕上，用尸单包裹尸体，在胸部、腹部和脚踝处用绷带固定（也可将尸体置于尸袋内），将第二张尸体识别卡系在胸前的尸单上	便于识别尸体
10. 运送尸体	将尸体移至平车，送往太平间，置于停尸屉内，将第三张尸体识别卡放于停尸屉外	防止尸体腐败，便于识别

续表

操作程序	操作步骤	要点说明
11. 终末消毒	死者用过的所有物品按照相应的要求消毒，如死者为传染病，需按照传染病的终末消毒处理	防止交叉感染
12. 整理病历	填写死亡通知单，按要求处理病历，停止一切医嘱	记录规范，及时、准确
13. 整理遗物	清点并整理遗物，交于家属带回	如家属不在，应由二人清点，列出清单交给护士长保管

2. 注意事项

（1）尸体护理应在医师开出死亡通知，并取得家属同意后立即进行。

（2）尸体护理时，态度要严肃认真，应维护死者的隐私和尊严。

（3）填写尸体识别卡，字迹应清楚，便于辨认。

（4）传染病患者的尸体应用消毒液擦拭，且用消毒液浸泡过的棉球填塞各孔道，尸袋外应有传染标识。

【评价】

（1）尸体清洁、姿势良好，易于辨认。

（2）对家属使用真诚、恰当的劝慰语言，减轻其疼痛。

练一练

进行尸体护理时，头下垫一软枕的目的是（　　）。

A. 防止面部淤血变色　　　　B. 用于安慰家属　　　　C. 便于家属识别

D. 保持尸体整洁　　　　　　E. 保持尸体位置良好

答案解析

二、丧亲者的护理

丧亲者指死者家属（主要指父母、子女、配偶等）。失去亲人是重大的生活事件，是痛苦的经历。这种痛苦在失去亲人的很长一段时间内持续存在，直接影响丧亲者的身心健康，因此做好丧亲者的护理工作非常重要。

（一）丧亲者的心理反应

不同的学者，对丧亲者的心理反应描述不同。安格乐理论认为：丧亲者的心理反应可分为以下6个阶段。

1. 冲击与怀疑期　此阶段的主要特点是拒绝接受亲人去世的事实，让自己有充足的时间调节。特别是在突发事件中丧失亲人表现尤其突出。

2. 逐渐承认期　随着时间的推移，意识到亲人确实离世，会出现抑郁、自责和哭泣的表现，突出表现是哭泣。

3. 恢复常态期　能够在悲痛中处理后事。

4. 克服失落感期　想办法克服痛苦的空虚、失落感，常常回忆过去的事情。

5. 理想化期　此期丧亲者出现想象，认为失去的亲人是非常完美的，常常因为对已故者的不好态度或行为而感到自责。

6. 恢复期　此期机体的功能大部分恢复，但悲伤的感觉不会完全消失，常常会不经意想起逝去的亲人。

丧亲者心理反应持续时间长短因人而异。对死者的依赖程度、病程的长短、死者的年龄、失去亲人后对生活的影响都是重要的影响因素。

（二）丧亲者的护理

1. 做好尸体护理　认真做好尸体护理，既是对死者人格的尊重，对家属也是心理上的安慰。

2. 心理疏导　鼓励家属宣泄情感。认真倾听诉说，表达情感的理解和支持，鼓励丧亲者互相安慰，让家属以积极的方式面对现实，树立生活的信心。

3. 鼓励参加社会活动　改变生活环境，建立良好的社会关系，培养新的生活乐趣，协助解决实际困难。

4. 定期随访　临终关怀机构可根据具体情况，采用电话、信件访视等方式对死者家属进行随访，给予必要的支持与鼓励。

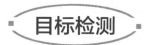

答案解析

[A1 型题]

1. 患者的临终状态又称为（　　）。

　　A. 临床死亡期　　　B. 脑死亡期　　　C. 生物学死亡期　　D. 濒死期　　　E. 代谢衰退期

2. 濒死期患者的心理表现第一期是（　　）。

　　A. 否认　　　　　B. 愤怒　　　　　C. 协议　　　　D. 忧郁　　　　E. 接受

3. 临床上进行尸体护理的依据是（　　）。

　　A. 医生作出死亡诊断后　　　　　　　　B. 呼吸停止

　　C. 各种反射消失　　　　　　　　　　　D. 心跳停止

　　E. 意识丧失

4. 尸体护理，下列做法不妥的是（　　）。

　　A. 装上活动义齿　　　　　　　　　　　B. 置尸体去枕平卧

　　C. 必要时用绷带托扶下颌　　　　　　　D. 有伤口者要更换敷料

　　E. 各孔道用棉花填塞

5. 开始出现尸僵是在死后（　　）。

　　A. 48 小时　　　B. 24 小时　　　C. 18～20 小时　　D. 6～8 小时　　　E. 1～3 小时

6. 尸体腐败的主要原因是（　　）。

　　A. 外界细菌进入　　　　　　　　　　　B. 体腔内微生物作用

　　C. 肠道细菌的作用　　　　　　　　　　D. 体表微生物侵入

　　E. 酶的作用

7. 不属于尸体护理的目的是（　　）。

　　A. 使尸体清洁　　　　　　　　　　　　B. 使尸体无流液

　　C. 姿势良好　　　　　　　　　　　　　D. 易于鉴别

　　E. 利于尸体保存

8. 尸体护理的操作方法中错误的是（　　）。

　　A. 填写尸体卡，备齐用物携至床旁　　　B. 撤去治疗用物

　　C. 放平尸体，仰卧；肩下垫一枕　　　　D. 依次洗净身体各部，穿上尸体衣裤

　　E. 系一尸体卡在死者手腕部，包好尸单，再别一尸体卡在尸单上

9. 尸斑一般出现在尸体的（　　）。

　　A. 头顶部　　　B. 面部　　　C. 腹部　　　D. 胸部　　　E. 最低部位

10. 濒死患者最后消失的感觉是（　　）。

  A. 视觉　　　　　B. 听觉　　　　　C. 嗅觉　　　　　D. 味觉　　　　　E. 触觉

11. 患者死亡后的处理哪项不符合要求（　　）。

  A. 在体温单的 40～42℃ 之间填写死亡时间　　　　B. 整理病历

  C. 停止一切医嘱　　　　　　　　　　　　　　　　D. 按出院手续办理结帐

  E. 撤去床上用物，立即铺好备用床

[A2 型题]

12. 患者，男，67 岁，因车祸颅脑损伤，抢救无效，医生确定死亡后，护士进行尸体护理，下列操作不正确的是（　　）。

  A. 填写尸体识别卡　　　　　　　　　　　　　　　B. 尸体仰卧，取下枕头，洗脸闭合眼睑

  C. 给患者装上义齿，以避免脸部变形　　　　　　　D. 用不脱脂棉填塞身体孔道

  E. 态度真诚严肃，表示同情理解

13. 患者，女，30 岁，肝癌，入院时身体虚弱，抗癌治疗效果差，患者情绪不稳定，经常抱怨、与家属争吵，该期心理反应为（　　）。

  A. 忧郁期　　　　B. 接受期　　　　C. 否认期　　　　D. 愤怒期　　　　E. 协议期

14. 患者，女，45 岁，乳腺癌肝转移，极度虚弱，对其护理的目标是（　　）。

  A. 让患者有尊严的度过余生　　　　　　　　　　　B. 提供根治疗法

  C. 放弃特殊治疗　　　　　　　　　　　　　　　　D. 延长生命过程

  E. 实施安乐死

15. 患者，男，39 岁，因车祸导致头部外伤，入院后经抢救无效死亡。护士为其作尸体护理，以下操作不妥的是（　　）。

  A. 在大病房内应用屏风遮挡　　　　　　　　　　　B. 劝慰家属离开病房

  C. 撤去被褥枕头，放平尸体　　　　　　　　　　　D. 用棉球填塞各个孔道

  E. 伤口更换清洁敷料

16. 患者，女，79 岁，胰腺癌晚期，现处于临终状态，护理该患者的主要措施是（　　）。

  A. 置肢体于功能位　　　　　　　　　　　　　　　B. 帮助患者刷牙

  C. 检验生化指标　　　　　　　　　　　　　　　　D. 帮助其行走

  E. 减轻疼痛

17. 患者，男，63 岁。因晚期食管癌入院，情绪稳定，多次要求医生为其复查，逢人便讲：我身体一直很好，肯定搞错了。此时患者处于（　　）。

  A. 否认期　　　　B. 愤怒期　　　　C. 协议期　　　　D. 忧郁期　　　　E. 接受期

（马利文）

书网融合……

  📄 重点回顾　　　　　📱 微课　　　　　🕐 习题

第十九章　医疗与护理文件的记录与病案保管

PPT

导学情景

情景描述：患者，男，37 岁，因低热 1 月余，咳嗽，痰中带血，以"肺结核待查"于 3 日前收入院。患者既往有乙肝病史，入院前，患者血液检查结果：乙型肝炎病毒表面抗原 HBsAg（＋），谷丙转氨酶 186U。患者今晨主诉头痛、憋气，生命体征正常。医嘱：呼吸道隔离，血液隔离；采静脉血查乙肝 5 项；吸氧 1～2L/min。

情景分析：通过患者的主诉以及查体发现患者患有传染性疾病，应当立即给予相应的隔离，同时在执行医嘱时要判断轻重缓急，先临时后长期，先执行后抄写。

讨论：1. 上述医嘱的类型有哪些？

　　　　2. 如何正确处理医嘱？

学前导语：医疗文件作为考察医院管理水平和医护质量的重要依据，是记录医疗行为和医疗过程的原始资料，也是医疗事故鉴定中需要提供的重要文书资料。护理文件作为医疗文件的重要组成部分，在住院患者的相关医疗记录文件中占据着举足轻重的地位，其记录了患者医疗相关医疗活动的详细内容，对于评价治疗效果，制定新的治疗方案具有重要意义。同时，护理病历也是评价护理工作质量的重要内容，要求护理人员必须客观地记录患者情况、医疗操作等内容，这样才能真正对患者负责，同时也间接保护了医护人员的合法权益。

医疗与护理文件是医务人员在医疗护理活动中形成的文字符号、图表、影像、切片等资料的总和，是医疗、护理活动的记录，是医院和患者的重要档案资料，也是医学教育、医学科研以及法律事务上的重要资料之一。医疗文件客观、真实地记录着患者疾病发生、发展、治疗和转归的全过程。护理记录是护理人员对患者进行病情观察和实施护理措施的原始文字记载，也是临床护理工作的重要组成部分。目前全国各级医院医疗和护理文件记录的方式不相同，但必须保证医疗护理文件的原始性、正确性和完整性，做到规范书写，并妥善保管。

第一节　医疗与护理文件的书写意义及要求

一、书写意义

1. 提供患者的信息资料　医疗和护理文件记录了患者的病情变化、诊断治疗及护理的全过程，是最原始的文件记录，可以方便医务人员及时、动态地了解患者的全面信息，是诊断治疗、护理的重要参考依据。

2. 提供教学及科研的重要资料　完整的医疗和护理文件是医学和护理教学的重要教材，是开展科研工作的重要资料，可供学生进行个案分析、讨论及进行回顾性研究。

3. 提供评价依据　完整的医疗和护理文件可反映医院的医疗护理质量，是医务人员服务质量和技术水平的体现。

4. 提供法律的证明文件　完整的医疗和护理文件具有重要的法律作用。在发生医疗纠纷、进行伤残处理等情况时，在调查处理的过程中，都要将病案记录作为依据加以判断，以明确医院和医护人员有无法律依据。

二、书写要求

医疗和护理文件记录的要求是指导临床医务人员书写病历的最基本要求，过程中必须遵循的一般性规则，也是评价临床病历质量的基本依据。

（一）及时

医疗护理文件记录应该在进行评估或实施医疗护理措施之后立即记录，不得拖延或提早，更不能漏记、错记，以保证记录的时效性。例如，应当在患者入院 24 小时内完成入院记录；患者入院 8 小时内完成首次病程记录；抢救患者，未能及时书写记录时，当班护士应在抢救结束后 6 小时内据实补记，并注明抢救时间和补记时间。

（二）准确

记录内容必须真实、准确，使用医学术语、通用的中文和外文缩写，采用法定的计量单位。书写应表达准确、语句通顺、标点正确。记录过程中出现错字时，不得涂改、剪贴或使用修正液，应用所书写的钢笔在错字上划双横线，保证原记录清晰可见，并在旁边签全名。

（三）客观

医疗护理记录应该是医护人员所观察和测量到的患者的客观信息，不应是医护人员的主观看法和解释，记录患者的主观资料时，应记录其主诉内容，并用引号标明，同时应补充相应的客观资料。如：患者主诉"我感觉浑身没劲，身上烫，可能发烧了"，测量体温：38.9℃。

练一练19-1

关于医疗文件的书写要求，错误的是（　　）。

A. 可进行主观判断　　　　　B. 记录及时准确　　　　　C. 内容简明扼要

D. 医学术语确切　　　　　　E. 记录者签全名

答案解析

（四）完整

医疗和护理记录应包括患者的所有信息。眉栏、页码须填写完整，各项记录应按要求逐项填写，避免遗漏，记录应连续，不可留有空行或空白，记录后签全名。病历中所有资料应详细、全面，不得丢失。

（五）真实

真实是医务人员询问病史、检查患者后，对患者所陈述的病史、所检查有意义的体征及分析结果等在病历上的体现。医务人员的记录能够真实再现患者疾病发生、发展和演变的全过程。记录内容应尽量简洁、流畅、重点突出，避免笼统、含糊不清或过多修辞。

（六）规范

医疗和护理文件书写时必须按照法律法规、部门规章、行业标准等规范要求进行书写。各种记录应按规定的内容和格式书写，除特殊规定外，分别使用红、蓝黑水笔书写各种记录，一般白班用蓝黑水笔书写，夜班用红色水笔书写，要求字迹清晰，书写工整。

👁 看一看19-1

病案的法律意义及其在医疗纠纷中的作用

病案是患者接受检查、诊断、治疗、护理及疾病发生、发展和转诊等全过程的原始记录，是重要的法律依据。《医疗事故处理条例》和《医疗机构病历管理规范》对依法治档、规范病案管理工作提供了重要依据。病案从记录形成、医疗人员之间的传递、医患双方的需求应用，到病案保管及提供利用等，是一项系统工程。

在医疗纠纷的处理过程中，病案作为重要依据而受到医患双方和社会各界的广泛关注。我国法律明确规定："进行诉讼时，必须以事实为依据，以法律为准绳。""证据必须经过查证属实，才能作为定案的根据。"如果证据在真实性方面受到质疑，就等于在法律上失去了作用。当我们提供的病案存在不真实、不规范、不完整时，必然导致我们索要证实的法律事实与客观事实之间存在差距。

第二节　医疗与护理文件的记录

一、体温单

体温单（附表19-1）是由护士填写的重要护理文件，除记录患者的体温外，还记录脉搏、呼吸及其他情况，如出入院、手术、分娩、转科或死亡时间，大便、小便、出入量、血压、体重、药物过敏等。患者住院期间，体温单排列在病案首页，以便医护人员查阅。

（一）眉栏填写

（1）用蓝黑水笔填写患者姓名科别、病室、床号、住院号、日期、住院日数及周数等项目。

（2）填写"日期"栏时，每页第一日应填写年、月、日，其余六天只写日，如在六天中遇到新的年度和月份开始，则应填写年、月、日或月、日。

（3）填写"住院日数"栏，从入院后第一天开始记录，直至出院。用蓝黑水笔填写。用阿拉伯数字"1、2、3……"表示。

（4）手术（分娩）患者，用蓝黑水笔填写"手术（分娩）后日数"，以手术（分娩）次日为第1

日，用阿拉伯数字连续填写 14 天。若在 14 天之内进行第二次手术，有两种记录方法：①用分数形式表示，第一次手术日数作为分母，第二次手术日数作为分子，例如第一次手术的第 3 天进行第二次手术，术后日数用：1、2、3、1/4、2/5 等表示，第二次手术次日开始计数，依次记录至第二次手术后 14 天为止；②停写第一次手术日数，在第二次手术当日写 Ⅱ－0，连续写至第二次手术后 14 天止。

（二）40～42℃之间的记录

用红色水笔纵向在体温单 40～42℃之间相应日期及时间格内纵向顶格填写入院、转入、手术、分娩、出院、死亡等。除手术不写具体时间外，其余均应按 24 小时制写出相应时间，具体到分钟；若时间与体温单上整点时间不一致，则就近填写在最接近的时间栏内。例如："入院于十时四十五分"，应填写在十二时栏内，纵向填写。

（三）体温、脉搏曲线的绘制和呼吸的记录

1. 体温曲线的绘制

（1）体温符号　口温为蓝"●"、腋温为蓝"×"、肛温为蓝"○"。

（2）按实际测量度数，用蓝黑水笔绘制于体温单 35～42℃之间，相邻两次的体温用蓝线相连。

（3）特殊情况体温曲线的绘制

1）体温不升　低于 35℃者，在 34～35℃之间用蓝黑水笔写"不升"，不与相邻的体温符号相连；或者于 35℃处用蓝黑水笔画一蓝"●"，在蓝点处向下划箭头"↓"，箭头长度占两小格，并将蓝"●"与相邻的温度相连。

2）降温　高热患者经物理降温或药物降温处理半小时后，所测量的体温应绘制在降温处理前的同一纵格内，以红圈"○"示之，并以红虚线与物理降温前体温相连，下一次所测得的体温与降温前体温相连。降温后若体温不降或上升者，可不绘制降温体温，在护理记录中相应记录。

3）未测　擅自外出或拒绝测体温、脉搏、呼吸者，体温单上不绘制，相邻的两次体温和脉搏不连线。并在相应的时间栏内 35℃下用蓝黑水笔纵向填写"外出""拒测"等字样。

4）核实　体温若与上次温度差异较大或与病情不符时，应重新测试，无误者在原体温符号上方用蓝黑水笔写上小写英文字母"v"，表示已核实。

2. 脉搏曲线的绘制

（1）脉搏符号　以红"●"表示，相邻脉搏以红线相连。

（2）重叠绘制　脉搏与体温重叠时，先画体温符号，再用红色水笔在体温符号外画"○"。

（3）绌脉绘制　脉搏短绌时，心率以红"○"表示，相邻心率用红线相连，脉搏仍与脉搏相连，在脉搏与心率两曲线间画红线填满。

（4）起搏心率绘制　使用心脏起搏器的患者，心率应以"Ⓗ"表示，相邻心率用红线相连。

3. 呼吸的记录

（1）呼吸符号　呼吸以蓝"○"表示，相邻的呼吸用蓝线相连，绘制呼吸曲线，从 10 次/分到 40 次/分，每一大格为 10 次/分，每一小格为 2 次/分。

（2）重叠绘制　当呼吸与体温重叠时，则先画体温，再将呼吸用蓝圈画于其外。

（3）辅助呼吸绘制　使用呼吸机辅助呼吸时，呼吸应用"Ⓡ"表示，相邻两次呼吸用蓝线相连。

（4）表格式记录　如果体温单呼吸栏为表格形式，即用红色水笔在体温单呼吸相应栏目内填写患者呼吸的次数，相邻两次上下错开。

（四）底栏的记录

底栏的内容包括血压、体重、尿量、大便次数、药物过敏、液体入量等，用蓝墨水笔填写，如有其他情况在空的机动栏内填写。数据以阿拉伯数字记录，不写计量单位。

1. 大便次数　每 24 小时记录一次，记前一日的大便次数，如未解大便记"0"；大便失禁以"※"表示，人造肛门以"☆"表示，灌肠以"E"表示。灌肠后排便一次以"1/E"表示，"1（2/E）"表示自行排便 1 次，灌肠 1 次后又排便 2 次。

2. 尿量　以 ml 计算，每日在规定时间记录前一日的总尿量。导尿以"C"表示，尿失禁以"※"表示。例如，"2000/C"表示导尿患者排尿 2000ml。

3. 液体出入量　以 ml 计算，每日在规定时间总结前一日 24 小时总出入液量。

4. 体重　以 kg 计算填入。一般新入院患者应记录体重，住院患者应每周记录体重一次。入院时或住院期间因病情不能测量体重时，用"平车"或"卧床"表示。

5. 血压　以 mmHg 为单位，记录在相应时间栏内。以收缩压/舒张压的分数形式记录血压。新入院患者要记录血压，住院患者每周至少记录血压一次。一日内连续测血压者，则上午写在前半格内，下午写在后半格内，术前血压写在前面，术后血压写在后面。每日需测量三次以上血压时，应记录在护理记录单上。7 岁以下患儿可以根据医嘱测血压。

6. 药物过敏　用红水笔填写发生过敏反应药物的名称，用红色水笔在括号中标注阳性反应"（＋）"，填写于做过敏试验的相应日期栏内。并于每次添加体温单时进行转抄。

7. 其他　作为机动，根据病情需要填写，如特殊用药、腰臀围、腹围、身高、管路情况等。

8. 页码　用蓝黑水笔连续填写。

现代科技迅速发展，医院信息化的普及，很多医院陆续开始使用电子体温单。电子体温单的绘制要求同手绘体温单，但操作更简便、效率更高。护士凭个人账号和密码登录临床信息系统（clinical information system，CIS）中的护士工作站系统，进入生命体征录入界面，将患者生命体征分项目录入后保存，则系统自动生成体温单。电子体温单只要录入的信息准确无误，则版面清晰完整、美观，绘制准确规范，而且具有预警系统；也避免了手绘体温单的画图不准确、字迹潦草、涂改、错填、漏填、信息不符、续页时间序号错误等问题。医生和护士可分别从医生工作站系统和护士工作站系统查阅患者体温单，体温单每满页可打印出来，或根据需要打印体温单。

✎ **练一练19-2**

护士在体温单上绘制肛温的符号为（　）。

A. ○（蓝色）　　　　　　　　B. ●（蓝色）　　　　　　　　C. ●（红色）

D. ×（蓝色）　　　　　　　　E. ○（红色）

答案解析

二、医嘱单

医嘱是医生在医疗活动中下达的医学指令，是医护人员共同执行治疗和护理的重要依据，也是护士执行医嘱和执行完医嘱后核查的重要依据。目前，各医院医嘱的书写方法不尽一致，有的医院将医嘱直接写在医嘱单上，有的医院将医嘱直接输入计算机，实行微机处理。

（一）医嘱的种类

1. 长期医嘱　医嘱有效时间在 24 小时以上，当医生注明停止时间后医嘱失效。如一级护理、低盐低脂糖尿病饮食、呋塞米 20mg po qd、维生素 B_{12} 0.5mg im qd 等。

2. 临时医嘱　医嘱有效时间在 24 小时以内，一般只执行一次。有的是限定执行时间的临时医嘱，如会诊、手术、实验室及特殊检查等；有的是立即执行的临时医嘱如"st"医嘱，例如地塞米松 5mg iv st,

需在 15 分钟内执行。出院、转科、死亡等也列为临时医嘱。

3. 备用医嘱

（1）长期备用医嘱（prn）　指有效时间在 24 小时以上，必要时执行，两次执行之间有时间间隔，由医生注明停止日期后方失效，如哌替啶 50mg im q6h prn。

（2）临时备用医嘱（sos）　仅在 12 小时内有效，必要时执行，只用一次，过期无效，如氯硝西泮 0.5mg po sos。

4. 特殊医嘱　写在临时医嘱单上。

（1）一天内需连续执行数次的医嘱，如测血压 q0.5h × 12。

（2）每天一次，需连续执行数天的医嘱，如痰培养 qd×3 天。

（二）医嘱的内容

医嘱内容包括日期、时间、床号、姓名、护理常规、护理级别、饮食、体位、药物（注明剂量、用法、时间等），各种检查及治疗，术前准备和医生护士签名。

1. 长期医嘱单　包括患者姓名、科别、住院号（或病案号）、床号、页码、起始日期和时间、长期医嘱内容、停止日期和时间、医师签名、执行时间、执行护士签名。

2. 临时医嘱单　包括患者姓名、科别、住院号（或病案号）、床号、页码、医嘱开具时间（具体到分钟）、临时医嘱内容、医师签名、执行时间、执行护士签名等。

（三）医嘱的处理

1. 医嘱的处理原则

（1）先急后缓　处理医嘱较多时，应首先判断医嘱的轻重缓急，合理、及时地安排执行顺序。

（2）先临时后长期　需即刻执行的临时医嘱，应立即安排执行。

（3）医嘱执行者须在医嘱单上签全名。

2. 医嘱的处理方法

（1）纸质医嘱处理

1）长期医嘱　由医生直接写在长期医嘱单上，注明日期和时间，并签全名。护士应先将医嘱分别转抄至各种长期执行单上（如服药单、护理单、治疗单、注射单等），核对无误后在核对者一栏内签全名。

2）临时医嘱　由医生直接写在临时医嘱单上。护士应先将医嘱分别转抄到临时治疗单或治疗卡上，执行后在执行时间栏内填上执行时间，并在执行者一栏内签全名。

3）备用医嘱　长期备用医嘱由医生写在长期医嘱单上，护士将其转抄至执行单上。每次执行之后，在临时医嘱单上记录执行时间并签全名，以供下一班护士参考。临时备用医嘱由医生写在临时医嘱单上，执行后写上执行时间，并在签名栏内签全名；过期未执行，则由护士用红色水笔在执行时间栏内写上"未用"并在签名栏内签全名。

4）停止医嘱　医生在长期医嘱单上相应医嘱后写上停止日期、时间，签全名。之后，护士用蓝黑水笔注销相应的注射卡、治疗单、饮食卡、大小药卡上的医嘱，同时注明停止日期和时间并签全名，然后在长期医嘱单停止医嘱的执行人栏内签全名。

5）重整医嘱　当长期医嘱栏内调整项目较多，或长期医嘱单超过 3 页时应重整医嘱。重整医嘱由医生进行书写。重整医嘱时，在原医嘱最后一行下面划一红横线；在红线下正中用蓝黑水笔写上"重整医嘱"，红线上下不得有空行。再将红线以上有效的长期医嘱按原日期、时间排列顺序排列抄在红线下。抄录完毕需两人核对，无误后再签上抄写者和核对者姓名。当患者手术、分娩或转科后，也需要重整医嘱，即在原医嘱最后一行下面划一红横线，并在其下正中用蓝黑水笔写"术后医嘱""分娩医嘱""转入医嘱"等，以表示红线以上的医嘱作废，同时注销各执行单上原有的医嘱，由医生写上新的医嘱。

（2）电子医嘱的处理　医嘱除了可以是直接写在医嘱单上的纸质医嘱，还可以是直接录入计算机医嘱处理系统的电子医嘱。目前，很多医院开始使用 CIS 对患者的诊疗及护理信息进行管理。医生凭个人账号和密码登录 CIS 中的医生工作站系统，将医嘱按长期医嘱、临时医嘱、辅助检查、化验等分类录入系统，护士登录 CIS 中的护士工作站系统进行处理。

1）审核医嘱　也称校对医嘱，重点核对医嘱录入的正确性、规范性，包括医嘱内容和分类。医嘱须经双人校对无误后方可进入执行医嘱环节。

2）执行医嘱　护士凭个人账号和密码登录临床信息系统中的医嘱处理系统，浏览审核通过的医嘱，点击"医嘱执行"按钮，完成医嘱的生成执行，并向各科室发送出有关请求。医嘱执行后可生成各种汇总的表单及医嘱执行单，如输液单、注射单、服药单等。

3）打印表单和医嘱单　护士通过各自的终端机直接打印各种执行表单，以指导护士执行。护士执行后在相应的表单上签上名字和执行时间。如需要打印患者的长期医嘱和临时医嘱单，CIS 具备续打印功能。当再次打印医嘱时，可以续前页进行，打印出的医嘱自动带有执行护士的电子签名和医嘱处理的时间。

使用 CIS 处理医嘱避免了纸质医嘱处理时存在的各种问题，如手工转抄各种执行单、查对转抄的准确性低及填写各种医嘱报表等工作较为烦琐，更重要的是通过规范化的录入界面、格式化的数据形式及系统内部的质量控制，设置错误提示警告，保证了医嘱录入及医嘱处理的正确性、完整性、及时性，有利于提高医疗护理质量，防止差错事故的发生。

3. 注意事项

（1）医嘱必须经医生签名后才有效。除非在抢救、手术过程中，一般情况下不执行口头医嘱。执行口头医嘱时，执行护士应先复述一遍，医护双方确认无误后方可执行，抢救、手术结束后，医生应及时据实补写医嘱，护士补签全名。

（2）对有疑问的医嘱，必须询问或核对清楚后方能执行。

（3）对已写在临时医嘱单上而又不需要执行的医嘱，不得贴盖、涂改，应由医生在该项目医嘱栏内用红色水笔写"取消"，并在医嘱后签全名。

（4）护士在转抄和处理医嘱时，应注意力集中，做到认真、细致、准确、及时，医嘱单用蓝黑色钢笔填写，字迹清楚，不能随意涂改。医嘱执行者须在医嘱单上签全名。

（5）医嘱须由两名护士查对，应每班、每日核对，每周总查对，并在查对登记本上记录查对者姓名和查对时间。

（6）凡需下一班执行的临时医嘱要交班，并在护士交班记录上注明。

练一练19-3

术后患者需药物止痛，护士对医嘱"哌替啶 5mg im st"有疑问，护士应该（　　）。

A. 凭经验执行　　　　　　　　　B. 与另一名护士核对后执行

C. 征询护士长意见后执行　　　　D. 询问医生，核实医嘱内容

E. 自行执行，及时询问患者药效

答案解析

? 想一想

以下医嘱内容中哪些属于长期医嘱，哪些属于临时医嘱，哪些属于长期备用医嘱，哪些属于临时备用医嘱？

答案解析

时间	住院号	姓名	性别	处方	给予时间	医生签字	护士签字
2021－06－30 9am	123456	张某	女	内科护理常规 流质饮食 硝苯地平 10mg 舌下含服 st 氨茶碱 0.1po tid 肥皂水灌肠 at 8pm 可待因 0.03g po sos 哌替啶 50mg im q6h prn			张芳

三、护理记录单

（一）入院护理评估记录单

入院护理评估记录单（附表 19－2）是护理病历的首页，用于对新入院患者进行初步的护理评估，以了解患者的身心状态。护理病历首页是患者入院后首先进行的系统的健康评估记录，通过评估找出患者的健康问题，确立护理诊断。内容有一般资料、健康史、身体评估、相关检查结果及医疗诊断、心理状况、社会状况等。

目前，入院护理评估记录单运用较多的是以表格式为主，填写式为辅的书写方式。这种书写方式优点在于，首先，印制好的评估表格能够指导护理人员全面系统地收集和记录患者的入院资料，避免遗漏，对初学者此项优点更为突出；其次，表格记录方式多是在备选项中打"√"，不仅大幅度地减少了书写的时间和负担，而且还可提高资料记录的一致性，便于比较。缺点在于，因是事先印制好的表格，所以形式固定，一定程度上限制了使用者的主动性和评判性思维能力的发挥。

1. 记录内容 主要内容为患者的一般情况、护理评估、入院宣教、简要病史、护理体检、生活状况及自理程度，心理、社会方面状态等。

2. 书写要求

（1）要在全面收集资料的情况下填写。

（2）用蓝黑水笔填写眉栏各项，包括患者的姓名、性别、年龄、科别、床号、住院号。

（3）用蓝黑水笔逐项填写或为选项打"√"，最后签上全名。

（二）住院患者护理记录单

住院患者护理记录单是用于记录患者住院期间病情的动态变化以及因病情变化所采取的各种措施。根据病种、病情不同，住院患者护理记录单有所不同，内科住院患者使用内科住院患者护理记录单（附表 19－3），外科住院患者使用外科住院患者护理记录单（附表 19－4），不管内科、外科，一旦出现病危均使用病危患者护理记录单，即特别护理记录单（附表 19－5）。ICU 住院患者另有 ICU 护理记录单；CCU 住院患者另有 CCU 护理记录单；NICU 住院患者另有 NICU 患儿护理记录单。目前，各种护理记录单以表格形式的居多，以简化护理文书书写工作量。CIS 的逐渐应用，各种护理文书书写也逐渐电子化。

1. 记录内容 各种记录单内容不一，但基本上包括了生命体征、血氧饱和度、各种管道包括静脉置管的名称及护理、病情变化及措施。

2. 记录方法

（1）用蓝黑水笔填写眉栏各项，包括科室/病区、床号、姓名、住院号、诊断及页码。

（2）用蓝黑水笔及时、准确地记录患者的体温、脉搏、呼吸、血压、血氧饱和度、管道情况、病情变化及措施等。如有其他状况可写在其他栏内。计量单位应写在标题栏内，记录栏内只填写数字。

（3）管道引流液量应 12 小时小结一次，24 小时总结一次。

（三）护理计划单

护理计划单是护理人员为患者在住院期间进行整体护理的全面系统记录。根据患者入院护理评估的资料，评估患者的基本情况和身心需要，找出患者的护理问题，按先后顺序将患者的护理问题列于计划单上，并设定各自的预期目标，制订相应的护理措施，及时评价。目前，大部分医院以"标准护理计划"的形式预先编制每种疾病的护理诊断及相应的护理措施、预期目标等，护士可以参照它为多数患者实施护理（附表 19-6）。

（四）PIO 护理记录单

护理人员对患者实施各项护理措施后，应及时准确记录护理活动的内容、实施时间及执行措施后患者的反应。书写时采用 PIO 护理记录格式。PIO 的含义：P（problem）问题、I（intervention）措施、O（outcome）结果（表 19-1）。

表 19-1　PIO 护理记录单

科别 __神经内科__　　姓名 __苏某__　　年龄 __64 岁__　　床号 __5 床__　　住院号 __13432567__　　诊断：帕金森病

日期	时间	护理记录	护士签名
2021-6-18	9:00	P1 便秘　与活动量减少、环境改变有关	张青
6-18	9:00	I1（1）指导顺时针按摩下腹部	张青
		（2）遵医嘱予艾条艾灸天枢、大横等穴位	
		（3）遵医嘱予开塞露 1 支纳肛	
6-18	9:00	P2 自尊低下　与自身形象改变、生活依赖他人有关	张青
		I2（1）心理护理，关心安慰患者，嘱其安心养病配合治疗	
		（2）自我修饰指导	
		（3）提高生活自理能力指导	
6-18	11:00	O1 患者自解大便 1 次，棕褐色、质干硬、量较多	张青
6-18	11:00	O2 患者心理状态良好，积极配合治疗护理	张青

（五）特别护理记录单

特别护理记录单（附表 19-5）常用于危重、抢救、大手术后或特殊治疗和需要严密观察病情变化者的记录，便于及时全面掌握患者情况，观察治疗或抢救后的效果。患者出院或死亡后，特别护理记录单归入病案永久保存。记录内容包括患者姓名、科别、住院病历号（或病案号）、床号，页码、记录日期和时间。

1. 记录内容　体温、脉搏、呼吸、血压、意识、瞳孔、出入液量等，病情观察、治疗、护理措施和效果，护士签名等。

2. 记录方法和要求

（1）用蓝黑水笔填写眉栏各项空白及页数。

（2）上午 7 时至晚 19 时用蓝黑水笔记录，晚 19 时至次晨 7 时用红色水笔记录。

（3）出入液量每 12 小时用蓝黑水笔一小结，每 24 小时用红色水笔一总结。病危患者应每日统计出入液量，其他患者根据医嘱记录出入液量。白班于晚 19 时小计日间出入量（画蓝横线），夜班于次日晨 7：00 总结 24 小时总出入量（双红横线），并同时转记到体温单上。记录出入量时，除记录液体量外，还应将颜色、性状记录在病情栏里。

（4）首次书写特别护理记录单的患者，须记录疾病诊断、目前病情；手术患者应记录手术名称、术中使用麻醉方式、术中简况、术后病情、伤口引流情况等。

（5）停止特别护理记录时应有病情说明，并且改记内科或外科住院患者护理记录单，页码上接上特别护理记录单续编。

（6）应及时详细记录患者病情变化、治疗、护理措施及效果，每次记录后签全名。每晚 19 时小结，次晨 7 时总结，小结和总结患者出入液量、病情、治疗、护理等情况。

（六）出入液量记录单

正常人液体摄入量和排出量保持动态平衡。休克、大出血、大面积烧伤、大手术后、心脏及肾脏病、肝硬化伴腹水等患者，如果摄入量和排出量不能保持动态平衡时，就会发生脱水或水肿。护士应正确填写出入量记录单，准确记录 24 小时出入液量以便了解病情，为明确诊断、确定治疗方案、制订护理计划提供依据（附表 19-7）。

1. 记录内容

（1）摄入量　包括饮水量、食物含水量、输液量、输血量等。患者饮水或进食时应使用已测量过容量的固定容器；固体食物应记录单位数量或重量，如花卷 2 个（约 100g），再根据医院常用食物含水量及各种水果含水量核算其含水量。

（2）排出量　包括尿量、粪便量以及其他排出液，如咯血量、出血量、痰量、呕吐量、引流量、创面渗出液量等，其中主要是尿量。液体以毫升（ml）为单位记录，大便可记录次数。为准确记录尿量，对昏迷患者、尿失禁患者或需要密切观察尿量和尿比重的患者，最好留置导尿管。婴幼儿测量尿量可先测量干尿布的重量，再测量湿尿布的重量，两者之差即为尿量；对于难收集的排出量，可以根据定量液体浸润棉织物的状况进行估算。

2. 记录方法

（1）眉栏填写　用蓝（黑）钢笔填写眉栏项目及页码，如床号、姓名、住院号等。

（2）出入液量记录　晨 7：00 至晚 19：00 用蓝（黑）钢笔记录，晚 19：00 至次晨 7：00 用红色水笔。同一时间的摄入量和排出量，在同一横格上开始记录；不同时间的入量和排出量，各自另起一行记录。

（3）记录要求　准确、及时、具体，字迹清晰。出入液量记录单一般不随病历归档保存，但若出入液量是与病情变化同时记录在特别护理记录单上，则随病历存档保留。

（4）出入液量小结和总结　一般每晚 19：00 做 12 小时日间出入量小结一次，次晨 7：00 做 24 小时出入量总结，并将 24 小时总出入液量填写在体温单的相应栏内。小结时，用蓝（黑）钢笔在 19：00 记录的上下各画一横线，将 12 小时小结的液体出入量记录在画好的格子里；总结时，用红钢笔在次晨 7：00 记录的下面一格上下各画一横线，将 24 小时总结的液体出入量记录在画好的格子里。

四、病区报告

病室交班报告（附表 19-8）是值班护士对值班期间本病室的情况、患者的病情动态及需要交代事宜书写的书面交班报告。通过阅读病室交班报告，接班护士可了解病区全天工作情况与重点，做到心中有数，使护理工作有连续性和计划性。目前，有些医院为简化护士文书书写工作量，把病室交班报告做成病室交班提示，简化书写内容，护理记录中有的内容，不再重复书写，写"详见某护理记录单"。

（一）交班内容

1. 出院、转出、死亡患者 出院患者说明出院时间；转出患者注明转往何院、何科，转出时间；死亡患者简要注明抢救过程及死亡时间。

2. 新入院或转入的患者 应报告入科时间和方式，患者主诉和主要症状、体征，给予的治疗、护理措施和效果，需要重点观察项目及注意事项等。

3. 危重患者 应报告患者的生命体征、瞳孔、神志、病情变化特殊的抢救治疗、护理措施和效果以及注意事项等，对危重患者的病情变化要详细记录。

4. 手术后患者 应报告实施何种麻醉、何种手术、手术经过、清醒时间、回病室的情况，如生命体征，切口敷料有无渗血，是否已排气、排尿，各种引流管是否通畅，输液、输血和镇痛药的应用，需要重点观察的项目及注意事项等。

5. 准备手术、检查和行特殊治疗的患者 应报告将要进行的治疗或检查项目，术前用药和准备情况及应注意事项等。

6. 产妇 产前应报告胎次、胎心、宫缩及破水情况；产后应报告产式、产程、分娩时间、婴儿情况、出血量、会阴切口、有无排尿和恶露情况等。

7. 老年、小儿和生活不能自理的患者 应报告患者的生活护理情况，如口腔护理、压疮护理及饮食护理等。

8. 病情突然有变化的患者 应详细报告病情变化情况，采取的治疗和护理措施，需要连续观察和处理的事项。

（二）书写顺序

1. 用蓝黑水笔填写眉栏各项 病室，日期、时间、原有患者数、出院、转出、死亡、入院、转入、现有患者数、手术、分娩、病危、病重、外出、特护及一级护理人数等。

2. 按床号先后顺序书写报告 先写离开病室的患者，如出院、转出、死亡的患者；再写进入病室的患者，如入院、转入的患者；最后写本班重点患者，如手术、分娩、病危病重及有异常情况的患者。

（三）书写要求

（1）必须认真负责，深入病室，在全面了解患者身心情况、掌握重点病情动态和治疗效果的基础上，于各班下班前书写完成。

（2）白班用蓝黑水笔，夜班用红色水笔，并签全名。每个患者情况之间应留有空格。

（3）交班报告是值班护士用来交代有关事项的书面提示，书写内容要全面、正确、重点突出、简明扼要，有连续性，以利于系统观察病情。书写字迹清楚，不得随意涂改。

（4）对新入院、转入、手术、分娩及危重患者，在诊断栏目下分别用红色水笔注明"新""转入""手术""分娩"，危重患者应作出特殊红色标记"※"，或用红色水笔注明"危"以示醒目。

（5）书写完毕，注明页数并签全名。

练一练19-4

护士在书写日间病室交班报告时，首先应该写的内容是（　　）。

A. 5床，某某，于上午10时入院　　B. 7床，某某，于上午3时转科

C. 8床，某某，于上午9时手术　　D. 13床，某某，于上午3时出院

E. 25床，某某，告病危

答案解析

五、手术清点记录单

手术清点记录是指巡回护士对手术患者术中所用血液、器械、敷料等的记录，应当在手术结束后即时完成。内容包括患者姓名、住院病历号（或病案号）、手术日期、手术名称、术中所用各种器械和敷料数量的清点核对、巡回护士和手术器械护士签名等。

（一）物品的清点要求与记录

（1）手术开始前，器械护士和巡回护士须清点、核对手术包中各种器械及敷料的名称、数量，并逐项准确填写。

（2）手术中追加的器械、敷料应及时记录。

（3）手术中需交接班时，器械护士、巡回护士要共同交接手术进展及该台手术所用器械、敷料清点情况，并由巡回护士如实记录。

（4）手术结束前，器械护士和巡回护士共同清点台上、台下的器械、敷料，确认数量核对无误，告知医师。

（5）清点时，如发现器械、敷料的数量与术前不符，护士应当及时要求手术医师共同查找，如手术医师拒绝，护士应记录清楚，并由医师签名。

（6）器械护士、巡回护士在清点记录单上签全名。

（7）术毕，巡回护士将手术清点记录单放于患者病历中，一同送回病房。

（二）手术清点记录单填写说明

（1）表格内的清点数目必须清晰，不得采用刮、粘、涂等方法涂改。

（2）器械、敷料的清点由巡回护士和器械护士清点并签名，分别在手术开始前，关闭腹腔、胸腔和深部切口前及切口皮肤缝合前，关闭后3次仔细清点。术中追加敷料、器械及时记录在"术中加数"栏内。术前清点、术中加数及关体腔前后清点，写明具体数量，不可用打"√"形式。

（3）术中体内植入物（如人工关节、人工瓣膜、股骨头等）条形码，手术所用的无菌包灭菌效果监测指标卡的标识由护士粘贴。

（4）术毕，巡回护士及时将手术清点记录归入患者住院病历。

（5）无器械护士参加的手术，由巡回护士和主刀医师共同清点并签名。

（三）手术清点记录单

手术清点记录单见附表19-9，该表为参考表，不能涵盖所有手术器械，各医院应根据实际情况设定器械名称。

第三节　病案管理

一、病案排列顺序

患者的病案通常按规定的顺序排列，独立分放，妥善保存，以便管理和查阅（表19-2）。

表19-2　住院、出院病历排列顺序

住院病历	出院病历
1. 体温单（按日期先后倒排）	1. 住院病历首页
2. 医嘱单（按日期先后倒排）	2. 住院证（死亡者加死亡报告单）

续表

住院病历	出院病历
3. 入院病历及入院记录	3. 出院记录或死亡记录
4. 病史及体格检查	4. 入院病历及入院记录
5. 病程记录（手术、分娩记录单及特殊治疗记录单等）	5. 病史及体格检查
6. 会诊记录	6. 病程记录
7. 各项检验和检查报告单	7. 会诊记录
8. 知情同意书	8. 各项检验和检查报告单
9. 护理记录单	9. 知情同意书
10. 住院病历首页	10. 护理记录单
11. 住院证	11. 医嘱单（按时间先后顺排）
12. 门诊病历	12. 体温单（按时间先后顺排） 门诊病历交还患者或家属保管

二、病案管理要求

（1）住院病案应按规定放置，记录和使用后必须及时放回原处。

（2）严禁任何人涂改、伪造、隐匿、销毁、抢夺、窃取医疗护理文件。

（3）必须保持各种医疗与护理文件的清洁、完整，防止污染、破损、拆散和丢失。

（4）患者和家属未经医护人员同意不得翻阅各种医疗与护理文件，也不能擅自将其携带出病区。

（5）因科研、教学需要查阅病历的，需经相关部门同意，阅后应当立即归还，且不得泄露患者隐私。

（6）需要查阅、复印病历资料的患者、家属及其他机构的有关人员，应根据证明材料提出申请，由病区指定专门人员在申请人在场的情况下负责复印或者复制，并经申请人核对无误后，医疗机构加盖证明印记。

（7）医疗护理文件应妥善保存。患者出院或死亡后的病案，整理后交病案室，体温单、医嘱单、特别护理记录单随病历放病案室长期保存，住院病历保存时间自患者最后1次住院至患者出院之日起不少于30年，病区交班报告等由本病区保存1年，医嘱本保存2年，以备查阅。

（8）医疗护理文件的封存与启封　发生医疗事故纠纷时应在医患双方或医患双方代理人在场的情况下封存与启封病历，封存的病历资料可以是复印件，病历原件可以继续记录和使用。

练一练19-5

出院病案中排在最后的是（　　）。

A. 出院记录及死亡记录　　　B. 病室及死亡检查　　　C. 体温单

D. 各种检查及检验报告　　　E. 护理病例

答案解析

看一看19-2

盲目执行医嘱，危及病患安全

某患者因截肢术后伤口疼痛，夜间无法入睡而请主治医生给予解决，医生下达医嘱："25%硫酸镁100ml静脉注射，一日2次"。按照用药常规，静脉注射时应使用2.5%的硫酸镁，而不是25%，医生疏忽，将2.5%错写成25%，而护理人员也没有发现其中的错误，照样给患者静脉注射25%硫酸镁，结果药液尚未注完，患者就出现了颜面苍白、脉搏变缓，还没来得及抢救，患者即呼吸、心跳停止而死亡。

❤护爱生命

患者吴某，因考虑酮症酸中毒入院。血生化提示血钾浓度 3.2mmol/L，护士小露报告医生后，医嘱下达了补钾医嘱。当小露打出医嘱执行单时发现 15ml 的钾要配到 100ml 的葡糖糖溶液里，补钾的原则不是要求 500ml 的液体最多不超过 15ml 的氯化钾吗？而且患者因为酮症酸中毒入院，还可以继续使用葡萄糖吗？小露产生了疑惑，打电话询问，证实医生开具了错误的医嘱，幸好护士的温馨提醒，立即更正医嘱为 0.9% 氯化钠 500ml + 氯化钾 15ml ivgtt st。

本案例提示护士应从专业角度审核医嘱的合法性、规范性，如发现医嘱有可疑之处，应及时向医生提出，不得擅自更改医嘱，也不得盲目执行，确认无误后方可执行。医生应对护士提出有质疑的医嘱重新进行审核并修正。

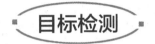

目标检测

答案解析

[A1 型题]

1. 不属于医嘱内容的是（　）。
   A. 麻醉种类
   B. 护理级别
   C. 隔离种类
   D. 药物剂量
   E. 测生命体征的方法

2. 书写病室交班报告时先书写（　）。
   A. 危重患者　　B. 转入患者　　C. 手术患者　　D. 出院患者　　E. 新入院患者

3. 护士在执行医嘱时不能（　）。
   A. 根据需要自行调整医嘱
   B. 严格遵守医嘱执行制度
   C. 有疑问时重新核对遗嘱
   D. 患者有不良反应时复核医嘱
   E. 抢救时执行医生的口头医嘱

4. 体温单底栏的填写内容是（　）。
   A. 体温　　　　B. 脉搏　　　　C. 呼吸　　　　D. 住院天数　　E. 胃液引流量

5. 患者因心绞痛入院，护士认为医嘱存在错误，护士的做法不妥的是（　）。
   A. 暂不执行
   B. 与医生核对
   C. 按医嘱执行
   D. 找医生重开
   E. 报告开医嘱的医生

6. 某患者自行排便 1 次，灌肠后又排便 2 次，在体温单上正确的记录是（　）。
   A. 3 (2/E)　　B. 1/2E　　　C. 2/E　　　D. 1/E　　　E. 1 (2/E)

7. 物理降温后的体温，绘制符号及连线是（　）。
   A. 红点红虚线　　B. 蓝点蓝虚线　　C. 红圈红虚线　　D. 蓝圈蓝虚线　　E. 红圈蓝虚线

8. 根据医嘱处理原则，处理医嘱应先执行（　）。
   A. 新开的长期医嘱
   B. 临时医嘱
   C. 定期执行的医嘱
   D. 长期备用医嘱

E.　停止医嘱

9.　属于临时医嘱的是（　　）。

　　A.　病危　　　　　　　　B.　一级护理　　　　C.　大便常规　　　D.　氧气吸入 prn　E.　半流质饮食

10.　应抄录在临时医嘱栏内的医嘱是（　　）。

　　A.　流质饮食　　　　　　　　　　　　　　　　　B.　一级护理

　　C.　地西泮 5mg st　　　　　　　　　　　　　　　D.　测 BP qd×3 天

　　E.　半坐卧位

11.　下列属于长期医嘱的是（　　）。

　　A.　雷尼替丁胶囊 0.15g bid po　　　　　　　　　B.　地西泮 5mg po sos

　　C.　B 超　　　　　　　　　　　　　　　　　　　D.　奎尼丁 0.2g po q2h×5

　　E.　呋塞米 5mg im st

12.　关于特别护理记录单的记录方法，正确的是（　　）。

　　A.　眉栏用蓝墨水笔填写　　　　　　　　　　　　B.　日间用红钢笔书写

　　C.　夜间用蓝钢笔书写　　　　　　　　　　　　　D.　护理记录单不列入病案

　　E.　总结 6 小时出入量后记录于体温单上

[A2 型题]

13.　患者，男，52 岁，肺癌晚期，诉胸部疼痛，医嘱为哌替啶 50mg im q6h prn，该医嘱为（　　）。

　　A.　长期医嘱　　　　　　　　　　　　　　　　　B.　临时医嘱

　　C.　长期备用医嘱　　　　　　　　　　　　　　　D.　临时备用医嘱

　　E.　口头医嘱

14.　患者，女，34 岁。今早主诉昨晚夜间多梦易醒，下午医生开出医嘱：地西泮 5mg po sos。当晚患者睡眠良好，该患者医嘱未执行。值班护士应在次日上午，在该项医嘱栏内（　　）。

　　A.　用红笔写上"失效"　　　　　　　　　　　　　B.　用蓝笔写上"失效"

　　C.　用红笔写上"未用"　　　　　　　　　　　　　D.　用蓝笔写上"未用"

　　E.　用红笔写上"作废"

15.　患者，女，35 岁，患子宫肌瘤拟行手术治疗。术前 1 日 8：00am 医生开医嘱地西泮 5mg po sos，此项医嘱的失效时间是（　　）。

　　A.　当日 6：00pm　　　　　　　　　　　　　　　B.　当日 8：00pm

　　C.　次日 8：00pm　　　　　　　　　　　　　　　D.　次日 10：00am

　　E.　至医生停止医嘱为止

（雷鹏琼）

书网融合……

重点回顾　　　　习题

附录 临床常用护理记录单

附表 19 - 1 体温单

姓名_____ 入院日期_____年____月____日 科别_____ 床号_____ 住院号_____

日　　期																																					
住院日数																																					
手术分娩后日数																																					
时　间	2	6	10	14	18	22	2	6	10	14	18	22	2	6	10	14	18	22	2	6	10	14	18	22	2	6	10	14	18	22	2	6	10	14	18	22	

脉搏	体温								呼吸
180	42℃								
160	41℃								
140	40℃								
120	39℃								
100	38℃								
80	37℃								40
60	36℃								30
40	35℃								20
20	34℃								10

入量(ml)							
排出量	大便(次)						
	尿量(ml)						
	其　他						
血压(mmHg)							
体重(kg)							
皮　试							
其　他							

口表 ●
腋表 ⊗
肛表 ○
脉搏 ●
心率 ○
呼吸 ·

第　　页

附表19-2 入院护理评估记录单

姓名_____ 性别_____ 年龄_____ 科别（病区）_____ 床号_____ 住院号_____

一、一般资料

家庭社会情况：民族_____ 职业____ 文化程度_____ 婚姻：未婚 已婚 离婚

联系地址_____ 联系人及电话_____

入院日期____年_月_日_时 入院方式：步行 轮椅 平车 其他

入院原因_____

入院诊断_____

既往史：高血压 心脏病 糖尿病 脑血管病 手术史 精神病 其他

过敏史：无 有 药物：_____ 食物_____ 其他_____

二、护理评估

T____℃ P____次/分 R____次/分 BP_____mmHg 体重_____

神志：清楚 嗜睡 意识模糊 昏睡 浅昏迷 深昏迷 痴呆

表情：正常 冷漠 痛苦 紧张

情绪：稳定 易激动 恐惧 焦虑 抑郁

视力：正常 视力缺失 失明 其他

听力：正常 重听 失聪 其他

沟通能力：正常 低下 无法沟通

沟通方式：语言 文字 手势 代诉

理解能力：良好 一般 差

口腔黏膜：正常 充血破损 真菌感染 溃疡 义齿：有 无

皮肤：正常 水肿 黄疸 苍白 发绀 皮疹 瘀瘢 瘙痒

压疮或破损：无 有：部位及范围

四肢：正常 偏瘫 功能障碍 下肢水肿 其他

排泄情况：小便：正常 失禁 尿频 尿少 尿急 尿痛 尿潴留 尿管 造口其他

大便：正常 失禁 便秘 黑便 造口 腹泻： 次/d，其他

ADL评分：____分 Braden评分：____分 Morse评分：____分 管道滑脱评分：____分

体型：正常 肥胖 消瘦 恶病质

饮食：正常：咸 甜 辛 辣 油腻 清淡 其他_____，忌食____

异常：食欲减退 吞咽困难 咀嚼困难 恶心 呕吐

生活习惯：吸烟：否 是 饮酒：否 是

睡眠：正常 入睡困难 多梦 易醒 每日睡眠____小时；药物辅助睡眠：无 有

家庭态度：关心 不关心 过于关心 无人照顾

三、护理计划及措施

1. 宣教 床位医生 责任护士 呼叫铃使用 病房环境 病房制度 探视规定及时间 腕带佩戴

2. 饮食与活动 禁食 流质 半流质 普食 特食 心理疏导 卧床休息 限制活动

3. 安全防护 防坠床 防跌倒 护栏 约束 陪护 防烫伤

4. 其他

护士签名：_____

年 月 日

附表 19 - 3 内科住院患者护理记录单

科室：神经内科　　　　　床号：4 床　　　　　姓名：张某　　　　　住院号：123456　　　　　诊断：脑梗死

日期/时间	神志	瞳孔		T (℃)	P (次/分)	R (次/分)	BP (mmHg)	SPO₂/氧流量	签名	日期/时间	病情变化及护理措施	签名
		大小 左/右	反射 左/右									
2021-5-30 12:57	清醒	3/3	灵敏/灵敏	36.4	86	20	154/82		李伟	12:57	患者呕吐一次胃内容物，非喷射状，量约30ml。急查血生化示：钾浓度 3.2mmol/L；遵医嘱给予静脉补钾及氯化钾 0.5g bid po 补钾治疗	李伟
13:00	清醒	/	/		87	20	147/77		李伟			
13:05	清醒	/	/		89	20	144/69		李伟	13:05	患者主诉乏力、无心慌、胸闷不适，嘱其卧床休息，床边置护栏，家属陪伴，加强巡视	李伟
21:00	清醒	/	/		80	20	135/68		刘青	21:00	测末梢血糖 10.2mmol/L，卧床休息，床边置护栏	刘青
5-31 6:30	清醒	3/3	灵敏/灵敏	36.1	83	20	150/82		崔帅	6:45	患者夜间间断入睡，未诉不适	
17:30	清醒	/	/		94	22	160/79	98/3	崔帅	17:30	患者精神差，强迫坐位，不能平卧呼吸，右侧肢体无力加重，颅脑 MRI 回示：两侧小脑半球及脑干新鲜性脑梗死。医嘱下病重，转记危重护理记录	崔帅

附表 19 – 4　外科住院患者护理记录单

科室：普外科　　　　　　　　　床号：6 床　　　　　　姓名：肖某　　　　　住院号：123456
诊断：腹壁窦道　手术名称：腹壁窦道切除 + Ⅰ 期缝合术

日期/时间	神志	T（℃）	P（次/分）	R（次/分）	BP（mmHg）	伤口	SPO$_2$/氧流量	静脉置管 名称	静脉置管 护理	引流管 名称	引流管 引流量	引流管 护理	病情变化及措施	签名
2021 – 5 – 27 7：10	清醒	36.4	78	19	112/63								术前准备已执行	王冰
11：00	清醒	36.5	109	20	130/93	干燥	99/3	外周	妥善固定、告知	导尿管	300	通畅、告知	患者术后安返病房，给予去枕仰卧位，伤口辅料干燥，保留尿管通畅，引出淡黄色尿液，静脉补液顺滴中，术后宣教已执行	李欣
12：00	清醒		92	20	126/79	干燥	99/3	外周	妥善固定	导尿管	300	通畅	切开于腹带加压包扎	李欣
13：00	清醒		76	19	108/68	干燥	99/3	外周	妥善固定	导尿管	300	通畅		李欣
14：00	清醒		70	18	106/68	干燥	99/3	外周	妥善固定	导尿管	300	通畅	予半卧位	邹坤
15：00	清醒		70	18	102/66	干燥	99/3	外周	妥善固定	导尿管	300	通畅		邹坤
16：00	清醒	36.5	65	18	104/65	干燥	99/3	外周	妥善固定	导尿管	300	通畅		邹坤

附表 19－5　特别护理记录单

科室：消化内科　　　床号：15 床　　　姓名：朱某　　　年龄：72 岁　　　性别：女　　　住院号：123456　　　诊
断：上消化道出血

日期	时间	T (℃)	P (次/分)	R (次/分)	BP (mmHg)	瞳孔	入量		出量		病情观察及护理	签名
							项目	量/ml	项目	量/ml		
2021－6－21	15：30	37.0	118	55	85/55		10％GS	500	呕血	500	患者急诊入院，神志清楚，急诊室带入液体，留置针穿刺于左前臂，通知医生：将患者头偏向一侧，遵医嘱给予氧气吸入3L/min，心电监护；另建立一天静脉通道，留置针穿刺于左内踝上部；抽血急送血常规	
							VitK$_1$	2				
	16：00	36.4	120	25	80/55		5％GS	500				
							神经垂体素2U	2				
	17：35		116	23	82/52		PAMBA	40	血便	300		
							10％KCl	7				
	17：50						低分子右旋糖酐	500	尿	300		
	18：00	36.6	108	23	92/60							
日班小结							输入	1551	排出	1110	呕血500ml，便血300ml，尿300ml	李娜
	20：05	36.3	102	22	102/68		10％GS	500			患者夜间未继续出血，血压平稳，续液维持于左前臂留置针通道，已停氧，患者安静入睡，请继续观察	
							西咪替丁0.4g	4				
	22：00		100	22	100/62							李裕
6－22	0：00		96	21	104/64		平衡液	500	尿	350		
	1：30		92	20	100/66							
	3：00	36.4	94	19	106/66						液体于2：20结束，留置针通道已封管，夜间无出血，患者安静，晨间护理已做	
	5：00				108/68							
	7：05		112	20	110/70		牛奶	200	尿	400		
24 小时总结							输入	2755	排出	1850	呕血500ml，便血300ml，尿量1500ml	朱平

附表19-6　护理计划单

科室：呼吸科　　　　床号：8床　　　　姓名：马某　　　　年龄：68岁　　　　性别：男　　　　住院号：123456　　　　诊断：肺炎

开始日期	时间	护理诊断	预期目标	护理措施	签名	评价		
						日期/时间	结果	签名
2020-8-28	17:00	气体交换受损：口唇发绀与气道内黏液的堆积、肺部感染等因素致呼吸面积减少，不能维持自主呼吸有关	患者的呼吸顺畅患者在7日后能恢复正常自主呼吸型态和深度，无呼吸费力	评估患者呼吸频率、节律、型态、深度、有无呼吸困难，有无皮肤色泽和意识状态改变；保持病室空气清新，温湿度适宜。室内通风每日2次，每次15~30分钟，但避免患者受到直接吹风，以免受凉；床头抬高30°，加强翻身拍背q2h；氧气吸入2~3L/min；遵医嘱予抗炎祛痰治疗，及时清除痰液。评估痰的色、量、质及痰的实验室检查结果，并正确留取痰液检查标本	王安侠	9-2/14:00	目标完全实现	王安侠
	17:00	疼痛：头痛与血压升高有关。	患者住院2日头痛改善，血压控制在正常水平	减少引起或加重头痛的因素：为患者创造安静舒适的休养环境，避免劳累、情绪激动、精神紧张、环境嘈杂等不良因素加重头痛。头痛时嘱患者卧床休息，抬高床头，改变体位动作要慢；向患者解释头痛主要与高血压有关，血压恢复正常后头痛的症状可减轻或消失。指导患者使用放松技术，如缓慢呼吸；用药护理：遵医嘱应用降压药，测量血压的变化以判断疗效，观察药物不良反应	王安侠	8-31/14:00	目标完全实现	王安侠
	17:00	营养失调：低于机体需要量与摄入困难，鼻饲流质有关	患者住院期间保持良好的营养状态	给予患者高蛋白高维生素高热量的饮食；保证每日的输液量；鼓励自己进食，少量多餐，循序渐进；协助患者制定菜谱，提高患者食欲	王安侠	9-3/14:00	目标完全实现	王安侠

续表

开始日期	时间	护理诊断	预期目标	护理措施	签名	评价		
						日期/时间	结果	签名
	17:00	焦虑：与疾病迁延有关	入住院2日后能描述焦虑的症状、诱发因素及缓解方法	认识到患者的焦虑，承认患者的感受，对患者表示理解；主动向患者介绍环境和同病室的病友，热情介绍主管医师、负责护士、病房生活设施及有关规章制度。消除由于医院环境造成的陌生和紧张感；建立良好的护患关系，了解患者的需要，关心和安慰患者，并设法为其解决实际需要；耐心解释病情，使之消除紧张心理，积极配合治疗；指导患者采取放松疗法，如缓慢地深呼吸、全身肌肉放松、听音乐、气功疗法等；向患者讲解相关化验检查留取方法及注意事项，使患者了解检查化验目的，主动配合治疗护理			目标完全实现	王安侠
8-30	11:00	体温过高：与细菌引起肺部感染有关	患者1日后体温不超过37.5℃，自述舒适感增加	评估患者体温过高的症状和体征。q4h测量体温、脉搏和呼吸，突然升高或骤降时，随时测量记录；卧床休息，以减少组织对氧的需要。尽量将治疗和护理集中在同一时间内完成，以保证患者有足够的休息时间；及时补充营养和水分。暂不能进食时静脉补液；患者寒战时注意保暖；高热时物理降温；大量出汗时及时更换衣服和被褥，并注意保持皮肤的清洁干燥；遵医嘱早期应用足量、有效抗感染药物，注意观察疗效和不良反应	王安侠	8-31/6:00	目标完全实现	王安侠

续表

开始日期	时间	护理诊断	预期目标	护理措施	签名	评价		
						日期/ 时间	结果	签名
	11:00	清理呼吸道无效：与肺部感染分泌物过多，咳嗽无力或疲乏有关	患者住院1周后呼吸道通畅，能有效地咳出痰液	保持室内空气新鲜，每天通风2次，每次15~30分钟，并注意保暖； 保持室温在18~22℃，湿度50%~70%； 鼓励患者咳嗽，指导患者有效排痰的方法，必要时给予负压抽吸痰液； 指导患者进行体位引流，排痰前可协助患者翻身、拍背，拍背时要由下向上，由外向内； 遵医嘱使用抗生素，注意观察药物疗效和药物副作用。如哌拉西林舒巴坦钠联合莫西沙星抗菌，有无腹泻、精神症状等； 遵医嘱给予床旁雾化吸入和湿化吸氧，达到稀释痰液和消炎的目的； 在患者心脏能耐受的范围内鼓励其多饮水。保证充足的摄入量，每天2000ml以上，以降低分泌物黏稠度	王安侠	9-7/ 12:00	目标完全实现	王安侠
	12:00	气体交换受损：口唇发绀，与肺部炎症、呼吸面积减少因素有关	患者住院一周后气体交换功能改善，呼吸平稳，无发绀	遵医嘱予以解痉祛痰药物治疗，给予雾化吸入，拍背排痰； 必要时给予电动吸痰，低流量吸氧，氧流量2~3L/min； 病情观察：咳嗽、咳痰，呼吸困难的程度，必要时监测SaO_2和血气分析和水、电解质、酸碱平衡情况，或者做心电图检查； 呼吸功能锻炼：指导患者进行缩唇呼吸、腹式呼吸、膈肌起搏、吸气阻力器等呼吸锻炼，以加强胸、膈呼吸肌肌力和耐力，改善呼吸功能。 缩唇呼吸方法：患者闭嘴经鼻吸气，然后通过缩唇缓慢呼气，同时收缩腹部，呼气与吸气时间比为1：2或1：3。膈式或腹式呼吸：体位取立位、平卧位或半卧位，双手分别放于前胸部和上腹部。鼻缓慢吸气，手会感到腹部向上提前。呼气时感到腹部下降	王安侠	9-7/ 12:00	目标完全实现	王安侠

附表 19 -7 出入液量记录单

科室_____ 姓名_____ 性别_____ 年龄_____ 入院日期_____ 住院号：_____

日期	时间	入量（ml）		出量（ml）		日期	时间	入量（ml）		出量（ml）	
		名称	量	名称	量			名称	量	名称	量

附表 19 - 8　病室交班报告

病区：心内一病区　　　　　　　2021 年 6 月 29 日　　　　　　　　　　　　　　　　第 1 页

	上午八时至下午五时 患者总数 36 人	下午五时至午夜十二时 患者总数 36 人	午夜十二时至上午八时 患者总数 36 人
床号　　　姓名 诊断	总数：36　入院：1　转出：1	总数：36　入院：0　转出：0	总数：36　入院：0　转出：0
	出院：1　转入：0　死亡：0	出院：0　转入：0　死亡：0	出院：0　转入：0　死亡：0
病情 患者总报告	手术：0　分娩：0　病危：1	手术：0　分娩：0　病危：1	手术：0　分娩：0　病危：1
2 床　赵×　心肌炎	于 10：00 出院		
7 床　武×　风心病	于 10：00 转心外科		
20 床 王× 病毒性心肌炎 "新"	患者，男，18 岁。"因心慌、胸闷 1 周、加重 1 天"于 9：00 急诊入院，平车推入。T 36.5℃，P 98 次/分，R24 次/分，BP120/80mmHg，神志清楚，精神萎靡，心电图示频发室早，ST 段压低，T 波倒置。给予：Ⅰ级护理，半流质饮食，吸氧，5% 葡萄糖 500ml 加丹参静滴。补液已结束，患者无不良反应。患者较紧张，已做心理护理，心慌、胸闷稍有好转。请加强病情观察，明晨空腹抽血	20：30　T 37.2℃，P 94 次/分，R 22 次/分，患者主诉心慌，对病室环境不习惯，入睡困难。告知患者明晨空腹抽血。 22：00 遵医嘱给予地西泮 5mg st，患者很快入睡，病情稳定	6：00　T 37.0℃，P 80 次/分，R 20 次/分，BP 112/74mmHg。患者主诉心慌、胸闷缓解，睡眠好。已采集血标本
31 床 孙× 急性前壁心肌梗死 "※"	16：00 T 37.0℃，P 86 次/分，R 20 次/分，BP 120/80mmHg。今日心梗发作后第 3 天，15：00 主诉胸闷，遵医嘱含硝酸甘油一片后缓解。患者仍需卧床休息，现输液通畅，请加强病情观察	20：30 T 37.0℃，P 86 次/分，R 20 次/分，BP 100/80mmHg。患者病情平稳，无不适主诉。22：00 主诉入睡困难，遵医嘱给予地西泮 5mg st 口服，效果好，现已安静入睡，请继续加强观察	6：00 T 37.0℃，P 86 次/分，R 20 次/分，BP 110/80mmHg。患者夜间睡眠好。病情稳定，无不适主诉

附表 19 – 9　手术清点记录单

手术间＿＿＿＿＿　手术日期＿＿＿＿　床号＿＿＿＿　姓名＿＿＿＿　性别＿＿＿＿　年龄＿＿＿＿　　入室时间＿＿＿＿＿
住院号＿＿＿＿＿　科室＿＿＿＿　术前诊断＿＿＿＿　药物过敏史: 无　有＿＿＿＿　手术名称＿＿＿＿　出室时间＿＿＿＿

品名	术前清点	术中加数	关体腔前	关体腔后	品名	术前清点	术中加数	关体腔前	关体腔后
纱布					棉片				
纱垫					纱球				
缝针					存带				
棉签					棉球				
器械名称	术前清点	术中加数	关体腔前	关体腔后	器械名称	术前清点	术中加数	关体腔前	关体腔后
大弯血管钳					电刀头				
中弯血管钳					取石钳				
小弯血管钳					胆道探子				
大直血管钳					肠钳				
中直血管钳					肾蒂钳				
小直血管钳					心耳钳				
弯纹血管钳					肺叶钳				
直纹血管钳					开胸钳				
艾利斯					咬骨钳				
巾钳					关胸钳				
针持					肋骨剥离器				
卵圆钳					扁桃体钳				
刀柄					阻断钳				
组织剪					血管夹				
线剪					脊柱牵开器				
压肠板					骨刀				
直角钳					骨凿				
平镊					骨膜剥离器				
牙镊					黏膜剥离器				
拉钩					髓核钳				
组织采取镊									
特殊器械									
线轴									

器械护士签名:
巡回护士签名:

第二十章　出院护理

PPT

学习目标

知识目标：
1. **掌握**　执行出院医嘱的内容和方法。
2. **熟悉**　出院后病床单位的处理，出院前的评估和健康教育。
3. **了解**　护送患者出院的方法。

技能目标：
能够规范执行出院医嘱；能够应用所学知识和技能完成对出院患者的护理。

素质目标：
具有科学、严谨的工作态度；慎独的工作作风。

📖 导学情景

情景描述：患者，男，42岁，因晨起无明显诱因出现右侧肢体无力、不能站立且出现口角歪斜、口齿不清入院，诊断为"脑梗死，右侧肢体功能障碍"。经积极治疗后病情稳定，医生医嘱同意出院。

情景分析：该患者经过治疗后病情稳定，医生医嘱出院，但出院后需要继续服药，并辅以功能锻炼，因此，护理人员在患者出院时，需要做好健康教育，按照程序执行出院医嘱，并做好终末消毒，准备迎接新患者。

讨论：1. 请问如何执行出院医嘱？

2. 护士该如何正确处理该患者的床单位？

学前导语：出院护理是临床护理的常规工作，指的是患者经过治疗，病情稳定，医嘱同意出院；或不愿意接受治疗主动要求出院，护理人员进行的一系列护理活动。因此护理人员必须掌握相关的知识和技能，依照程序完成出院护理活动，帮助患者回归社会，适应原有的生活。

出院护理指经过住院治疗和护理，患者痊愈、病情好转稳定、转科（院）或不愿意继续接受治疗而自动出院时，护士对其进行的一系列护理措施。出院护理主要包括出院指导，嘱其遵医嘱继续接受治疗或定期复诊；协助患者或家属办理出院手续，处理床单位，准备迎接新患者。主要目的帮助患者尽快适应解除患者角色，适应环境、回归社会。

第一节　出院前护理

一、出院护理评估

（一）出院方式评估

出院方式包括同意出院、自动出院、转院和死亡。

同意出院是指患者经过治疗后痊愈、好转或病情稳定，医生同意出院并开具出院医嘱。自动出院指的是患者仍需住院，但由于某种原因，主动要求出院。转院是由于病情的需要转往其他医院继续诊治。死亡是由于治疗无效而死亡，需开出"死亡"医嘱，并办理出院手续。护理人员应明确患者出院的方式，做好针对性的护理。

（二）心理评估

对于病情无明显好转、转院、自动出院的患者，护士应特别注意其情绪的变化，并针对性做好心理护理，增强其战胜疾病的信心，减少因疾病未愈而离开医院产生的恐惧和不安。

二、健康教育

根据患者的康复情况，针对性进行健康教育。告知患者出院后的饮食、用药、休息、功能锻炼及定期复诊等方面的注意事项。指导患者和家属了解学习相关的知识和技能，必要时可提供书面的资料，以供患者和家属学习，提高自我照护的能力。

第二节　出院时护理

患者出院的当天，护理人员应根据出院医嘱处理相关医疗文件，协助患者家属办理出院手续，并护送患者出病区。

一、执行出院医嘱

（1）护理人员根据出院医嘱，停止一切医嘱，注销各种执行单。

（2）撤去床头（尾）卡和"患者一览表"上的诊断卡。

（3）在体温单的40~42℃之间用红笔纵行填写出院的时间。

（4）按照护理病历的要求填写出院护理评估单。

（5）填写出院登记本。

？想一想

在体温单40~42℃之间填写的时间还有哪些内容？

答案解析

二、办理出院手续

（1）解除患者腕带标识。

（2）帮助患者整理、归还用物；指导患者或家属办理出院手续。

三、护送患者出院

根据患者具体情况，可选择不同的方式如步行、用轮椅或平车护送患者出院。

第三节　出院后护理

一、病床单位处理 e 微课

（1）病房开窗通风，进行空气消毒。

（2）撤去患者用过的被服，放入污衣袋中，送洗衣房。根据患者的疾病种类进行清洗和消毒。

（3）病床、床旁桌和床旁椅用消毒液擦拭。

（4）非一次性痰杯、脸盆用消毒液浸泡。

（5）床垫、床褥、枕芯、棉胎等用紫外线灯照射或用臭氧机消毒；也可置于阳光下暴晒 6 小时，注意摊开挂起并定时翻动。

（6）如患者为传染病，需按传染病终末消毒处理。

（7）铺好备用床，准备迎接新患者。

练一练

患者出院后，床垫、床褥、枕芯、棉胎需放在日光下暴晒（　　）。

A. 3 小时　　　　　　　B. 4 小时　　　　　　　C. 5 小时

D. 6 小时　　　　　　　E. 8 小时

答案解析

二、有关文件的处理

将出院病历按序整理，并交于病案室保存。

看一看

出院病历的排列顺序

患者出院后，护理人员需将病历按序整理，并交于病案室保管。出院病历排序如下。

1. 住院病历首页

2. 出院或死亡记录

3. 入院病历

4. 病史及体格检查

5. 病程记录

6. 各种检查检验报告单

7. 护理病历

8. 医嘱单（顺序排列）

9. 体温单（顺序排列）

门诊病历交于家属或患者保管。此外，部分病历项目较多，如包含手术知情同意书、麻醉同意书、麻醉术前访视单等，需要根据医院的具体要求执行。

三、出院后续护理

传统观念认为，对患者的护理仅限于住院期间；出院后，患者的护理即终止。但随着医学模式的转变，WHO 提出"人人享有卫生保健"，同时很多患者出院后仍有较高的健康需求，因此护理的服务范围已经走出医院，步入社区和家庭。出院后续护理不是对出院患者护理的延伸，而是帮助患者提高自我照护的能力。

1. 用药的指导 提高患者用药的依存性，指导患者了解自己服用药物的名称，用药的次数和用量等。对于需要长期服用的药物，要协助养成规律服药的习惯，以此提高药物的治疗效果。

2. 饮食指导 根据患者的具体病情，给予针对性的指导。如糖尿病患者应减少糖的摄入，如少吃或不吃蛋糕、巧克力等高糖食物；对于高脂血症患者应嘱其减少胆固醇的摄入，如禁用或少用动物内脏、肥肉和蛋黄等。

3. 病情管理 对一些慢性病患者嘱咐其做好监测，如出现病情恶化能够及时识别。如高血压患者，需要长期监测血压，测量血压时应做到四定：定时间，定部位、定体位、定血压计。

4. 辅助器具使用的指导 包括各种助行器的使用、康复训练器具的指导等。

❤❤ **护爱生命**

为进一步拓展护理服务范围，推动优质护理服务，满足人民群众日益增长的健康服务需求，使出院患者能够得到科学、专业的技术指导和服务，制定随访制度。主要包括以下内容。

1. 专业的随访人员 主要由病区的护士承担本病区出院患者的随访，必要时医生、营养师、康复治疗师协同。

2. 随访时间 一般在患者在出院后的 10 日内完成首次随访，对特殊疾病、慢性疾病患者可长期随访。

3. 随访内容 了解患者康复的情况，给予针对性的指导（用药、休息、康复锻炼、饮食等），患者希望得到帮助或指导，解答其他疑问，健康教育，征求家属和患者对医院工作的意见和建议。

4. 随访方式 主要以电话随访为主，也可使用其他社交软件，既可以节约时间，也不受空间的限制。

出院随访制度的建立体现出医院"一切以患者为中心"的人文关怀和服务理念，可以更有效长期指导、督促者建立良好的生活方式，学会管理自己，减少疾病的诱发因素。

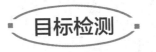

答案解析

[A1 型题]

1. 出院后患者的病历应保管于（　　）。

    A. 出院处　　　　B. 住院处　　　　C. 医务处　　　D. 护理部　　　E. 病案室

2. 出院患者床单位处理错误的是（　　）。

    A. 床、床旁桌、床旁椅用消毒溶液擦拭　　　　　　　B. 污床单被套等拆下送洗

    C. 被褥暴晒 6 小时　　　　　　　　　　　　　　　D. 脸盆、痰杯用洗涤剂擦拭

    E. 铺备用床

3. 患者出院时间应写在体温单的（　　）。

    A. 35℃以下　　　　　　　　　　　　　　　　　　B. 36 ~ 38℃横线之间

    C. 38 ~ 40℃横线之间　　　　　　　　　　　　　　D. 40 ~ 42℃横线之间

　　　　E. 42℃以上

4. 关于出院患者的护理，错误的是（　　）。

　　A. 注销一切医嘱　　　　　　　　　　　　B. 填写出院通知单

　　C. 撤去床头（尾）卡　　　　　　　　　　D. 填写出院患者登记本

　　E. 指导用药常识

5. 关于出院患者文件处理错误的是（　　）。

　　A. 用红笔在体温单相应时间纵向写出院时间　　　B. 出院病案按顺序排列

　　C. 诊断卡、治疗卡夹入病历　　　　　　　D. 注销床尾卡、饮食卡等

　　E. 填写患者出院登记本

[A2 型题]

6. 患者，女，65 岁，诊断为白内障入院，在积极治疗后经医生同意准备出院。护士为该患者进行出院护理，下列错误的是（　　）。

　　A. 通知患者及家属做好出院准备　　　　　B. 整理病历，将医嘱单放在最后一页

　　C. 凭医生处方领取患者出院后须服药物　　D. 介绍出院后注意事项

　　E. 填写患者出院护理评估单

7. 患者，女，33 岁，因肝脓肿住院治疗。住院期间女儿生病，未痊愈自动要求出院，护士需做好的工作不包括（　　）。

　　A. 在出院医嘱上注明"自动出院"

　　B. 根据出院医嘱，通知患者和家属

　　C. 征求患者及家属对医院的工作意见

　　D. 教会家属静脉输液技术，以便后续治疗

　　E. 指导患者出院后在饮食、服药等方面的注意事项

（马利文）

书网融合……

重点回顾

微课

习题

参考文献

［1］史宝欣. 临终护理［M］. 北京：人民卫生出版社，2010.

［2］李晓松. 基础护理技术［M］. 北京：人民卫生出版社，2013.

［3］兰华，陈炼红，刘玲贞. 护理学基础［M］. 北京：科学出版社，2013.

［4］张艳. 基础护理学［M］. 北京：中国医药科技出版社，2015.

［5］马小琴. 护理学基础［M］. 北京：人民卫生出版社，2015.

［6］左凤林、韩斗玲. 基础护理技术［M］. 北京：中国协和医科大学出版社，2016.

［7］周更苏，王芳. 基础护理学［M］. 北京：人民卫生出版社，2016.

［8］程玉莲，余安汇. 护理学基础［M］. 北京：人民卫生出版社，2016.

［9］颜文贞，肖洪玲. 基础护理学［M］. 北京：中国医药科技出版社，2016.

［10］邱志军，罗小萌. 基础护理技术［M］. 上海：同济大学出版社，2017.

［11］周春美，张连辉. 护理学基础［M］.3版. 北京：人民卫生出版社，2017.

［12］李小寒，尚少梅. 基础护理学［M］. 北京：人民卫生出版社，2017.

［13］章晓幸，邢爱红. 基本护理技术［M］.2版. 北京：高等教育出版社，2018.

［14］叶玲，刘艳. 基础护理学［M］. 北京：中国医药科技出版社，2018.

［15］李小寒，尚少梅. 基础护理学［M］. 北京：人民卫生出版社，2019.

［16］陈向阳，冯莉苹. 基础护理学［M］. 北京：中国医药科技出版社，2019.

［17］全国护士执业资格考试用书编写委员会. 全国护士执业资格考试指导［M］. 北京：人民卫生出版社，2019.

［18］邢爱红，王君华. 基础护理技术［M］. 北京：科学出版社，2020.

［19］罗先武，王冉.2021全国护士执业资格考试［M］. 北京：人民卫生出版社，2020.

［20］程玉莲、赵国琴. 护理学基础［M］. 北京：人民卫生出版社，2020.

［21］中华护理学会. 成人氧气吸入疗法护理：T/CNAS 08－2019［S/OL］.［2019－11－10］. http：//www. cna－cast. org. cn/cnaWebcn/article/2128.

［22］中华护理学会. 成人有创机械通气气道内吸引技术操作：T/CNAS 10－2020［S/OL］.［2021－02－01］. http：//www. cna－cast. org. cn/cnaWebcn/article/3217.

［23］陶元玲，秦岚，何朗明，等. 晚期癌症患者灵性应对策略的质性研究［J］. 中国社会医学杂志，2021，38（03）：289－292.